Klimatische
Winterkurorte

von

Dr. Hermann Reimer.

Dritte neu bearbeitete und stark vermehrte Auflage.

Mit einer Uebersichtskarte und 3 Specialkarten.

Berlin.
Druck und Verlag von G. Reimer.
1881.

Vorrede.

Die Schrift hat den Zweck Bedeutung und Werth des Klimawechsels im Winter zu erörtern und eine möglichst unparteiische vergleichende Charakteristik der Winterstationen zu entwerfen. Dem Arzt soll sie bei der Verordnung eines klimatischen Kurortes, dem Kranken bei der Benutzung desselben als zuverlässiger Rathgeber dienen. Zum allergrössesten Theil beruht sie auf wiederholter eigener Anschauung, zum andern auf der Unterstützung bewährter Kenner der einzelnen Orte und endlich auf dem Studium der gesammten einschlagenden Literatur, welche in ihrem sehr verschiedenen Werthe vorsichtig geprüft wurde.

Die vorliegende Auflage hat bezüglich der Eintheilung und Vermehrung des Stoffes mehrfache Veränderungen erfahren. In der Einleitung suchte ich die allgemeinen Gesichtspunkte noch schärfer hervorzuheben. Der specielle Theil zerfällt in 10 Abschnitte, von denen I. (Deutsche Winterkurorte) und VI. (Grossstädte Italiens) hier zum ersten Male auftreten. Was den I. Abschn. betrifft, so durften die Versuche deutscher Kurplätze wie Görbersdorf, Reiboldsgrün und Falkenstein, ferner einer Reihe unserer Wasserheilanstalten und endlich einiger bevorzugter Badeorte (Wiesbaden, Baden), unsere Kranken dort zu überwintern, nicht mit Stillschweigen übergangen werden. Im Abschn. II, der von den Höhenkurorten handelt, fanden neben dem immer noch im Aufsteigen begriffenen Davos 2 Stationen des oberen Engadins (Samaden und St. Moritz) Berücksichtigung. Den dem Abschn. III angehörigen Kurorten am Südabhange der Alpen hat, wie ich mich selbst überzeugt habe, Pallanza mit gutem Erfolge sich zugesellt. Die grössten Umwälzungen haben indessen in den letzten Jahren an der ligurischen Küste (Abschn. IV) stattgefunden. Der starke Andrang der Kurgäste nach diesem hochbegünstigten Uferstrich hat nicht nur die altbewährten Stationen (Cannes, Mentone, S. Remo etc.) in socialer Beziehung vortheilhaft verändert, sondern es ist hier eine ganze Reihe neuer Plätze (Bordighera, Alassio, Pegli, Nervi etc.) aufgetreten, welche ich in den Wintern 1878/79 und 1880/81 kennen lernte. Ich habe hier auch solche kleinere Orte mit aufgenommen, welche ihre Berechtigung einstweilen nur einfacheren und billigeren Unterkunfts- und Verpflegungsverhältnissen verdanken. Den Aufschwung Ajaccio's (Abschn. V) konnte ich durch einen Besuch Corsica's im letzten Winter constatiren. Der neu hinzugekommene Abschn. VI „Grossstädte Italiens" soll hauptsächlich dazu dienen den zahlreichen Besuchern von Florenz, Rom und Neapel ein Bild von den klimatischen und sanitären Verhältnissen dieser Orte zu entwerfen und ist insbesondere darauf berechnet den Leidenden Warnungen mit auf den Weg zu geben und ihnen Rathschläge zu ertheilen, wie sie ungestraft die ewigen Schönheiten Italiens geniessen können. Abschn. VII enthält die Küsten- und Inselgegend des Adriatischen Meeres, Orte, deren Zusammengehörigkeit durch das Widerspiel der beiden Hauptwinde, Bora und Scirocco, begründet ist. Görz, welches ich in 2 Wintern auf einige Tage besuchte, verdient in der Hauptsache als Uebergangsstation Erwähnung. Unter den Inseln bleibt Lesina einstweilen noch ein ziemlich verlorener Posten, während Corfu als bequemste Zwischenstation zwischen Abend- und Morgenland immer häufiger genannt wird. Die übertriebenen Hoffnungen, welche man an diese Winterstation knüpfte, mussten auf ein bescheidneres Mass zurückgeführt werden. In Sicilien (Abschn. VIII) hat sich wenig geändert. Nur Acireale wird als gefährlicher Nebenbuhler Catania's bald noch grössere Beachtung finden. In den beiden letzten Abschnitten (IX. Pyrenäen-Halbinsel und X. Nord-Afrika) verdanke ich die wesentlichsten Mittheilungen über den Status praesens den mir persönlich bekannten Collegen Dr. Bundsen in Malaga, Dr. Goldschmidt in Funchal und Sanitätsrath Dr. Valentiner (Salzbrunn) in Cairo, welche einer Revision der früheren Auflagen sich gütigst unterzogen. Der jedem Kurort vorausgeschickte Theil über „Reise und Aufenthalt“ ermöglicht einen genauen Ueberschlag der Kosten und beruht durchaus auf den neuesten Erkundigungen. Bezüglich Madeira's hielt ich es bei der Wichtigkeit dieses Kurortes für angemessen die ausführlichen Angaben Dr. Goldschmidt's genau wiederzugeben. Je mehr ich davon überzeugt bin, dass die Arbeit trotz aller darauf verwandten Mühe nicht gänzlich frei von Fehlern sein werde, um so dankbarer werde ich dem Leser sein, der mich auf solche aufmerksam macht.

Dresden (Zittauerstr. 9) im September 1881.

Der Verfasser.

Inhalt.

Druckfehler.

Seite 209 Zeile 10 v. u. lies „175“ statt 15.

Einleitung.

1. Vom Einfluss des Klimas auf den Menschen.

Mit dem Ausdruck „Klima“ bezeichnen wir die Summe aller atmosphärischen Einflüsse und aller aus der Beschaffenheit des Bodens und aus der geographischen Lage eines Landes sich entwickelnden Beziehungen auf die Gesundheit und das Leben seiner Einwohner.

Wenn es schwer ist den Totaleffect dieser einem Orte anhaftenden Lebensbedingungen von den zufälligen auf Sitte, Gewohnheit und socialen Verhältnissen beruhenden Einwirkungen zu trennen, so wächst diese Schwierigkeit, wenn wir uns darauf einlassen, das Klima in seine Factoren zu zerlegen, und jeden derselben für sich zu beobachten. Und doch ist der einzige Weg, auf welchem allmälig das Dunkel sich lichten wird, der, dass wir zunächst die verschiedenen Möglichkeiten der atmosphärischen Einwirkung im Einzelnen verfolgen, und die Wärme, die Winde, den Luftdruck, die Feuchtigkeit und die Niederschläge, jedes für sich, in Betracht nehmen.

a. Wärme. Der menschliche Körper hat das Bestreben jeden Wärmeverlust durch sofortige Erzeugung neuer Wärme wieder zu ersetzen, und so das Blut auf der normalen Temperaturstufe von 36¼—37° Celsius zu erhalten. Während die Erhöhung der Körperwärme wesentlich durch die chemischen Processe der Verdauung und Blutbildung und durch die Aufnahme von Sauerstoff in das Blut stattfindet, geschieht die Abgabe der Wärme in der Hauptsache durch Herabsetzung der Hauttemperatur, und hierfür ist der Wärmestand der uns umgebenden Atmosphäre von der grössten Wichtigkeit. Je niederer der Wärmegrad der Luft ist (aber auch je bewegter und feuchter dieselbe ist), desto mehr Wärme wird dem Körper entzogen und umgekehrt. Eine Luftwärme von ungefähr 15—20° C. ruft bei den meisten Menschen ein behagliches Gefühl hervor, und dies beruht theils auf der mittleren, leicht auszugleichenden Höhe des Wärmeverlustes, theils auf der sanften Anregung, welche die Hautnerven direct erfahren. Die Extreme nach beiden Richtungen lassen den verschiedenen Eindruck von Kälte und Wärme auf unsern Körper am deutlichsten erkennen. Kalte Luft fordert durch starke Wärmeentziehung zu verstärkter Nahrungsaufnahme und zu Körperbewegung auf und vermehrt daher den Appetit, sie beschleunigt ferner durch stärkere Reizung der Hautnerven und durch Zusammenziehung der feinsten Blutgefässe den Blutumlauf und verstärkt die Thätigkeit des Herzens. Warme Luft im Gegentheil vermindert den Appetit, weil sie das Bedürfniss nach Wärmeerzeugung herabsetzt, sie bewirkt einen Nachlass in der Spannung der feinsten Blutgefässe, lockt daher das Blut in die Haut, erweitert deren Ausführungsgänge (Poren), ruft Schweiss hervor und macht den Puls kleiner aber schneller. Ueberträgt man diese einfachsten Grundsätze der Physiologie auf die Klimatologie, so erklären sie die Erfahrung, dass in den wärmsten Monaten des Jahres und in den heissesten Ländern Brustkrankheiten (Bronchialkatarrhe, Bronchitis, Pneumonie, Pleuritis) selten sind, dass unter solchen Verhältnissen vielmehr entzündliche Zustände des Verdauungskanals und der Unterleibsorgane (gastrische und Darm-Katarrhe, Hepatitis, Enteritis) sich entwickeln, und dass in den kältesten Monaten und unter rauhen Himmelsstrichen das Umgekehrte stattfindet. Es lag daher nahe auf den höheren Wärmegrad eines Ortes für viele Leidende, besonders aber für solche Brustkranke, welchen Schonung der Lungen absolut nöthig zu sein schien, das Hauptgewicht zu legen, und Manche sind deshalb so weit gegangen, nur noch besonders warme Orte, wie Kairo und Madeira als empfehlenswerthe Winterstationen für Brustkranke hinzustellen. Man erinnerte sich dabei, wie verhängnissvoll für die Bewohner der heissen Zone der Besuch kälterer Klimate werden kann, und dass nach dem Norden versetzte Neger dort ebenso leicht an Tuberkulose der Lunge zu Grunde gehen, wie die vom Aequator stammenden Thiere in unseren Menagerien. Dem gegenüber fallen aber andere Erfahrungen ins Gewicht, welche beweisen, dass in sehr kalten Gegenden, wie auf Island, auf Marstrand und den Faröer (wo die Kälte im Januar —16° erreicht) akute Katarrhe und Bronchitis häufig sind, dass aber der Uebergang in Lungenschwindsucht dort äusserst selten vorkommt. Diese sich scheinbar widersprechenden Thatsachen lassen sich nur so erklären, dass der unvermittelte Uebergang aus der kalten Luft im Freien in das erwärmte Zimmer und umgekehrt das eigentlich Schädliche ist, und dass auf diesen Umstand die Verschlimmerung bestehender Katarrhe und Brustentzündungen sich gründet. Wo aber in kalten Gegenden die Einwohner den ganzen Tag über im Freien zubringen und Nachts in kalten gut ventilirten Zimmern schlafen, da fallen diese Schädlichkeiten fort, und es entwickelt sich ein mehr oder weniger ausgesprochenes Schutzverhältniss gegen die Schwindsucht. Damit stimmt auch das überein, dass in unseren gemässigten Breiten im Frühjahr mit seinen schwankenden Temperaturen Lungenentzündungen die vorherrschenden Krankheiten sind. Auf jeden Fall ist also der ausgedehnteste Luftgenuss als das eigentliche Heilmittel gegen chronisches Siechthum zu betrachten, und ob ein solcher besser in kalter oder in mässig warmer Luft auszuführen ist, das ist eine Frage, welche nur unter Berücksichtigung der individuellen Disposition und des Krankheitszustandes entschieden werden kann. Und nicht nur die Wärmeproduction und damit die Reactionskraft gegen die Kälte ist beim Einzelnen sehr verschieden, sondern auch der Eindruck, den die Temperaturgrössen in unserem Bewusstsein hervorrufen, der Grad, in welchem sie von uns empfunden werden, also in einem Worte das Wärmegefühl, ist (schon innerhalb der Breite der Gesundheit und mehr noch beim Kranken) bei dem Einen um so viel stärker wie bei dem Andern, dass Diesen da fröstelt, wo der Andere über Hitze klagt. Es heisst in denselben

Fehler verfallen, den die ersten Wasserärzte in ihrem Uebereifer begingen, wenn man, wie Jene kaltes Wasser, hier kalte Luft allen Phthisikern als eine Art Universalmittel empfehlen will. Davon werden sich wohl Viele unserer Brustkranken, welche die Wohlthat einer milden Luft und mässigen Wärme an sich selbst empfinden, kaum überzeugen lassen. Sie fühlen sich keineswegs wohl bei grosser Hitze, aber noch ungünstiger wirken niedere Wärmegrade durch Reizung der Schleimhäute auf sie ein. Eine mittlere gleichmässige Wärme gewährt dem kranken Organ Schonung und Ruhe, und ist in der Regel auf das subjective Wohlbefinden von dem günstigsten Einfluss. Für solche Kranke kommt es bei der Wahl eines Klimas weniger auf das Wärmemittel an als vielmehr auf die Constanz der Temperatur, welche sich dadurch markirt, dass der höchste und niedrigste Stand des Thermometers während eines Tages möglichst nahe beisammen liegen. Und auch die Temperatur der Mittagszeiten, in deren Nähe sie ihre Spaziergänge zu machen pflegen, ist für sie von besonderer Bedeutung. Daneben ist zu bedenken, dass nicht für jeden Kranken eine überaus milde, die Athmungsorgane möglichst wenig reizende Atmosphäre das Richtige ist, und dass, wo es sich darum handelt, ein den Ernährungsprocess kräftig anregendes Verfahren eintreten zu lassen, die Kälte an und für sich nur dann ein Kurverfahren ausschliesst, wenn sie sich mit starken Luftströmungen oder bewölktem Himmel combinirt, und so einen längeren Aufenthalt des Kranken im Freien verhindert.

Deutschland hat nun zwar weder von der Kälte des Winters noch von der Sommerhitze so viel zu leiden, wie seine östlichen Nachbarn. Die Nähe des Meeres bewirkt, dass extreme Kältegrade von — 12° und darüber zu den Ausnahmen gehören, und niemals lange. Bestand haben, während die mittlere Temperatur unseres Winters nur zwischen 0° und — 2° zu liegen pflegt. Dennoch werden wir nur für wenige Monate im Jahr der Vortheile eines gemässigten Klimas theilhaftig, und zwar deshalb, weil starke Bewegungen in der Atmosphäre die Temperatur herabsetzen und verändern.

b. Winde. Eine ganz ruhige unbewegte Luft würde durch Anhäufung von vegetabilischen und animalischen Ausdünstungsstoffen der Gesundheit bald nachtheiligwerden, wie wir es schon in geschlossenen Räumen bemerken können. Bewegungen der Luft sind nicht nur zur Entfernung irrespirabler Gase und Miasmen nothwendig, sie wirken auch in mässigem Grade als ein angenehmes Reizmittel auf unsere Hautnerven, während die Schwüle einer stagnirenden Atmosphäre die Lebenskräfte herabstimmt. Luftströmungen, indem sie die Verdunstung befördern, bewirken eine Abkühlung des Körpers und daher kommt es auch, dass wir eine niedrige Temperatur bei gleichzeitigem Winde viel schlimmer empfinden als bei Windstille. Irgendwie heftige Winde bringen einen starken Eindruck auf die Blutbewegung und auf das sensible Nervensystem hervor. Wir sehen, wie der Ost und Nordost eine Schaar entzündlicher Zustände in ihrem Gefolge haben, und wie Kranke, welche an Rheumatismen, Gicht, Katarrhen und Nervenübeln zu leiden pflegen, dabei sofort eine Verschlimmerung ihres Befindens verspüren. Und gerade dieser vom Nordpol her als Nordostpassat vordringende, mit den unterm Aequator aufsteigenden erwärmten Luftschichten im Kampf befindliche Wind ist es, der in der gemässigten Zone am heftigsten tobt, und in Deutschland freien Spielraum findet.

Aber der Charakter des Windes wird nicht bloss durch seine Intensität, sondern auch durch seine Richtung, durch seinen Verlauf bedingt. So bringen uns die oberhalb des atlantischen Oceans liegenden kalten und feuchten Luftschichten, wenn sie von Nordwesten her in die wärmeren Schichten unserer Atmosphäre eindringen, Kälte und Feuchtigkeit. Dem freien und veränderlichen Walten der Winde haben wir die erheblichen Schwankungen in der Temperatur eines und desselben Tages mit allen ihren Schädlichkeiten zuzuschreiben. Sie häufen die Wolken auf und entziehen uns die Wärme der Sonne, sie überraschen uns mit einem kalten Luftstrom, der uns die niedere Temperatur entlegener Orte aufnöthigt, oder mit lauem Wetter, wenn wir uns eben erst auf Frost eingerichtet haben.

So sind die Winde die eigentlichen Wettermacher und die mächtigsten Factoren des Klimas, und ihr mehr oder weniger freier Zutritt bedingt schon an einem und demselben Orte sehr merkbare Temperatur-Verschiedenheiten. Ein Haus, ein Berg, ein Hügelzug gewähren eine geschützte Lage und mildern das Klima, während eine scharf hervorspringende Ecke, eine Strasse, eine Schlucht, ein Flussbett den Luftzug verstärken und die Güte des Klimas beeinträchtigen können. An den südlichen Abhängen eines Gebirgszuges finden wir schon bei uns öfters windgeschützte Lagen, welche durch die Milde ihres Klimas sich auszeichnen, so einzelne Punkte am Fusse des Siebengebirges (Honnef), der Rheingau an der Mittagseite des Taunus (Wiesbaden, Soden) und andere bevorzugte Thäler des südlichen Deutschlands (Baden-Baden).

Eine wirklich bedeutende Unterbrechung erfährt aber der deutsche Winter erst durch die kolossale Schutzmauer der Alpen, welche die von Norden her vordringenden kalten Winde so weit abschwächen und in ihrer Richtung verändern, dass sie an ihren Südabhängen eine wohlthuende Gleichmässigkeit des Wetters und unter dem Einfluss der Sonnenstrahlen eine Steigerung der Wärme zu erkennen geben. Aber auch hier sind es nur einzelne Plätze, welche diese Vorzüge in auffallender Weise besitzen, und auch diese sind niemals vollkommen windfrei. Theils erfahren nördliche Luftströmungen an den Bergwänden nur Ablenkungen und bestreichen seitwärts die nach Norden geschützten Orte, theils sind diese bisweilen der erschlaffenden Wirkung südlicher Winde (Fön, Scirocco) ausgesetzt, theils werden durch lokale Eigenthümlichkeiten Bewegungen in der Luft hervorgerufen. So die Land- und Seewinde, sogenannte Brisen, wie sie an der Küste des Mittelmeeres regelmässig auftreten. Sie beruhen auf einem Wärme-Austausch zwischen den über dem Ufer und den über dem Meere schwebenden Luftschichten, so zwar, dass bei Tage, wo das nach Süden gewendete Ufer der vollen Kraft der Sonne ausgesetzt ist, die hier aufsteigende Luft durch eine vom Meere eindringende kühlere ersetzt wird, wobei ein sanfter Meereswind sich bemerklich macht, während Nachts, wo das Ufer sich schneller abkühlt als das Meer, ein Landwind die Uferluft der wärmeren Luftschicht oberhalb der Meeresfläche zutreibt. Der Meerwind erreicht Nachmittags bei höchster Tageswärme sein Maximum, der Landwind vor Tagesanbruch. Geht dann die Sonne auf und erwärmt mit ihren Strahlen die Küste, so kommt ein Zeitpunkt, wo die Temperatur des Landes mit der See sich ausgeglichen hat; es tritt Windstille ein, bis bei höherem Stand der Sonne wiederum ein Aufsteigen der Küstenluft stattfindet und eine neue Brise einen frischen Strom horizontal vom Meere herüberführt. Unter umgekehrten Verhältnissen tritt Abends nach Sonnenuntergang erst ein Zeitraum der Windstille ein, ehe der Landwind sich erhebt.

In ähnlicher Form findet in den Thälern der Hochgebirge dadurch ein Wärme-Austausch statt, dass sich kältere Luftmassen aus der Höhe in die dünnere Luft der Tiefe herabstürzen. Während des Tages pflegt der Wind aus den kräftig erwärmten Thälern aufwärts zu wehen (Thal- oder Unterwind) und den höher gelegenen Punkten eine vermehrte Temperatur mitzutheilen, am Abend aber und Nachts stürzt sich die kältere Luft in die dünneren Luftschichten und führt eine merkliche Abkühlung herbei (Berg- oder Oberwind).

c. Luftdruck. Die Atmosphäre übt bekanntlich einen Druck auf die Oberfläche unseres Körpers, welcher im Niveau des Meeresspiegels dem Druck einer Quecksilbersäule von 758, nach Anderen 760 Millimetern (28 Pariser Zoll) entspricht. Steigen wir vom Meeresspiegel aus aufwärts, so werden wir von diesem Drucke allmälig entlastet, die Luft wird immer dünner, gleichzeitig aber auch ärmer an Sauerstoff und an Wasserdämpfen. Schon bei 5000—6000 Fuss Höhe spüren wir einen deutlichen Einfluss auf unser Befinden. Die Verdunstung an der Oberfläche der Haut und Lungen geht stärker vor sich, es wird beiden mehr Feuchtigkeit entzogen, wogegen die Harnsecretion sich vermindert. Die Blutcirculation ist anfangs lebhafter, der Puls schneller, die Gefässe erweitern sich, die an der Peripherie gelegenen Körpertheile (Haut und Lungen) werden reichlicher mit Blut versorgt und erfahren eine gewisse Schwellung. Bei allmälig vermindertem Luftdruck stellt sich die Blutmasse durch Abgabe eines Theils ihrer Gase mit der Atmosphäre ins Gleichgewicht, bei plötzlicher Versetzung in eine wesentlich verdünnte Luftschicht können bei Disponirten Blutgefässe bersten und Blutungen eintreten. — Unter den entgegengesetzten Verhältnissen, wie man sie künstlich durch Compression der Luft hergestellt hat, hat man die entgegengesetzten Wirkungen nachgewiesen. Die verdichtete Luft bewirkt eine Verlangsamung des Pulses und der Athembewegung, eine verminderte Verdunstung auf Haut und Lungen bei vermehrter Harnabsonderung, eine Verdrängung des Blutes aus den peripheren Theilen und Abnahme einer etwa daselbst vorhandenen Blutüberfüllung. Eine comprimirte, sauerstoffreiche Luft erfordert also in derselben Zeit weniger Athemzüge und bewirkt durch Verlangsamung der Respiration und Circulation Schonung der Lunge. Man hat deshalb manche chronische Lungenkranke insbesondere an Emphysem und Asthma Leidende in dem pneumatischen Cabinet einem Ueberdruck von $^1/_5$—$^1/_2$ Atmosphäre ausgesetzt und bei gleichzeitiger Hautkultur und kräftiger Diät oft vorzügliche Resultate erreicht. Jedenfalls ist bei der Behandlung vieler chronischer Krankheiten die Frage sorgfältig zu erwägen, ob die den höheren Punkten eigenthümliche anspornende, reizende Luft am Platze ist, oder ob man den kranken Organen durch die dichtere Atmosphäre niederer Gegenden Ruhe und Schonung verschaffen will. Neben dem durch die Erhebung über dem Meeresspiegel gegebenen constanten Luftdruck eines Ortes müssen aber auch die täglichen und zufälligen Schwankungen des Barometers in Betracht gezogen werden. Diese gehen mit den Veränderungen des Dampfdrucks und der Wärme Hand in Hand und sind insbesondere noch von der Windrichtung abhängig, insofern das Barometer bei Nordost seinen höchsten, bei Südost aber seinen niedrigsten Stand einzunehmen pflegt. Plötzliche und stürmische Oscillationen des Luftdrucks können leicht Störungen im Kreislauf veranlassen und die Stimmung der Kranken nachtheilig beeinflussen. Orte, welche hierunter zu leiden haben, sind deshalb für Herzkranke, für Solche, die zu Blutungen neigen und für sensible Personen nicht ohne Bedenken (Weiteres unter „Höhenkurorte“).

d. Luftfeuchtigkeit. In der Luft befindet sich, weil das Wasser bei jeder Temperatur verdunstet, auch zu jeder Zeit Wasserdampf. Bei steigender Temperatur nimmt mit der Verdunstung des Wassers auch die Capacität der Luft für die Feuchtigkeit zu, so dass bei 0° die Luft nur etwa $^1/_{150}$, bei 12° schon $^1/_{56}$, bei 30° aber $^1/_{20}$ ihres eigenen Volumens an Wasserdampf aufnehmen kann. Ist also Wasser in genügender Menge vorhanden, so füllt sich ein bestimmter Raum, so weit als seine Temperatur es erlaubt, vollständig mit Dampf, und befindet sich nun im Zustande seiner Sättigung d. h. er nimmt nun, so viel überschüssiges Wasser auch vorhanden sein mag, keinen Wasserdampf mehr auf. Sobald jetzt die Temperatur bis zu einem gewissen Grad sinkt (Thaupunkt), so fällt ein Theil des Wasserdampfs sofort als Thau, Nebel, Regen oder Schnee nieder. Wie Wasser bei stärkerer Erwärmung eine grössere Menge lösliches Salz in Auflösung halten kann, gerade so verhält es sich also mit der Capacität der Luft für den Wasserdampf (Mühry). Die in irgend welchem Luftraum enthaltene Dampfmenge (die absolute Feuchtigkeit) kann demnach ihrem Gewicht und ihrem Spannungsverhältniss nach sehr unbedeutend sein, und kann dennoch der äussersten Grenze des bei dem vorhandenen Wärmegrad möglichen Wassergehalts so nahe sein, dass es nur eines sehr geringen plus an Dampf oder eines höchst unbedeutenden minus an Wärme bedarf, um einen Niederschlag hervorzurufen. Für den Arzt und Kranken ist es von grosser Wichtigkeit, dieses durch das August'sche Psychrometer zu ermittelnde Verhältniss der bei einer gewissen Temperatur vorhandenen Dampfmenge zu der dabei möglichen (in Procenten dieser letzteren ausgedrückt) genau zu kennen. Dieses Verhältniss, die „relative Feuchtigkeit", ist das objective Mass für die subjective Empfindung von Nässe und Trockenheit, und bezeichnet uns einen seiner Ziffer entsprechenden Eindruck auf die Pflanzen- und Thierwelt. Je tiefer der Stand der Saturation ist, desto durstiger wird, um mit Mühry zu sprechen, das Klima.[1])

Da die flüssigen Bestandtheile des menschlichen Organismus gegen drei Viertel seines Gewichts ausmachen, und unsere Haut und Lungen die Aufgabe haben, fast die Hälfte dessen, was wir dem Körper zuführen, durch unmerkliche Perspiration wieder auszuscheiden, so ergiebt sich daraus eine beständige Wechselwirkung zwischen unserem Körper und dem Feuchtigkeitsgehalt der ihn umgebenden Atmosphäre. Haut und Lungen werden ihre Aufgabe viel schneller

---

[1]) Es ist ausserordentlich wichtig sich über Begriff und Wirkung von absoluter und relativer Feuchtigkeit vollständig klar zu werden, und den Unterschied zwischen beiden festzuhalten, weil sonst leicht, wie unsere Literatur beweist, die schlimmsten Missverständnisse zu Tage treten. Ich unterstütze deshalb meine bisherigen Bemühungen zur Klärung dieser an und für sich so einfachen Sache, indem ich eine Stelle aus Erismann's Gesundheitslehre (S. 7 u. 8) citire: „Von der relativen Feuchtigkeit der Luft hängt es ab, ob wir die letztere für feucht oder trocken halten: eine Luft, die nahezu mit Wasserdampf gesättigt ist, erscheint uns feucht, wie gering auch ihr absoluter Wassergehalt sein möge; nasse Gegenstände trocknen in solcher Luft langsam oder gar nicht. Ist dagegen die Luft weit von ihrem Sättigungsgrade entfernt, auch wenn sie, was bei hoher Temperatur der Fall sein kann, grosse Wassermengen enthält, so macht sie uns den Eindruck der Trockenheit, und befeuchtete Gegenstände werden in einer solchen Luft durch rasches Verdunsten schnell trocken. Es kann uns also eine Luft von demselben absoluten Wassergehalt feucht oder trocken erscheinen, je nachdem sie kalt oder warm ist, denn eine kalte Luft kann mit Wasserdampf gesättigt sein, auch wenn die absolute Wassermenge, welche sie enthält, gering ist und lange nicht hinreichen würde eine Luft von hoher Temperatur zu sättigen. Nicht der absolute Wassergehalt der Luft bedingt also das Gefühl der Feuchtigkeit oder Trockenheit, sondern der relative".

und energischer erfüllen, wenn die Luft, in der wir athmen und uns bewegen, trocken, viel schwerfälliger und unvollkommener, wenn sie mit Wasserdünsten geschwängert ist. Die organische Faser strebt danach sich mit dem Feuchtigkeitsgrad des Klimas, in dem wir leben, in das Gleichgewicht zu setzen, und so vermindert sich bei trockener Luft die Absonderung der Schweissdrüsen und Nieren, es vermehrt sich der Durst und es entsteht Trockenheit und Sprödigkeit der Haut und endlich Magerkeit. Eine an Wasserdämpfen reiche Atmosphäre disponirt dagegen zu starker Schweissabsonderung, zur Weichheit der Haut, zu einem mehr gedunsenen Habitus und zur Fettablagerung.

Desor hat auf Differenzen zwischen nordamerikanischen und europäischen Zuständen an Orten aufmerksam gemacht, welche dieselbe Temperatur, aber sehr verschiedene Feuchtigkeitsverhältnisse besitzen. Die grosse Trockenheit der Luft, welche in Nordamerika durch die vielen continentalen Westwinde erzeugt wird, erregt anfangs stets das Staunen der Einwanderer. Die deutschen Hausfrauen sind höchlichst verwundert über die Leichtigkeit, mit welcher dort die Wäsche trocknet, so dass das Waschen gewöhnlich nur halb so lange wie in Europa dauert, aber sie sind anfangs ganz trostlos über die Schnelligkeit, mit welcher das Brod austrocknet, wodurch sie gezwungen werden mindestens alle 2 Tage Brod zu backen. Dagegen sind aber auch Schimmel und Stockfäule in den Vereinigten Staaten äusserst selten und die Keller zum Aufbewahren von Esswaaren ausgezeichnet geeignet. Es ist in Nordamerika nicht nothwendig wie bei uns die Gebäude eine

Zeit lang austrocknen zu lassen, ehe man sie bezieht. Kaum hat der Maurer seine Arbeit vollendet, so bezieht man das Haus, ohne befürchten zu müssen sich deshalb einen Rheumatismus zuzuziehen. Im Winter fehlen der strengen Kälte ungeachtet die charakteristischen Eisblumen an den Fenstern. Die Fenster schliessen dort weniger gut wie bei uns, und getäfelte Fussboden erfordern eine so ausserordentliche Sorgfalt, dass man sie sehr selten, kaum in den reichsten Häusern findet. Aehnliche Verhältnisse kann man an der Riviera z. B. in Cannes beobachten. Ebenso interessant ist der Einfluss, den das trockene Klima Nordamerika's auf die Bewohner ausgeübt hat. Aus den vor 2 Jahrhunderten eingewanderten Engländern hat sich, namentlich im Osten, jener eigenthümliche Yankee-Typus ausgebildet. Der Hals des Amerikaners ist dünn und erscheint viel länger als der unsere. Die Damen sind dort stolz auf ihre Magerkeit, und es giebt wenig Europäer, die in den Vereinigten Staaten dick werden, während aus Amerika Zurückkehrende bei uns bald ein sehr behäbiges Aussehen bekommen.

In pathologischer Beziehung sind beide Extreme von Bedeutung. J. Clark war es, der die Behauptung vertheidigte, dass von allen physikalischen Eigenschaften der Luft die Feuchtigkeit den nachtheiligsten Einfluss auf die Gesundheit ausübe. Er hatte dabei die Erfahrung im Auge, dass an sehr feucht gelegenen Orten Rheumatismen, Drüsenkrankheiten, Fieber, Störungen des Nervensystems, selbst Cretinismus einen günstigen Boden finden, und legt ein zu geringes Gewicht darauf, dass die allzugrosse Trockenheit bei Vulnerabilität der Schleimhäute, bei Neigung zu Entzündungen und bei Reizbarkeit des Nervensystems der Gesundheit recht schädlich werden kann. Von beiden Extremen droht uns also Gefahr, und Foissac hat gewiss Recht, wenn er einen mittleren Feuchtigkeitsgrad als denjenigen Zustand bezeichnet, der, indem er den Stoffwechsel in nicht zu starkem Grade, sondern mässig anregt, den Gesunden in eine behagliche Stimmung versetzt und die Reconvalescenz befördert.

Die Messungen der relativen Feuchtigkeit sind erst in den letzten Decennien, wenn auch noch nicht überall, mit Eifer aufgenommen worden, und man fängt seitdem an, nicht mehr bloss nach der Regenmenge und anderen trüglichen Zeichen, sondern nach dem Psychrometer die Frage, ob ein Kurort mehr oder weniger feucht sei, zu entscheiden. Wir würden dann mit Vivenot ein Klima mit 0—55% relat. Feuchtigkeit als übermässig trocken, mit 56—70% als mässig trocken, mit 71—85% als mässig feucht, mit 86—100% als übermässig feucht bezeichnen können, ein Schema, in welchem bei der Beziehung der Dampfspannung zur Temperatur natürlich ein und derselbe Ort im Winter eine andere Stufe einnimmt als im Sommer. Leider besitzt aber das Psychrometer nicht die wünschenswerthe Zuverlässigkeit; besonders ist dies beim Wechsel von Frost und Thauwetter der Fall. Es giebt dann häufig bei Temperaturen unter 0 zu grosse Werthe an, ein Umstand, der unter den Meteorologen die Frage aufgeworfen hat, ob es nicht vortheilhafter sei, die Beobachtungen mit dem Saussure'schen Haar-Hygrometer wieder aufzunehmen.

c. Niederschläge. Beim Zusammentreffen und der Mischung von Winden von ungleicher Temperatur und beim Aufsteigen erwärmter Luftschichten bilden sich Wasserbläschen, welche bald nur als Wolke oder Nebel, bald als Schnee oder Regen das Klima beeinflussen. Für den Kranken ist ein bewölkter Himmel, der ihm die wärmende Sonne entzieht, Nebel, Schnee oder Regen, die ihn an das Zimmer fesseln, von der grössten Wichtigkeit, und es war deshalb das nächste Bedürfniss, welches dazu trieb, die Zahl der sonnenhellen, der halbbewölkten, der trüben, der Schnee- oder Regentage zu notiren und tabellarisch zusammenzustellen. Gerade in dieser Beziehung ist der Unterschied zwischen unserem Klima und dem der Winterstationen jenseits der Alpen zum Vortheile dieser meistentheils ein sehr bedeutender. Man pflegt zur Beurtheilung des mehr oder weniger heiteren Himmels die Grösse der Bedeckung in 10 Grade einzutheilen, so dass 0 den vollkommen wolkenfreien, 10 den mit Wolken vollständig bedeckten Himmel bezeichnet.

Ausser diesen Factoren der atmosphärischen Eigenthümlichkeit eines Klimas existiren jedenfalls noch andere, welche uns noch ganz unbekannt sind, oder deren Wirkung, wie die des Ozons, bis jetzt noch nicht genügend beobachtet werden konnten, um zu einem sicheren Resultat zu gelangen. So empfinden wir öfters an einem Orte die Luft als milde und höchst wohlthuend, ohne dass wir im Stande wären, diesen Vorzug etwa auf Rechnung der Wärme, der Windstille etc. zu bringen.

Die Reinheit der Luft ist eine der wesentlichsten

Bedingungen eines gesunden Klima's. Sie kann an den übrigens günstigst gelegenen Plätzen durch Sümpfe, durch sonstige Heerde der Zersetzung organischer Materien oder durch Beimischung von Staubtheilen in auffallender Weise getrübt sein. Für die Schädlichkeit der letztgenannten Verunreinigung liefern die zahlreichen Staubinhalationskrankheiten der arbeitenden Klassen den traurigsten Beweis. Mehr oder weniger und meist unbemerkt, wird aber die Luft schon durch das enge Zusammenwohnen der Menschen und durch die hierbei entstehenden Effluvien verunreinigt, und umgekehrt ist eine Luft von fast absoluter Reinheit da zu erwarten, wo eine nur sparsame Bevölkerung vorhanden und deshalb der Luftverbrauch nur gering ist, oder wo die Winde, welche den Luftwechsel bewirken, über grosse unbewohnte Flächen streichen und daher keine Gelegenheit haben, mit Gasen, welche dem Athmungsprocess fremd oder schädlich sind, sich zu vermischen. In dieser Hinsicht hat das Leben auf hohen Bergen, auf dem Meere, am Ufer desselben, auf kleineren Inseln, oder endlich in der Nähe weiter unbewohnter Landflächen (wie am Saume der Steppen oder am Eingange zur grossen Wüste) überall denselben nicht hoch genug zu schätzenden Effect. Im Davoser Hochthal, am Strande von Funchal und vor Cairo's Thoren spürt der Kranke gleichmässig die belebende Frische des reinen unverdorbenen Elements, in dem er sich ebenso wohl fühlt, wie der Fisch im klaren Wasser.

Die Bodenverhältnisse eines Landes sind indirect nicht ohne Einfluss auf das Klima. Die Sonne erwärmt den Kalkboden stärker als eine humusreiche Erdschicht, und ein thonhaltiger Boden hält die Feuchtigkeit lange Zeit an sich, während der Sand sie durchlässt. Zugleich bedingen sie den Charakter der Vegetation, die Güte des Trinkwassers und der Nahrungsmittel und spielen so an jedem Orte eine nicht unwichtige Rolle bezüglich der Gesundheitsverhältnisse der Einwohner. Von diesen ein richtiges Bild zu haben wäre von Wichtigkeit. Denn wenn auch der Effect eines Klimas für den Fremden, der überdies nur die günstigste Jahreszeit zur Kur benutzt, ein ganz anderer und viel intensiverer sein muss als für den dort längst Akklimatisirten und unter ganz anderen und vielleicht recht ungünstigen Verhältnissen Lebenden und wenn auch in der That auf manche Krankheiten nur die Einheimischen eine Anwartschaft besitzen (während von anderen wiederum die Fremden leichter befallen werden wie die Eingeborenen), so spräche es doch gegen den klimatischen Werth eines Ortes, wenn dort diejenige Krankheitsform allgemein und weit verbreitet vorkäme, gegen welche man gerade Heilung zu finden hofft. Hier fehlt es noch an ganz unpartheiischen genauen Untersuchungen, und wir müssen uns meist mit der Versicherung der ansässigen Aerzte begnügen, dass der Gesundheitszustand des Ortes nichts zu wünschen übrig lasse. Für das gesundeste Klima würde man selbstverständlich dasjenige erklären müssen, wo nachweislich die wenigsten Erkrankungen vorkommen. Da dies zu ermitteln seine grossen Schwierigkeiten hat, so beschränkt man sich meistentheils darauf, die Sterblichkeitsziffer festzustellen, und zwar indem man mit der Zahl der im Zeitraum eines Jahres Gestorbenen in die Bevölkerungsziffer dividirt. Das Maximum der Mortalität, welches ungefähr in New Orleans oder Calcutta erreicht wird, ist 62 pro Mille oder 1 Todesfall auf 16 Lebende. Eür Europa gilt das Verhältniss von 1 : 40 oder 1 : 44, wie es in England vorkommt, schon als ein sehr günstiges, während 1 : 33 das mittlere Verhältniss der Sterblichkeit ausdrückt. (Mühry).

Aus allem bisher Gesagten geht hervor, dass der Klimawechsel ohne Zweifel zu einem sehr bedeutenden Eingriff in den menschlichen Organismus benutzt werden kann, dass er aber als ärztliche Verordnung eine genaue Kenntniss der klimatischen Eigenthümlichkeiten sowohl des bisherigen als des neu zu wählenden Aufenthalts voraussetzt. Denn der Grad der Einwirkung richtet sich nach der Stärke des Contrastes, und das Klima eines und desselben Ortes wird von dem Bewohner der Ebene anders empfunden als von dem Hochländer, von dem, der in einer feuchten Atmosphäre zu leben pflegte anders als von dem, der in einer trockenen Luft zu athmen gewohnt war.

2. Anzeigen und Gegenanzeigen für die Luftkur im Winter.

Verminderte Aufnahme einer reinen Luft durch die Lungen und verminderte Muskelthätigkeit sind zwei Hemmnisse des organischen Lebens, welche der deutsche Winter uns auferlegt, und welche von starken Constitutionen bei der Zähigkeit und Elasticität der menschlichen Natur wohl ohne merklichen Schaden ertragen werden, aus denen aber für viele Schwächlinge eine Quelle des Verderbens entspringt. Man muss zugeben, dass eine energische Abhärtung die Nachtheile unseres Winters grossentheils aufheben würde, wie wir es ja an Landleuten, Förstern, Soldaten sehen, welche ihr Beruf trotz Wind und Wetter in die freie Luft hinaustreibt, und welche durchschnittlich als die Typen gesunder Menschen angesehen werden müssen. Die übrigen Stände lassen sich durch das Wärmegefühl zu dem Aufenthalt im Freien bestimmen, machen auch die Pflege der Haut durch Bäder und Waschungen davon abhängig, und beschränken diese so wie den Luftgenuss während des Winters so weit wie möglich. Nun wäre zwar die Gymnastik die beste Hülfe gegen die Nachtheile des Stubenluft; aber jeder Arzt weiss, wie schwer es ist Jemanden für das regelmässige Betreiben dieser Uebungen zu gewinnen, wie Wenige bei der consequenten Durchführung derselben beharren.

Der Städtebewohner am meisten fühlt die belebende Kraft von Luft, Licht und Sonne, die der Mai ihm wiederbringt, und wenn er irgend kann, geht er im Hochsommer einige Wochen auf die Berge oder an die See, um in einer reineren Atmosphäre sich zu erfrischen. Diese „Sommerfrischen" haben gewiss ihre grossen Vortheile, besonders wenn sie in der Weise ausgenutzt werden, dass man früh hinauseilt, und erst zur Schlafenszeit sein Zimmer wieder aufsucht, und wenn gleichzeitig dem Körper eine einfache kräftige Diät, dem Geiste eine leicht erheiternde Unterhaltung geboten wird. Sie sind dann ein wahres Universalmittel, weit dienlicher oft als irgeud ein Bad oder eine Heilquelle, und wie sehr sie im Geiste unserer Zeit liegen, das beweisen die allerwärts auftauchenden „klimatischen Sommerkurorte", mit deren Besuch häufig eine Milch-, Molken-, Trauben- oder Kaltwasser-Kur verbunden werden kann. Für viele Schwächlinge, wirkliche Kranke, Reconvalescenten und Wärmebedürftige ist indessen unser Sommer zu kurz, und der nahende Winter verdirbt wieder, was sie kaum errungen zu haben glauben, oder der Winter ist zu lang, und ehe das heissersehnte Frühjahr herranrückt, unterliegen sie ihren Leiden.

Solchen Kranken den Winter zu einem Frühling umzugestalten und ihnen Gelegenheit zu bieten selbst in unseren unfreundlichen Monaten sich ungefährdet im Freien zu bewegen war ein Ziel, das vor wenigen Decennien noch ausser dem Bereich der Möglichkeit lag, dessen Erreichung gegenwärtig aber nur geringe Schwierigkeiten bietet. Denn die meisten klimatischen Winterkurorte, welche ich bei meiner Darstellung im Auge habe, geniessen den Vorzug einer nahen und schnellen Verbindung mit dem Vaterlande und ermöglichen leicht die Rückkehr in dasselbe oder die Uebersiedelung nach einem nahe gelegenen Sommerkurorte, und sind deshalb schon mehr oder weniger zu deutschen Colonien geworden. Was die entfernteren Stationen insbesondere Aegypten und Madeira betrifft, so wird man zu ihnen nicht seine Zuflucht nehmen, ohne sich auf eine Jahre lange Entfernung vom Vaterlande gefasst zu machen und ohne den Einfluss einer ganz veränderten socialen Stellung auf Gemüth und Geist schon vorher in Rechnung zu bringen. Je weniger der Kranke sich darauf verlassen kann Landsleute und theilnehmende Menschen vorzufinden, je isolirter seine Stellung ist, um so ernster und dringender kommt die Nothwendigkeit eines Begleiters für ihn in Frage. Kein Kranker sollte aber überhaupt die nordische Wohnstätte verlassen, der nicht die Mittel besitzt in der Fremde eine behagliche Existenz zu führen. Denn nur in einer solchen wird er sich mancher ungewohnten Sitte fügen und der Vorzüge der neuen Heimath froh werden können. Ueber die Kostenverhältnisse der verschiedenen Kurorte sind deshalb im Folgenden bei jedem einzelnen derselben genügende Aufschlüsse gegeben.

Bei der alljährlich sich steigernden Zahl der deutschen Winterflüchtlinge gewinnen rationelle Ansichten über die Tragweite dieses therapeutischen Experiments die Oberhand.

Man weiss, dass man von einer specifischen Einwirkung eines Klimas auf gewisse Krankheiten nichts zu erwarten hat. Wie der Klimawechsel auf den ganzen Organismus des Menschen umändernd, belebend, anregend einwirkt, so sind es auch nicht einzelne pathologische Formen, auf die die Verordnung eines solchen passt, sondern die ganze Constitution des Individuums, das Mass der vorhandenen Kräfte, Temperament und Gewohnheiten müssen dabei in Anschlag gebracht werden.

1. Es handelt sich zunächst um diejenigen chronischen Zustände, welche als skrophulöse, tuberkulöse, oft erblich begründete Anlage sich durch mangelhafte Ernährung, Neigung zu Säftestockungen im Drüsensystem, durch ein bleiches, blutleeres Aussehen und durch geringe Entwicklung des Thoraxraumes zu erkennen geben, und und für welche Stubenluft zweifellos das grösste Uebel ist. Für Kranke dieser Klasse passt ein hochgelegener klimatischer Sommerkurort meistentheils vorzüglich (Engelberg, Davos, Pontresina), und wo dieser nicht ausreicht, wird eine Fortsetzung der Luftkur im Winter nothwendig. Es können dazu die Höhenkurorte, die Stationen der Riviera, Ajaccio oder Rom mit Vortheil benutzt werden. Bei Kindern zarteren Alters ist indessen die Entfernung aus der Heimath nur unter bestimmten Voraussetzungen zu empfehlen. Kann man ihnen nicht eine neue Häuslichkeit schaffen, ein Leben in der Familie, ist man vielmehr genöthigt, sie in das gesellige Treiben eines Kurortes mit hineinzuziehen, so wird ihnen in physischer und somatischer Beziehung Zuviel und Unzweckmässiges geboten,

und so mehr Schaden als Vortheil gestiftet. Jeder Kurort zeigt derartige unglückliche kleine Wesen. Sie erhalten Speisen, die sie nicht vertragen und zur unrechten Zeit, werden von den Erwachsenen bald verhätschelt, bald bei Seite gestossen, und beweisen durch ihr eingeschüchtertes oder vorlautes Wesen, dass sie nicht an ihrem Platze sind.

2. Akute Erkrankungen, zumeist der Respirations-Organe, aber auch der Cirkulation und des Verdauungs-Apparates verzögern oft die Reconvalescenz von Woche zu Woche, bis die Patienten sich dem reichlichen Genuss der frischen Luft hingeben können, worauf der Appetit sich wieder herstellt, die Ausscheidungen regelmässig von statten gehen, das Körpergewicht steigt und das Vollgefühl der Gesundheit sich wieder herstellt. Fälle von Bronchitis, von Pneumonie, Pleuritis, Pericarditis, Typhus, Peritonitis, deren Reconvalescenz in den Herbst fällt, bedingen eine ängstliche Vorsicht für den bevorstehenden Winter, gestalten sich während desselben leicht zu einem unheilbaren Leiden und haben durch Versetzung an einen klimatischen Winterkurort günstigere Aussichten zu einer vollständigen Wiederherstellung. Hier wird durch ein mässig trocknes, anregendes Klima wie das von Meran, Cannes, Nizza die vollständige Heilung herbeigeführt.

3. Von allen Kranken haben die mit chronischen Lungenübeln Behafteten am meisten unter dem Einfluss ungünstiger Witterungsverhältnisse zu leiden. Katarrhe, welche bereits in der sichtlichsten Besserung sich befanden, recidiviren beim Eintritt kalter Winde, und Lungenentzündungen, welche still zu stehen schienen, machen dabei neue

Fortschritte. Zwischen dem Wunsch dem Patienten den Genuss der frischen Luft zu gestatten und seine Ernährung zu heben, und der Furcht vor dem nachtheiligen Eindruck der winterlichen Temperatur befindet sich häufig der Arzt in der peinlichsten Lage. Die hohe Procentzahl der Opfer, welche die Schwindsucht unter den Stubensitzern von Profession, den Schneidern, Schuhmachern, Nätherinnen, unter den Insassen der Fabriken und Gefängnisse fordert, weist unwiderleglich auf den schlimmsten Feind der Kranken hin. Und selbst wo alle objectiven Zeichen der bereits weit vorgeschrittenen Krankheit vorhanden sind, erleben wir es öfters, dass ein Kranker, den sein Beruf fast den ganzen Tag im Freien beschäftigt, sich wohlbefindet und erst dann schnell zu Grunde geht, wenn er anfängt, der Zimmerluft anheimzufallen. Ja auch im Grossen hat man dieselbe Beobachtung gemacht. Aus gesunden Nomadenvölkern, welche im Laufe der Zeit zu einer ruhigeren Lebensweise und zum Aufenthalt in geschlossenen Wohnungen übergingen, sind Schwächlinge geworden, unter denen die Lungenphthise sich zahlreiche Opfer fordert. Dennoch würde es eine Thorheit sein, dieselbe Abhärtung allen Kranken zuzumuthen und die Verwöhnten mit niederen Temperaturgraden zu überraschen. Für Kranke mit akuten Entzündungen der Respirationsorgane, für solche, welche anhaltend fiebern, welche bettlägerig sind, welche bereits so geschwächt sind, dass auch zu Hause jede Muskelbewegung ihnen schlecht bekommt, die also absolut nicht spazieren gehen können, für alle Diese ist auch von einer forcirten Ortsveränderung nichts mehr zu erwarten, um so weniger als sie alle sonstigen Erleichterungsmittel ihres Zustandes in der Fremde nie in dem Masse vorfinden, wie es im Schosse der Familie der Fall ist. Hält man aber unter Berücksichtigung dieser Gegenanzeigen sich von der Nützlichkeit des Klimawechsels in einem Falle für überzeugt, dann wird die weitere Frage die sein, ob bei dem vorhandenen Reizzustand der Lunge ein sedatives schonendes oder ein tonisirendes reizendes Verfahren mehr am Platze sei. Man wird hierbei besser thun die besonderen Erfahrungen der einzelnen Kurorte zu Rathe zu ziehen als sich mit der Entscheidung, dass dieser Ort feucht, jener trocken sei, zu begnügen. Katarrhe und Entzündungen des Kehlkopfes verlangen eine möglichst reine, warme und reizlose Luft. Für sie passen im Winter in der Regel weder die Höhenkurorte noch die trockneren von Kalkstaub nicht freien Plätze der Riviera wie die Strandgegend von Nizza und Mentone, sondern vielmehr Orte wie Pau, Venedig, Pisa, Ajaccio, Madeira. Handelt es sich mehr darum reichliche Absonderung der Larynxschleimhaut zu beschränken, so ist u. a. San Remo am Platze. Chronische Bronchialkatarrhe haben eine grosse Auswahl unter den Winterkurorten. Hier kommen bei trockenem Husten und sparsamen Secret Arco, Montreux, Venedig, Pau, Pisa, Ajaccio, Palermo etc., bei reichlicher Absonderung Gries, Meran, Mentone etc. in Frage. Emphysem und Asthma verlangen eine reine, mässig feuchte und dichte Luft. Also keine Höhenkurorte sondern die Ufer der Alpenseen wie Pallanza, Arco, Montreux, oder der Meeresstrand wie San Remo, Pegli, Nervi, ferner Pisa oder endlich das Inselklima wie in Ajaccio, Palermo, Catania, Madeira. Bei Lungenblutungen hatte man früher verschiedene Bedenken gegen die Benutzung der Höhenkurorte. Die Erfahrungen der dortigen Aerzte rechtfertigen diese Befürchtung nicht. Blutungen kommen auf der Höhe selten vor.

Im Allgemeinen wird bei chronischer Pneumonie und Lungenphthise die Constitution, der Kräftezustand, der bisherige Verlauf mehr als die objectiven Zeichen der lokalen Ausbreitung für die Verordnung eines klimatischen Winterkurorts massgebend sein. Je weniger ein Kranker erblich belastet ist, je mehr Lebenskraft er besitzt, je geringer das Fieber ist, je chronischer der bisherige Verlauf sich gestaltete, um so günstiger seine Aussichten. In zweiter Reihe steht die Frage: Soll der Kranke auf die Höhe oder nach dem Süden geschickt werden? Vergeblich hat man die Resultate des Höhenklimas zur vollständigen Entwerthung des Südens benutzen wollen. Wir kommen bei Davos und bei der Riviera hierauf zurück. Das planlose Umherirren im Süden, der Leichtsinn der Kranken, welche, sobald sie die Alpen hinter sich hatten, sich für geborgen hielten und wie Gesunde lebten, der Mangel an geeigneten Wohnungen und besonders an guten Aerzten haben Manchen in der Fremde frühzeitiger dem Grabe zugeführt, als dies zu Hause der Fall gewesen wäre. Jetzt sind alle diese Verhältnisse bei weitem günstiger und damit auch die Prognose des Kranken. Trotzdem können üble Erfolge vorkommen. Es wird nicht ausbleiben, dass unter Tausenden von Phthisikern, welche sich der Wohlthat eines milderen

Winters erfreuen, Manche in der Fremde der Krankheit zum Opfer fallen. Bei einer sehr überwiegend grossen Zahl ist der günstige Erfolg überraschend, und zwar besonders dann, wenn der Kranke mit der gehörigen Vorsicht und unter der Aufsicht eines verständigen Arztes sein Leben einrichtet.

4. Herzkranke (Klappenfehler, Fettherz) können hohe Wärmegrade ebensowenig vertragen wie körperliche Anstrengungen. Ruhe oder sehr mässige Bewegung in kühler Luft thun ihnen gut. Man hüte sich deshalb davor Herzkranke in südliche warme Gegenden zu schicken, wo überdies Herzfehler ein sehr häufiges Leiden sind. Selbstverständlich sind Herzkranke für die Höhe nicht geeignet; dagegen befinden sie sich an Orten mit geringer Erhebung (300—400 Meter), Einige an den mehr trockenen Plätzen wie Meran, Mentone etc., Andere an den mehr feuchten wie Montreux, Pau, Pisa, oft recht wohl und können hier zweckmässig im Herbst Trauben, im Frühling Molken in Mitgebrauch nehmen.

5. Unterleibskranke mit Verdauungsstörungen und Stauungen im Venensystem sollten häufiger als es bis jetzt geschieht vom Höhenklima Gebrauch machen. Wo deutliche Anlage zur Apoplexie vorhanden ist, haben Leute mit Unterleibsvollblütigkeit die Höhe zu meiden und thun besser Meran, Pegli und ähnliche Kurorte, wo die Möglichkeit reichlicher Bewegung gegeben ist, aufzusuchen. Bei chronischer Hartleibigkeit leisten im Allgemeinen die feuchten Kurorte (Montreux, Pisa, Venedig), bei Reizung zu Diarrhöen die trocknen (Meran, Riviera) gute Dienste.

6. Nierenentzündungen mit chronischem Verlauf bedingen stets ein warmes trocknes Klima, also Cannes, Nizza, Mentone, San Remo, Malaga, Cairo.

7. Hautkrankheiten wie das chronische Eczem zeigen an trockenen Orten (Meran, Riviera di Ponente) die Neigung zur Heilung, während sie an feuchten sich leicht verschlimmern.

8. Rheumatismen und Gicht. Auch bei diesen Krankheitsformen können die trockenwarmen Kurorte der Riviera di Ponente mit gutem Erfolg benutzt werden.

9. Gehirnkranke mit den Symptomen von Geistesstörung (bei denen Ruhe und Schonung des erkrankten Organs stets erste Bedingung ist) auf Reisen zu schicken, ist in der Regel ein grober Missgriff. Eine Ausnahme machen Hypochondrie und Hysterie sowie leichtere Grade von Melancholie, welche aus deprimirenden Gemüthseindrücken sich entwickelt haben. Hier wirkt der Süden mit dem Reichthum neuer Vorstellungen, wie sie besonders Neapel oder Corfu uns bieten, oft sehr wohlthuend. Nervenkranke, deren Leiden theils in Folge von Ueberreizung oder als Rückstand der Reconvalescenz, theils aus geistiger Ueberanstrengung und Erschöpfung sich entwickelte, finden häufig im Süden eine behagliche Existenz und können dort eine Besserung ihres Zustandes erreichen. Hier verdient der Grad des vorhandenen Reizzustandes besondere Rücksicht. Schlaflose sollen sich niemals in der Nähe der Meeresküste ansiedeln, wo schon der Gesunde oft genug Einbusse an seiner Nachtruhe erleidet. Neuralgien aller Art befinden sich an windgeschützten trockenwarmen Orten

entschieden besser als im nordischen Winter. Die bewegte Luft der Meeresküste, z. B. an der Riviera, bewirkt mit ziemlicher Sicherheit eine Steigerung der Schmerzen.

10. Diabetiker werden durch mässige Bewegung in frischer Luft günstig beeinflusst. Die ihnen nothwendige Fleischdiät können sie im Süden, wo das Klima überhaupt weniger Nahrungszufuhr erfordert, mit geringerer Belästigung des Magens durchführen. Die Riviera, wo sie sich in S. Remo unter Obhut des Dr. R. Schmitz stellen, oder Neapel, wo sie sich der Leitung Cantani's anvertrauen können, sind für solche Patienten die geeignetsten Orte.

Für jeden Kranken ist es unbedingt nothwendig, dass er, ehe er eine Luftkur unternimmt, sich ärztlich genau untersuchen lässt. Neben dem Ergebniss der objectiven Exploration wird die psychische Eigenthümlichkeit des Individuums bei der Wahl des einzelnen Kurorts entscheidend sein. Wenn es fest steht, dass deprimirende Gemüthsbewegungen die Ernährung beeinträchtigen, den Athmungsprocess herabsetzen und nicht selten bei längerer Dauer den Ausgangspunct für chronisches Siechthum abgeben, so verdient der Eindruck, den die neuen Verhältnisse muthmasslich auf das Gemüth des Einzelnen hervorbringen würden, die sorgsamste Erwägung. In dieser Beziehung kommen die lokalen und socialen Differenzen zwischen den einzelnen Kurorten zu ihrer vollen Geltung. Stille und Einsamkeit, für den Einen erwünscht, sind ermüdend und geisttödtend für den Andern. Das grossstädtische Leben mit der Möglichkeit den ausgebildeten Geschmack und den raffinirten Genuss zu befriedigen entbehrt der Eine ebenso ungern wie der Andere das wonnige Behagen, welches die saftigen Farben der wintergrünen Gewächse, das reine Blau des Himmels und die pittoresken Formen der Meeresküste in ihm hervorrufen. Und welcher Unterschied hierin beispielsweise zwischen Davos, Venedig, Rom, Palermo!

3. Winke und Rathschläge für Winterkurgäste.

Die Reise nach den am meisten frequentirten Winterstationen hat heutzutage keine Schwierigkeiten. Die uns zunächst gelegenen Vorplätze in Tirol und in der Schweiz sind in $1\frac{1}{2}$ bis 3, höchstens 4 Tagen, die des südlichen Frankreichs und Oberitaliens in weiteren 2 Tagen von allen Punkten Deutschlands aus zu erreichen. Wer das Nachtreisen irgend vertragen kann, sollte die wesentlichen Vortheile, die es bietet, sich nicht entgehen lassen. Nicht nur dass man in dreimal kürzerer Zeit das ersehnte Ziel erreicht, weil die Schnellzüge die Nacht benutzen, auch die nervöse Erregung ist bei langgedehnten Tagfahrten eine grössere. Nur möge man nicht vergessen, sich mit Mundvorrath zu versehen, da man sonst auf den meisten Eilzügen bei längerer Fahrt leicht Hunger und Durst leidet. Kranke, die auf die nächtliche Ruhe im Bett nicht verzichten dürfen und wollen, müssen auf ihrer Route sich die bestgeeigneten Nachtquartiere aufsuchen, oder können, wenn sie direct an das Mittelmeer gehen, durch Frankreich reisend von den Schlaf-Coupés Gebrauch machen, die dort bei den Schnellzügen eingeführt sind.

Für Kranke, welche den Winter in Ajaccio oder auf Sicilien zubringen wollen, ist die Seereise kaum von Bedeutung. Für Algier, Aegypten und Madeira, unter Umständen auch für Malaga kommt aber ein längerer Aufenthalt auf dem Meere und damit zunächst die Frage in Betracht: Welchen Einfluss hat das Seeklima auf unser Befinden und speciell auf Kranke? Bei dem Aufenthalte auf einem Schiffe, welches in See geht, stehen wir zunächst jederzeit unter starkem Luftdruck. Was den Gang der Temperatur unter solchen Umständen betrifft, so erwärmt sich die Wasserfläche und ebenso die über derselben lagernde Luft unter dem Einfluss der Sonnenstrahlen weit weniger schnell und weniger intensiv als das Innere des Landes, welches sich dagegen durch lebhaftere Ausstrahlung weit schneller wieder abkühlt. So ist also das Wasser bei Tage kühler, bei Nacht aber wärmer als das Land. Die Differenzen zwischen Tages- und Nachttemperatur und zwischen Sommer und Winter sind daher auf dem Wasser und schon in der Nähe grosser Wasserflächen erheblich geringer als inmitten des Festlandes. Die Feuchtigkeit der Luft ist bei ruhigem Wasser oder wenn wir von Seewinden berührt werden bedeutend, aber sie steht auch hier wieder im Wesentlichen unter der Herrschaft der Winde, und so kann der Gehalt an Wasserdämpfen sich schnell und für längere Zeit auf ein Minimum reduciren (wie wir es auf der breiten Fläche des Nils oder an der Riviera beobachten), wenn trockene Landwinde den Wasserspiegel oder die Küste bestreichen. Fast unausgesetzt durch die Brisen ventilirt besitzt die Seeluft gleich der Berghöhe einen hohen Grad von Reinheit und Frische. Endlich ist die Seeluft erwiesenermassen, je nachdem die Meeresfläche stärker oder schwächer bewegt ist, auch mehr oder weniger mit Kochsalztheilen geschwängert und wird dadurch unter Umständen zu einem wirksamen Heilmittel für die Schleimhaut der Respirationsorgane.

Schon in früher Zeit hat man Seereisen und den Aufenthalt an der See für Schwächlinge, für Skrophulöse und für Brustkranke empfohlen, und sehr erfahrene Praktiker haben ihnen wiederholt das Wort geredet. Zwischen französischen Schriftstellern, unter denen Rochard die grosse Zahl phthisischer Matrosen als Gegenbeweis hervorhob, ist sodann die Heilsamkeit der Seeluft ein Gegenstand heftiger Diskussionen gewesen. Da die Matrosen sich viel in schlecht ventilirten Räumen aufhalten, und bei harter und erschöpfender Arbeit im Winter sowohl wie im Sommer, bei Tage wie bei Nacht allen Unbilden der Witterung und eines oft jähen Temperaturwechsels ausgesetzt sind, so eignet sich diese Berufsklasse schlecht zum Vergleich mit Kranken, welche in der besten Jahreszeit, in guten Wohnräumen, bei ausgewählter Kost und im süssen Nichtsthun, nur ihrer Gesundheit lebend, eine Seereise machen. Brustkranke erfahren bei der Seefahrt häufig eine vorübergehende Steigerung des Fiebers, dagegen hat man den Eintritt von Lungenblutungen danach nicht beobachtet. Ob aber die Seefahrt dem Einzelnen heilsam sein wird oder nicht, ist schwer vorauszusagen, weil hierbei, abgesehen von der Wirkung der Seekrankheit, manche vorher nicht zu berechnende Dinge in Frage kommen. Am Strande oder auf der Insel hat der Kranke es besser in der Hand sich eine behagliche Existenz zu bereiten und durch längeres oder kürzeres Verweilen am Strande die etwa zu intensive Wirkung des Seeklimas nach Belieben abzuschwächen. Dass nicht unter allen Verhältnissen das Seeklima einen Schutz gegen die Phthise gewährt, beweist die ungünstige Statistik mancher Seestädte, wie Nizza und Genua, während sich andererseits viele Plätze an der Nordseeküste z. B. Ostende einer grossen Seltenheit der Krankheit erfreuen.

Ein Uebel, dem fast jeder, der über das Meer geht, mehr oder weniger verfällt, ist die Seekrankheit. Ein specifisches Mittel gegen dieses zwar ungefährliche aber lästige Leiden hat man immer noch nicht ausfindig gemacht, obgleich man mit dem ganzen Arzneischatz, neuerdings auch mit dem Chloralhydrat und Amylnitrit dagegen zu Felde zog. Gewisse diätetische Massregeln erleichtern das Uebel und kürzen es ab. Man soll nicht mit leerem Magen das Schiff betreten, aber noch weniger fette oder blähende Speisen, besonders keine Fische, sondern eine einfache leicht verdauliche Kost zu sich nehmen. Ebenso ist es mit dem Getränk. Ein Schluck Cognac, ein Glas Rothwein ist dienlich, Spirituosen in reichlichem Maasse genossen rufen das Uebel hervor oder verschlimmern es. Man soll ohne viel daran zu denken und ohne besondere Kunststücke (wie das Betrachten des Horizonts) zur Abwehr der Krankheit vorzunehmen, sich gemüthlich auf dem Deck bewegen, und sobald die Krankheit sich ankündigt, sich möglichst nahe dem Mittelpunkt des Schiffs ruhig auf den Rücken legen. Gegen zu heftiges Erbrechen dient eine Messerspitze Brausepulver trocken auf die Zunge genommen und mit einem Schluck kalten Wassers heruntergespült, gegen die leicht sich einstellenden Obstructionen Pillen aus Extr. Rhei compos. Beim Nachlass der Krankheit sei man noch 24 Stunden mit der Diät vorsichtig und halte sich zunächst an pikante und magenstärkende Dinge. Da bei ruhiger See der grössere Theil der Reisenden verschont bleibt, so verdient neben der Zufälligkeit von Wind und Wetter die Jahreszeit, in welcher man reist, Berücksichtigung. Die Gegend der Aequinoctien, also die 2. Hälfte des März und des September, sodann der eigentliche Winter von Mitte November bis Mitte Februar sind die Zeiten, in denen man am meisten auf Sturm gefasst sein muss. Hat Jemand die Seekrankeit überstanden, so tritt sehr gewöhnlich ein Gefühl erhöhten Wohlbefindens ein, wobei unter Steigerung des Appetits die Kräfte wachsen. Dieser Zustand kann einen Patienten leicht dazu bestimmen, sich auf eine längere Seereise einzulassen. Allein schon nach etwa 6 Wochen gewöhnt sich der Kranke an den tonisirenden Einfluss des Seeklimas, und es tritt nun ein Stillstand ja sogar ein Rückgang der gewonnenen Stärkung ein. Eine Seereise über dieses Zeitmass hinaus auszudehnen, ist daher im Allgemeinen nicht räthlich [1]).

Bei der Kürze und Bequemlichkeit des heutigen Reisens bringen die Alpenpässe keine Gefahr der Verzögerung mehr mit sich und keine Nachtheile für die Gesundheit, und so ist der Anfang des October im Allgemeinen der beste

---

[1]) Faber, Verhandl. d. 52. Versamml. der Naturf. u. Aerzte.

Termin, um in die Winterquartiere einzurücken. Auch in südlichen Gegenden tritt der Winter mit sehr verschiedener Härte auf, und der Winterkurgast ist deshalb auch hier zum guten Theil von Glück und Zufall abhängig. Die Einwohner sind an allen klimatischen Kurorten klug genug, sobald das Thermometer sehr niedrig steht, mit aller Bestimmheit zu behaupten, so etwas sei seit Menschengedenken noch nicht dagewesen. Wo die Temperaturbeobachtungen bereits eine längere Reihe von Jahren umfassen, besitzen wir darüber bessere Aufschlüsse und wissen zuverlässig, dass unerwartete Kälte auch dort nichts Seltenes ist. Schon Mancher, der einen anhaltenden Sommer zu finden hoffte, wurde bitter enttäuscht. Nur ein milderer und kürzerer Winter, an den wärmsten Plätzen ein ziemlich gleichmässiger Frühling ist es, worauf wir zu rechnen haben. Es ist daher nothwendig, dass der Patient sich mit warmer Kleidung, wie man sie für ganz Italien und selbst für Malaga, Algier und Aegypten braucht, wohl zu versehen hat, um so mehr als die Differenzen zwischen der Temperatur in der Sonne und der im Schatten meist bedeutend sind. Auch bringen die Tageszeiten, und bei längerem Aufenthalt die Monate Schwankungen mit sich, die man nur durch mehr oder weniger warme Bekleidung ausgleichen kann. Die Bewohner südlicher Länder geben aus diesem Grunde wollenen Stoffen den Vorzug. Für sehr Viele ist das Tragen von Flanell auf blossem Leibe der sicherste Schutz gegen Erkältungen. Unterjacken von verschiedener Stärke, von dünnen seidenen bis zu dichten wollenen sind unentbehrlich, während Tücher, Plaids, leichte Mäntel oder Ueberzieher, die man bequem über den Arm hängen kann, beim Betreten kühlerer Plätze, oder wenn man beim Spazierengehen Halt machen will, vor Erkältung schützen. Das Schuhwerk muss mindestens doppelte Sohlen haben und kann überhaupt nicht stark und dauerhaft genug gearbeitet sein. In Montreux, Meran, Gries thaut die Sonne bei Tage die Nachts gefrorenen Stellen auf, und man muss häufig auf kothigen Wegen spazieren gehen, in Mentone und an anderen Orten der Riviera sind die Fusswege mit spitzen Steinen besäet, so dass das Gehen auf dünnen Sohlen bald schmerzhaft ist. Zum Schutze gegen kalte Fussböden, wie man sie häufig im Süden trifft, dienen am einfachsten ein Paar weite Filzüberschuhe, allenfalls auch zum Einlegen bestimmte Kork- oder Filzsohlen. Auch ein Schaffell oder ein mit Pelz gefütterter Fusssack ist unter Umständen sehr angenehm. Sonnenschirme von hellem Stoff, für beide Geschlechter erforderlich, sind an allen Winterkurorten in der einfachsten wie in der elegantesten Form zu haben. Ein Thermometer wird jedem Patienten angenehm oft nothwendig sein, ein kleiner Compass, wie man ihn an der Uhr trägt, ist zur genauen Feststellung der Himmelsrichtung sehr erwünscht. Die meisten Gegenstände seines Bedarfs kann der Patient besser und für die Hälfte des Preises zu Hause kaufen, und er thut deshalb gut sich mit allem Nöthigen möglichst vollständig schon vor der Reise zu versehen. Auffallend theuer und unvollkommen sind im Süden alle optischen und physikalischen Instrumente.

Die Wahl der Wohnung erfordert eine besondere

Aufmerksamkeit. Man sollte immer zuerst in einem Hôtel absteigen, sich dann selbst umsehen, und ehe man sich entschliesst, den Rath des Arztes hören. Wo Wohnungen für die ganze Saison gemiethet werden, ist das Gelingen der Kur oft hauptsächlich von einer richtigen Wahl der Wohnung abhängig. An den meisten südlichen Winterstationen, so in ganz Italien, ist es absolut nothwendig nur auf schriftlichen Contract seine Wohnung zu miethen und sich in demselben nach jeder Richtung sicher zu stellen. Wer der Sprache nicht ganz mächtig ist, bedarf hierzu eines zuverlässigen Rathgebers. Ausser der vollen Lage nach Süden für Wohn- und Schlafzimmer, gut schliessenden Fenstern, dem Schutz vor Winden kommen noch manche Verhältnisse in Betracht, in welche der Fremde nicht genügend eingeweiht ist. Neu erbaute Häuser sind am besten ganz zu verwerfen. Dem schlehten Verschluss von Thüren und Fenstern muss sofort durch Verkleben, Verstopfen oder in irgend welcher andern Weise abgeholfen werden. Die steinernen Fussböden, die an den südlicheren Orten fast allgemein sind, haben heftige Angriffe erfahren. Sie verdienen sie nicht, wenn sie, wie man es jetzt meistens trifft, mit einer Lage Stroh und darüber mit Teppichen belegt sind. Ohne ein h e i z b a r e s Z i m m e r kann an den meisten der geschilderten Kurorte der Kranke auch während eines milden Winters nicht existiren. Wo man Oefen findet, sind diese natürlich vorzuziehen, sonst muss man sich an einem guten Kamine genügen lassen. Sehr wohl thut der Kurgast, wenn er, ehe er fest miethet, den Ofen oder Kamin zur Probe heizen lässt und sich so von der Heizkraft desselben, und ob er nicht etwa raucht, vorher überzeugt. Dabei wird er gleichzeitig über die Trockenheit des Zimmers, dessen Wände im gegentheiligen Falle beschlagen, sich Gewissheit verschaffen. Häufig genug trifft man gerade deutsche Patienten, welche die Heizung des Zimmers übertreiben und mehr Stubenluft schlucken als nöthig ist. Nachts bei offenen Fenstern zu schlafen, ist für viele Patienten gut verträglich, während andere höchstens im Nebenzimmer das Fenster offen lassen dürfen, wenn sie nicht andern Tags einen Rheumatismus davon tragen wollen. In Malaria-Gegenden verbietet sich das nächtliche Oeffnen der Fenster durchaus. Die Speisezimmer in den Gasthöfen vereinigen häufig in engen Räumen während ihrer langathmigen Diners eine dichtgedrängte Menschenmenge. Die Temperatur, die Trockenheit und die Verunreinigung der Luft erreichen dann gegen das Ende der Mahlzeit (bisweilen noch durch Gasbeleuchtung begünstigt) eine gesundheitswidrige Höhe. Es liegt im dringenden Interesse der Mittagsgäste den Wirth auf diese Uebelstände aufmerksam zu machen und energisch Abhülfe zu verlangen.

Die Betten lassen oft sehr viel zu wünschen übrig. Den italienischen Betten mit ihren Maisstrohsäcken und Wollkissen begegnet man theilweise schon in Arco und und dann überall weiter südwärts, wenn auch der Gebrauch der Rosshaarmatratzen sich allmälig mehr einbürgert. Statt des gewohnten Federbetts muss der Kurgast sich meist mit 2—4 Wolldecken behelfen. Wer gegen Nachtkühle empfindlich ist, thut daher jedenfalls am besten ein dünnes

Federbett mitzunehmen. Lediglich durch zu leichte Bedeckung während des Schlafs entstehen auch ohne alle sonstigen Diätfehler nicht selten Durchfälle. Zur Aufbesserung schlechter Lagerstätten dienen zwei Gegenstände, welche man ohne besondere Beschwerung des Reisegepäcks mit sich führen kann: ein Rosshaar- oder Federkissen und eine hirschlederne Decke, letztere neben dem persischen Pyrethrum-Pulver, ein guter Schutz gegen manche Insecten. Gegen die im Herbst und Frühjahr im Süden bemerkbaren Moscitos sind die Bettvorhänge (Moustiquaires), so sehr man dagegen auch eifert, nicht zu entbehren. Sie müssen aber, wenn sie unschädlich sein sollen, aus ganz dünnem Tüll bestehen und nicht etwa bloss den Kopf sondern das ganze Bett umkleiden. Der beste Schutz gegen diese schlimmen Peiniger besteht aber darin, dass man nie vergesse Abends, ehe man im Zimmer Licht anmacht, die Fenster zu schliessen.

Um ruhige Nachbarschaft kümmere man sich bei Zeiten und binde sich nicht eher für lange Zeit, als bis man in dieser Beziehung gesichert ist. Die Frage, ob und wo im Hause Klavier gespielt wird, ist bei dem mehr und mehr wachsenden Unfug, der mit diesem Instrument getrieben wird, nicht bedeutungslos. Nächtliche Unruhe durch Pfeiffen, Schreien, Musiciren ist durch ganz Italien eine wahre Landplage. Wer abseits der lebhaften Strassen sein Quartier nimmt, hat immerhin weniger darunter zu leiden. Das Pensionswesen fängt an sich überall weiter auszudehnen und an Solidität zu gewinnen; es bietet dem Alleinstehenden entschiedene Vortheile. Leider sind diese Pensionen immer noch zu sehr dem ärztlichen Einfluss entzogen und daher dem Krankenbedürfniss noch zu wenig entsprechend. Der eigentliche Krankentag (journée médicale), die Zeit, während welcher die Patienten ihre Promenaden zu machen haben, beginnt um 9, 10 oder 11 Uhr und dauert bis 3 oder 4 Uhr. Zu welcher Stunde man auch zu Hause seine Mahlzeiten einzunehmen gewohnt war, an einem klimatischen Kurort sollten sie stets so geregelt sein, dass die dem Luftgenuss gewidmeten Stunden auch nicht um eine Viertelstunde dadurch verkürzt würden. Ein Frühstück um 10 oder 11 Uhr, die Hauptmahlzeit um 5 Uhr würde überall das Zweckentsprechendste sein, und der Kurgast sollte mit Entschiedenheit auf die Einhaltung dieser Stunden bestehen und der Willkür der Gastwirthe ein Ende machen. Dass der Kurgast, soviel an ihm ist, den Krankentag gehörig ausnutze, sollte sich von selbst verstehen, da hierauf ja wesentlich der Erfolg der Kur beruht. Leider wird hiergegen sehr gewöhnlich gefehlt, indem nur die wärmsten Mittagstunden, wo man im Freien sitzen kann, zur Luftkur benutzt, die Morgenstunden aber, welche Bewegung im Freien sehr wohl gestatten würden, im Zimmer verbracht werden.

Die Wahl der Nahrungsmittel und die Bereitung der Speisen steht bis zu einem gewissen Grade in einem unleugbaren Zusammenhang mit den klimatischen und endemischen Verhältnissen, woraus also folgt, dass es naturgemäss ist, sich im Allgemeinen der Mode des Landes anzubequemen. Im Süden wird der Nordländer leicht dazu verleitet mancherlei Nahrungs- und Genussmittel (wie

Austern, Seefische, Früchte, Gefrorenes) in grösserer Menge zu geniessen als ihm dienlich ist. Man beherzige wohl, dass im wärmeren Klima die Verdauung und der Stoffumsatz langsamer von Statten geht als in der nordischen Heimath, und dass deshalb zur Erhaltung des Körpers nicht die gleichen Mengen stickstoffhaltiger Nahrung erforderlich sind. Man gehe also seinem Appetit von Anfang an vorsichtiger nach, und man wird bald finden, dass derselbe den klimatischen Verhältnissen gemäss sich verringert. Man vermeide auch, wenn es irgend geht, das Verlegen der Hauptmahlzeit auf eine zu späte Abendstunde. Noch ist daran zu erinnern, dass manche Moden, wie z. B. das abendliche Theetrinken und andere Verstösse gegen die Hygiene, sich hier und da durch die Engländer eingebürgert haben, dass aber Niemand, der es mit seiner Gesundheit gut meint, dies nachmachen wird, und dass schliesslich die endgültige Entscheidung über die zweckmässigste Lebensweise dem Urtheil des Arztes unterbreitet werden muss.

Der Arzt ist die Seele des Kurortes. Sein Talent, seine Energie, sein Interesse am Kranken drückt dem Orte erst den Stempel seines Werthes auf. Ohne diese Stütze wird der von der Natur bevorzugteste Aufenthalt dem Kranken selten Segen bringen, während wir auch in weniger begünstigter Lage unter der thatkräftigen Leitung eines Arztes sichtliche Fortschritte zur Genesung beobachten können. Der fremde Kurgast wird natürlich am liebsten sein Vertrauen einem Landsmann schenken, und so ist es ein wesentlicher Vorzug der italienischen Kurorte, dass dort die Regierung die fremden Aerzte frei schalten und walten lässt, und dass wir sicher sind dort überall auch guten ärztlichen Beistand zu finden. Frankreich verlangt von vornherein vom ausländischen Arzt, der seinem Landsmann in der Fremde helfen will, das inländische Staatsexamen, und noch schlimmer ist es in der Schweiz, wo sogar eine kantonale Freizügigkeit überhaupt noch unbekannt ist. Den bedeutenden Aufschwung, den einige Winterstationen genommen, verdanken sie grössentheils guten Aerzten, welche zum Theil ihrer eigenen Gesundheit wegen dort ihr dauerndes Domicil nahmen. Unter ärztlicher Leitung stehende Pensionen sind noch nicht in gewünschtem Umfange vorhanden; und doch wären sie das beste Mittel die Kranken vor Missgriffen zu bewahren und gute Erfolge zu erzielen. Aber auch hier giebt es eine Grenze, und die kolossalen Hôtels, in welchen eine Unzahl Fremder zusammengepfercht werden, sind als Winteraufenthalt für Kranke, selbst unter ärztlicher Leitung nicht ohne Bedenken. Eine vom Hausarzt verfasste Krankengeschichte möge aus begreiflichen Gründen Niemand bei der Abreise vergessen. Apotheken giebt es zwar in Frankreich wie in Italien eine grosse Menge, aber die Medikamente sind trotz und vielleicht wegen der freien Concurrenz durchweg theurer und weniger gut als bei uns. Die Preise sind dort ebenso wenig fest wie in den Kaufläden, und eine Garantie für die Güte der Waaren existirt nicht. Während der Nacht sind im Süden die meisten Apotheken geschlossen. Wer den Nutzen gewisser Medikamente in bestimmter Dosis bereits an sich erprobt hat, wird nicht übel thun, eine kleine

Reise-Apotheke mit sich zu führen, in welcher die nothwendigsten Dinge (Natr. bicarb., Rheum, Aether, Tinct. Opii, Chinin) enthalten sind.

Ein Kranker, und insbesondere der Deutsche, wird sich, mag er noch so gut einquartiert, verpflegt und ärztlich berathen sein, leicht wie ein aus der Heimath Verbannter vorkommen, wenn er nicht geistige Anregungen und Anknüpfungen findet, welche ihn für die Beziehungen, die er aufgeben und abbrechen musste, entschädigen. Er trifft zwar jetzt überall Landsleute, mit denen das Band des gleichen Schicksals ihn gesellig verbindet, aber er wird immer das Bestreben haben, seine freiwillige Entfernung von der Heimath sich auch nutzbringend zu machen, und seinen geistigen Gesichtskreis zu erweitern. Nun ist im Süden die Natur in ihren von unserem Winter so abweichenden Formen allein schon genügend für längere Zeit unsere Aufmerksamkeit zu fesseln. Die Flora gewinnt auch für den, der bisher auch nicht die geringste Vorliebe für Botanik hatte, bald ein so vorwiegendes Interesse, dass es Mancher bedauert, sich nicht schon früher eingehender mit diesem Zweige der Naturwissenschaft beschäftigt zu haben. Auch geognostische und zoologische Eigenthümlichkeiten springen bei den Streifzügen schärfer ins Auge, meteorologische und klimatische Beobachtungen machen Manchem Vergnügen, und so bietet sich reichliche Gelegenheit naturwissenschaftliche Kenntnisse zu begründen und zu erweitern.

Wer irgend Lust hat sich in den neueren Sprachen zu üben, findet in dem Umgang mit Franzosen, Engländern und Italienern hierfür die beste Gelegenheit, und es liegt für Jeden ein bedeutender Vortheil darin, schon möglichst viele Vorkenntnisse für die Conversation mitzubringen. Unter den Künsten leisten die herrlichen Contouren der südlichen Gebirge, die Farben von Himmel und Meer der Malerei den grössten Vorschub, und die Zahl der Dilettanten, welche ihre Skizzenmappe füllen, ist in den Winterstationen nicht gering. Mit der Lectüre ist es, was die wissenschaftliche oder schönwissenschaftliche Literatur betrifft, durchgängig noch schlecht bestellt, und es ist daher dem deutschen Kurgast wohl zu rathen sich einige gute Bücher von Hause mitzunehmen. In Betreff der politischen Blätter findet man mit Ausnahme von Meran, Arco, Pallanza noch überall eine sehr auffallende Bevorzugung der Engländer und Franzosen.

Manche Kranke verlieren gegen das Frühjahr hin die Geduld und vereiteln durch eine zu frühe Abreise den Erfolg ihres Aufenthaltes. Wann und wohin ein Patient zurückreisen, ob er im nächsten Jahr den Winteraufenthalt wiederholen soll, sind Fragen von der grössten Wichtigkeit und sollten ohne die sorgfältigste Prüfung und ohne den Beirath des Arztes nie entschieden werden. Nächstdem empfiehlt es sich vor der Abreise sich über die heimischen Witterungsverhältnisse aus den Zeitungen zu orientiren, um nöthigenfalls eine anderweitige Zwischenstation zu wählen.

So viel im Allgemeinen. Auf das verschiedene Verhalten, welches die klimatischen Differenzen der einzelnen Kurorte erheischen, ist in der folgenden Beschreibung derselben im Einzelnen Rücksicht genommen.

I. Deutsche Winterkurorte.

Literatur. Dr. Caspar Fr. Fuchs, Medicinische Geographie 1853. — Dr. Brehmer, Die Gesetze und die Heilbarkeit der chronischen Tuberkulose der Lunge 1856. — Dr. Brehmer, Die chronische Lungenschwindsucht und Tuberkulose der Lunge, ihre Ursache und ihre Heilung, 2. Aufl., 1869. — Dr. Brehmer, Zur Aetiologie und Therapie der chron. Lungenschwindsucht 1874. — Dr. v. Sokolowski, Zur antipyretischen Behandlung der Phthisiker. Deutsche Zeitschr. f. prakt. Medicin (No. 46) 1875. — Dr. v. Sokolowski, Ueber Anwendung der kalten Douchen und Abreibungen bei Behandlung der chron. Lungenschwindsucht. Berl. klin. Wochenschr. (No. 39) 1876. — Bruhns, Resultate a. d. meteorologischen Beobachtungen in Sachsen 1866—70. — Dr. Scholz, Novelle über die zum Verbande des schlesischen Bädertages gehörenden Bäder (S. 60—73) 1878. — Dr. Driver, Bad Reiboldsgrün 1874. — Dr. Driver, Reiboldsgrün als Heilanstalt für Lungenkranke im Sommer und Winter. Deutsche Medic. Wochenschrift (No. 39) 1880. — Dr. Dettweiler, Zur Phthisiotherapie der Gegenwart. Berl. klin. Wochenschr. (No. 35) 1877. — Dr. Dettweiler, Die Behandlung der Lungenschwindsucht in geschlossenen Heilanstalten. 1880. — Dr. C. Braun, Wiesbaden als Heilquelle .und als klimatischer Kurort, 2. Aufl., 1855. — Dr. A. Pagenstecher, Wiesbaden in medicin. u. topograph. Beziehung 1870. — Dr. C. Heymann, Mineralquellen u. Winteraufenthalt in Wiesbaden 1875. — Jahresberichte der Grossh. Badischen meteorolog. Centralstation Karlsruhe 1871—1880. —

Die Frage, ob innerhalb der deutschen Grenzen sich Orte finden möchten, wo Kranke auch im Winter mit Vortheil eine Luftkur gebrauchen können, ist von weittragender Bedeutung. Eine grössere Reise hat an und für sich für viele Kranke etwas Bedenkliches. Dazu treten die erheblichen Mehrkosten, das Losreissen vom Hause und von der Familie, der Uebergang in ganz fremde, dem Patienten häufig genug nicht sympathische Verhältnisse. Freilich kann dagegen sofort wieder aufgeworfen werden, dass gerade der vollständige Wechsel aller bisherigen Gewohnheiten und Lebensbedingungen und der damit verbundene psychische Eindruck oft in auffallender Weise den Klimawechsel unterstützt und die Umwandlung des Organismus vorbereitet. Schon bei dieser ersten Ueberlegung zeigt es sich wieder, dass bei der Verordnung einer klimatischen Kur nicht der Zustand eines einzelnen Organs sondern des Menschen in seiner Totalität das Massgebende sein muss. Es ist schon fast 30 Jahre her, dass man den südlichen Kurorten die deutschen Berge als Zufluchtstätten für Brustkranke entgegenstellte. Fuchs war in Deutschland der Erste, welcher nach seinen im Thüringerwalde gemachten Beobachtungen die Ansicht vertrat, dass für die Heilung der Schwindsucht die Temperatur indifferent sei, dass man auf die Witterungsverhältnisse weniger Rücksicht wie bisher nehmen müsse, dass man vielmehr den Ernährungsprocess anspornen, die Reproductionskraft steigern müsse. Dazu sei es nothwendig die Phthisiker auf den Oberharz oder den Thüringerwald zu versetzen und ihnen eine kräftige Diät: Milch, Fleisch, Bier, Wein u. s. w. zu verordnen. So war Fuchs der Vorläufer der einige Jahre später von Brehmer in die Hand genommenen Therapie, welche Beschleunigung der Circulation und Beseitigung der Herzschwäche zum Ausgangspunkt hatte. Ausser dem reichlichen Genuss von Milch (häufig mit Zusatz von Cognac), einer kräftigen fetten Kost und Ungarwein spielte die Hautkultur (Abreibungen und Douchen) dabei eine wichtige Rolle. Dieselbe Therapie wurde bald von vielen anderen Kurorten übernommen. Anfangs nur Sommerkurort, dessen frisches, anregendes Gebirgsklima für den Luftgenuss und die Lungengymnastik vorzüglich geeignet erschien, dehnte Görbersdorf allmälig seine Saison immer weiter aus und hat sich schliesslich auch zum Winterkurort entwickelt. Ihm folgten Reiboldsgrün und Falkenstein, beide ebenfalls mit einer Wintersaison, und neuerdings haben noch andere Kurorte, an der Spitze das rührige Reinerz, die Absicht sich auf Wintergäste einzurichten. Je mehr Diät und Therapie in den Vordergrund traten, desto weniger Rücksicht wurde auf die klimatischen Bedingungen genommen, besonders seit die anfangs behauptete Schutzkraft mässiger Höhen gegen Phthise und die Trockenheit ihrer Luft als Heilpotenz sich keine Geltung verschaffen konnten. Die isolirte Lage dieser Anstalten auf mässiger Höhe garantirt uns grössere Reinheit der Luft, ihre innere Einrichtung bei guter Ventilation ein verbessertes Stubenklima. Im Uebrigen wissen wir von den klimatischen Verhältnissen der dortigen Winter noch sehr wenig. Für die Praxis wird es sich hauptsächlich darum handeln festzustellen, wie weit dort im Winter der Luftgenuss durch Nordwinde, Nebeltage, Niederschläge und Schneemelzen beschränkt ist, und inwiefern die Vortheile, welche der Kranke durch consequente Behandlung seitens des Arztes erfährt, durch die Ungunst des Klimas abgeschwächt werden. Bei vielen Brustkranken zeigt sich die psychische Eigenthümlichkeit, dass sie sich wenn irgend möglich der strengen Controle des Arztes zu entziehen suchen und dass sie sich zu allerhand Diätfehlern und Excessen hinreissen lassen und dadurch ihren Zustand verschlimmern. Für diese Kategorie von Kranken sind die geschlossenen Anstalten eine wahre Wohlthat. Auch bei anderen Krankheitsformen wie bei Skropheln, Blutleere und Bleichsucht (welche so häufig die chronischen Lungenübel vorbereiten) würden sie gute Dienste thun, doch sind sie gegenwärtig fast ausschliesslich von Phthisikern in Anspruch genommen.

Unter unsern Wasserheilanstalten befinden sich mehrere, welche auch während des Winters geöffnet sind und zu dieser Jahreszeit den Vorzug haben weniger überfüllt zu sein wie im Laufe des Sommers. Sie gewähren den Kranken reine Landluft und mehr oder weniger windgeschützte Lage, ausserdem gutes Trinkwasser, Gelegenheit zur Milchkur etc. und werden deshalb schon häufig von Nervenkranken zur Winterkur benutzt. Wer es für gleichgültig hält, ob Brustkranke sich im Süden oder Norden, im alpinen oder subalpinen Klima befinden, vielmehr allen Werth lediglich der Methode zuschreibt, der wird es nicht abweisen können, wenn Phthisiker auch hier in die Kur genommen werden, wozu die verschiedenen Badeformen die beste Gelegenheit bieten.

Endlich haben wir noch zwei deutsche Badeorte zu erwähnen, welche wegen ihres gleichmässigen Klimas zahlreiche Wintergäste haben. Wiesbaden und Baden-Baden stehen so ziemlich auf derselben klimatologischen Stufe und auch in socialer Beziehung haben sie denselben Weg beschritten. Von dem Fluche befreit, der ihnen als Spielhöllen anhaftete, haben sie sich ganz darauf geworfen an Stelle von Vergnügungssüchtigen und Glücksjägern Leidende bei sich aufzunehmen und durch ihre vorzüglichen Einrichtungen für längere Zeit an sich zu fesseln.

Görbersdorf.

Reise und Aufenthalt. Für die von Berlin oder Dresden her Ankommenden ist Dittersbach die nächste Bahnstation. Von hier ist G. noch 13 Kil. oder $1\frac{1}{4}$ Fahrst. entfernt (Einspänner zu 2—4, Zweisp. zu 7—9 Mark meist am Bahnhof zu finden). Ist das Wetter und damit der Weg gut, so kann man auch auf der Dittersbach vorhergehenden Station Fellhammer aussteigen nnd von hier im Wagen (Bahnhofsrestaurant) in einer Stunde Görbersdorf erreichen. Für die über Breslau oder Prag Ankommenden ist die nächste Bahnstation Friedland, von wo G. nach 5 Kil. entfernt ist (Post zweimal täglich in 40 Min., Anstalts-Omnibusse am Bahnhof). — Post- u. Telegr.-Station. — Gasthöfe: Preussische Krone, Deutscher Kaiser. — Zwei Heilanstalten für Lungenkranke: 1. Anstalt des Dr. Brehmer (Sprechstunden Vorm. v. 11 u. Nachm. v. $4\frac{1}{2}$ Uhr ab) seit 1859; 3 Hilfsärzte; grosses im gothischen Stil erbautes Haus mit inmitten liegenden Corridoren und doppelten Zimmerreihen, 110 Zimmer im Kurhause und 3 Villen mit 53 Zimmern, geheizter Wintergarten, circa 100 Wintergäste; Pension für Wohnung, Bedienung, Bäder und Beköstigung (5 Mahlzeiten) 36—54 Mark pro Woche; ärztliches Honorar (8—15 M. pro Woche) und Wein sind im Pensionspreis nicht inbegriffen. Kurtaxe 30 M. pro Person. — 2. Anstalt des Dr. Römpler (Sprechst. v. 11—1 Uhr) seit 1875; 1 Hilfsarzt; 80 Zimmer im Kurhaus, ausserdem 1 Villa mit 19, 1 neues Logirhaus mit 24 Z.; Pension für Wohnung und Bedienung 7—22, vollständ. Beköstigung excl. Wein in 5 tägl. Mahlzeiten 27, Heizung 3 M. pro Woche, ärztl. Honorar 5—10 M. wöchentlich, Douche 4 M. monatlich, Kurtaxe für die ganze Kurzeit für 1 Person 15 für

1 Familie 18 M. — In beiden Anstalten Wasserheizung. Die von der einen oder anderen Anstalt abhängigen Privatwohnungen im Dorfe kommen für die Winterkur nicht in Betracht. Pensionat für junge Mädchen der verw. Frau Pastor Wendt (Arzt Dr. Römpler) Pens., Wohnung, Heizung und Beleuchtung einschliessl. des Unterrichts 150 M. monatl.

Görbersdorf ist ein schlesisches Dorf mit 500 Einwohnern, welches nahe der böhmischen Grenze im sogenannten Waldenburger Berglande, einer das Riesengebirge mit dem Eulengebirge verbindenden Abzweigung der Sudeten, gelegen ist. Das langgestreckte Thal ist von Bergzügen eingefasst, die sich bis zu 800 und 900 Meter Höhe erheben. Diese Berge und nächstdem ziemlich ausgedehnte Waldungen gewähren mässigen Schutz gegen allzuheftige besonders östliche Windströmungen. Die nahe liegenden bewaldeten Hügel sind von der Brehmer'schen Anstalt als Fortsetzung der Parkanlagen mit sanft ansteigenden Wegen versehen worden. In den Bergen liegende Quellen liefern ein schmackhaftes 5—12° C. warmes Wasser, welches theils als Trinkwasser theils zur Speisung der Douchen und Bäder Verwendung findet. Kuh- und Ziegenmilch sowie auch Butter sind in vorzüglicher Beschaffenheit zu haben.

Meteorologische Beobachtungen über die Wintermonate wurden bisher nicht veröffentlicht. Man ist dort der Ansicht, dass zur Einführung der Winterkur weniger das Klima als die Einrichtung des Hauses massgebend und entscheidend ist, und hat in Folge dessen, wie es scheint, für den Gang der Witterung nur ein geringes Interesse. Für das nur 25 Meter höher gelegene Reinerz liegen aus den Wintern 1876—78 Aufzeichnungen vor, welche annähernd auch für Görbersdorf passen. Demnach würde das Temperaturmittel für den Winter —1.9° C. sein, und die Saison vom 1. October bis 30. April 140 Tage mit Niederschlägen (Regen und Schnee) zählen. Es ist anzunehmen, dass „das liebe Himmelslicht“ im Görbersdorfer Winter nicht allzuoft den Wolkenschleier zerreisst, weil Brehmer eine Reihe sonniger Tage als gefährlich für Brustkranke hinstellt. Er möchte den Vorzug trüber Tage auf den Ozonreichthum schieben, eine Meinung, gegen die sich Vieles einwenden lässt. Dass Görbersdorf mit 550 Meter Erhebung über den Meeresspiegel der schwindsuchtsfreien Zone angehört, ist eine unerwiesene Behauptung. Ebenso wenig darf man erwarten, dass die Versetzung aus dem Flachlande auf eine derartige Höhe von einem gleich wesentlichen Effect auf die Blutbewegung begleitet sei wie ihn das eigentliche Höhenklima hervorruft. Als Indication für Görbersdorf gilt die Schwindsucht in allen Stadien und Formen. Affectionen des Kehlkopfes sind jedenfalls von der Winterkur auszuschliessen.

Reiboldsgrün.

Reise und Aufenthalt. Von der Bahnstation Auerbach (Linien Oelsnitz-Herlasgrün und Zwickau-Falkenstein) erreicht man den Kurort per Wagen in 1¼ St. Man findet stets Fuhrwerk in Auerbach oder bestellt sich den Anstaltswagen zum Bahnhof (Einspänner 5, Zweispänner 7½ M.). Von der Bahnstation Rautenkranz (Linie Chemnitz-Aue-Adorf) hat man nur ¾ Fahrstunden, aber hier thut man unbedingt gut sich den Anstaltswagen (Einspänner 4, Zweispänner 6 M.) zu bestellen, weil man schwer anderes Fuhrwerk findet. — Kurhaus, aus

mehreren einzeln stehenden Häusern und Villen bestehend, mit im Ganzen etwa 80 Zimmern. Pension für die Winterkur (Wohnung, Beköstigung, Heizung, Bedienung und Bäder) pro Monat 150—180 Mark praenumerando. Dirigirender Arzt und Besitzer Dr. Driver; Wintersaison vom 15. October bis 30. April.

Reiboldsgrün ist ein auf der Höhe des sächsischen Erzgebirges, 692 Meter überm Meere, in voller Waldeinsamkeit gelegenes, zur Kuranstalt eingerichtetes Landgut. Gegen Norden, Osten und Westen zu steigt das Terrain an, der eigentliche Windschutz wird aber durch die weithin fast nach allen Richtungen sich ausdehnenden Nadelholz-Waldungen gebildet. Nur nach Süden zu tritt der Wald etwas zurück, sonst umgiebt er in nächster Nähe die Gebäude, aus welchen die Kuranstalt sich zusammensetzt. Zur Sommerzeit kommt hier das Waldklima in höchster Potenz zur Geltung. Der Winter ist natürlich rauh. Auf der nur 30 Meter höher gelegenen eine Viertelstunde entfernten meteorologischen Station in Georgengrün war die mittlere Temperatur des Winters — 2.3° C., also circa 3° C. niedriger wie in der norddeutschen Ebene. Die relative Feuchtigkeit ist in Folge der massigen Bewaldung hoch, 80% und darüber. Auf die ganze Wintersaison (1. Oct. bis 30. April) fallen 99 Regentage und 56 Schneetage. Im November, manchmal schon Ende October, schneit der Kurort ein; vom December bis Februar sollen sonnige Tage, wo der Kranke ungefährdet sich Stunden lang im Freien aufhalten kann, sehr gewöhnlich sein. Im Winter 1879/80 wurden 54 ganz wolkenlose Tage notirt. Bei der im März eintretenden Schneeschmelze will man eine wesentliche Erhöhung des Feuchtigkeitsgehaltes der Luft nicht beobachtet haben. Das unbeständigste Wetter pflegt in der ersten Hälfte des Mai einzutreten, wo öfters noch einzelne Schneefälle vorkommen. Reiboldsgrün liegt 140 Meter höher wie Görbersdorf und 250 Meter höher wie Falkenstein. Von beiden Anstalten unterscheidet es sich noch durch seine Bauart. Statt in einem grossen schlossartigen Kurhause sind in Reiboldsgrün die Patienten auf einzelne ländliche Gebäude vertheilt. Was die Therapie betrifft, so wendet Driver kalte Douchen sehr selten an, macht dagegen häufig von lauen Bädern mit kühler Begiessung und nachfolgender Abreibung Gebrauch. Ein dort entspringender Eisensäuerling wird zur Trinkkur und in Bädern verwendet.

Falkenstein.

Reise und Aufenthalt. Von Frankfurt a/M. aus fährt man vom Bahnhof der Main-Weserbahn in circa 40 Minuten bis Eisenb.-Stat. Cronberg; von hier ist es im Wagen noch $^1/_2$ St. bis zum Kurhause. Man kann aber auch vom Taunusbahnhof in circa 30 Minuten bis Station Soden fahren, von wo man mit Fuhrwerk Falkenstein in einer Stunde erreicht. — Post- und Telegr.-Bureau in der Anstalt. — Das Kurhaus umfasst 80 Einzelzimmer und in den Eckpavillons einzelne kleine Wohnungen, ausserdem ein reich ausgestattetes Lesezimmer, eine Wandelbahn, einen Wintergarten; sie ist das ganze Jahr hindurch geöffnet. Preise: 1 Zimmer mit einem Bett 2—4, mit 2 Betten $3^1/_2$—7 M.; Pension einschliesslich ärztlicher Behandlung und Bedienung 7 M. täglich (Milchkarten 10 Pf. pro Stück); Kurtaxe 15 M. pro Person, Bäder 80 Pf. bis $1^1/_2$ M., Heizung 50 Pf. — Die Gesammtausgaben des Aufenthaltes belaufen sich für den Einzelnen durchschnittlich auf 12 M. 10 Pf. pro Tag. — Aerzte: Dirigirender Arzt Dr Dettweiler, zweiter Arzt Dr. Lorent: Frequenz jährlich circa 400.

Die Heilanstalt Falkenstein, von einer Actien-Gesellschaft begründet, welche jeden grösseren Gewinn ausdrücklich von der Hand weist, ist ein stattliches, dreistöckiges in Hufeisenform aufgeführtes Gebäude. Sie liegt 435 Meter hoch am südlichen Abhange des Taunus mit der Front nach Südosten, im Rücken halbkreisförmig von bewaldeten Bergzügen umschlossen, über welche der Altkönig (798 Met. h.) emporragt. Zum Unterschiede von den immergrünen Nadelhölzern Reiboldsgrüns bilden hier hauptsächlich Eichen und Buchen die Bewaldung. Das Trinkwasser wird aus den Quellen der benachbarten Berge bezogen. Die Anstalt dient ganz vorzugsweise der Phthise und steht in Bezug auf Behaglichheit der inneren Einrichtung, Vorzüglichkeit der Kost und Sorgsamkeit der Pflege unübertroffen da. Im Gegensatz zu der gewohnten Abhärtungs-Schablone legt hier der dirigirende Arzt (aus der Görbersdorfer Schule hervorgegangen) ein Hauptgewicht auf die skrupulöseste Beobachtung auch scheinbar gleichgültiger Symptome, und sucht durch die emsigste Beaufsichtigung seiner Kranken diese vor Rückfällen zu bewahren, denen sie durch Unachtsamkeit so oft unterworfen sind. Trockene und nasse Abreibungen, warme und kalte Bäder, die Milchkur werden mit strenger Individualisirung in den Heilplan aufgenommen. Durch drehbare Pavillons und Windschirme sucht man die Möglichkeit längeren Luftgenusses zu erreichen. Im Winter 1877/78 waren nach Dettweiler nur etwa 5 Tage, an welchem auch den Kräftigeren völliger Hausarrest auferlegt werden musste. Wenn es auch weniger bedenklich erscheint einen Schwerkranken nach

Falkenstein zu schicken wie nach dem Süden, so sollte man auch hier bedenken, dass Phthisiker, welche bereits an Diarrhöen leiden und sich im letzten Stadium der Krankheit befinden, zu Hause am allerbesten aufgehoben sind, und dass auch im Beginn der Krankheit nur ein Aufenthalt von mindestens 3 Monaten ein gutes Resultat herbeiführen kann.[1])

Wasserheilanstalten mit Winterkur.

Im nördlichsten Theile von Deutschland, noch einigermassen von der Ostsee oder durch Landseen beeinflusst, finden wir 3 Anstalten mit Winterkur, nämlich Eckerberg, Feldberg und Stuer, im Gebiete des deutschen Mittelgebirges können nur Königsbrunn, Liebenstein und Wolfsanger in Frage kommen. Am zahlreichsten ist die Gegend unseres mildesten Winters, das Rheinthal, mit Wasserheilanstalten besetzt, welche auch während der rauhen Jahreszeit den Leidenden geöffnet sind. Es sind dies rheinaufwärts vorschreitend: Cleve, Godesberg, Laubbach, Nassau, Boppard (Marienberg und Mühlbad), Königstein a/T. und Wiesbaden (Dietenmühle und Nerothal). Im eigentlichen

[1]) An einzelnen Concurrenzorten betrachtete man Falkenstein von weniger günstigen Gesichtspunkten. Rohden (Lippspringe) suchte Methode und Heilresultate der Anstalt in seiner gewohnten Manier zu discreditiren und gerieth bei Erwähnung der guten Kost und der „Goldsöhne“ von Falkenstein derartig in Affect, dass er eine ganze Fluth von Schmähungen über Dettweiler ausschüttete. (Deutsche Medicin. Wochenschr. VI. Nr. 12 ff.)

Süddeutschland endlich stossen wir auf Gleisweiler, Michelstadt und Herrenalb.

Eckerberg, [von Stettin 4 Kil. (Droschken-Verbindung); 50 Zimmer zu 17—28, Kost 12, für Kinder 9 M. pro Woche; Kurtaxe 4 1/2 M.; Arzt Dr. Viek] schlossartiges Gebäude, 90 Meter überm Meer, auf den sogenannten Rollbergen am Rande eines Kiefernwaldes. Die Anstalt, 1851 begründet, hat vortreffliches Trinkwasser und gute Bade-Einrichtungen auch für römisch-irische Bäder.

Feldberg, [von der Nordbahnstation Blankensee (Lin. Berlin-Neubrandenburg) 7 Kil., von Eisenb.-Stat. Stargard 24 Kil. (Post in 2 3/4 St.), von Eisenb.-Stat. Neustrelitz 32 Kil. (Post in 3 1/4 St.); 50 Zimmer und mehrere Gesellschaftsräume; vollständige Pension 4—6 1/2 M. täglich; Arzt: Erfurth] Marktflecken in Mecklenburg-Strelitz, in sehr freundlicher Lage, an dem kleinen von bewaldeten Hügeln eingeschlossenen Haussee. Die seit 1855 bestehende Anstalt zeichnet sich durch gutes Trinkwasser aus und hat Einrichtungen für Warmluftbäder, Heilgymnastik und Electrotherapie.

Stuer, [von Eisenb.-Stat. Glöven (Linie Berlin-Hamburg) per Post nach Meienburg (56 Kil.) in 5 1/4 St., von wo weiter im eigenen Wagen nach der Anstalt. Oder von Magdeburg oder Hamburg per Bahn bis nach Eisenb.-Stat. Ludwigslust und von hier mit der Post in 6 3/4 St. nach Plau und weiter zur nahegelegenen Anstalt; wöchentliche Pension mit Zimmer und Kur 28—49 M.; Dirigent: G. Bardey] Pfarrdorf in Mecklenburg-Schwerin, dicht am 15 Kilometer langen Plauer See in windgeschützter Lage und mit hübscher Umgebung.

Königsbrunn [von Eisenb.-Stat. Königstein (Linie Dresden-Bodenbach) 25 Minuten entfernt; vom Bahnhof häufige Fahrgelegenheit; Kurhaus mit 73 Zimmern (Zimmer 7—8, Kost 15—21, Kurmittel und Honorar 10—13 M. pro Woche, Kurtaxe 3 M.); Arzt: Dr. Putzar] liegt in der sächsischen Schweiz, südlich von der Festung Königstein und 156 Meter über'm Meeresspiegel, am Eingange in das romantische Bielathal. Die Anstalt besteht schon seit 1848 und bietet Gelegenheit zu Dampfbädern, Milch- und Mineralwasserkuren.

Liebenstein, [von Eisenb.-Station Immelborn (Linie Eisenach-Meiningen) 9 Kil.; Postverbindung; früher Martiny'sche Anstalt mit 55 Zimmern zu 1—4½, Pension 5 M. täglich, Arzt: San.-Rath Dr. Hesse] meining'sches Dorf, 315 Meter hoch am südwestlichen Abhange des Thüringerwaldes mit hübschen Parkanlagen. Durch den Kamm des Gebirges ist der Ort nach Nordosten und Osten, durch mässige Erhebungen gegen das Werrathal nach Westen zu windgeschützt. Von den beiden Wasserheilanstalten ist die eine während des Winters geöffnet.

Wolfsanger, [von Cassel ½ St., Omnibus- u. Droscken-Verbindung; über 100 Z., Preis für Kur, Wohnung und Verpflegung 30—42 M. pro Woche, ärztl. Honorar extra; Arzt Dr. Köster, Besitzer Brandau] Dorf in der preussischen Provinz Hessen am linken Fulda-Ufer mit waldreicher Umgebung. Behandlung Lungenkranker nach Görbersdorfer Methode. Pneumatische Apparate.

Cleve [Eisenb.-Stat. und Knotenpunkt der 3 Linien Cöln-Cleve, Arnheim-Cleve und Nymwegen-Cleve ist von Cöln, Aachen, Düsseldorf, Elberfeld, Amsterdam und Rotterdam in 2—3 St. zu erreichen; das Sanatorium und die Wasserheilanstalt in directer Verbindung mit Kurhaus und Badhôtel haben über 60 Zimmer von 2 M. tägl. an, Pension pro Tag 5, Kinder und Bedienung 3½ M.; für ärztliche Behandlung und Kurmittel pro Tag 1—1½ M.; dirigirender Arzt; San.-Rath Dr. Arntz] ist eine freundliche Stadt am Niederrhein dicht an der holländischen Grenze mit 9400 Einwohnern. In ihrer Nähe dehnt sich ein mächtiger Wald aus, der sogenannte Clever Thiergarten, an dessen Grenze die Kuranstalt sich befindet. Die waldreiche Niederung und der Einfluss der Nordsee bedingen ein gleichmässig feuchtes Klima. Die mittlere Wintertemperatur ist mit +1.4° C. höher wie die von Wiesbaden oder Baden-Baden. Ausser einem dort entspringenden Eisensäuerling werden fremde Mineralwässer, Kuhmilch, Ziegenmilch und Molke verordnet. Die Kiefernadel-, medicinischen und electrischen Bäder sind mit allem Comfort ausgestattet. Cleve wird von Holland her viel besucht.

Godesberg, [Eisenb.-Stat. 7 Kil. (10 Minuten Fahrzeit) von Bonn; Kurhaus mit 100 Zimmern; Wochenpreis für Wohnung, vollständige Pension und Kur 52—77 M.; Arzt: Dr. Gerber] Pfarrdorf mit 2300 Einwohnern am linken Rheinufer in sehr anmuthiger Lage. Gegen Nord- und Westwinde ist die Kuranstalt einigermassen durch Hügel geschützt. Ein dort entspringendes schwach alkalisch-salinisches Eisenwasser kann bei Blutmangel und katarrhalischen Zuständen in Gebrauch genommen werden.

Laubbach, [von Eisenb.-Stat. Coblenz 4 Kil. und ebensoweit von Eisenb.-Stat. Capellen (Stolzenfels); Kurhaus mit 100 Zimmern und entsprechenden Gesellschaftsräumen; Wochenpreise: 1 Zimmer 7—42 M., bei sechswöchigem Aufenthalt 25 Procent Ermässigung, für Kurmittel und ärztliche Behandlung 14, Bedienung 3½ M., Kost 24½, Electrotherapie für eine Sitzung 1 M.; Arzt: Dr. Loeillot de Mars] altberühmte

Wasserheilanstalt am linken Rheinufer inmitten von Parkanlagen, welche sich bis gegen Coblenz hinziehen. Gute Bade-Einrichtungen.

Nassau, [Eisenb.-Stat. 8 Kil. oder 13 Minuten Fahrzeit von Ems; Kurhaus mit 90 Wohnzimmern und mehreren Gesellschaftssälen; Preise: Erste Consultation des Arztes 10 M.; für die Kurmittel, fortlaufende ärztliche Behandlung, kurgemässe Kost, Wohnung, Licht und Bedienung je nach Grösse und Einrichtung der Zimmer vom 1. October bis 1. Mai 6—8 1/2 M. pro Tag. Ausserhalb der Anstalt Wohnende zahlen für Kost und Kur 5 1/2 M. täglich; Arzt: San.-Rath Dr. Runge] Wasserheilanstalt, 81 Meter überm Meere, im Lahnthale, welches sich hier zu einem Kessel erweitert. Das Kurhaus ist gegen Ost und Nord durch Berge geschützt, der Feuchtigkeitsgehalt der Luft ist hoch, das Winterklima im Allgemeinen ziemlich milde und gleichmässig. Ausser der Wasserheilmethode kommen Kiefernadelbäder, Dampf- und römisch-irische Bäder, Heilgymnastik und Electricität zur Anwendung. Nervenkranke bilden die grössere Zahl der Kurgäste.

Boppard, [Eisenb.-Stat., von Coblenz 1/2, von Bingerbrück 1 St. Fahrzeit, zugleich Station der Rheindampfschiffe. — Zwei Wasserheilanstalten: 1. Marienberg mit circa 80 Zimmern (Wochenpreis für Wohnung, Kost und Kur 45—84 M.); Arzt: Dr. Burkart. — 2. Mühlbad mit circa 40 Zimmern (Pension 36—54 M. wöchentlich) Arzt: San.-Rath Dr. Heusner] alte Stadt mit 5300 Einwohnern am linken Rheinufer, 64 Meter überm Meere, welche nach Westen, Norden und Osten durch Hügel geschützt wird und zu längerem Aufenthalt wohl geeignet ist.

Die beiden Wasserheilanstalten Dietenmühle und Nerothal finden bei Wiesbaden Erwähnung.

Königstein am Taunus, [von Eisenb.-Stat. Kronberg (Linie Frankfurt-Kronberg) 3 Kil., von Eisenb.-Stat. Soden 5 Kil.; Kurhaus mit einigen einfachen Zimmern (Pension 22–34 M. wöchentlich); die meisten Kurgäste wohnen in Privathäusern; Aerzte: Med.-Rath Dr. Pingler, Dr. Thewalt] nassauisches Städtchen mit 1500 Einwohnern, 362 Meter überm Meere, von Westen, Norden und Osten her durch Höhen des Taunus gedeckt, steht unter ähnlichen klimatischen Verhältnissen wie das benachbarte Falkenstein.

Michelstadt, [Eisenb.-Stat. 3 ½ Kil. von Erbach (Zweigbahn Darmstadt-Erbach) Anstalt mit 40 Zimmern. Wochenpreise: 1 Zimmer 5—25, Beköstigung 24 M. (Kinder unter 10 Jahren die Hälfte), ärztliche Behandlung und Kurmittel 7 M.; Arzt: Dr. Spiess] hessisches Städtchen im Odenwald im oberen Mümlingthale mit 3200 Einwohnern. Die Anstalt liegt, 260 Meter hoch, dicht bei der Stadt und dem Bahnhof, hat vorzügliches Trinkwasser und einfache zweckentsprechende Bade-Einrichtungen.

Gleisweiler, [von Eisenb.-Stat. Landau (Linie Neustadt-Weissenburg) 9 Kil., Telegr.-Stat.; Anstalt mit 70 Zimmern (Zimmer von ½—1, Kost 2—4 M. täglich, Bäder 0.50—1 M.; Arzt: Dr. Schneider] Dorf und Kuranstalt in der bayrischen Pfalz, 310 Meter über'm Meer, in einer nach Südosten geöffneten Bucht des sich im Rücken erhebenden Haardtgebirges. Durch sein sehr mildes Herbstklima und seine schönen Weinberge ist Gleisweiler ein bevorzugter Traubenkurort. Während des Winters können neben der

Wasserkur auch Milch-, Molken- und Kumys-Kuren gebraucht werden.

Herrenalb, [von Eisenb.-Stat. Gernsbach (Zweigbahn Rastatt-Gernsbach) 12 Kil., von Eisenb.-Stat. Ettingen (Linie Karlsruhe-Rastatt) 22 Kil., von Eisenb.-Stat. Neuenbürg (Linie Pforzheim-Wildbad) 23 Kil.; Kurhaus mit 60 Betten, Pension einschliesslich des Zimmers 9 M. täglich; Arzt: Dr. Tüllmann] württembergisches Dorf mit 400 Einwohnern im Schwarzwalde, 330 Meter überm Meer gelegen. Der vegetations- und quellenreiche Thalkessel, von der Alb durchflossen und von stattlichen Bergen eingefasst, besitzt ein gleichmässiges feuchtes Klima.

Wiesbaden.

Reise und Aufenthalt. Von Frankfurt a/M. 1—1 ½, von Mainz ½ St. Fahrzeit; mit der Rheindampfschiffstation Bieberich Omnibus-Verbindung. Gasthöfe. Als Absteigequartier dienen nahe dem Bahnhof: Eisenbahn-Hotel, Taunushotel, Rhein-Hotel, Hotel Victoria; innerhalb der Stadt: Grand Hotel (Schützenhof), Adler, Nassauer Hof, Rose, Vier Jahreszeiten, Hotel du Nord, Grüner Wald etc. Badehäuser und Privatwohnungen. Die meisten Gasthöfe sind gleichzeitig Badehäuser, deren es ausserdem noch über 20 giebt, darunter: Römerbad (120 Zimmer von 10 M. pro Woche an incl. Bad) Weisser Schwan, Weisses Ross, Englischer Hof, Schwarzer Bock (Zimmer meist 10—30 Mark pro Woche). Diese Badehäuser zeichnen sich dadurch aus, dass in ihnen nicht nur das untere Stockwerk sondern auch die mit den Baderäumen in Verbindung stehenden Corridore und das Treppenhaus gleichmässig erwärmt sind. Da sie nun gleichzeitig in dem bodenwarmen Quartier liegen (Kranzplatz, Spiegelgasse, Langegasse, Webergasse, Kleine Burggasse etc.), so sind sie von Wärmebedürftigen allen anderen Häusern vorzuziehen. Wer dagegen Gründe hat eine freier gelegene und deshalb merklich kühlere Wohnung zu wählen, der wird in der äusseren Stadt, also im südlichen Theile der Wilhelmstrasse, auf der Sonnenbergstrasse, in der Rhein- oder

Taunusstrasse, z. B. Britannia, Bellevue, Bauer, Eckard, Block etc., sich einquartieren (Frl. Steiniger, Dambachthal Nr. 10, Zimmer und Kost von 100 M. pro Monat an; Dr. Lehr'sche Privatanstalt, Pension von 6 M. täglich an). — Kurtaxe. I. Saisontaxe für 6 Wochen gültig: 1 Person 6, 1 Familie von 2—4 Personen 12, von mehr als 4 Personen 18 M.; II. Jahrestaxe: 1 Person 18, 1 Familie von 2—4 Personen 27, 1 Familie von mehr als 4 Personen 36 M.; Bäder von 3 M. 40 Pf. bis 7 M. pro Woche; Aerzte über 70. Zwei Wasserheilanstalten: 1. Dietenmühle, 20 Minuten von der Stadt im Ramsbachthale mit Einrichtungen zu Dampf-, Warmluft- und Kiefernadelbädern, Heilgymnastik und Electricität; Wochenpreis für Wohnung und Kur 15—20, für Kost 15—24 M., Sommer- und Winterkur; Arzt: Dr. Zinkeisen. — 2. Nerothal, dicht bei der Stadt am Fusse des Neroberges, ebenfalls mit Kiefernadel-, Dampf-, Warmluftbädern, Electrotherapie, pneumatische Apparate. Kurhaus mit 60 Zimmern von 3½—5 M. täglich, Pension 5 M. täglich; Sommer- und Winterkur; Arzt: Hofrath Dr. Kühne; die durchschnittliche Zahl der Winterkurgäste Wiesbadens ist 3500. —

Wiesbaden, die Hauptstadt der preussischen Provinz Nassau mit 49,000 Einwohnern, liegt, 117 Meter hoch, an den westlichen Ausläufern des Taunusgebirges, welches sich nördlich vom Kurort in der Platte 487 Meter hoch erhebt. Der nur nach Süden geöffnete Thalkessel verliert sich in sanfter Hügelabdachung in das Rheinthal. Auf dem Bergschutz gegen die directen Nord-, Nordost-, West- und Nordwestwinde beruht die relative Windstille des Wiesbadener Winters. Auch der Ostwind wird einigermassen durch die zwischen Bierstadt und Erlenheim gelegenen Höhen abgehalten. Die Ventilation der Atmosphäre geschicht durch Strömungen, welche, und zwar am deutlichsten Morgens, die Thalwege der kleinen Bäche (im Nero-, Dambach-, Wellritz-, Adams- und Sonnenbergerthal) begleiten. Zu dem Windschutz tritt als lokale Eigenthümlichkeit die Bodenerwärmung durch das ausgebreitete Netz warmer Quellen. Die eigentlichen Fremdenquartiere erfreuen sich dieser Bodenheizung und damit einer Lufttemperatur, welche durchschnittlich um mehr als 2° C. höher ist als die der äusseren Stadttheile. Die Bodenschichten bestehen theils aus reinem Lehm, theils aus Lehm mit Sand vermischt, theils aus Lette auf Kalkstein lagernd. Obgleich das Gedeihen der Maronen, Magnolien und Mandelbäume ein Beweis für eine gewisse Milde des Klimas ist, so ist doch Wiesbaden mit Unrecht zu dem Ruf einen warmen Winter zu besitzen gekommen. Mit Ausnahme der durch Bodenwärme begünstigten Strassen hat Wiesbaden einen kälteren Winter wie das untere Rheinthal, wo die nördlichere Lage durch den temperirenden Einfluss der nahen Nordsee mehr als ausgeglichen wird. Ein Vergleich der mittleren Wärmeverhältnisse Wiesbadens mit denen von Cleve diene zum Beweis der Thatsache, dass besonders der December und Februar in Cleve wärmer sind.

Meteorologische Tabelle nach 10jähriger Beobachtung.

Wiesbaden.	Oct.	Nov.	Dec.	Jan.	Febr.	März	April
Mittl. Wärme	9.3	4.4	—0.4	0.9	1.7	4.9	9.2
Relat. Feucht.	82	84	88	86	83	74	67
Regentage	13	14	9	10	9	10	11
Schneetage	0.2	3	5	4	5	3	1

Cleve.	Oct.	Nov.	Dec.	Jan.	Febr.	März	April
Mittl. Temp.	9.9	4.4	2.4	0.8	2.3	3.6	8.5.

Eine grosse Constanz zeigt der Luftdruck, so dass die Differenz zwischen jährlichem Maximum und Minimum nur 22.5 Millimeter beträgt. Hiermit in Zusammenhang steht die relative Windstille und die Gleichmässigkeit der Temperatur. Die relative Feuchtigkeit ist während der Wintersaison ziemlich hoch (80%), wozu die den 23 warmen Quellen entströmenden Dämpfe jedenfalls das Ihrige beitragen. Es giebt im Laufe der Saison 14 Nebeltage und 76 Regentage; der Schnee schmilzt in Folge des erwärmten Bodens im Fremdenviertel meist ausserordentlich schnell. Als Massstab für die Ausdehnung, welche dem Luftgenuss gegeben werden kann, sei hier eine Beobachtung Heymann's mitgetheilt. Derselbe zählte während zweier Winter durchschnittlich 41.5 Tage, wo man im Freien sitzen und gehen konnte, deren 81.5, wo die Bewegung im Freien gestattet war, und nur 28, wo die Patienten zu Hause bleiben mussten. Wiesbadens Stärke liegt neben seinen vorzüglichen Wohnungen und gesellschaftlichen Einrichtungen in seiner stets nur mässig bewegten Atmosphäre, in einem Windschutz, welcher an einzelnen Punkten des Krankenreviers wenig zu wünschen übrig lässt.

Der Gesundheitszustand der einheimischen Bevölkerung wird als recht günstig geschildert. Auf 1000 Lebende finden jährlich nur 19.2 Todesfälle statt, darunter nach Pagenstecher nur 4 durch Phthisis. Wechselfieber kommt nicht vor, Cholera zeigte sich nur in einzelnen eingeschleppten Fällen, Typhus ist selten. Das durch eine Röhrenleitung zugeführte Trinkwasser ist rein und wohlschmeckend, die Kost nach rheinischer Art gut bereitet und mannichfaltig. Als Centralpunkt des geselligen Verkehrs ist das Kurhaus mit seinen stattlichen Räumen, Lesezimmern und Concertsälen anzusehen. Die hervorragende Bedeutung der 50—67° C. warmen Kochsalzquellen von Wiesbaden bei Rheumatismus, Gicht und Nervenschmerzen erleidet auch im Winter keine Einbusse, da das ganze Jahr hindurch gebadet werden kann. Bei Magen- und Darmkatarrhen wird der Kochbrunnen und die in die neue Colonnade geleitete Schützenhofsquelle zur Trinkkur benutzt. Die verhältnissmässig windstille Luft kann von Katharrhalischen und Emphysematikern so wie von manchen Reconvalescenten und Allen, welche das rauhere Klima des nördlichen Deutschlands zu fürchten haben, entweder während des ganzen Winters oder im Herbst und Frühling beim Uebergang von oder aus dem Süden, mit Vortheil benutzt werden. Im Herbst ist Wiesbaden überdies zur Traubenkur geeignet.

Baden-Baden.

Reise und Aufenthalt. Baden ist Endstation der von Oos (Linie Frankfurt-Basel) in 15 Minuten herüberführenden Zweigbahn. — Gasthöfe gegen 40, darunter ersten Ranges Victoria-Hotel, Badischer, Englischer, Europäischer, Holländischer, Russischer Hof (Mittagstisch hier 2½—6 M.); etwas wohlfeiler sind: Hirsch, Bayrischer, Deutscher, Petersburger Hof, Hotel Oberst, H. Müller, Baldreit, Darmstädter Hof, 3 Könige (in diesen Pension zu 5—8 M. täglich); die grösseren Hotels sind auch während des ganzen Winters geöffnet. — Privatwohnungen, in welchen man nur sein Frühstück nimmt, das Zimmer 10—20 M. wöchentlich. — Speisehäuser in grosser Anzahl auch mit billigen Preisen. — Kurtaxe: 1 Person für 4 Wochen 6, 2 Personen 10, 3 Personen 12 M., wofür der Besuch der Promenaden, des Conversationshauses und des Lesezimmers gestattet ist. — Eine grossartige Schöpfung ist das „Friedrichsbad“ am südlichen Abhange des Schlossberges, dessen Baderäume, Gänge und Hallen durch Mineralwasser oder Luftheizung gleichmässig durchwärmt werden und während des ganzen Winters geöffnet sind (Wannenbäder, Dampfbäder, Douchen, Inhalationen, electrische Bäder, Kaltwasserbehandlung). — Aerzte: DDr. Baumgärtner, Berton, Brumm, Frey, Heiligenthal, v. Hoffmann (Augenarzt), Jessen (im Winter in Mentone), Knecht, Schliep, C. Schmidt, E. Schmidt.

Die Stadt Baden im Grossherzogthum Baden hat 11,000 Einwohner; sie liegt unterm 48° 46′ nördlicher Breite, 206 Meter überm Meeresspiegel, am westlichen Fusse des Schwarzwaldes und zwar in einer gegen Norden und Osten gut geschützten nach Nordwesten zu sich öffnenden Thalmulde, welche vom Oosbach durchströmt und von 300—600 Meter hohen Bergzügen begrenzt wird. An landschaftlicher Schönheit wird Baden kaum von irgend einem Punkte in Deutschland übertroffen, und sein Ruf als einer der angenehmsten Aufenthaltsorte für den Vorsommer, Sommer, Herbst und Spätherbst steht deshalb schon lange fest. Als Winterkurort hat Baden erst mit dem Aufhören des Hazardspieles angefangen sich zu entwickeln. Seit 1872 ist die Zahl der Wintergäste in stetem Steigen begriffen.

Baden.	Oct.	Nov.	Dec.	Jan.	Febr.	März	April
Mittl. Temp.	9.0	4.0	—0.6	1.1	1.6	4.8	9.0
Rel. Feucht.	88	88	89	86	85	81	80
Regenmenge	139	172	83	93	73	98	138
Regentage	11.4	14.4	10.0	10.8	9.0	10.6	13.0
Schneetage	0	3.8	4.0	2.8	4.0	3.8	0.8

Der Stand der Wärme wie der Feuchtigkeit ist fast ganz derselbe wie in Wiesbaden. Die Aehnlichkeit zwischen beiden Orten wird noch durch die von den heissen Quellen erzeugte Bodenerwärmung vervollständigt. Diese, über 20 an der Zahl, sind äusserst ergiebig und besitzen eine Temperatur von 44—69° C. und dabei geringe Mengen (2.15 %) Kochsalz. Die bekannteste unter ihnen, der Ursprung wird auch zur Trinkkur benutzt, indem man Karlsbader Salz darin auflöst oder Zusätze von Milch oder Molken macht. Auch will man den verhältnissmässig starken Lithiongehalt des Wassers bei Gichtischen als besonders heilsam gefunden haben. Die eigentliche Bedeutung der Quellen Badens liegt in ihrer Wärme, worin sie ebenfalls mit Wiesbaden wetteifern; ihre Heilwirkung erstreckt sich auf Rheumatismus, Gicht, Nervenschmerzen, Lähmungen und Schwächezustände. Die wohnlichen, für den Kranken hochgradig behaglichen Einrichtungen sind in den letzten Jahren durch den Bau des Friedrichsbades noch wesentlich gefördert worden.

II. Höhenkurorte.

Literatur. Dr. Lombard, Les climats de montagnes. Paris 1858. — Dr. D. Jourdanet, L'air raréfié dans ses rapports avec l'homme sain et avec l'homme malade. Paris 1862. — A. Spengler, Die Landschaft Davos als Kurort gegen Lungenschwindsucht. Basel 1869. -- G. Ramann, Davos in seiner Eigenschaft als klimatischer Sommer- und Winterkurort. Dresden 1870. — A. W. Waters, Klimatologische Notizen über den Winter im Hochgebirge. Basel 1871. — Dr. Lombard, De l'immunité phthisique. Bulletin de la société médicale. Nr. 3—5. Lausanne 1871. — Prof. Biermer, Ueber Prophylaxe und Behandlung der Lungenschwindsucht. Corresp.-Bl. für Schweizer Aerzte II. S. 242. 1872. — Dr. Redtel, Einige Bemerkungen über klimatische Kurorte und deren Literatur im Allgemeinen und den Kurort Davos im Besonderen. Deutsches Archiv für klin. Medicin XIII. S. 260. 1872. — Springmühl, Die Ursache der chronischen Lungenschwindsucht. Basel 1873. — Dr. Schimpff, Der Höhenkurort Davos, ein Sommer- und Winteraufenthalt für Lungenkranke. Deutsche Klinik 1874 (Nr. 19, 20, 22). — Dr. D. Jourdanet, Influence de la pression de l'air sur la vie de l'homme. Climats d'altitude et climats de montagne. 2 Tomes. Paris 1875. — Max Mey (Chemiker), Zur Aetiologie und Therapie der Lungenschwindsucht. 1875. — Dr. J. H. Boner, Ueber Einwirkung des Höhenklimas auf Respiration und Circulation und deren Consequenzen. Corresp.-Bl. für Schweizer Aerzte V. Nr. 20. 1875. — Dr. A. Biermann, Das Oberengadin. Sein Klima und seine Quellen als Heilwerthe. 1875. — C. Stoll, Ueber Höhenkurorte als Heilstätten für Brustkranke. Halle 1875. — Emil Müller, Die Verbreitung der Lungenschwindsucht in der Schweiz. Winterthur 1876. — Dr. Volland, Mittheilungen aus Davos. Deutsche medicin. Wochenschrift II. Nr. 46

u. 47. 1876. — Dr. Leop. Besser, Weiteres zur Davoser Frage. Deutsches Archiv für klinische Medicin Bd. XVII S. 384. 1876. — Dr. Dührssen, Zur Frage der Behandlung der Lungenschwindsucht in den südlichen klimatischen Winterkurorten und Höhenkurorten. Deutsche medicin. Wochenschrift II. Nr. 3, 6 u. 7. 1876. — D. J. M. Ludwig, Das Oberengadin in seinem Einfluss auf Gesundheit und Leben. Stuttgart 1877. — W. Steffen, Die meteorolog. Verhältnisse von Davos. Basel 1878. — Spengler, im Bericht über die Saison rätischer Bäder und Kurorte. 1878 u. 1879. — Dr. Volland, Ueber Verdunstung und Insolation. Ein Beitrag zur besseren Kenntniss des Hochgebirgsklimas 1879. — Dr. H. Weber, Klimatotherapie (S. 121—183) 1880. — G. v. Liebig, Ueber die Bergkrankheit und Indicationen für Höhenkurorte bei Lungenleiden. Verhandl. der balneologischen Section (S. 8—27) 1880. — Prof. Waldenburg, Die pneumatische Behandlung der Respirations- und Circulationsorgane. 2. Aufl. Berlin 1880.

Die Erhebung über dem Erdboden bedingt eine progressive Abnahme der Temperatur. Dieselbe ist aber im Sommer um Vieles stärker als im Winter; auch ist diese Wärme-Abnahme nicht auf allen Theilen der Erde ganz die gleiche, kann aber mit annähernder Richtigkeit auf 140—180 Meter Steigens für jeden Grad minus geschätzt werden. Die Richtung eines Bergabhanges zur Sonne, der Zutritt der Winde, die Nähe von Gletschern, von Seen, von Wäldern können dieses Verhältniss beträchtlich modificiren; immerhin wird eine einigermassen ansehnliche Höhe sich durch ein kühleres Klima auszeichnen. Gleichzeitig kommt in Betracht, dass wegen der kräftigeren Wirkung der Sonne im Hochgebirge die Differenzen zwischen Sonnen- und Schattentemperatur enorm und dass Temperatursprünge überhaupt sehr häufig sind. Der atmosphärische Druck nimmt, je höher man steigt, mehr und mehr ab, und der Eindruck, welcher hierdurch und durch die damit zusammenhängende Luftverdünnung constant auf den Organismus ausgeübt wird, ist das, was den Charakter des Höhenklimas in der Hauptsache ausmacht. Die Belastung des menschlichen Körpers durch den Druck der Luft findet bei verschiedener Höhe in folgenden Verhältnissen statt:

Höhe üb. Meer in Metern.	Barometer in Mm.	Druck auf den Körper in Kilogr.
0	760	15500
100	750.5	15306
200	741	15112
300	732	14929
400	723	14745
500	714	14562
1000	670.5	13675
1500	629.5	12828
2000	591	12083

Die absolute Feuchtigkeit verringert sich mit der Erhebung über den Meeresspiegel; die Luft vermag in der Höhe weniger Feuchtigkeit aufzunehmen, weil sie kälter ist wie in den unteren Regionen, und sie wird überdies immer dampfärmer je dünner sie wird. Was den Sättigungsgrad der Luft mit Wasserdämpfen, also die relative Feuchtigkeit, betrifft, so gehen die Ansichten der Beobachter hierüber noch ziemlich weit auseinander. Die Entscheidung zwischen dieser Differenz ist aber um so schwerer zu treffen, als das geeignetste Instrument für Feuchtigkeitsmessung, das August'sche Psychrometer, bei hohen Kältegraden, wie sie im Winter in den Hochalpenthälern stattfinden, sich nicht als zuverlässig erweist. Man hat deshalb jetzt wieder angefangen mit dem Haarhygrometer zu beobachten. In der Mittagszeit sind ziemlich niedere Saturationsgrade auf der Höhe sehr gewöhnlich, aber je nach dem Spiel der Winde und je nach der Bewölkung treten auch wieder höhere Feuchtigkeitsgrade auf, welche die mittlere Feuchtigkeit keineswegs als sehr gering erscheinen lassen. Im Zusammenhang mit dem lebhaften Spiel der Berg- und Thalwinde sind die bewohnten Höhen oft reich an Niederschlägen. Erst über 8000 Fuss hinaus beginnt das regenarme Gebiet der Gebirge.

Die Totalwirkung einer bedeutenden Höhe auf den menschlichen Organismus hat man bei Luftschifffahrten und bei Besteigung sehr hoher Berge beobachtet. Es entstanden: schnelles und mühsames Athmen, selbst Athemnoth, Beschleunigung des Pulses, Herzklopfen, Blutungen, Kopfschmerz, Schwindel, Schlafsucht, Uebelkeit und Abgeschlagenheit, Erscheinungen, welche man in Bolivia mit dem einen Wort Puna zu bezeichnen pflegt. Wenn auch diese Symptome bei Gesunden erst etwa bei 11000 Fuss Erhebung sich einzustellen pflegen, so können bei Kranken und Reizbaren leise Anzeichen davon schon auf Höhen von 3000—5000 Fuss wahrgenommen werden, und aufmerksame Beobachter werden auf solchen schon den Eindruck des Wechsels zwischen Ebene und Höhe an ihrem Befinden verspüren. Gewisse organische Veränderungen machen sich erst nach längerem, mehrmonatigem Aufenthalt auf der Höhe bemerkbar, wie das allmälige Entstehen des Kropfes, welches man schon unter 2000 Fuss beobachtet hat.

Wodurch das Höhenklima die besondere Aufmerksamkeit der Aerzte erregte, das ist die ihm zugesprochene Schutzkraft gegen die Entstehung der Lungenschwindsucht. In Central- und Südamerika, wo Dank der tropischen Wärme es dem Menschen gestattet ist 2500 bis 4000 Meter über dem Meere seinen Wohnsitz zu nehmen, haben sich die Eingeborenen an einen Luftdruck von 540—460 Mm. derartig gewöhnt, dass sie sich, wie uns Humboldt und Bonplandt zuerst berichteten, der besten Gesundheit erfreuen. Die Bewohner dieser Hochebene zeichnen sich durch einen auffallend breiten Brustkorb, durch gut entwickelte Lungen, langen Rumpf, kurze Extremitäten und Fettmangel vor ihren Nachbarn in der Tiefebene aus, und diese Formation der Thorax mit weiter Ausdehnung der Lungenspitzen schützt sie vor Verdichtungen des Lungengewebes und macht das Vorkommen der Phthise dort zur äussersten Seltenheit. Aehnliche Beobachtungen hat man an anderen hochgelegenen Orten gemacht und daraus das Gesetz einer allmäligen Abnahme der Lungenschwindsucht bei zunehmender Höhe gefolgert. Dass die Immunität gegen Phthise aber nicht in der Elevation über dem Meere allein ihre Ursache habe, ergab die weitere Erfahrung des selteneren Vorkommens der Krankheit an vielen niedern Punkten des hohen Nordens, wie auf Island und auf den Faröer. Um dies zu erklären, zog man eine aus niederer Temperatur und rarificirter Luft combinirte in der Richtung zum Aequator ansteigende Immunitätslinie, welche in Deutschland etwa 2000, in der Schweiz 4500—5000, am Aequator 11—14000 Fuss hoch liegen sollte. Da indessen in warmen Ländern wie in Oberägypten und Nubien die Phthise auffallend selten ist, so schien für alle Fälle die Kälte als heilsames Princip wiederum nicht zu passen, und man zog nun die Trockenheit in Betracht. Wenn aber Island und noch weit kleinere Inseln wie z. B. Marstrand bei Gothenburg in Bezug auf die Schwindsucht vorzüglich günstig gestellt sind, wenn Venedig weit weniger Phthise zeigt, als das benachbarte Festland, wenn das feuchte Pisa und die toskanischen Maremmen sich einer gewissen Immunität erfreuen, so kann man wohl behaupten, dass die Trockenheit nicht als eine nothwendige Vorbedingung des Nichtzustandekommens der Krankheit angesehen werden dürfe. Die Schwindsucht findet sich in hohen Procentsätzen unter der dicht zusammengedrängten Bevölkerung unserer Städte, sie ist, wie Richter sich ausdrückt, eine sociale Krankheit; kein Wunder, dass sie auf der Höhe unter der dünn gestreuten und in einzelnen Hütten und Gehöften ausgebreiteten Bevölkerung selten anzutreffen und noch schwerer zu constatiren ist. Von der Krankheit gänzlich verschonte Plätze hat man aber in Europa noch nicht feststellen können, es sind vielmehr alle hierauf bezügliche Behauptungen durch spätere Erfahrungen corrigirt worden.

Bei den vielen ganz unerwiesenen Behauptungen über

die sogenannte schwindsuchtsfreie Zone der Höhe war es ein sehr dankenswerthes Unternehmen der schweizerischen naturforschenden Gesellschaft, ein über die ganze Schweiz ausgebreitetes Netz von Beobachtern zu schaffen, welche diesen Gegenstand zu ihrem besonderen Studium machen sollten. Leider haben sich aber gerade diejenigen Kantone der Schweiz, von denen man die bedeutendsten Beiträge zur Lösung der Frage erwarten durfte (an der Spitze Graubünden) an dieser Arbeit so gut wie gar nicht betheiligt, obgleich man es an Einladungen, Aufforderungen und Mahnungen nicht fehlen liess. Das Endresultat dieser Untersuchungen, so weit es aus einer kaum 5jährigen Beobachtung gezogen werden konnte, ist nun folgendes. Als das durchschlagendste Moment für die Häufigkeit der Lungenschwindsucht machte sich die sociale Stellung nämlich ein stark ausgesprochener Gegensatz zwischen der ackerbautreibenden und der in Fabriken beschäftigten Bevölkerung geltend: unter den Landleuten ist die Schwindsucht selten, unter den Fabrikarbeitern häufig. In dem Verhältniss von 69:31, also um mehr als das Doppelte, übersteigt die Zahl der Krankheitsfälle in industriellen Kreisen diejenige in den agricolen, und in den Zahlen 60:40 drückt sich die Mehrbelastung der Industriellen gegenüber den Gemeinden mit gemischter Bevölkerung aus. Diese seltenere Entwicklung der Krankheit unter agricolen Verhältnissen behielt in allen Höhenlagen ihre Geltung. Konnte demnach nicht die Rede davon sein, dass die Erhebung überm Meeresspiegel schon allein genüge, um das Erlöschen der Phthise herbeizuführen (denn auch in hochgelegenen

Fabrikdistricten fand man ja Phthisiker), so konnte andrerseits doch constatirt werden, dass, auch bei genauer Abwägung der socialen Einflüsse, eine gewisse Abnahme der Lungenschwindsucht bei steigender Höhe stattfinde, nur nicht mit solcher Regelmässigkeit, Sicherheit und Bedeutsamkeit wie dies früher häufig angenommen wurde. Auch Ludwig's Erfahrungen über das Vorkommen der Phthise im oberen Engadin beweisen, dass die Krankheit dort ungewöhnlich selten sei und dass sie in diesen seltenen Fällen, ganz abweichend von der gewöhnlichen Erfahrung, sich erst im vorgerückten Lebensalter (im 45.—65. Jahre) entwickle. So wenig also die Höhe einen absoluten Schutz gegen das Phthisischwerden gewährt, so hat sie doch immerhin eine noch nicht genügend erklärte lokale Bedeutung, und es ist unwissenschaftlich auf Grund der bisher stattgefundenen Untersuchungen zu behaupten, das Klima habe mit dem Vorkommen und Fehlen der Lungenschwindsucht nichts zu schaffen.

Ist die Frage nach der Immunität der Höhe schon schwer zu entscheiden, so sind wir noch schlimmer daran, wenn wir auf die Frage nach der Art des physiologischen und therapeutischen Effects des Höhenklimas eine befriedigende Antwort verlangen. Die mancherlei wissenschaftlichen Zweifel, welche den verschiedenen Hypothesen gegenüber noch auftauchen, sind von der Gegenpartei geflissentlich dazu benutzt worden, den unzweifelhaft bedeutenden Heilwerth des Höhenklimas in ungerechtfertigter Weise herabzusetzen. Glücklicherweise haben sich bereits zuviel Aerzte von den oft ausgezeichneten Erfolgen überzeugt als dass die Anfeindungen solcher nur gegen die Theorie kämpfenden Widersacher für die Praxis von Bedeutung wären.

Wir haben bereits erwähnt, dass als das constanteste und wesentlichste Moment bei der Wirkung des Höhenklimas der verminderte Luftdruck und die in Folge davon verdünnte (rarificirte) Luft anzusehen ist. Die Einwirkung dieser verdünnten Luft auf den menschlichen Organismus und ihre Heilwirkung auf die sich entwickelnde Phthise hat man sich in verchiedener Weise zu erklären gesucht. Zunächst rein mechanisch (Dührssen, v. Liebig, Boner) aus der Elasticität der Lunge, welche bei schwächerem Luftdruck sich kräftiger entwickle, der Inspiration grösseren Widerstand leiste, und so zu kräftigeren Inspirationen und zur Stärkung der Inspirationsmuskeln Veranlassung gebe. Allmälig werde dadurch eine Erweiterung des Thoraxraumes und eine Steigerung der vitalen Lungencapacität herbeigeführt. Wie verhält sich hierbei der Typus des Athmens? Es scheint sicher, dass auf der Höhe anfangs und so lange in schnellerem Tempo geathmet wird, bis sich die Muskeln an die höhere Leistungsforderung gewöhnt haben. Ist dies geschehen, so unterscheidet sich der Respirationsmodus nicht mehr von dem des Flachlandes, oder er verlangsamt sich wohl gar in Folge der mit der Zeit eintretenden tieferen Inspirationen und der wachsenden Lungencapacität. Ferner übt die Luftverdünnung als mechanisches Moment einen Einfluss aus auf die Blutvertheilung im Körper. Die Saugkraft des Herzens steigert sich, Herz und Lungen füllen sich stärker mit Blut, die Circulation ist anfangs beschleunigt, später geht die Pulsfrequenz wieder zur Norm zurück. Unter der Einwirkung des schnelleren und kräftigeren Blutumlaufes auf die peripheren Theile wächst die Resorptionskraft; Varicen und Hämorrhoidalknoten sah Boner nach einiger Zeit abschwellen.

Zweitens ist es die chemische Veränderung, also die Abnahme des Sauerstoffs, welche unsere volle Beachtung verdient, und welche von mehreren Autoren, wie Jourdanet und Paul Bert, sogar als das einzige wirklich bedeutungsvolle Merkmal der Höhenluft angesprochen wird. Jourdanet kam auf Grund seiner reichen Erfahrungen auf den Hochalpen Mexico's zu der Ueberzeugung, dass beim Besteigen einer Höhe eine zunehmende Sauerstoffverarmung des Blutes und eine mangelhafte Sättigung der Blutkörper mit Sauerstoff stattfinde, und dass damit ein Zustand sich entwickle, den er mit dem Namen Anoxyhaemie belegte. Auf mittleren Höhen reichen die schnelleren und tiefern Respirationen aus den Verlust zu decken, bei sehr hoher Erhebung überm Meeresspiegel z. B. bei Luftfahrten mit dem Ballon kann, wie es den kühnen Luftschiffern Crocé-Spinelli und Sivel zustiess, der Tod eintreten, wenn das Mitnehmen einer genügenden Menge von Sauerstoff versäumt wurde. Der Einwand, dass unter gewöhnlichen Verhältnissen nur 25 Procent des in der Luft enthaltenen Sauerstoffes absorbirt werde und dass die Sauerstoffaufnahme sich ganz gleich bleibe, ob in reinem Sauerstoff oder in sauerstoffarmer Luft geathmet werde, hat bei den ganz veränderten Spannungsverhältnissen der Höhenluft keine Berechtigung und wird durch thatsächliche Erfahrungen widerlegt. Paul Bert unterstützte durch seine in der pneumatischen Glocke angestellten Versuche die Ansichten Jourdanet's.

Zur Begründung der Heilwirkung der rarificirten Luft auf die Phthise sind verschiedene Hypothesen aufgestellt worden. Jourdanet nahm an, dass die Phthisiker wegen zu leichter Durchgängigkeit des Lungengewebes viel mehr Sauerstoff absorbiren wie der Gesunde, der sich des Ueberschusses durch die reichlich ausgeathmete Kohlensäure entledige. Durch diesen im Körper zurückgehaltenen Sauerstoff entstehe ein gesteigerter Verbrennungsprocess, welcher sich zunächst gegen die Vorräthe (Fette) wende, sodann aber auch die zum Ersatz bestimmten Elemente verzehre und endlich auf das Gewebe der Lunge selbst zerstörend einwirke (combustion tuberculeuse). Lombard glaubt, dass durch die verminderte Sauerstoffaufnahme auf der Höhe eine gewisse Menge nicht verbrannten Kohlenstoffes angehäuft und so eine Art von Kohlenstoff-Plethora erzeugt werde. Die weitere Folge hiervon sei, dass bei gesteigerter Leistung der peripherischen Organe, bei einer bis zur Emphysembildung erhöhten Capacität der Lunge und beim Gebrauch einer fettreichen Kost die Phthise verhindert und zum Theil auch geheilt werde. Springmühl sucht ebenfalls die hauptsächlichste Gefahr für den Phthisiker in dem durch Sauerstoff-Ueberschuss gesteigerten Verbrennungs-Process und meint, dass der phthisische Habitus, das Vorkommen und die Entwicklung der Krankheit, so wie auch die Erfahrungen über die Immunität gleichmässig auf diesen einen Ausgangspunkt hinzeigen, besonders für eine grosse Reihe von Fällen, welche er als „Ernährungsphthise“ bezeichnet. Aus der Verminderung der Sauerstoffaufnahme auf der Höhe und aus der dort eintretenden Steigerung des Appetits und Verbesserung der Ernährung erklärt er das Seltenerwerden so wie die Heilung der Phthise im Hochgebirge.

Wenn man die Luftverdünnung als das feststehende, unter allen Umständen vorhandene und deshalb bedeutendste Moment der Höhenklimawirkung anzusehen hat, so muss man der Reinheit der Luft als einer sehr wesentlichen Potenz die zweite Stelle einräumen. Schon die traurigen Erfahrungen aus hochgelegenen Fabrikdistricten beweisen, dass der längere Aufenthalt in einer verdorbenen Luft der Heilwirkung der Luftverdünnung hemmend entgegentritt. Die Winterkurorte des Hochgebirges zeichnen sich aber dadurch aus, dass hier nicht nur die Vorzüge der Landluft vorhanden sind, dass also die Luft weniger mit schädlichen Gasen und sonstigen anorganischen Substanzen geschwängert ist als wie dies in Orten mit dichter Bevölkerung stattfindet, sondern dass auch in normalen Wintern eine continuirliche Schneedecke jede Vegetation und alle jene organischen Keime gebunden hält, deren Eindringen in die Blutmasse des Menschen so häufig gefahrbringend werden kann. Alle anderen klimatischen Factoren: Wärme, Winde, Feuchtigkeit, Niederschläge sind für die Heilwirkung der Höhe im Allgemeinen von keiner feststehenden Bedeutung.

Für die Sommermonate bieten uns Deutschland und

die Schweiz eine grosse Anzahl von Höhenkurorten in mehr oder minder beträchtlicher Erhebung über dem Meeresspiegel, und so befinden wir uns in dieser Jahreszeit in der günstigen Lage je nach der Constitution, der Krankheitsform und den Ansprüchen des Einzelnen unsere Wahl treffen zu können [1]. Im Winter dagegen haben die meisten dieser Plätze unter den Wechselfällen der Witterung zu viel zu leiden. Anders gestaltet sich die Sache in einigen Hochalpenthälern der Schweiz, welche bei einer Erhebung von 1500 Meter und darüber sich in der nebelfreien Zone befinden und weit seltener als die mittleren Gebirgslagen von Schneeschmelzen belästigt werden. Es sind aber bis jetzt nur zwei Gegenden, welche nach verschiedenen Beziehungen den Ansprüchen an einen Winterkurort der Höhe Genüge leisten: das Davoser Hochthal und das obere Engadin. Alle Versuche noch andere Plätze in der Schweiz (Grindelwald, Beatenberg, Wiesen) zu diesem Zweck zu benutzen sind als gescheitert zu betrachten.

Davos.

Reise und Aufenthalt. Hinreise. Den Bodensee erreicht man in Lindau von Berlin aus in 23½, von Wien in 19, von München in 6½ St., in Friedrichshafen von Frankfurt a/M. aus in 11¼, von Stuttgart in 6 St. Von beiden Hafenplätzen fährt man 3 mal täglich (im Sommer noch häufiger) per Dampfboot in 1¼ St. nach Rorschach hinüber und gelangt von hier aus auf der nach Chur führenden Eisenbahn in etwa 3 St. zur Station Landquart. Von Lindau aus kann man auch mit Vermeidung der Dampfschifffahrt über Bregenz, Feldkirch und

---

[1]) Näheres hierüber enthält das Buch des Verf.'s „Klimatische Sommerkurorte". Berlin 1877.

Buchs durch österreichisches Gebiet zur Station Landquart gelangen. Wer bei Basel die Schweiz betritt braucht von hier über Weesen auf dem Schienenwege 6 3/4–8 St. bis Landquart. Von Station Landquart fährt im Winterkurs d. h. vom 15. Sept. bis 15. Juni, die Post früh 10 Uhr (bald nach Eintreffen des ersten Zuges von Rorschach) über Küblis, wo Mittag gemacht wird, und kommt in Davos Dörfli um 5 U. 10 Min. Nachm. an, in Davos-Platz um 5 U. 25 Min. Nachm. (Preise: Intérieur 8 fr. 10 c., Coupé 10 fr. 90 c. bis Dörfli, nach Platz 45 resp. 60 c. mehr). Im Sommer, d. h. vom 15. Juni bis 15. Sept. gehen täglich 2 Posten; die erste früh 5 U. 45 Min. mit Ankunft in Davos-Dörfli um 12 U. 35 Min., woselbst Mittagsstation für die Weiterfahrt über den Flülapass nach Tarasp und Abzweigung nach Davos Platz (Ankunft dort 1 U. 5 Min. Nachm.). Der zweite Wagen fährt von Landquart um 2 U. 30 Min. Nachm. und kommt in Davos Dörfli um 9 U. 20 Min. Ab. an, in Davos-Platz um 9 U. 40 Min. (Preise: Intérieur 9 fr. 90 c., Coupé 12 fr. 60 c.). — Eine 2. Poststrasse geht von Chur über Churwalden, Lenz und Wiesen nach Davos. Sie führt auf der Landwasserstrasse durch die Züge und bietet eine äusserst interessante aber um 2 Stunden längere Fahrt. Im Winter ist sie wegen Lawinengefahr nicht ganz unbedenklich und sie dürfte deshalb mehr zur Abreise im Frühjahr sich eignen, wo man dann Thusis berührt, welches sich in neuerer Zeit zur Uebergangsstation zu entwickeln scheint. Der Postkurs auf dieser Strasse ist folgender. Abfahrt von Chur im Winter 7 U. früh, Ankunft in Davos-Platz 3 U. 35 Min. Nachm., in Davos Dörfli um 4 U. Nachm. (Preise: Intérieur 11 fr. 60 c., Coupé 14 fr. 50 c.). Im Sommer Abfahrt von Chur um 10 U. 50 Min. Vorm., Ankunft in Davos-Platz 7 U. 40 Min. Ab., in Davos Dörfli um 8 U. 5 Min. Ab. (Preise: Intérieur 14 fr. 50 c., Coupé 17 fr. 40 c.). — Extrapost kostet a) von Landquart zweispännig 54 fr. 80 c., dreispännig 80 fr., vierspännig 102 fr.; b) von Chur zweispännig 93 fr. 80 c., dreispännig 127 fl. 25 c., vierspännig 156 fr. 75 c. Privatfuhrwerk a) von Landquart Einspänner 30 fr., Zweispänner 55 fr., Dreispänner 80, Vierspänner 100 fr.; b) von Chur 35, resp. 65, 90 und 110 fr. (2 Personen mit einem Gepäck von 50 Kilo zahlen die Taxe von 3 Personen. Zweispänner nehmen bis 125 Kilo, Dreisp. bis 150 und Viersp. bis 200 Kilo zum Tarifpreis auf. Jede weitere Person, die im Tarif nicht angegeben ist, zahlt eine Mehrtaxe von 20 Procent). — Kranke, welche aus dem Flachlande ankommen (um so mehr wenn sie vorher an Blutungen litten) thun unter allen Umständen gut daran in Ragaz oder Landquart (Hotel Landquart) mindestens einen Tag zu bleiben, von Landquart mit der Post zunächst nur bis Klosters zu fahren und hier wieder einen ein- oder mehrtägigen Aufenthalt zu machen. Das zu schnelle Reisen sollte, ganz abgesehen von den Vortheilen einer allmäligen Acclimatisation, schon der Strapazen wegen unterlassen werden. Dem stetigen Sinken der Temperatur bei der Hinauffahrt, welches sich besonders von Klosters an stark bemerklich macht, begegne der Patient durch wärmere Bekleidung. — Kurzeit. In Davos existirt eine Colonie Lungenkranker (Aerzte, Lehrer, Kaufleute, Handwerker), welche sich dort ansässig gemacht hat und das ganze Jahr auf der Höhe aushält. Abgesehen von diesem Bruchtheil ständiger Gäste hat man eine Sommer- und eine Wintersaison, welche auch in klimatischer Beziehung differiren, zu unterscheiden. Wir haben es hier nur mit der weit wichtigeren Wintersaison zu thun. Diese beginnt mit dem Einschneien des Ortes, welches meist in der Zeit von Ende October bis Mitte November stattfindet, und endete früher stets mit der im März oder April eintretenden Schneeschmelze. Heutzutage will man die Kranken auch während der Schneeschmelze oben behalten. Da die Reise von Landquart nach Davos viel besser im bequemen Postwagen als im engen Schlitten erfolgt, so ist es am gerathensten, dass die Wintergäste schon um die Mitte oder spätestens gegen Ende October d. h. vor dem Einschneien in Davos eintreffen. Während der Zeit des Einschneiens behält der Patient dann Zeit in aller Ruhe und mit Schonung seiner Kräfte sich zu acclimatisiren. — Gasthöfe und Pensionen. Der durchgängige Pensionspreis inclus. Zimmer beträgt je nach der Lage und der mehr oder weniger comfortablen Einrichtung des Zimmers täglich 5—12 fr. Heizung: Das Holz wird in den Hotels ohne Centralheizung kistenweise abgegeben, der Preis schwankt für das gleiche Mass zwischen 75 c. im Dörfli, 0.80—1.25 fr. in den Hotels am Platz. Nicht überall wird etwas für Bedienung gerechnet, der höchste Satz dafür ist 2.50 fr. pro Woche. Als Kurtaxe zur Unterhaltung der alten und Anlage neuer Wege und für die Kurmusik wird wöchentlich 1.50 fr. entrichtet. Recht gute Betten, electrische oder pneumatische Klingelzüge, erwärmte Corridore, genügende öfters grosse Räume für Speise- und Gesellschaftszimmer, mehr oder weniger günstig gelegene, sonnige, schneefrei gehaltene Terrassen und Sitzplätze zum Genuss der freien Luft finden sich in und bei jedem grösseren Hotel. Die Kost ist verhältnissmässig gut und gleichförmig in sämmtlichen Hotels; Milch 10—15 c. der Schoppen. Den Veltliner Wein, dessen einige Jahre abgelagerte Sorten vielfach diätetisch verordnet werden, erhält man zu 3 Deciliter von 60 c. an.

A. Pensionen in Davos Dörfli.

1. Pension Gredig, 20 meist getäfelte und gut eingerichtete Zimmer, neu gebaut. Ofenheizung, behaglicher Salon, Billard. (Pension, stets incl. Zimmer zu verstehen, tägl. 6—10 fr., 1 Kiste Holz 0.75, Bedienung 1.25 fr. pro Woche). Demselben Wirth gehört: 2. Hotel Flüla, welches 14 heizbare, hauptsächlich für Passanten bestimmte Zimmer enthält. An der Südfront eine breite sonnige windgeschützte Terrasse, unterhalb derselben eine Kegelbahn. (Wirth Gredig). — 3. Pension Bellevue. 14 Zimmer, einfach aber ordentlich eingerichtet. Ofenheizung, geräumiger Speisesaal. Billig (Wirth Künzli, Pens. mit Z. u Bed 5—5$^1/_2$ fr., 1 K. H. 0.75 fr.). — 4. Kurhaus Davos Dörfli, früher Seehof, Wirth Stifter. Alter und neuer Bau, durch einen Mittelbau verbunden, welcher den hellen hohen Speisesaal mit Salon und Lesezimmer enthält. Reichhaltige Bibliothek gediegener Werke, Billard. 60 meist sonnige gut eingerichtete Zimmer, in denen 70 Personen wohnen können. Geräumige Corridore. Ofenheizung. Bäder und Douche (die einzige im Kurort, deren Temperatur regulirt werden kann) im Hause selbst und auf erwärmtem Corridor zu erreichen. Gedeckte Wandelbahn, Terrasse, Glasgalerie, im Winter grosses Bretterpodium. Arzt (Dr. Volland, auch Specialist für Frauenkrankheiten) im Hause selbst wohnend. Alleinstehenden Patienten ist diese Pension durch ihren familiaren Charakter besonders zu empfehlen. (Pens. 5.50—8 fr., Heizung 1 K. H. 0.75, Bed. 1.25 fr.) — Privat- u. Familienwohnungen finden sich in D. Dörfli im Haus Hermann, Villa Wiesli, in dem neuen Postgebäude, in der Mühle, Haus Hofmann, Lamm, im Gasthaus zum Seehorn am See zu billigen Preisen.

B. Pensionen in Davos am Platz.

5. Neubelvedere. 22 Zimmer, Raum für 30 Personen. Zimmerbäder. Veranda um das Parterre. Ofenheizung. Bedeutende Vergrösserung in Aussicht. (Wirth Demmer, Pension 6.50—12, 1 K. H. 1.25, Bed. 2.50 fr. pro W.) — 6. Hotel u. Pension Buol mit Depend. (Villa am Stein), 65 gut eingerichtete Z. Ofenheizung. Grosser hoher Speisesaal. Gedeckte Veranda am Haus. Douche und Bäder in einem ganz nahen besonderen Bau. Milchhalle. (Wirth Buol, Pens. incl. Bad 6.50—12, 1 K. Holz 1 fr.) — 7. Hotel u. Pension Belvedere mit Villa zusammen 92 Z. Neu, ganz nach englischem Geschmack und Comfort eingerichtet. Ofenheizung, Warmwasserleitung durch alle Stockwerke. Einrichtung für Zimmerbäder. Grosser heller Speisesaal. Musiksaal. Grosser Balcon um die

ganze Sonnenfront des Hauses, darunter Glasveranda. Zahlreiche Zimmer mit Balcon. (Wirth Cöster, Pens. incl. Bad 6—12 fr., 1 K. Holz 1.25 fr.).

Die 3 letztgenannten Hotels bilden eine Gruppe für sich und werden als „englisches Viertel" bezeichnet, weil sie fast ausschliesslich von Engländern frequentirt werden. Sie sind sämmtlich frei gelegen. In der Nähe der Pension Buol soll die englische Kirche zu stehen kommen.

8. Hotel u. Pension Bollinger. 16 Z., Ofenheizung. Oeffentlicher Concert- und Theatersaal. (Wirth Bollinger, Pens. 5.50—8 fr., 1 K. H. 1 fr.). — 9. Kuranstalt Holzboer. Actienunternehmen, bestehend aus: Curhaus Davos mit den Gesellschaftsräumen: Villa Helvetia, V. Germania, V. Wohlgelegen und Hotel garni mit zusammen 154 Z. Centraldampfwasserheizung im Hauptbau, Kamin- und Ofenheizung in den Villas. V. Helvetia und V. Germania mit dem Curhaus durch geheizte Corridore verbunden. Grosse Glasgalerie, Douche und Bäder im Haus. Aufzug durch alle Etagen. Aller Comfort der Neuzeit, oft luxuriöse Zimmer-Einrichtungen. Grosse Speisesäle, leider zu niedrig. Anbau eines grossen Conversationshauses im Angriff. (Wirth Holzboer, Pension 6—12 fr. tägl., Heizung 3.50, Bed. 2.50 fr. pro Woche). — 10. Hotel u. Pension Strela, günstigste sonnigste Lage am Platz, aber viele kleine Zimmer, enge und winklige Corridore, 60 Z., Ofenheizung. Viele gut geschützte Sitzplätze wegen der winkligen Bauart des Ganzen. Bäder im Haus, Douchen ausserhalb. (Wirthin Frau Paris, Pension 5—8 fr., 1 K. H. 0.80 fr.). — 11. Hotel u. Pension Schweizerhof, 32 Zim., Dampfheizung im ganzen Haus. Dépendances Villa Maria und V. Michel mit zusammen noch 26 Z. Grosse offene und gedeckte Veranda. Geschützter Garten mit bestentwickelter Vegetation. Sehr umfangreiche elegante Bibliothek und reich mit Zeitungen ausgestattetes Lesezimmer. Milch, Bäder und Douchen ausserhalb des Hotels. (Wirth Gelbke, Pension incl. Bed. 5—10 fr. tägl., Heizung 0.50 fr. tägl.). — 12. Hotel zur Post, 16 Z., Centraldampfheizung, Billard, Veranda. (Pension 5—8, Heizung 0.50 fr. tägl.). — 13. Hotel u. Pension Rhätia mit 60 hohen schönen Zimmern, 2 Dépendances: Villa Kaiser und das neue Postgebäude mit zusammen 40 Z. Zimmer u. Gesellschaftsräume mit Ofen-, Corridore mit Luftheizung. Grosser Conversationssaal. Terrasse mit Sitzplätzen etwas beschränkt. Bäder und Douchen im Garten über der Strasse. Pavillon, Milchhalle. (Wirth Kaiser, Pension 6—10 fr., 1 K. Holz 0.80 fr.). — 14. Rathhaus mit Dépend. Maison Gredig, etwa 20 Z. Einfach aber gut u. billig. (Wirth Gredig). — 15. Villa Eisenlohr, 17 Z., Ofenheizung (Pension

5.50—9 fr., 1 K. Holz 0.80 fr.) — 16. Pension Waldhaus, wegen zu schattiger Lage nur im Sommer bewohnt, dann aber sehr angenehm wegen seiner Lage dicht am waldigen Fusse des Jacobshornes. — Weitere kleine Pensionen sind noch 17. Pension Nosco, 18. English Pension Bergadler und 19. Pension Kilp.

Privathäuser in Davos-Platz: Haus Morosani, Haus zur Heimath, H. Schwabe, H. Sigrist, H. Peter Buol, H. Steffen, H. Beeck, H. Taverna, H. Wurth und noch viele andere, in denen Zimmer für Einzelne oder für Familien zu vermiethen sind.

Eine Stunde unterhalb Davos-Platz, in Frauenkirch, dem Eingange in das Sertige Thal gegenüber, befindet sich noch eine dem Kurort zuzurechnende billige aber behagliche Pension: 20. Hotel zur Post, 20 Z. Lage für den Winter allerdings wenig sonnig, für den Sommer wegen der Waldnähe recht angenehm.

Aerzte. In Davos-Platz: Beeli, Boner, ten Cate-Hoedemaker, Peters, Ruedi, Spengler, Unger. In Davos-Dörfli: Volland. — Apotheken. Zwei von Sirinerius und von Steffen. — Zahnarzt Montigel von Chur. — Wundärzte und Heilgehülfen Kostler u. Schwarz. —'Zur Krankenpflege befinden sich fast stetig 5—6 Diaconissinnen in Davos. — Gottesdienst. 1. Evangelischer abwechselnd in verschiedenen Hotels, 2. Englischer im Hotel Belvedere, 3. Katholischer in der katholischen Kapelle. — Erziehungsinstitute. 1. Fridericianum, Gymnasial- und Realpädagogium von Geh. Hofrath Dr. Perthes. Director i. V. Dr. Schaarschmidt; 2. Mädchenpensionat und Töchterschule der Frau Rittershausen. — Musikunterricht von Carl u. Irma von Radecki. — Unterricht im Zeichnen und Malen bei Frl. Emilie Forchhammer. — Sprachlehrer. A. Scartazzini u. Andere. — Bibliotheken. Ausser denen in den einzelnen Hotels (Kurhaus D. Dörfli, Schweizerhof etc.) giebt es eine wissenschaftliche und eine Leihbibliothek, beide bei Richter und ferner eine Bibliothek der evangelischen Kurgemeinde bei Pfarrer Palm. — Buchhandlung von Richter; Druckerei von Richter und Kleindt. Es erscheinen wöchentlich einmal die Davoser Blätter (Kurzeitung und Fremdenblatt) und seit Kurzem das Wochenblatt für die Landschaft Davos mit amtlichen und politischen Nachrichten. — Kurmusik. Eine Kapelle von 8 Mann spielt abwechselnd in den einzelnen Hotels zu 3 verschiedenen Tageszeiten. Theater. Eine Truppe (Director Ruef) giebt während der ganzen Saison täglich abwechselnd in den einzelnen Hotels Vorstellungen, Sonntags im Bollingersaal. Die Leistungen sind über Erwarten gut. — Bazars u. Verkaufläden existiren in genügender Menge und versorgen den Kurgast zu keineswegs übertriebenen Preisen mit allem Nöthigen. — Spazierwege. Von Davos-Dörfli aus finden sich längs des Sees Wege nach dem Seewald, ferner in das Flülathal zum Wasserfall, und ein bequem ansteigender Bergweg setzt sich in die Waldwege fort, die nach der Schatzalp führen. Sämmtliche Wege sind mit zahlreichen Ruhebänken versehen. Bequeme ebene Wiesenwege nach dem Dischmathale und Waldhause, sind auch im Winter gut gangbar. Bootfahrten auf dem nahen See im Sommer und Herbst. — Von Davos-Platz aus führen bequem ansteigende gut gehaltene Wege nach dem Wald empor und durch ihn hindurch in grosser Ausdehnung nach der Schatzalp und über den Albertitobel nach dem Gemsjäger mit zahlreichen Ruhebänken und Schutzhäuschen. Sie werden nach Möglichkeit auch im Winter gangbar erhalten. Ebener Weg nach dem Waldhaus am Mattenwald. Zwischen Dörfli und Platz werden Vorbereitungen getroffen, die Landstrasse um ein Trottoir zu verbreitern. Im Sommer wird diese Strasse durch Sprengwagen möglichst staubfrei erhalten. — Spazierfahrten in ein- bis vierspännigen Wagen können zwischen Dörfli und Platz und von beiden Orten nach Wolfgang, Schwarzsee, Klosters, Wasserfall, Alpenrose, Flülapasshöhe, Dürrenboden, Sertigdörfli (letztere 2 nur nur einspännig) Frauenkirch, Spinerbad, Schmelzboden, Bärentritt, Wiesen zu festgesetzten Preisen unternommen werden.

Der Kurort Davos ist ein Hochalpenthal, dessen für Kurzwecke geeigneter Theil 1562 Meter überm Meeresspiegel liegt. Er wird von zwei Häuser-Complexen gebildet, deren einer, und zwar der (wenn man vom Prättigäu aus das Thal betritt) uns zunächstliegende Davos-Dörfli, deren anderer, eine halbe Stunde entferntere Davos am Platz genannt wird. Das Thal hat die Richtung von Nordost nach Südwest, wird von beiden Seiten von 1000 bis 1200 Meter über den Grund sich erhebenden Bergzügen eingefasst und von einem Flüsschen dem „Davoser Landwasser“ (welches aus dem eine gute Viertelstunde vor Davos-Dörfli liegenden kleinen Davoser See entspringt) in seiner ganzen Länge bewässert. Eine gute Landstrasse, als eine Fortsetzung der von Landquart her durch das Prättigäu führenden Strasse, verbindet beide Ortschaften und setzt sich bis zur Albulastrasse fort. Dass man vom Dorf aus D. am Platz nicht erblicken kann, bewirkt ein niederer Ausläufer der nordwestlichen Bergwand, welcher sich zipfelartig geradenwegs gegen die Mitte des Thals vorschiebt. Zu niedrig, um für Davos am Platz bei heftigerem Nordost einen Schutz abzugeben, bewirkt die scharfe Ecke, um welche die Strasse sich biegt (sog. „Kehre"), dass hier stets ein windiger Punkt ist, was Spaziergänger, welche von Davos am Platz kommend ihn erreichen, leicht zu dem Irrthum veranlassen kann, als sei Davos-Dörfli selbst in ähnlicher Weise dem Winde preisgegeben.

Die Thalsohle wird von Wiesenland gebildet, das sich an die Abhänge der nordwestlichen Bergzüge ziemlich hoch hinauf erstreckt, bis dahin, wo der Wuchs des Nadelholzes beginnt, und an dieser Lehne ist noch genügender Platz für Wohnungen vorhanden. Alle Häuser sind im Rücken durch eine nur von unbedeutenden Tobeln unterbrochene Bergwand nach Norden geschützt, und wenden möglichst ihre Front der Sonnenseite zu. Die gegenüberliegende südöstliche Thalwand ist nicht in gleicher Weise geschlossen, sondern von einigen Thaleinschnitten unterbrochen, aus welchen Bäche dem Landwasser zueilen. Der erste und wegen der Poststrasse und des Verkehrs bedeutendste dieser Einschnitte, das Flülathal, öffnet sich kurz vor Davos-Dörfli, von wo aus eine recht gut fahrbare Strasse über den Flüla-Pass nach Süss ins untere Engadin führt. Durch den zweiten breiteren und tieferen Thaleinschnitt, das Dischmathal, führt ein Fussweg über den Scaletta-Pass nach Capella im Oberengadin. Das hochromantische Sertigethal endlich öffnet sich unterhalb Davos am Platz bei Frauenkirch und kommt klimatisch schon nicht mehr in Betracht.

Die meteorologischen Beobachtungen sind in Davos von den Gründern dieses Kurortes in unverantwortlicher Weise vernachlässigt worden. Sie sind von einer Hand in die andere übergegangen, und für einige Jahre (z. B. 1872, 1875) ganz unterblieben. Während einiger Jahre hat Dr. Schimpff dort beobachtet; nach dessen Tode trat wieder ein Stillstand ein, bis endlich seit einigen Jahren Herr Steffen regelmässige Aufzeichnungen vornimmt.

Meteorologische Tabelle[1]).

Davos.		Oct.	Nov.	Dec.	Jan.	Febr.	März	April
Mittlere Temp. 1864—71.		2.76	—2.31	—5.48	—7.53	—4.56	—3.41	1.84
Temp. Nachm. 1 Uhr 1866—71.		6.71	0.84	—2.97	—3.86	1.65	1.17	6.01
Relat. Feucht. 1868—71.		80.9	84.2	88.2	86.2	78.6	85.0	78.8
Barometer-Stand	Höchster		633.7	625.9	630.0	636.1	—	—
	Niedrigster		610.8	609.9	609.7	614.7	—	—
	Mittlerer		624.1	618.1	620.4	627.9	—	—

[1]) Temp. u. Feucht. nach den Beobacht. der meteorolog. Central-Anst. der Schweiz, Barometer nach Waters.

Das Jahresmittel der Temperatur für Davos ist 2.53° C., das Minimum —24.7, das Maximum 25.2; die Wintertemperatur ist durchschnittlich um 5° niedriger als die der norddeutschen Ebene. Dieser niedere Wärmestand hat gerechte Bedenken gegen den Nutzen einer Winterkur in diesem Hochthal, insbesondere für Brustkranke, hervorgerufen. In der That würde auch eine Luftkur, auf die es ja immer abgesehen ist, und die man in den südlichen Kurorten in so bedeutender Ausdehnung gebrauchen kann, in Davos unmöglich sein, wenn nicht eine andere Wärmequelle, nämlich die intensive Kraft der solaren Strahlung dem Ort zur Hülfe käme.

Waters hat für die directe Erwärmung durch die Sonnenstrahlen folgende Maximaltemperaturen aus dem Winter 1870—71 festgestellt:

Nov.	Dec.	Jan.	Febr.
35.06	23.28	25.15	40.15

Man sieht, dass die Differenzen zwischen der gewöhnlichen Lufttemperatur und den Insolationswerthen enorm sind, und dass es daher von sehr grossem Belang ist, ob und wie lange dieser oder jener Platz den Zutritt der Sonne gestattet. In dieser Beziehung bildet das Delta des Dischmathals, welches Davos-Dörfli gerade gegenüber liegt, für dieses einen wichtigen Vorzug. Die Sonne erscheint nämlich im Winter zuerst über der von Davos am Platz entfernten Schwarzhorngruppe, und zwar geht sie um so tiefer im Dischmathal auf, je weiter der Winter vorrückt. Die Oeffnung des Dischmathals lässt nun die Sonnenstrahlen nach Dörfli, während das der Schwarzhorngruppe gegenüberliegende Jacobshorn Davos am Platz so lange in den Schatten stellt, bis sich die Sonne über das Dischmathal hinwegbewegt hat. So kommt es, dass in Davos-Dörfli im Hochwinter die Sonne eine volle Stunde eher sichtbar wird als in Davos am Platz.

Ein sehr praktisches Unterstützungsmittel für den Verkehr der Kranken im Freien sind die an windstillen Plätzen von Holz erbauten auf der Rückseite und seitwärts geschlossenen, auf der Südseite frei geöffneten Hallen. Unzweckmässig erscheinen dagegen die mit Glasfenstern geschlossenen Balcons mit massiver Brüstung, in denen die Kranken leicht an heissem Kopf und kalten Füssen zu leiden haben, und die dabei den Luftgenuss, wenn auch hier und da ein Fenster geöffnet wird, nicht in vollkommenem Masse gestatten.

Winde. Zwei Winde sind es, die das Davoser Thal durchstreichen: der Nordost und der aus südlicher Richtung eindringende Fön. Zu ihnen gesellt sich der ebenfalls von Nordost nach Südwest strömende untere oder Thalwind. Der Nordost bringt, worin alle Beobachter übereinstimmen, meist gutes Wetter und ist ohne Nachtheil für die Kranken, während der Fön bedeckten Himmel, Regen oder Schnee ankündigt, kleine Schneeschmelzen zu Stande bringt, das Befinden der Patienten beeinträchtigt, bei längerer Dauer selbst Blutungen hervorruft. Der Thalwind steht selbstverständlich bezüglich der Zeit und der Intensität seines Auftretens zur Erwärmung des Thals in directer Beziehung. Je früher die Sonne aufgeht, desto eher erhebt er sich, im Sommer also schon um 9, im

October erst um 11, im Winter erst um 1 Uhr. In der kältesten Jahreszeit ist er oft gar nicht zu spüren (Ramann); je stärker die Erwärmung des Thals, um so lebhafter der Luftaustausch. Dies der Grund warum Davos mit Recht im Winter für weniger windreich gilt als im Sommer.

Ob die oben erwähnten Seitenthäler das Hauptthal durch die Winde beeinflussen, ist eine Frage, deren Entscheidung für die klimatische Güte einzelner Lokalitäten von Wichtigkeit ist. Flussthäler von einiger Breite geben meistens, wo sie sich in ein anderes Thal oder in die Ebene öffnen, zu oft recht unangenehmen Lokalwinden Veranlassung. Man denke nur an das Eisackthal, welches den hässlichen Schlernwind über Bozen heranführt, oder an die Winde des Passeierthals, unter denen Meran so sehr zu leiden hat. Das Flülathal öffnet sich mit so engem Eingang und erhält über den niederen Bühlerberg noch so viel Sonnenstrahlen, dass es bei genügender Erwärmung zu einem Ausgleichwind nach dem Hauptthal keine Veranlassung giebt. Der breite Eingang des Dischmathals bleibt während des Winters 2 Monate lang im tiefsten Schatten. An sonnigen Wintertagen wird daher zwischen dem Davoser Thal und dem Dischmathal ein Compensationswind beobachtet, der an der bereits erwähnten Windstelle, an der „Kehre“, sich am meisten bemerkbar macht und zuweilen die Pension Buol belästigt. Bis zum Schwarzhorn-Gletscher, der das Flülathal und bis zum Scaletta-Gletscher, der das Dischmathal auf der Passhöhe abschliesst, sind aber vom Davoser Thal aus 4 Stunden, so dass die von den Gletschern in die Thäler stürzenden kalten Luftschichten, da eine bewegende Kraft fehlt, welche sie mit einiger Geschwindigkeit in das Davoser Thal triebe, für dieses in der Regel ohne nachtheilige Wirkung sind. Ausnahmsweise kommt es indessen vor, dass über den Scaletta herüber ein Südost sich in das Dischmathal senkt und so das Dorf trifft, ohne in Davos am Platz, welches in diesem Falle durch das Jacobshorn geschützt ist, bemerkt zu werden.

Luftdruck. Der mittlere Barometerstand ist in Davos 630 Millimeter. Im Jahre 1876 bewegte sich nach Steffen der Luftdruck zwischen 609.0 und 643.5, Barometerschwankungen von 4—8 Mm. binnen 24 Stunden sind nicht selten.

Feuchtigkeit. Da die Capacität der Luft für Wasser-Dampf mit sinkender Temperatur abnimmt, so ist der absolute Feuchtigkeitsgehalt der Atmosphäre im Winter in Davos nur ein geringer. Die absolut trockene Luft hat beim Einathmen eine austrocknende Wirkung auf die Schleimhaut des Mundes und selbst noch des Kehlkopfes. Sie sättigt sich hier auf Kosten dieser Theile. Wie weit sich ihre Wirkung auf die in der Luftröhre und in den feineren Bronchien vorhandene feuchte Rückstandsluft erstreckt und ob sie sogar, wie Manche annehmen wollen, dem Lungenblut Wasserdampf entzieht, darüber fehlt es noch an genügenden Beobachtungen. Man pflegt auch den vermehrten Durst als Wirkung der absoluten Feuchtigkeit anzusehen. Was die relative Feuchtigkeit anbetrifft, so wurde bereits in der Einleitung darauf aufmerksam gemacht, dass bei sehr niederer Temperatur das Psychrometer kein ganz zuverlässiges Instrument sei. Steffen fand in der That bei Messungen mit dem Haarhygrometer geringere Zahlen, wie sie früher das Psychrometer lieferte. Die mittlere relative Feuchtigkeit der Jahre 1874—77 betrug danach 73.7% (früher über 80). Dabei ist zu berücksichtigen, dass diese Zahl wesentlich mit auf der hohen Morgen- und Abendfeuchte beruht, dass die Mittagsfeuchtigkeit pro 1876 aber nur 57.6% betrug. Es ist sehr wahrscheinlich, dass in Davos je nach den verschiedenen Luftströmungen und Wolkenschichten so wie im Verhältniss zu den Temperatursprüngen ein beträchtlicher Wechsel der relativen Feuchtigkeit stattfindet. Das hin und wieder bemerkte Platzen der Möbel, das schnelle Trocknen der Wäsche etc. sprechen dafür, dass zeitweise die relative Feuchtigkeit ziemlich tief hinabgeht. Es lohnte sich, wenn die Beobachter hierauf ihre besondere Aufmerksamkeit richten wollten. Dass das Trocknen des Fleisches, wie es zur Winterzeit auch auf Island und den Färinseln betrieben wird, als Beweis für die Lufttrockne in Davos gelten müsse, habe ich von jeher bestritten. Man scheint jetzt allgemein niedere Temperatur und Reinheit der Luft als die veranlassenden Momente anzusehen. Wenn Spengler (Deutsche Klinik 1862, Monatsbl. f. Statistik X. S. 82) anführt, dass die Davoser viel altes schimmliges Brod geniessen und in Folge dessen an Magenkatarrhen litten, so setzt das Schimmeln des Brodes einen ziemlich hohen Grad von Feuchtigkeit voraus. In dem trocknen Nordamerika ist schimmeliges Brod auch in den Kellern unbekannt. Den besten Massstab, ob ein Klima mehr oder weniger trocken im Sinne der Wissenschaft sei, hat man, wenn man die Durstigkeit (Evaporationskraft) der Luft durch Messung der Verdampfung zu bestimmen sucht. Volland's Untersuchungen nach dieser Richtung weisen darauf hin, dass die Verdunstung in Davos nicht sehr bedeutend ist, sondern dem mässig hohen Stande der relativen Feuchtigkeit entspreche. In einem constant niedrig saturirten Klima wie z. B. in Denver (Colorado) mit 42.7% relativer Feuchtigkeit bewirkt die starke Evaporation bei dem Einwanderer ganz allgemein bedeutende Abnahme des Körpergewichts, während in Davos Gewichtszunahme das Gewöhnliche ist.[1])

Bewölkung und Niederschläge. Waters giebt aus dem Winter 1870/71 folgende Durchschnittsziffern der Bewölkung (Scala 0—10) an: Nov. 4.1, Dec. 5.9, Jan. 4.5, Febr. 3.0, Steffen für das Jahr 1876 und für dieselben Monate 5.2, 4.4, 3.6 und 6.3, was also im Allgemeinen einen halbheiteren Himmel erkennen lässt. Die jährliche Regenhöhe beträgt für Davos 950.7 Mm., ist also im Vergleich mit anderen Orten der Schweiz z. B. mit Rigi-Kulm

[1]) Steffen verkennt in seiner Schrift gänzlich die Bedeutung der relativen Feuchtigkeit. Ich kann hier nur auf das Studium der bahnbrechenden meteorologischen und klimatologischen Schriften von Kämtz, v. Vivenot u. A. verweisen. Wenn Steffen (S. XIII) sagt: „Ich glaube niemals, dass Mühry, wenn er sagte: Je tiefer der Stand der Saturation, desto durstiger wird das Klima, jemals daran dachte, die Einwirkung auf die Thierwelt oder den Menschen zu beziehen“, so mag er sich von Mühry selbst (Klimatolog. Untersuch. S. 151) eines Besseren belehren lassen. Auf die Unrichtigkeit der von Steffen aufgestellten Feuchtigkeits-Scala komme ich bei Ajaccio zurück.

(1611 Mm.) oder mit Zürich (1525 Mm.) niedrig. Für das Jahr 1876 betrug nach Steffen der an 159 Tagen gefallene Gesammtniederschlag 1052 Mm., die an 43 Tagen gefallene Schneemasse 767 Centimeter. Tage mit Niederschlägen notirte Steffen im October 3, Nov. 12, Dec. 13, Jan. 5 und Februar 16. Nebel zeigen sich an einzelnen Tagen im Herbst und Frühling, aber sie verschwinden unter dem Einflusse des Thalwindes schnell; der an sonnenhellen Tagen über dem Landwasser lagernde Nebel pflegt ebenfalls nur einige Stunden anzuhalten und hat überdies nur eine lokale Bedeutung.

Zwischen den sonnenhellen Tagen treten solche mit bedecktem Himmel auf, die sich zwar nicht zum Sitzen eignen, aber windstill genug sind, um wenigstens dem leichteren Patienten das Gehen im Freien zu gestatten, und die dabei den Vortheil gewähren, dass die grellen Temperatursprünge zwischen Sonne und Schatten an ihnen nicht vorhanden sind. Ein Bahnschlitten sorgt dafür, dass die Spaziergänger einen gangbaren Pfad durch den Schnee vorfinden. Man kann nach den Mittheilungen von Schimpff, Redtel und Spengler in den 5 Monaten October bis einschliesslich Februar auf 70 Tage rechnen, an welchen der Kranke 1—4 Stunden lang im Freien sitzen, 40 an welchen er sich in frischer Luft ergehen kann und auf nur 40 andere, an welchen er das Zimmer hüten muss. Das sind für einen Winterkurort recht günstige Verhältnisse. Um so vollständiger vor Uebergang in den Winter das Einschneien des Kurortes erfolgt, und um so gleichmässiger und ungestörter die Schneedecke bis zur Frühlingsschmelze anhält, um so günstiger die Saison für die Kranken. Davos hat ebensogut wie die Riviera gute und schlechte Winter. Ein guter Winter zeigt anhaltende Kälte bei starkem aber nicht häufig wiederkehrenden Schneefall, wenig heftige Winde und viel heitere Tage, ein schlechter Winter bringt häufiges Thauwetter, öfteren Schneefall und zahlreiche trübe Tage. Im Allgemeinen ist nach erfolgtem vollständigen Einschneien eine besondere Erkältungsgefahr für Brustkranke nicht vorhanden. Konnte früher in Davos von einer fast absolut reinen Atmosphäre gesprochen werden, so erregen jetzt die grossen Hotels mit ihrem massenhaften Verbrauch an Heizmaterial und mit ihren dicken Rauchwolken, die bei Windstille gar nicht selten Davos-Platz förmlich einhüllen, gerechte Bedenken. Dazu kommt, dass in der ungeregelten Bauthätigkeit eine Gefahr für die weitere Entwicklung des Kurortes zu Tage tritt. An einigen Bezirken von Davos-Platz häufen sich die Fälle, dass der Eine dem Andern Luft und Licht nach Möglichkeit verbaut und dass dadurch überhaupt die Häuser viel zu dicht aneinander zu stehen kommen und eine Menge nahe zusammengerückter Schornsteine die Luft verunreinigen. Hier müssten im Interesse des Ganzen baldigst baupolizeiliche Anordnungen getroffen werden. Abgesehen von diesem Uebelstand herrscht nach Einschneien der Landschaft vollständige Staubfreiheit, und diese so wie der bei constanter Kälte sehr verringerte und fast verschwindende Thalwind, endlich die Nothwendigkeit für den Kranken sich einer strengeren Lebensordnung anbequemen zu müssen, sind die wesentlichsten Vorzüge des Davoser Winters.

Es mag für Viele höchst unangenehm sein, sich in solcher Weise durch die Macht der Elemente beengt zu sehen, aber für das Gedeihen der Kur hat die Unmöglichkeit sich allzuweit von seiner Wohnung zu entfernen, sich forcirten Märschen und allerhand Schädlichkeiten auszusetzen bezüglich manches Kranken ihre grossen Vortheile. Dabei wird allerdings vorausgesetzt, dass der ernstlich Kranke sich nicht an Schlittenfahrten, nächtlichen Zechgelagen oder Theatervorstellungen betheilige.

Im schmelzenden Schnee liegt eine Gefahr für den Brustkranken, die noch nicht genügend erklärt ist. Neben der feuchten Kälte und neben der Verunreinigung der Luft durch organische Keime spielt möglicherweise auch das bei der Schneeschmelze sich stärker entwickelnde Ammoniak eine Rolle. Der Uebergang vom Herbst zum Winter (Mitte October bis Mitte November) und von diesem in das Frühjahr, also die beginnende Einschneiung und die grosse Schneeschmelze sind für den Kurgast bedenkliche Zeiten. Kleinere Schmelzen, die während des Winters vorkommen, wird er durch vorsichtiges Verhalten jederzeit ohne Schaden überwinden können, aber was soll der Patient thun, wenn die eigentliche grosse continuirliche Schneeschmelze eintritt? Soll er dann den Ort verlassen und wo soll er hingehen? Noch vor wenig Jahren war es allgemeine Sitte im März Davos zu verlassen, um günstigere Orte aufzusuchen. Aerzte stellten sich an Spitze einer Krankenschaar und wanderten nach dem Ufer des Vierwaldstättersees aus. Heutzutage will man von einer solchen Umgehung der Davoser Schneeschmelze nichts mehr wissen, sondern verlangt vom Kurgast, dass er auch während dieser schlimmen Zeit in Davos selbst verbleibe. Nach meiner Meinung hat dies für solche Kranke einen Sinn, die auch den Sommer über auf der Höhe bleiben wollen. Diese ersparen sich eine doppelte Reise und verbleiben in angemessener Ruhe und ärztlicher Behandlung, während sie sich sagen müssen, dass März und April nirgendswo angenehme Monate sind, dass sie vielmehr überall muthmasslich starke Witterungsschwankungen vorfinden. Anders gestalten sich die Umstände für solche Gäste, welche auf eine Fortsetzung der Kur verzichten. Für diese liegen keine Gründe vor, warum sie nicht vor eintretender Schneeschmelze darauf Bedacht nehmen sollten, einen günstigeren Ort aufzusuchen.

Fragen wir nun nach der Wirkung des Klimas auf die Einheimischen, so galt lange Zeit und noch bis vor Kurzem das Axiom: Davos besitze eine vollständige Immunität gegen die Lungenphthise. Neuere Erfahrungen haben dem widersprochen. Unter den 1800 zerstreut wohnenden Einwohnern des Davoser Thals kommt Schwindsucht vor; nur ist sie selten und wird meist durch auffällige ursächliche Verhältnisse bedingt. Ein eigenthümlicher und beachtenswerther Umstand ist aber der, dass die eingebornen Davoser, selbst bei vortrefflich gebautem Thorax und in gutem Ernährungszustande, leicht von der Phthise ergriffen werden, wenn sie in das Flachland hinabsteigen. Diese für die eingebornen Davoser bestehende Disposition in der Ebene schwindsüchtig zu werden muss uns für das Schicksal solcher Patienten doppelt besorgt machen, die nach längerem Aufenthalt auf der Höhe wieder in ihre tiefer gelegene Heimath zurückkehren. Von sonstigen Krankheiten soll nach Spengler Scrophulosis selten sein und meist nur bei Kindern solcher Eltern vorkommen, die im Auslande lebten. Catarrhe, Laryngitis, Pneumonien und Brustfellentzündungen sind, wie es bei den jähen Temperatursprüngen und bei der Sorglosigkeit, mit welcher die Eingeborenen sich kleiden, nicht anders zu erwarten ist, häufig, und zwar besonders in den erwähnten Uebergangsperioden vom Sommer zum Winter und umgekehrt. Der Ausgang entzündlicher Lungenleiden in Phthise ist bei den Eingeborenen durchaus ungewöhnlich. Ramann spricht von einer Keuchhusten-Epidemie, die im Winter 1868/69 grassirt habe; im Winter 1874/75 sind Fälle von Diphtheritis in Davos vorgekommen.

Was nun die auswärtigen Lungenkranken betrifft, welche Davos aufsuchen, so giebt es darunter Manche, welche die rarificirte Luft überhaupt nicht vertragen und deshalb den Ort bald wieder verlassen müssen. Andere fühlen sich eine Zeit lang unwohl, akklimatisiren sich aber allmälig und machen dann auch weitere Fortschritte, und Manche endlich erholen sich anfangs auffallend, accommodiren sich aber bald an die dünne Luft und haben nun keine besseren Resultate mehr zu erwarten. Die erste wohlthätige Wirkung der verdünnten Luft auf den Ankömmling pflegt sich in Steigerung der Esslust und in verbesserter Ernährung bemerklich zu machen. Man findet deshalb in Davos eine grössere Anzahl kräftiger Individuen, deren gutes Aussehen die Schwere ihres organischen Leidens keineswegs erkennen lässt. Man hört von ihnen, dass sie bei einem längeren Aufenthalt in Davos sich bedeutend erholt, dass sie Stillstände und Besserungen ihres Leidens erfahren haben, und dass ihre gesunkenen Kräfte und ihr Körpergewicht verhältnissmässig gestiegen seien. Kranke, welche an erheblichem Auswurf leiden, bemerken an schönen kalten Wintertagen eine überraschende Verminderung desselben, ein Symptom, das allerdings bei anderem Wetter auch wieder verschwindet. An minder guten Erfolgen fehlt es selbstverständlich nicht, um so weniger als man unvorsichtiger Weise die Heilkraft des Davoser Klimas viel zu apodiktisch als das Universalmittel für Brustkranke gepriesen hat. Man muss stets berücksichtigen, dass zwar sehr viele Lungenkranke ohne directen Schaden zu nehmen hohe Kältegrade ertragen, dass aber ihr Kräftezustand häufig nicht ausreicht, um grössere Wärmeverluste stetig auszugleichen. Es kann deshalb nicht oft genug wiederholt werden, dass schlecht genährte, heruntergekommene, wärmebedürftige Patienten voraussichtlich den Anforderungen des Davoser Klimas nicht mehr gewachsen sind. Umgekehrt können Schwindsüchtige mit umfangreichen Gewebsstörungen bei normaler Verdauung und gutem Kräftezustand noch bisweilen eine gute Kur machen, und man sieht sie sonnenverbrannt, rothbäckig und wohlgenährt in die Heimath zurückkehren. Die Acten über die Tragweite von Davos sind noch nicht geschlossen; denn wenn auch die neueren Mittheilungen von Spengler und Volland zur Sichtung des reichen Materials ganz wesentlich beigetragen haben, und die Erfahrungen von

Biermer, H. Weber u. A. schätzenswerthe Beiträge enthalten, so fehlt uns bis heute noch ein klinischer Bericht, welcher über die Misserfolge sowohl wie über die günstigen Resultate gewissenhaft Rechnung legte. Noch sind die Beobachtungen, die, wohl bemerkt, nur zum Theil am Kurorte selbst gemacht werden können, zerstreut und müssen mühsam gesammelt werden. Was für die wärmeren Winterstationen als Vorbedingung einer möglichst günstigen Wirkung verlangt wird: mangelnde erbliche Anlage, ein gewisser Fonds von Lebenskraft, ein langsamer wenig fieberhafter Verlauf das gilt zunächst für Davos in erhöhtem Massstabe. Wir recapituliren noch einmal: Wo ein tonisirendes Verfahren angebracht ist, wo die Entwickelungs- und Widerstandsfähigkeit des Organismus beträchtlich ist, da verspricht die dünne anregende Luft von Davos einen schnelleren Erfolg als andere wärmere Kurorte mit höherem Barometerstand. Wo aber Fieber, reizbare Schwäche (Erethismus) oder ein bereits gesunkener Kräftezustand, wo Complicationen eines Lungenübels mit Herz-, Nieren-, oder Darmleiden die Entfernung von Hause und den Gebrauch einer Luftkur zweifelhaft erscheinen lassen, da ist jedenfalls Davos noch weit bedenklicher als Meran oder Mentone. Im Einzelnen lassen sich folgende Indicationen aufstellen.

1. Der roborirende Einfluss des Davoser Klimas ist zunächst ein vorzügliches Prophylakticum für solche junge Personen, welche durch erbliche Anlage, durch phthisischen Habitus und durch Zeichen mangelhafter Blutbereitung (Scrophulosis, Chlorosis) Gefahr

laufen, in späteren Jahren ein Opfer der Lungenschwindsucht zu werden. Für sie ist das sehr geringe Vorkommen von Phthise unter den Eingeborenen von guter Bedeutung, und die Aussichten auf Kräftigung und Umbildung ihrer Constitution gestalten sich bei ihnen um so günstiger je länger sie am Kurort verweilen können. Es war eine sehr zweckmässige Idee, in Davos Erziehungsinstitute ins Leben zu rufen. So können nun jugendliche Subjecte von zweifelhafter Körperconstitution und verdächtigem Aussehen dort Jahre lang sich aufhalten und ihre Gesundheit befestigen, ohne Einbusse an ihrer geistigen Entwicklung zu erleiden.

2. Einige Vorsicht erfordert die Verordnung des Davoser Winteraufenthalts bei Personen, die bereits akute Entzündungen der Lunge und Pleura davon getragen haben. Wir haben gesehen, dass das Davoser Hochthal trotz seiner niederen Temperatur vermöge der durch stärkere Sonnenstrahlung erzeugten Wärme und vermöge seiner relativen Windstille auch im Winter einen ziemlich regelmässigen Luftgenuss gestattet, und wir wissen, dass die dünne Luft ganz besonders geeignet ist einen lebhafteren Kreislauf in den Lungen zu erzeugen, den Stoffwechsel anzuregen und die Ernährung zu verbessern. Wir werden deshalb in dem dortigen Klima eines der kräftigsten Mittel begrüssen, die Residuen der pneumonischen und pleuritischen Processe aufzulösen und damit die schlimmen Folgen zu verhüten, zu welchen eingedickte Exsudate im Bereich des Respirationsapparats so häufig Veranlassung geben. Dass die Kranken unter ärztlicher Obhut stehen und ihnen günstige sociale Bedingungen ge-

boten werden, schützt sie einigermassen davor, dass sie nicht frische Lungenentzündungen acquiriren, wovon die ortsangesessene ärmere Bevölkerung unter den bestehenden ungünstigen Verhältnissen so leicht ergriffen wird. Solche Patienten, die leicht zu Erkältungen disponiren, viel an Rheumatismen leiden, bei jedem Wechsel der Witterung Schnupfen oder Katarrh davon tragen und gegen Luftströmungen sehr empfindlich sind, werden sich in ihrem ganzen Verhalten genau an die Vorschriften des Arztes zu halten haben, wenn sie nicht ein Recidiv erleiden wollen. Für derartige leicht anfällige Personen ist schon der meist gegen 1 Uhr Nachmittags als Nordost sich erhebende Thalwind bedenklich.

3. Dass primäre katarrhalische Affectionen der Respirationsorgane nicht in ein kaltes Klima und speciell nicht nach Davos passen, ist leicht ersichtlich. Aber auch wo die Schleimhäute secundär sich in einem hochgradig gereizten Zustand befinden, bei prononcirten Katarrhen des Larynx und der Bronchiceen überwiegt die Gefahr der lokalen Schädlichkeit den Nutzen, den man sich von dem Klima für das Allgemeinbefinden versprechen könnte. In vielen Fällen von chronischem Lungenkatarrh wird sich demnach dem Arzt die Frage aufwerfen, ob nicht der prolongirte Jour médical in einer weniger intensiv wirkenden Luft (wie an der Riviera etc.) einen besseren Erfolg verspreche. Biermer suchte in dieser Beziehung den Unterschied zwischen dem Höhenklima und dem südlichen Klima so zu präcisiren: „Der Süden heilt die Katarrhe, das Höhenklima bessert die Constitution.“ Dieser Ausspruch enthält

viel Wahres, ist aber nur so zu verstehen, dass der Süden ein vortreffliches Mittel ist, chronische Katarrhe, besonders solche mit reichlichem Auswurf, zur Heilung zu bringen, dass aber deshalb durchaus nicht ausgeschlossen ist, dass durch die Luftkur auch dort die Constitution gebessert werde, freilich nicht in so energischer Weise wie im günstigen Falle in Davos. Und umgekehrt schwinden in Davos manche Katarrhe, selbst solche des Kehlkopfs, mit Besserung des Allgemeinzustandes. Sind grössere Parthien der Lunge katarrhalisch afficirt, so dass Kurzathmigkeit vorhanden ist, oder haben sich bereits Bronchiektasien und ausgedehntes Emphysem ausgebildet, so verbietet sich die Kur in Davos.

4. Die chronische Entzündung der Lungenspitzen, welche sich als Katarrh oder Verdichtung zu erkennen giebt, gewährt, im richtigen Moment und mit der nöthigen Ausdauer unternommen, häufig in Davos die glänzendsten Kurresultate. Die dankbarsten Fälle sind solche, wo ein Stillstand eingetreten ist, wo die Kranken fieberlos sind oder nur abendliche Temperatursteigerungen leichteren Grades aufweisen, und wo, wie schon bemerkt, ein guter Kräftezustand vorhanden ist. Solche Krankheitspausen können in Davos zu vorzüglichen Kuren benutzt werden. Eine der wichtigsten Fragen ist die, ob Kranke, welche zu Lungenblutungen disponiren oder schon an solchen gelitten haben, das Höhenklima benutzen können. Wenn man alle Ursache hat anzunehmen, dass auf der Höhe ein stärkerer Blutandrang nach den Lungen stattfinde und wenn man die Erfahrungen berücksichtigt, welche bei

Luftschifffahrten gemacht wurden, so ist die Befürchtung, dass es bei plötzlicher Versetzung in die dünne Luft zu Blutungen kommen könne, sehr naheliegend. Wenn nun auch bei allmäliger und vorsichtiger Besteigung der Höhe die directe Gefahr der durch verminderten Luftdruck etwa entstehenden Blutung sich sehr verkleinert, so wird dieselbe doch damit nicht vollständig aufgehoben und in keinem Falle ist die Behauptung berechtigt, dass Davos im Gegensatz zu den südlichen Kurorten wegen der Trockenheit der Höhenluft als Präservativ gegen Blutungen benutzt werden könne. Auch Biermer stellt nach seiner reichen Erfahrung Neigung zur Haemoptoë als Gegenanzeige für Davos auf. Dagegen hat Spengler eine Statistik veröffentlicht, wonach unter 323 Patienten 178 weder zu Hause noch in Davos an Hämoptoë litten, 126, welche früher Blutungen hatten, in Davos nie davon befallen wurden, 16 in Davos rückfällig wurden und nur 3 in Davos zum ersten Male in ihrem Leben von Blutspucken heimgesucht wurden. Ebenso hält Volland bei Entscheidung der Frage, ob Davos angezeigt sei, es für gleichgültig, ob Blutspucken schon vorher vorhanden gewesen ist oder nicht. Die Ansichten dieser beiden Davoser Aerzte theilt H. Weber, welcher ebenfalls ein selteneres Vorkommen von Blutungen auf der Höhe beobachtet haben will und sogar geneigt ist die Reinheit der Luft und ihre aseptische Eigenschaft als heilkräftig gegen Eiterungsprocesse in den Lungen in Rechnung zu bringen.

5. Von Bronchialasthma ohne begleitendes Emphysem werden von Spengler und Volland einige Fälle

berichtet, wo das Davoser Klima einen auffallend günstigen Einfluss hatte.

Davos ist so ausschliesslich eine Station für Lungenkranke geworden, dass andere Kranke, für welche das Höhenklima sonst passend wäre, (Reconvalescenten, durch geistige Ueberbürdung Abgespannte etc.), sich kaum dort wohl fühlen dürften. Für Solche ist das obere Engadin ein besserer Aufenthalt.

Die ärztliche Behandlung der Kranken in Davos stützt sich auf das von Brehmer in Görbersdorf aufgestellte Heilverfahren: Reichliche gemischte Kost, gute Milch und Butter, Veltliner Wein, kalte Douchen und methodische Bewegungen im Freien.

Die socialen Verhältnisse des Kurorts haben sich seit den 16 Jahren seines Bestehens von Jahr zu Jahr günstiger gestaltet. Davos zählte 1865/66 nur 8, 1866/67 — 22, 1867/68 — 20, 1868/69 — 30, 1869/70 — 55, 1870/71 — 70, 1871/72 — 120, 1872/73 — 220, 1877/78 — 500, 1878/79 — 650 Kurgäste. Durch die grössere Zahl der Kranken ist das Zusammenleben einigermassen interessanter geworden. Geistige Anregung ist, wenn das Leben in der Natur ringsumher erloschen ist, für die Meisten eine Bedingung ihrer Existenz; nicht umsonst hat unsere Sprache der Langenweile das Attribut „tödlich“ beigelegt. Fast so gut wie abgeschnitten von aller Welt hat der Kranke für Behaglichkeit, Abwechslung und Zerstreuung ein doppelt feines Gefühl, und so muss jeder Beitrag zur Belebung des geselligen Verkehrs als ein nicht zu unterschätzendes Hülfsmittel der Kur begrüsst werden.

Kranke, welche während des Uebergangs zum Winter oder zur Zeit der Schneeschmelze nicht allzuweit von Davos sich aufhalten wollen, finden an den dem Süden zugewendeten Ufer des Vierwaldstättersees zwischen Luzern und Brunnen (Pension Hertenstein, Gersau etc.) oder in Montreux bequem zu erreichende Asyle.

Samaden.

Reise und Aufenthalt. Die nächste Eisenbahnstation ist bis jetzt noch Chur, von wo aus man Samaden über den Albulapass (Alveneu, Bergün, Ponte) in 12½, über den Julier (Tiefenkosten, Silvaplana, St. Moritz) in 13½ Stunden erreicht. Mit der im August 1882 bevorstehenden Eröffnung der Arlbergbahnstrecke von Innsbruck bis Landeck wird eine neue Verbindung entstehen. Man erreicht dann nach circa 8stündiger Fahrt von Landeck aus Tarasp-Schuls und von hier in weiteren 5 Stunden, ohne auf der ganzen Route einen Bergpass zu berühren, Samaden. Von Süden her wird gleichzeitig mit der Erbauung der Gotthardbahn wahrscheinlich auch die Linie Lecco-Chiavenna resp. nur Colico-Chiavenna fertig gestellt werden, so dass dadurch Samaden von letzterer Eisenbahnstation aus nicht weiter entfernt wäre wie Davos von Landquart. — Hotels u. Pensionen. Das Kurhaus Samaden, Actien-Unternehmen, Hauptfront nach S.-O., 80 Z., Ofenheizung, Douchen u. Bäder, ist auch zur Aufnahme von Wintergästen bestimmt, hat aber bis jetzt nur ausschliesslich Sommergäste gehabt; Hotel Bernina, 140 Betten, einige heizbare Zimmer, keine Douchen u. Bäder, Besitzer Fanconi, vereinigt bis jetzt die geringe Anzahl von Wintergästen, welche sich in Samaden aufhalten; Hotel Engadinerhof würde ebenfalls zum Winteraufenthalt sich eignen. — Aerzte. In Samaden: Dr. E. Brügger, Dr. Lendi; in Pontresina: Dr. Ludwig.

Samaden, der Hauptort des oberen Engadins mit etwa 800 Einwohnern, liegt am Fusse des Piz Padella an der längs des Innthals hinführenden lebhaften Verkehrsstrasse. Die dieses Hochthal einfassenden Bergzüge überragen die Thalsohle gegen Südosten um circa 1000 gegen Nordwest um circa 1300 Meter, aber die Breite des Innthales gestattet bei Samaden eine nicht allzukurze Besonnung. Am 15. Nov. umfasst dieselbe noch 6¾ Stunden (Sonnenaufgang um 8 U. 25 Min., Sonnenuntergang 3 U. 15 Min.), am kürzesten Tag geht sie auf 6 Stunden zurück, am 15 Febr. steigert sich die Besonnung schon wieder bis 8 Stunden (Sonnenaufgang um 8 U. 10 Min., Sonnenuntergang um 4 U. 10 Min.). Die klimatischen Verhältnisse des oberen Engadins, wie sie uns Ludwig ganz objectiv und sehr eingehend geschildert hat, nähern sich ausserordentlich denen des Davoser Hochthales. Während die Julierkette den Nordwest, die Berninakette den Südost zurückhält, herrschen der Längsrichtung des Thales gemäss Nordost und Südwest vor und zwar machen sie sich am meisten im Frühjahr und Sommer bemerkbar, wo die stärkere Erwärmung des Thales Compensationsströmungen aus der Höhe hervorruft. Wie in Davos ist daher im eigentlichen Winter die Luft am ruhigsten, und wie dort kommt in der kältesten Zeit die Kraft der solaren Strahlung der Luftkur zu Hülfe. Samaden liegt 1740 Meter überm Meeresspiegel d. h. 180 Meter höher als Davos. Demgemäss ist auch der mittlere Barometerstand hier nur 610 Mm. (in Davos 630); die Schwankungen des Luftdrucks innerhalb 24 Stunden sind unbedeutend. Das Psychrometer giebt die mittlere Feuchtigkeit auf 75 % an, aber dieses Mittel setzt sich wie in Davos aus hohen Feuchtigkeitsprocenten der Morgen-

und Abendstunden und sehr niederen der Mittagszeit zusammen. In Pontresina und Bevers differirte nach Ludwig die Feuchtigkeit um 1 Uhr Mittags von der Morgen- und Abendbeobachtung um 30 bis 36, an einzelnen Tagen sogar um 70 %. Die Menge der Niederschläge (837 Mm.) ist geringer als sonst in der Schweiz, besonders im Winter und Frühjahr. Durchschnittlich hat das Oberengadin alljährlich 5 Monate und 12 Tage lang eine beständige Schneedecke; das Einschneien erfolgt im Mittel am 14. November, die Schneeschmelze endet durchschnittlich am 1. Mai. Der Himmel erscheint im Laufe des Jahres im Durchschnitt noch nicht einmal halb bewölkt, so dass Ludwig die Jahresbewölkung um 1/5 geringer annimmt wie in der übrigen Schweiz. Die heitersten Monate sind der Reihe nach: September, Juli, Januar, Februar, December. Nebel sind eine Seltenheit. Die grosse Menge sonnenheller Tage und die geringen Niederschläge unterstützen natürlich sehr wesentlich die Luftkur.

Nach der von Ludwig für das Oberengadin aufgestellten Krankheits- und Sterblichkeitsstatistik beträgt die allgemeine Mortalitätsziffer 1 : 51 (19.6 ‰). An Pneumonie starben 8.9 % sämmtlicher Sterbefälle (sonst gewöhnlich 6 %), an Lungenphthise unter den ansässigen Eingeborenen 4 % (sonst gewöhnlich 12 % der Sterbefälle), eine Zahl, die wegen mangelhafter Diagnose wahrscheinlich noch reducirt werden müsste. Lungenblutungen sind äusserst selten. Eine wichtige Rolle spielt die Apoplexie, welche 9½ % aller Sterbefälle ausmacht und in relativ frühem Lebensalter auftritt. Vergleichsweise kommt in Genf auf

1234 Lebende ein Todesfall an Apoplexie, im Oberengadin schon auf 519 Einer. Scrophulose und Rhachitis sind trotz der allgemeinen „Impfvergiftung" der Einwohner in den hochgelegenen Orten verschwindend selten. Was die Verbreitung der Lungenschwindsucht in diesem Bezirk betrifft, so spricht sich Ludwig hierüber sehr vorsichtig aus. Er constatirt, dass die so häufigen acuten Pneumonien nie chronisch werden, nie zur Phthise führen. Ohne dem Oberengadin eine vollständige Immunität gegen Lungenschwindsucht zusprechen zu wollen, hält er bis zu einem gewissen Grade die Schutzkraft für erwiesen. Auch die sehr gewöhnlichen acuten Bronchialkatarrhe werden selten chronisch, daher auch Emphysem dort nicht häufig ist. Die höchste Ziffer für acute Krankheiten der Respirationsorgane fällt deutlich auf den deshalb verrufenen Märzmonat. Typhus ist selten, dagegen gehören der acute und chronische Rheumatismus unter die sehr gewöhnlichen Krankheiten und auch in dieser Beziehung ist der März wieder der schlimmste Monat. In dem durch das Klima bewirkten lebhaften Stoffumsatz scheint ein Gegenmittel gegen die Gicht zu liegen, welche unter den Einheimischen nicht vorkommt; ebenso sind Haemorhois und Varicositäten überhaupt selten. Nierenkrankheiten kommen wenig, Cretinismus, Struma und Malaria gar nicht vor. Als Akklimatisationsbeschwerden, für welche er die veränderte Arbeitsleistung des Herzens und die starke Wasserabgabe hauptsächlich verantwortlich macht, sah Ludwig bei Neuangekommenen Schlaflosigkeit, Asthma und Eingenommenheit des Kopfes, Lungenblutungen, welche man auf Rechnung des verminderten Luftdrucks hätte setzen können, wurden nicht beobachtet. Bestimmte Heilresultate eines Winteraufenthaltes im Oberengadin fehlen bis jetzt noch und können bei dem geringen Krankenbestand bis jetzt nicht verlangt werden. Es lässt sich indessen nicht daran zweifeln, dass für Samaden ganz ähnliche Indicationen gelten wie für Davos. Neigung zur Apoplexie, Laryngitis, Emphysem und alle organischen Herzfehler bilden ausgesprochene Gegenanzeigen, während Scrophulose, Disposition zur Phthise und beginnende Phthise, Residuen pneumonischer und pleuritischer Entzündungen die geeignetsten Fälle sind. Kranke mit Malariasiechthum, Reconvalescenten von Typhus, Diphtherie, akuten Exanthemen und durch geistige Ueberanstrengung Geschwächte werden dort lieber ihren Aufenthalt nehmen als an einer Station, welche in solcher fast ausschliesslichen Weise von Phthisikern besucht wird wie dies in Davos der Fall ist. Auch Davos war anfangs nur Sommerkurort, aber so gut wie dort werden auch im Oberengadin die Patienten von einer Winterkur sich den stärksten Grad der Wirkung versprechen können. Im Winter 1880/81 haben sich 12 Kurgäste, meist Italiener, in Samaden aufgehalten. Als Uebergangsstationen auf- und abwärts werden Schuls (1246 m.), Churwalden (1240 m.), Thusis (730 m.) und Chur (590 m.) in Frage kommen.

St. Moritz-Dorf.

Reise und Aufenthalt. Von Chur aus erreicht man St. Moritz über Churwalden, Tiefenkasten und den Julierpass

(77 Kil.) in etwa 13 Stunden, und ebensolange dauert ungefähr die Postfahrt von Chur über Alveneu, Bergün, die Albulastrasse, Ponte und Samaden. — Hotels u. Pensionen. In dem Hotel Engadiner Kulm, einem langgestreckten aus 4 miteinander verbundenen Häusern bestehenden Bau (240 Zimmer) ist ein Neubau zur Winterkur eingerichtet; er hat Ofenheizung, Douchen und Bäder. Eigenthümer J. Badrutt (Pensionspreis während des Winters für Nordzimmer 7 fr. 50 c., für Südzimmer 8—11 fr. pro Tag. Bei 11 fr. hat der Pensionair 2 Zimmer zu seiner Benutzung. Holz, Licht und Wein werden extra berechnet). — Arzt. Dr. Berry.

Das Dorf St. Moritz befindet sich 1856 Meter hoch auf der obersten Thalstufe des Engadins. Es überragt sogar den Malojapass (1811 m.) und liegt um 300 Meter höher wie Davos. Den nahe gelegenen Stahlquellen verdankt es eine ganze Reihe schöner Villen und Pensionen, unter denen das Hotel Engadiner-Kulm wohl den ersten Rang einnimmt. Im Allgemeinen theilt St. Moritz die klimatischen Eigenthümlichkeiten Samadens, welches nur 7 Kilometer davon entfernt ist. Samaden, 116 Meter niedriger gelegen, hat durch die grössere Breite des Innthals und durch das Delta des dort sich öffnenden Thales von Pontresina den Vorzug längerer Besonnung. In St. Moritz geht die Besonnung am kürzesten Tage bis auf 5 Stunden zurück (von 10 Uhr Vorm. bis 3 Uhr Nachm.); am 1. December beträgt die Differenz in der Besonnung zu Gunsten Samadens 1 Stunde und 5 Minuten, am 1. Januar 1 Stunde und 20 Minuten, am 1. Februar nur noch 25 Minuten. Dagegen erfreut sich das Dorf St. Moritz im Winter einer bemerkenswerthen Windstille, ein Umstand auf den deshalb besonders aufmerksam gemacht werden muss, weil man geneigt war das Gegentheil anzunehmen. Ludwig zählt in seiner gediegenen Arbeit ausdrücklich St. Moritz (mit Sils Maria, Pontresina etc.) zu den windgeschütztesten Punkten des Oberengadins. Der Krankenbestand bezifferte sich im letzten Winter (1880/81) auf 28, grösstentheils Engländer. Wir dürfen erwarten, dass die zunehmende Benutzung dieser Winterstation zu einem noch eingehenderen Studium der klimatischen Factoren Veranlassung geben wird. Hier sei nur noch eine vergleichende Tabelle zwischen Davos und St. Moritz mitgetheilt, welche ich Herrn Dr. Pernisch in Tarasp verdanke.

Jahresmittel pro 1876	Mittlerer Barometer-Stand	Temper.-Mittel	Minim. der Temper.	Maxim. der Temper.	Relative Feuchtigk.	Mittlere Bewölk.	Tage mit Niederschl.	Höhe des Niederschl.
Davos-Platz 1562 m.	630.26	3.19	–23.5	26.2	75.2	47	159	1052.6
St. Moritz-Dorf 1856 m.	609.15	2.90	–20.2	22.2	73.5	56	98	898.6

III. Winter-Kurorte an den südlichen Abhängen und am südlichen Fusse der Mittelalpen.

Literatur. Dr. Folwarczny, Der klimatische Kurort Gries bei Bozen in Südtirol. Vierteljahrschr. für Klimatologie I. S. 292. 1876. — Dr. R. Hausmann, Ueber den Winteraufenthaltsort Meran. Berl. klin. Wochenschr. 1866 Nr. 39 ff. T. v. Tschirschky, Meran. Zur Orientirung über Klima, Reise und Aufenthalt. 2. Aufl. neu bearbeitet und ergänzt v. Dr. H. Helfft. Berlin 1867. — Dr. Tappainer, Die Climato-Therapie der Lungenschwindsucht. Berl. klin. Wochenschr. 1874. Nr. 43. — Dr. Pircher, Meran als klimatischer Curort mit Rücksicht auf dessen Curmittel. 3. Aufl. 1875. — Dr. Ed. Kuhn, Die Kurmittel von Meran. Wien 1875. — Burdach, Der Winter 1875/76 in Meran. Berl. klin. Wochenschr. 1876 Nr. 24. — Hugo Knoblauch, Meran. Ein Führer für Kurgäste und Touristen 4. Aufl. Meran 1877. — Dr. Lindemann, Bericht über Arco in Südtirol. Deutsche Klinik 1871. Nr. 26. — Modl, Klimatische Verhältnisse des Thales von Riva-Arco. Bayer. ärztl. Intellig.-Bl. XIX. 26. 1872. — Dr. F. Küchenmeister, Die periodischen und nicht periodischen Winde des Gardasee's. Oestr. Zeitschr. für pract. Heilk. 1873. — Dr. E. Vambianchi, Der Curort Arco in Südtirol. Arco 1876. — Dr. Jul. Spitzmüller, Der klimatische Curort Arco. Wien 1877. — Dr. Jos. Schreiber, Arco am Gardasee. Wien 1879. — Prof. Dr. Schellenberg, Im Golfe von La Spezia und am Comersee. Leipz. u. Stuttg. 1865. — Dr. med. H. J. Thomas, Beiträge zur allgemeinen Klimatologie und Mittheilungen über Cadenabbia, Lugano, Spezia als klimatische Kurorte. Erlangen 1873. Meyer-Ahrens, Die Heilquellen und Kurorte der Schweiz. 2. Ausg. 1867. — Ferri, Notizie sul clima di Lugano nell' anno 1870. — Dr. Cornils, Lugano. Deutsche Medicin. Wochenschr. III. Nr. 34, 1877 u. Corresp.-Bl. für Schweizer Aerzte 1878. — Dr. C. Scharrenbroich, Pallanza am Lago Maggiore als klimatischer Curort. Wien 1877. — Muret, Dr. med., Einige Worte über die Ufer des Genfersees als Krankenaufenthalt. Deutsche Klinik 1864 Nr. 3 u. 4. — Prof. Lebert, Ueber die Indicationen für Vevey und die Bucht von Montreux als klimatische und Traubenkurorte. Berl. klin. Wochenschr. 1875 Nr. 30, 31 ff. — Steiger, Dr. med., Montreux am Genfersee als klimatischer Winteraufenthalt und Traubenkurort. Stuttg. 1876. — Rambert, Lebert, Dufour etc., Montreux. Neuchâtel 1877. — Th. Gsell-Fels, Dr. med., Die Bäder und klimatischen Kurorte der Schweiz. Zürich 1880. — Rambert, Bex et ses environs 1871. — Prof. Lebert, Bex als Sommer- und Winterkurort. Berl. klin. Wochenschr. 1874 Nr. 4. — G. v. Liebig, Mittheilungen über Bex. Deutsche Medic. Wochenschr. III. Nr. 50 u. 51. 1877.

Vergleichende Tabelle	Meran	Bozen (Gries)	Montreux	Lugano	Cadenabbia	Arco	Pallanza
Seehöhe	324	264	385	275	233	93	193 M.
Winter-Temp.[1]	1.8	1.9	2.4	2.9	3.6	3.7	3.9° C.

Jenseits des Hauptkammes der Centralalpen, sei es dass wir ihn auf der Passhöhe des Brenner, Splügen oder

[1]) Es ist nöthig bei dieser Gelegenheit an die Differenz der meteorologischen Beobachtungsstunden in den verschiedenen Ländern zu erinnern, nämlich: Deutschland beobachtet um 6, 2 und 10, Oesterreich (Bozen, Meran) um 7, 2 und 9, die Schweiz (Montreux, Lugano) um 7, 1 und 9, Italien (Cadenabbia, Pallanza) um 9, 3 und 9 Uhr. Die Mittelwerthe der italienischen Stationen fallen wegen der verspäteten Morgen-Beobachtung relativ zu hoch aus. Man muss dann das Mittel aus Maximum und Minimum benutzen.

Gotthard überschreiten, oder dass wir zwischen Berner Alpen und Jura ihn umgehen, stossen wir auf Orte, welche sich unter dem directen Windschutz des mächtigen Gebirgsstockes befinden. In einer Höhenlage von 100—400 Metern und sich noch dicht dem Gebirge anschmiegend besitzen sie die wesentlichen Eigenschaften des subalpinen Klimas: reine und frische Luft, wie sie aus den Thälern und über die Fläche von Binnenseen ihnen zuströmt. Diese, der mehr oder weniger vollkommene Windschutz und eine nur sehr mässige Wärmesteigerung unterscheiden sie vom cisalpinischen Gebiet. Kann man diesseits der Alpen die mittlere Temperatur der 3 Wintermonate (Dec., Jan., Febr.) mit ungefähr $+0.5\,^{0}$C. bezeichnen, dort erhöht sie sich bis auf 2—3.5^{0}. Das sind, wie leicht ersichtlich, keine Wärmeverhältnisse, bei welchen man die Winterkleidung entbehren könnte, denn sie entsprechen im Allgemeinen denjenigen unseres Märzmonats. Wer in einem dieser Kurorte ein südliches Klima zu finden hofft, wird bitter enttäuscht werden und eingestehen müssen, dass selbst die vielgeschmähten Mittelwerthe der Wärme mehr Beachtung verdienen, als man ihnen gewöhnlich zuerkennt. Wegen ihrer relativ niederen Wärmegrade hat man diese Kurorte als Uebergangsstationen bezeichnet. Für manche Wärmebedürftige sind sie es in der That; diese finden dort im Herbst und Frühling bei gleichzeitiger Trauben- oder Molkenkur ein vortreffliches Asyl. Aber schlechtweg ist ihr Wirkungskreis mit diesem Namen keineswegs genügend bezeichnet; denn Hunderte von Kranken bleiben dort den ganzen Winter und machen eine recht gute Kur, und wir kennen viele Norddeutsche, welche zu wiederholten Malen in Meran, Montreux etc. waren und immer wieder mit Vorliebe auf diese Orte zurückkommen. Es giebt eben viele Patienten, denen Windschutz und ein geringes Wärmeplus vollständig zur Luftkur genügt, und die sich so weniger verweichlichen und die Differenzen der Heimath bei ihrer Rückkehr weniger stark empfinden, als wenn sie den Winter an der Riviera oder noch weiter im Süden zubrachten. Vergleichen wir die Kurorte dieser Gruppe untereinander, so finden wir, dass Montreux und Meran höher gelegen und kühler sind wie die Stationen an den italienischen Seen. Wir werden auch noch sehen, dass Gries und Meran nicht unbedeutend trockner sind wie ihre Concurrenten und dass sie dadurch eine gesonderte Stellung einnehmen.

Bozen.

Reise und Aufenthalt. Von München aus erreicht man Bozen in 9 1/2 Stunden. Man fährt mit dem Schnellzug um 9 Uhr 10 Min. Vormittags von München ab, ist um 11 U. 10 Min. an der österreich. Grenze in Kufstein (woselbst Zollrevision) und Abends 6 U. 45 Min. in Bozen. Die Wagen sind auf der ganzen Strecke geheizt. Von Wien fährt man Abends um 8 Uhr 10 Min. ab, ist am andern Morgen früh um 7 U. 20 Min. in Kufstein und Nachmittags um 4 U. 20 Min., also nach 20 1/4 stündiger Fahrt, in Bozen. — Gasthöfe u. Pensionen. Gegenüber dem Bahnhof liegt Hotel Victoria (dasselbe hat eine Reihe mit guten Oefen und Fussteppichen versehener Südzimmer), weiter in die Stadt hinein befinden sich die Gasthöfe zur Kaiserkrone, zum Mondschein, zum Erzherzog Heinrich (zugleich Posthalterei), Hotel Kräutner. Gasthäuser 2. Klasse sind Stiegl (viel Gäste aus Bayern), Goldener Engel,

Greif, Traube etc. — Restaurationen. Vilpianer Bierquelle neben dem Bahnhof, Kräutner am Johannesplatz, Hörmann. — Privatwohnungen sind in grösserer Anzahl und zu verschiedenen Preisen vorhanden. — Aerzte. Profanter, v. Zallinger, v. Braitenberg, v. Hepperger, Weiser, Sauter u. A. — Apotheken. Zrneth, Waldmüller (beide unter den Lauben). — Buchhandlungen. Moser, Promberger. — Banquiers. Zallinger, Tschurtschenthaler. Deutscher Consul. Herr v. Putzer.

Von Innsbruck aus nach Süden längs des Sillthals windet sich die niedrigste unserer Alpenstrassen bis zur Höhe des Brennerpasses hinauf, und nun, dem Laufe des Eisack folgend, senkt sich der Weg nach Sterzing, nach Brixen, endlich öffnet sich ein Thalkessel, ausgestattet mit so manchen Kennzeichen einer südlichen Landschaft, und Bozen liegt vor uns. Selbst im Winter, wo die Stadt ihres schönsten Schmuckes, des üppigen Grüns der weithin sie umkränzenden Rebengärten entbehrt, wo die Gruppen mächtiger Kastanien blätterlos stehen, selbst da macht sie durch den herrlichen Blick auf das Schlerngebirge, welches das Thal nach Osten abschliesst, durch die Burgen, Schlösser, Villen und Kapellen, welche hier und da von den sie umgebenden Hügeln hervorleuchten, einen angenehmen, wohlthuenden Eindruck, der sich noch wesentlich verstärkt, wenn der von Norden her Ankommende gutes Wetter mitbringt und von einem warmen Hauch des Südens berührt wird. Bozen, eine Stadt von etwa 10,000 Einwohnern und durch seine Verbindungswege nach Deutschland, Italien und der Schweiz voll regen Lebens, liegt ziemlich hoch am südlichen Abhange der Alpen, nämlich 262 Meter über dem adriatischen Meere. Der günstige Eindruck, den die verkehrsreiche, allen Bedürfnissen des Lebens genügende Stadt auf den Fremden macht, und die frische Alpenluft von den Strahlen der Sonne durchwärmt, Beides trägt dazu bei ihn festzuhalten und zu längerem Aufenthalt einzuladen. Und doch ist Bozen nicht genug geschützt gegen kalte Luftströmungen und zu ungleich in seinen Temperaturverhältnissen, um als Winterstation für Leidende mit Meran oder dem ganz nahe gelegenen Gries concurriren zu können. Dies kommt daher, dass der Eisack, an dessen östlichem Ufer die Stadt sich ausdehnt, und welcher vorher eine südwestliche Richtung hatte, 1½ Stunden oberhalb Bozen, bei Blumau seinen Lauf geradezu nach Westen nimmt, und sein Thal nun scharfen Ostwinden, welche von den schneebedeckten Dolomitfelsen des Schlern sich herabstürzen, freien Zutritt gestattet. Ausserdem ist die Stadt den Winden des Sarnthals preisgegeben.

Gries.

Reise und Aufenthalt. Gries ist vom Bahnhof Bozen nur ¼ St. entfernt; Wagen stehen dort bei jedem Zuge bereit. — Ausser dem von München her Abends 6 U. 51 Min. und von Verona her um 8 U. 54 Min. früh eintreffenden Schnellzug, bestehen in beiden Richtungen noch 3 Postzüge. Wer von Norden her kommend längere Eisenbahnfahrten scheut kann bequem in Innsbruck nächst dem Bahnhof in dem gut eingerichteten Europäischen Hof oder in dem noch eleganteren Tiroler Hof übernachten und andern Tags früh 9¾ U. nach Bozen reisen, wo er 4 U. 20 Min. Nachm. eintrifft. — Gasthöfe u. Pensionen. Unmittelbar an der Talfernbrücke beim Eingange in Gries befindet sich der gut gehaltene Gasthof Badl mit theilweise schönen sonnigen Zimmern, als dauernder Aufenthalt für Kranke etwas zu windig u. staubig; Goldenes Kreuz mitten im Ort; Hotel Bellevue mit 42 Z.; Pension Melchiori; Hotel u. Pension Austria mit Dépendance Gandlhof in bester Lage, regelmässige Omnibusverbind. mit dem Bahnhof Bozen, 104 Z., grosser hoher Speisesaal, Lesesalon u. Billardzimmer, Vorkehrungen für hydrotherapeutische, electrische u. pneumatische Behandlung. Pensionspreis incl. Zimmer von 3 Fl. 50 Kr. an. Für Kinder bis zu 10 Jahren beträgt die Bekōstigung 1 Fl. 50 Kr. tägl., die Gesammtpension für einen Diener 2 Fl., Service $1\frac{1}{2}$—2 Fl. wöchentl., 1 Korb Brennholz 80 Kr., 1 Lampe 30—50 Kr. den Abend. Zimmer ohne Verpflegung zu 15—40 Fl. monatl. Aerztl. Leiter der Kuranstalt Dr. Herm. Mayrhofer, Wirth Obermüller. — Privatwohnungen, in welchen man grossentheils auch Pension erhalten kann, in den Villen Aufschnaiter, Neureuter, Hepperger, Gruber, Leiss, Wenter, Werthner etc. Alle Zimmer in Gries haben Oefen, sind gedielt und theilweise mit Fussteppichen versehen. Preis eines Zimmers 8—30 Fl. monatl., der Pension $2\frac{1}{2}$—4 Fl. tägl. Der Miethspreis einer Villa von 4—6 Z. mit Zubehör beträgt pro 1. Oct. bis Ende Mai 400—600 Fl. — Der Kurverein ertheilt Auskunft über alle den Fremden interessirenden Verhältnisse. — Gries hat ein eigenes Postamt, Telegraphen-Bureau in Bozen. — Aerzte. Dr. Mayrhofer (im Sommer im Römerbad in Südsteiermark), Dr. Marchesani. — Eine gute Apotheke ist vorhanden. — Badeanstalten im Gasthof Badl und im Hotel Austria für die dortigen Pensionäre (1 warmes Bad mit Douche 1 Fl., mit Heizung 1 Fl. 30 Kr., 12 Bäder 10—13 Fl.) — Kurzeit und Kurmittel. Die Weinberge in Gries-Bozen liefern vortreffliche Trauben mit dünner Schale. Die Traubenkur beginnt am 1. September (weisse Trauben hat man zwar schon in der 2. Hälfte des August, doch ist die Hitze dann noch zu gross); October bis Ende April und selbst bis Ende Mai sind zur Luftkur geeignet; vom 1. April ab ist täglich frisch gepresster Kräutersaft Molke u. Kuhkumys zu haben.

Bozen liegt in einem rechten Winkel, dessen einer Arm, nach Osten sich erstreckend, durch den Eisack, der andere von dem von Norden her aus dem Sarnthal dem Eisack zufliessenden Talfernbach gebildet wird. Beide vereint nehmen eine südwestliche Richtung und münden eine Stunde unterwärts in die Etsch. Sobald man die Talfernbrücke überschritten hat, befindet man sich in Gries, einer Gemeinde von 2300 Seelen. Schon der gleich rechts, kaum 100 Schritt hinter der Brücke an der meraner Strasse liegende Gasthof „Badl“ zählt nicht mehr zu Bozen. Verfolgt man diese Strasse weiter, so kommt man zwischen hohen Mauern, welche die Weingärten auf beiden Seiten begrenzen, nach 15 Minuten auf den Kirchplatz in der Mitte des Ortes. Die meraner Strasse, an welcher der aus 7 Weilern und aus gegen 400 zerstreuten Wohngebäuden bestehende Ort sich hinzieht, bildet die Basis eines Dreiecks, dessen beide anderen in eine Südspitze auslaufenden Seiten östlich vom Talfernbach und weiterhin vom Eisack, westlich von der Etsch gebildet werden. Von Norden her füllen den Raum zwischen Etsch und Talfernbach gewaltige Gebirgsmassen, welche vom Kreuzjoch und Möltnerjoch abwärts im Vorerberg, Sattner und Alten nach Süden vordringen, bis der von Ost nach West sich lang hinstreckende etwa 650 Meter hohe Guntschnaberg den Ort Gries unmittelbar gegen Norden deckt. Der Guntschnaberg ist für Gries was der Küchelberg für Meran oder besser noch für Gratsch, da er es gegen die Luftströmungen aus dem vom Talfernbach durchflossenen Sarnthal ebenso vollkommen schützt wie der Küchelberg jenes vor den Winden des Passeiers. Was aber den durch das Eisackthal herabkommenden Schlernwind betrifft, so bleibt er auf der meraner Landstrasse nicht unbemerkt, obwohl dieselbe schon seitwärts der Hauptströmung dieses Windes liegt. Weiter nördlich bis unmittelbar zum Fusse des Guntschnaberges wird die Gegend immer windstiller und immer wärmer. Hier schützt der Oberbozener Berg fast vollständig gegen die von den

Dolomiten durch den Bozenergrund herandringenden Ostwinde, welche nur im Märzmonat diesen Schutzwall zu umgehen wissen und dem Kranken dann lästig werden. Die dort zerstreut inmitten der Rebenpflanzungen liegenden Gebäude bilden die Weiler Haimgart und Morizing. Geht man von der Villa Aufschnaiter aus östlich an dieser Berglehne hin, so erreicht man an der Pension Austria vorüber in 20 Minuten einen Römerbau, den Thurm des Drusus, vom Volke gewöhnlich der „gescheibte Thurm" genannt, und hier hat man bereits die beste Lage von Gries hinter sich, denn nun fängt der Luftzug aus dem Sarnthal an sich bemerkbar zu machen. Steigt man an der Berglehne in die Höhe, so findet man sie, als Zeichen der sich hier entwickelnden hohen Temperatur mit einer kleinen Cactus, (Opuntia vulgaris) wie mit einem Unkraut dicht überzogen. Hier kann man schon Ende Januar an herrlich warmen Nachmittagen sich blühende Veilchen pflücken; die Reben aber, welche den Fuss des Berges umkleiden, bringen 14 Tage eher reife Trauben als die von Meran.

Da in Gries bis jetzt eine meteorologische Station noch nicht existirt, so muss man die in Bozen gemachten Beobachtungen zu Hülfe ziehen, obwohl beide Orte klimatisch durchaus verschieden sind. Bozen mit seinen engen, dumpfen Gassen und mit seinem geringen Windschutz lässt sich mit den bevorzugten Plätzen von Gries in keiner Weise vergleichen. Dass in Gries während der Zeit von 11 Uhr Vormittags bis 4 Uhr Nachmittags die Temperatur im Schatten etwa 2°C. wärmer ist als in den Strassen von Bozen, davon habe ich mich wiederholt mit dem Thermometer in der Hand überzeugen können. Vergleichen wir die Ergebnisse der meteorologischen Stationen von Bozen und Meran, so finden wir, dass Ersteres eine um ein Weniges höhere Temperatur besitzt.

Mittlere Temperatur a. d. Jahren 1848—67.

Temper. n. Cels.	Oct.	Nov.	Dec.	Jan.	Febr.	März	April
Bozen	12.4	5.6	1.7	0.4	3.3	7.6	13.1
Meran	12.8	5.6	1.8	0.3	3.4	7.8	12.6

Bezüglich des Luftdrucks hat Folwarczny im Winter 1872/73 Beobachtungen angestellt. Das Monatsmittel des Barometers schwankte zwischen 733.4 und 739.7. Im Allgemeinen ist der Luftdruck ziemlich constant; er steigt allmälig in den Wintermonaten, erreicht im Anfang des Monat März sein Maximum, um noch im selben Monat beträchtlich zu sinken und gegen den April hin das Minimum zu zeigen. Innerhalb des Krankentages sind die Differenzen meist unerheblich.

Derselbe Winter (1872/73) war ein ungewöhnlich feuchter. Folwarczny notirte folgende Zahlen für die relative Feuchtigkeit: Oct. 81.5, Nov. 81.3, Dec. 81.9, Jan. 77.5, Febr. 67.5, März 65.6, April 62.9.

Die Höhe des jährlichen Niederschlages beträgt für Bozen 1178 Millimeter. Schnee fällt selten, bleibt aber bisweilen bei kalten Nächten im Schutze der Weinbergsmauern längere Zeit liegen. Im Durchschnitt kann man auf das Jahr 150 schöne, 147 trübe und 56 Regentage rechnen, dazu 6 Schneetage und 6 Tage mit Gewittern.

Nach Aufzeichnungen, welche ein langjähriger Kurgast von Gries, Herr G. Dahlke, mir gütigst mittheilte, waren nach 6jährigem Durchschnitt (1864—69) der Tage, an denen er 4—7 Stunden im Freien zubringen konnte, im October 24, im November 20, im December 17, im Januar 15, im Februar 17, im März 20 und im April 26.

Ueber die Stellung von Gries zu Meran ist für und wider gestritten worden. Wägt man die Meinungen unparteiisch ab, so kommt man zu dem Resultat, dass Gries in den Mittagsstunden die Temperatur von Gratsch hat, d. h. um über einen Grad wärmer ist als Meran. Auch hat es durch die nach Westen weit zurücktretenden Gebirge die Abendsonne länger als Meran. Gries, 264 Meter Seehöhe, liegt etwas niedriger als Meran und hat wie dieses eine frische reine Bergluft. Messungen der relativen Feuchtigkeit sind bis jetzt noch nicht in genügendem Masse vorgenommen worden, doch gehört der Kurort muthmasslich zu den mehr trockenen. In Bezug auf die Beständigkeit des Wetters, auf die Zahl der sonnenhellen Tage und die Häufigkeit der Niederschläge bestehen dieselben Verhältnisse wie in Meran. v. Tschirschky giebt an, dass in der Ebene bei Gries so gut wie bei Meran der Schnee wochenlang liegen bleibe, an den Abhängen der Schutzberge hat er an beiden Orten keine lange Dauer. Dass in den Strassen von Gries viel Staub herrscht, und man, um diesem Uebelstande zu entgehen, sich bis an den Fuss des Guntschnaberges zurückziehen muss, ist für Gries Meran gegenüber ein entschiedener Nachtheil.

Dass ein Ort mit so auffallend günstigen klimatischen

Verhältnissen, der einerseits alle Vortheile eines Landaufenthaltes bietet, anderer Seits nur 10 Minuten von einer lebhaften Stadt und eine Viertelstunde vom Bahnhofe entfernt ist, nicht einen weit schnelleren Aufschwung genommen hat, scheint auf den ersten Blick unbegreiflich. Schon vor zwanzig Jahren hat es Wintergäste in Gries gegeben, und an wohlwollenden Beurtheilern hat es dem Kurorte, den man nicht mit Unrecht „das deutsche Mentone" genannt hat, niemals gefehlt. Um so heftigere Widersacher fand die Benutzung der heilkräftigen Luft von Seiten der Fremden in der Majorität der Einwohnerschaft von Gries selbst. Diese Weingutsbesitzer waren zu reich, um genöthigt zu sein die Vorzüge ihrer Heimath auszubeuten, und zu bigott, um zu wünschen, dass Andersdenkende derselben theilhaftig würden. Klerikale Einflüsterungen nährten bei den angesehensten Mitgliedern der Gemeinde die Furcht, man könne gar noch ein evangelisches Bethaus nach Gries bekommen, wie es Meran betroffen habe. So waren viele Wohnungen in günstiger Lage lange Zeit den Leidenden geschlossen. In Meran, wo überdies der Grundbesitz in den Händen einer grösseren Anzahl kleiner Besitzer ruht, hat die umsichtige Leitung der „Kurvorstehung" es vor Jahren schon durchgesetzt bequeme Spaziergänge in nächster Nähe zu schaffen, in Gries hat man erst in den letzten Jahren angefangen den Hauptweg am Fusse des Guntschnaberges, der es längst so sehr verdient hätte, endlich für Kranke nutzbar zur machen. Dies war um so nöthiger, als die Promenade im Innern des Ortes durch die hohen Weinbergsmauern zu beiden Seiten nicht gerade angenehm und in der Nähe der Chaussée, wie gesagt, oft sehr staubig ist, und als alle erlaubten Weingutswege noch sehr im Argen liegen.

Es fehlt nicht an Häusern, und ihre Zahl hat sich in den letzten Jahren vermehrt, wo der Kranke bei einsichtsvollen und biederen Wirthsleuten gute Aufnahme findet; die wiener Baugesellschaft aber hat dieser trefflichen Winterstation durch Erbauung der Pension Austria und Aufschliessung der klimatisch günstigen Lagen erst ihre wahre Bedeutung verliehen und der Zahl der Kurgäste, welche bisher sich dort aufhielten, einen erheblichen Zuwachs verschafft. Von der Villa Aufschnaiter und V. Neurauter bis in die Gegend des gescheibten Thurms ist aber immer noch Platz genug für manches stattliche Gebäude und für die sonnigsten und windfreisten Gartenanlagen. Die Frequenz des Kurortes hat sich allmälig soweit gesteigert, dass in den letzten Jahren die Saison 500 bis 600 Kurgäste aufweist.

Es giebt in Gries mehrere Brunnen, welche gutes Trinkwasser liefern, für die Pension Austria wird dasselbe einer in einer Porphyrspalte aufgefundenen Quelle entnommen. Im Winter ist das Trinkwasser grösstentheils schmackhaft, im Sommer wird das sparsam fliessende Quellwasser öfters durch Zuleitung von Talfernwasser verstärkt und ist dann als Trinkwasser nicht frisch genug.

Gries zeichnet sich besonders Bozen gegenüber durch einen guten Gesundheitszustand der Einwohner aus. Die Sterblichkeitsziffer, aus 10 Jahren berechnet, ergiebt jährlich einen Todesfall auf 62 Lebende, also 16 Todesfälle auf 1000. Die gewöhnlichste und oft tödliche Sommerkrankheit ist die Ruhr, wozu übermässiger Obstgenuss und das in den entfernteren Bezirken in offenen Bewässerungskanälen dahinfliessende Trinkwasser Veranlassung geben. Eine häufige Todesursache ist auch in Folge des sehr reichlichen Weingenusses Speckleber mit consecutiver Wassersucht. Vieles Weintrinken und starkes Essen sind auch die Ursachen der nicht seltenen Apoplexien. Typhus kommt wenig vor, wie denn überhaupt in 25 Jahren nur eine Ruhrepidemie und 2 durch Einschleppung hervorgerufene Blatternepidemien zur Beobachtung kamen. Im Allgemeinen sind Erkrankungen der gastrischen Organe und der Leber weit gewöhnlicher wie Katarrhe oder Entzündungen des Athmungsapparates.

Gries hat dieselben Anzeigen und Gegenanzeigen für eine klimatische Kur wie Meran. Dieses ist etwas kühler und sonnenärmer aber staubfreier, und gestattet in seiner ganzen Ausdehnung von Obermais bis Gratsch eine grössere Mannichfaltigkeit des Kurplanes. Erholungsbedürftige nach langen erschöpfenden Krankheiten (besonders im jugendlichen Alter), Rheumatiker, Kranke mit profusen Katarrhen, stationäre Phthisiker passen nach Gries. Für Kranke, welche anhaltend fiebern und grosse Schwäche erkennen lassen, für welche also eine klimatische Kur überhaupt bedenklich erscheint, bietet die Pension Austria immerhin mehr als die Kurorte des Südens: behagliche, heizbare Zimmer, eine windgeschützte mit Sitzplätzen versehene Promenade in unmittelbarer Nähe und den Arzt im Hause. Familien, welche im innigen Zusammenleben sich befriedigt fühlen und keine besonderen Ansprüche auf gesellige Vergnügungen machen, finden für chronische Brustkranke und Reconvalescenten aller Art in Gries ein sehr zweckmässiges Asyl. Einzeln Reisende, jüngere Patienten, welche Anschluss suchen und Abwechslung in ihren Promenaden lieben, werden in Meran sich wohler fühlen. An weiteren Ausflügen für Leichtkranke (nach Siegmundskron, Kaltern, Runkelstein, Ried, Greifenstein, Eppan etc.) ist kein Mangel. Sommerflüchtlingen bieten Oberbozen, der Ritten, Jenesien und das Sarnthal die nächsten bescheidenen Stationen.

Man hat das gesellige Leben Bozens (Theater, Casino etc.) als einen Vorzug für Gries bezeichnet. Die meisten Kranken werden wohl thun darauf zu verzichten, weil die engen hohen Strassen, und besonders wie in Meran die Laubengänge, schon bei Tage einen unangenehmen Temperaturunterschied fühlbar machen, abendliche Ausflüge über die Talfernbrücke aber Jedem geradezu abzurathen sind. Dagegen kann man es nicht hoch genug anschlagen, dass man in Bozen eine deutsche Stadt in nächster Nähe hat, aus der man sich Alles was Leib und Geist bedarf, schnell verschaffen kann. Nur ist dem Kurgast von Gries, der in Bozen zu thun hat, zu rathen, dass er die engen schattigen Strassen der Stadt möglichst vermeide und deshalb seinen Weg gleich hinter der Brücke rechts herum durch die Spitalsgasse nehme.

Meran.

Reise und Aufenthalt. Die Zweigbahn Bozen-Meran führt uns viermal täglich, im Anschluss an die auf der Brennerbahn von Norden und Süden eintreffenden Eilzüge, von Bozen aus in einer Stunde zum Kurort. — Das Hauptzollamt ist in Bozen und es findet deshalb für die nach Meran adressirten Sendungen die Zollabfertigung dort und nicht in Meran statt. Will der Absender dem Adressaten jede Mühe sparen, so ist ihm deshalb zu rathen einen Spediteur in Bozen oder das Hauptzollamt selbst in den Stand zu setzen, Oeffnung und Verschluss der Sendung vorzunehmen. — Kurzeit. Meran hat 3 Saisons. Die Herbstsaison, zugleich die Zeit der Traubenkur, dauert v. 1. Sept. bis letzten Oct., die Wintersaison v. 1. Nov. bis letzten März n. J., die Frühlingssaison, zugleich die Zeit der Milch-, Molken- u. Kräutersaftkur v. 1. April bis 15. Juni. — Die Kurvorstehung leitet in musterhafter Weise alle die Kranken interessirenden Verhältnisse. An sie kann der Kurgast schriftlich oder mündlich (letzteres täglich zwischen 1—3 Uhr) in allen seinen Angelegenheiten sich wenden. Auch existirt in der Kurverwaltungskanzlei ein Beschwerdebuch, worin Uebervortheilungen des Publikums seitens der Wirthe und Gewerbetreibenden zur Kenntniss des Kurvorstandes gebracht werden können. Wer keine Bekannte in Meran hat, thut unter Umständen gut sich vor seiner Ankunft bei der Kurvorstehung um eine Wohnung zu bemühen; denn die guten nach Süden gelegenen Zimmer sind schon zu Anfang der Saison vergriffen. — Kurtaxe. Jeder Fremde, der sich länger als 2½ Tage in Meran aufhält, hat eine Kurabgabe zu entrichten und zwar in der Herbst- u. Frühlingssaison 4 Wochen lang, in der Wintersaison 6 Wochen lang jede Woche 1 fl., Kinder u. Diener zahlen den 4. Theil. — Gasthöfe. In Meran selbst: Erzherzog Johann (Post), Graf v. Meran, Hassfurther, Sonne, Forsterbräu, Sandhof; in Obermais: Erzherzog Rainer; in Untermais: Aktienhotel der Wiener Baugesellschaft (160 Z.), Maiserhof. Alle diese Hotels sind zugleich auch Pensionen. — Pensionen sind sehr zahlreich vorhanden. Sie gewähren dem Einzelnen ein Zimmer und vollständige Verpflegung exclus. Getränk, Licht u. Heizung für 2—5 Fl. pro Tag. Die Forderungen der Wirthe und Gastgeber sind übrigens nicht überall fixirt, sondern man richtet sich gern nach den Zeitverhältnissen u. der Lebensstellung des Kurgastes. Alleinstehende thun am besten in einem der grösseren Hotels oder Pensionshäuser Quartier zu nehmen. — Privatwohnungen. Einzelne Zimmer sind in grosser Auswahl und den verschiedensten Ansprüchen genügend zu 10—60 Fl.

pro Monat zu haben. Eine Etage von 3—8 Zimmern mit Küche und Zubehör kostet monatl. 60—300 Fl. Die Wohnungen sind gewöhnlich mit Doppelfenstern versehen und werden durch gute Kachelöfen geheizt. Ein schriftliches Abkommen ist zu empfehlen. Vom Schiessstand beginnend stossen wir zunächst auf das beliebte Neuhaus, dann Fortuna, Aurora, weiterhin an der Gisela-Promenade auf eine Reihe sehr stattlicher Häuser (Dr. Pircher, Passerhof, Joh. Moser, V. Gschaidter, V. Germania etc.) Diese, so wie die Gebäude weiter aufwärts an der Passer (Putz, Villa Fanny, Hassfurther, Deutsches Haus, Sandhof, Passerschlösschen, Felseneck) befinden sich sämmtlich in bester Lage. Gute stille Häuser mit einzelnen Zimmern für Schwerkranke sind die von Feyertag, Florineth, Stecher, Wachter. Eine grosse Anzahl von Wohnungen befindet sich Unter den Lauben und auf dem Rennwege, aber hier möge man genau prüfen und lieber vorher den Arzt consultiren, weil nicht alle hier gelegenen Wohnungen in gesundheitlicher Beziehung empfehlenswerth sind. In Gratsch liegt am wärmsten Punkt der Gegend die Villa Martinsbrunn. In Obermais und Untermais endlich trifft man eine grosse alljährlich wachsende Anzahl neuer schöner Gebäude, welche den verschiedensten Ansprüchen gerecht werden. Die Gesammtkosten eines Meraner Aufenthaltes lassen sich auf 100—125 Fl. pro Monat und Person veranschlagen; wer sehr wenig Ansprüche macht und sich einzurichten versteht, mag noch um 25 Proc. billiger leben. — Kurvorsteher: Hans Settari. — Aerzte: Frank, Hausmann, Huber, von Kaan, Kleinhans, Knauthe, Kuhn, Ladurner, Mazzegger, v. Messing, Moroder, Pircher, Prünster, Putz, Rochelt (Operateur), Settari (Leiter der pneumatischen und Badeanstalt im Kurhause), Tappeiner (nur Consiliarpraxis), Theiner, Veninger; Zahnärzte: Meyer, Rudolph. — Apotheken. Haller'sche und v. Pernwerth. — Krankenpflege. Die Schwestern vom heiligen Kreuz, Marienherberge, unterm Berg 5; ausserdem auch geeignete Privatkrankenwärter. — Das Kurhaus an der Gisela-Promenade enthält in der Mitte einen grossen schönen Saal, in welchem bei ungünstigem Wetter die Kurkapelle spielt und Concerte, Bälle u. Réunions abgehalten werden. Hier findet auch im Frühjahr der Ausschank der Molke und Mineralwässer, im Herbst der Verkauf der Weintrauben statt. An diesen Saal stösst ein eleganter Conversationssalon u. hieran wieder schliesst sich die geräumige Lesehalle mit 80 in- u. ausländischen Journalen (Kölnische, National-, Kreuz-, Norddeutsche Allgemeine, Augsburger Allg., Frankfurter Zeitung, Germania, Hamburger Nachrichten, Deutsche Rundschau, Times, Débats, Figaro etc. etc.) Das Lesezimmer ist v. 9 U. früh bis 9 U. Ab.

geöffnet. (Abonnement 3 Fl. monatl., 15 Fl. pro Saison). Daneben Spiel- und Rauchzimmer. Oestlich an den Saal schliesst sich ein Café-Salon mit 2 Billards, ein Spielzimmer und ein grosser heller Speisesaal. Alle Räume sind sehr gut ventilirt, werden durch Gas erleuchtet und mittelst Luftheizung erwärmt. Im Kurhause befinden sich noch a) eine Badeanstalt mit 10 Zellen für warme Sool-, Fichtennadel- u. Douchebäder nebst einem russischen Dampfbad und b) ein pneumatischer Apparat. Die Kammer ist nach dem Modell der Reichenhaller construirt und kann 4 Personen aufnehmen; sie besitzt Einrichtungen zur Erwärmung und Abkühlung der Luft und hat nach Dr. Pircher's Angabe auch das Princip des Waldenburg'schen Inhalationsapparates in sich aufgenommen, so dass der in der Kammer sitzende Kranke, während er comprimirte Luft einathmet, nach Belieben in comprimirte, atmosphärische oder beliebig verdünnte Luft ausathmen kann. — Gottesdienst: Katholischer in der Pfarr- uud St. Georgenkirche, evangelischer im Bethause (der Bau einer evangelischen Kirche ist im Werke). — Lehr- u. Erziehungsanstalten. In Meran befindet sich ein k. k. Obergymnasium, eine Knaben- u. (Privat-) Mädchen-Schule, ausserdem fehlt es nicht an Privatlehrern u. Privatlehrerinnen in den verschiedensten Unterrichtszweigen. — Buchhandlungen. Pötzelberger, zugleich Leihbibliothek, Musikalien-Leihanstalt, Lesecirkel, Auskunft über Lehrstunden; Plant; Jandl. — Telegraphenamt auf dem Rennweg 36, geöffnet früh 7 bis Abends 10 Uhr. — Deutscher Consul. Herr v. Putzer in Bozen. — Geldwechsler. Gebr. Biedermann, Bluemel. Grössere Geldsummen kann man mit Sicherheit in der Meraner Sparkasse zinsbar anlegen.

Meran, eine kleine Stadt Südtirols mit 5500 Einwohnern, liegt unterm 46° 41′ nördlicher Breite an der Passer. Ehe dieses Flüsschen eine halbe Stunde weiter unterhalb sich in die Etsch ergiesst, beschreibt es einen nach Nordwest geöffneten Bogen. Auf dem diesen Bogen ausfüllenden Terrain erhebt sich im Norden der gegen 260 Meter hohe Küchelberg und südwärts von diesem die eigentliche Stadt. Das hier 1½ Stunden breite Etschthal wird nach Norden durch steile Gebirgszüge geschützt, welche die Sonnenstrahlen in ihrer ganzen Ausdehnung auffangen und reflectiren. So erhebt sich oberhalb des Küchelbergs die Mutspitze (2600 Meter) und westlich davon die gewaltige Tschigatspitze (3100 Meter), während das Spitzhorn nördlich vom Küchelberg mit seinen Ausläufern bis an das Passeiertheil hinantritt, und von Nordosten her, jenseits der Passer, ein Gebirgskamm, als dessen Riese der Iffingerspitz auftritt, mit der sich anschliessenden Haflingeralp, den Nordostwinden einen Damm entgegenstellt. Leider beengen auch von Südosten her Bergmassen, die sich zwischen Sarn- und Passeierthal bis zur Etsch vorschieben, das Thal so weit, dass im Hochwinter die Sonnenstrahlen dasselbe erst gegen 11 Uhr bestreichen, während der nach Südwesten gelegene Marlingerberg sie dem Städtchen schon um 3 Uhr wieder entzieht. Dieser Kranz hoher Gebirgswände wird von Norden her von der Passer, von Nordwesten her von der Etsch durchbrochen, und aus beiden Flussthälern dringen Nord- und Nordostwinde in das meraner Thal, freilich sehr gemässigt, jene durch den hohen Jaufen, der bei St. Leonhard das Passeierthal nach Norden zu abschliesst, diese durch die zahlreichen Windungen, welche die Etsch erleidet, während sie durch den Vintschgau dahinfliesst. Diese Flüsse bringen in ihrem Verhältniss zu dem zwischen beide sich vorschiebenden Küchelberg klimatische Differenzen unter den einzelnen Theilen von Meran selbst und den angrenzenden Ortschaften Obermais, Untermais und Gratsch zu Wege.

Längs des ganzen rechten Passerufers erstreckt sich das beliebteste Fremdenviertel Merans (Steinach). Oestlich im Rücken der Winteranlage, machen sich die Winde aus dem Passeierthale bemerklich, weiter westwärts über die Gisela-Promenade fort dem Kurhause zu liegt der gegen beide Flussthäler windgeschützteste Theil der Stadt. Diese Gegend ist ebenso gesucht wie die nördliche Parallelstrasse, die Laubengasse, wegen ihrer üblen Gerüche und ihrer durch die Arkaden erzeugten kellerartigen Kühle von Kranken möglichst gemieden wird. Gerade nach Norden erstreckt sich, die Laubengasse westlich begrenzend, der Rennweg, welcher gleich jener nur wenige passende Wohnungen bietet, und nur den Vortheil gewährt, dass man den wärmsten und sonnigsten Spaziergang Merans in einigen Minuten von hier aus erreichen kann. Vom nördlichen Ende des Rennwegs gelangt man nämlich dicht am Küchelberg entlang in eine Lage, welche fast ganz geschützt gegen die Winde des Passeierthals und auch der Berührung mit denen des Vintschgaus entzogen, als die eigentliche Treibhauslage der Gegend bezeichnet werden kann. Hier befindet sich nächst dem Vintschgauer Thore noch eine Anzahl Fremdenwohnungen, aber sie sind wenig gesucht, zum Theil wohl deshalb, weil auf den benachbarten Wiesen die Düngung in abschreckender Weise betrieben wird. Weiterhin hat Gratsch selbst einige windgeschützte ländliche Wohnungen, ausserordentlich gut geeignet für wärmebedürftige Patienten, aber leider vom Centrum des Kurortes zu weit entfernt.

Am linken Ufer der Passer, dem Schutze des Küchelberges schon mehr entrückt, breiten sich die Ortschaften Untermais und Obermais aus. Letzteres, auf einer freien mit geschmackvollen Gartenanlagen geschmückten Höhe

(370 Meter überm Meer) wird von den Winden des Passeierthals bestrichen und ist 1—1½° C. kühler als Meran. Trotzdem ist es nicht nur für Frühling und Herbst das gesuchteste Quartier, sondern es erweist sich auch während des Winters für solche Kranke besonders geeignet, welche, wie die Skrophulösen und Chlorotischen, eine mehr reizende und anregende Atmosphäre vertragen können. Die Frequenz steigert sich deshalb hier von Jahr zu Jahr, und selbst im Sommer lassen sich Manche von der zunehmenden Hitze (im Schatten 32° C.) von dort nicht vertreiben. Auch in Unter- und Obermais macht der Uebelstand mangelhafter Abfuhr sich bemerkbar, so dass gar nicht selten Dungstoffe ohne vorherige Desinfection auf die Felder geführt werden.

Meteorologische Tabelle.

Meran.	Oct.	Nov.	Dec.	Jan.	Febr.	März	April
Mittlere Temperatur[1])	12.62	6.24	2.25	0.18	3.02	7.50	12.97
Mittags-Temperatur[2])	16.0	8.3	3.9	2.9	6.9	12.4	17.6
Wind-Tage[3])	1.7	3.5	3	3.5	5	12	4.8
Relat. Feuchtigkeit[4])	77.3	69.2	69.8	77.0	65.0	64.7	54.5
Tage mit Niederschlägen[5])	8.3	5.3	3.4	5.5	2.3	6.6	6.0
Bewölkung[6])	5.0	4.4	3.6	4.0	3.6	5.0	4.3

[1]) Festgestellt durch tägl. Beobacht. (um 6, 2 u. 10 Uhr) a. d. Jahren 1853—68 seitens der meteorolog. Central-Anstalt zu Wien. — [2]) Von Bergmeister in den Jahren 1850 bis 1859 beobachtet. — [3]) Nach 10jähriger Beobachtung v. Tschirschky's unter Hinzufügung von Angaben Pirchers für Oct. u. April. — [4]) Meteorol. C.-Anst. 1853—69. — [5]) u. [6]) meteorolog. C.-Anst. 1858—68. —

Meran hat, wie unsere Tabelle zeigt, seinen vollständigen Winter. Als niedrigste Temperatur notirte v. Tschirsky für den Zeitraum von 10 Jahren die Mittelzahl —8.75° C. Im Winter 1853/54 sank das Thermometer auf —13° C., und die letzten Jahre waren wieder durch so starke Kältegrade ausgezeichnet, dass u. A. im Januar 1871 —11.25 beobachtet wurde. Die Differenz zwischen Sonnen- und Schattenwärme hält sich während der kältesten Monate in mässigen Schranken. Pircher notirte sie im November mit 6.0, im December mit 4.4, im Januar mit 4.3 und im Februar mit 6.2° C. Im September, April und Mai machen sich die erheblichsten Tagesschwankungen der Temperatur bemerkbar.

Die beste Seite des Kurorts ist seine relative Windstille während der Monate October bis Mitte Februar. Sie macht gerade die kältesten Monate zur Luftkur besonders geeignet. Es beruht dies darauf, dass die von Norden über Europa hinziehenden Winde durch die hohen und steilen Bergwände fast vollständig abgehalten werden. Nordwinde treten deshalb nach Pircher nur selten auf und halten meist nicht länger als 24 Stunden an. Sie können durch eisige Kälte den Patienten am Luftgenuss hindern, gelten aber nach Regentagen als Vorboten schönen Wetters. Von Süden her, wo die Thalöffnung nur von niedrigeren Höhen eingefasst wird, macht sich zuweilen ein abgeschwächter Wind bemerkbar. Häufig sind die Südwinde ebenfalls nicht, und hier von weniger abspannender Wirkung als in der Schweiz und in Italien der Fön und Scirocco. Gestört wird die Windstille öfters durch lokale Strömungen, die dann entstehen, wenn sich grosse Temperatur-Differenzen zwischen den oberen Regionen und der Luft des Thalkessels ausgebildet haben. Die kalten Luftmassen stürzen dann von oben herab, bis sich wieder ein Ausgleich vollzogen hat. Gegen diese kalten Winde, welche von den zwischen Nordwest und Nordost gelegenen höchsten Berggipfeln ausgehen, ist kein Punkt der Umgegend geschützt, nur Gratsch und Algund bleiben bisweilen davon verschont. Im Herbst ist bei untergehender Sonne ein kühler Thalwind ziemlich häufig. Empfindliche Kranke müssen zu dieser Zeit im Hause bleiben. Sonst treten die lokalen Winde im Herbst und Winter weit seltener auf als im beginnenden Frühjahr. Im Laufe des Februar zeigt sich periodisch der Nordost, März und April sind meistentheils windreich, obwohl sich auch in diesen Monaten der Wind oft erst Mittags oder Nachmittags aufmacht.

Meran liegt 324 Meter über dem adriatischen Meere. Ohne ihm den Charakter eines Alpenklimas zusprechen zu können, besitzt es eine reine, frische, durch Berg- und Thalwinde ventilirte Atmosphäre. Nach den Beobachtungen der meteorologischen Reichsanstalt berechnet sich der Luftdruck während der Monate October bis Ende April aus den 5 Jahren 1853—58 im Mittel auf 735.45 Mm.

Nach den Messungen der relativen Feuchtigkeit ist es zweifellos, dass Meran mit einem Jahresmittel von 67.8 den vorwiegend trockenen Kurorten zugezählt werden muss.

Ueber die Schnee- und Regentage hat ebenfalls

v. Tschirschky in seiner instructiven Schrift über Meran eine Tabelle veröffentlicht. Der October hat durchschnittlich 6—7 Regentage, auch der Anfang November ist noch regnerisch; ferner hat der December 1—2mal Schnee, 1mal Regen, im Januar: 2mal Schnee, 0.5 Regen; Februar: 1—2mal Schnee, 1mal Regen. Der März ist mehr durch Wind wie durch Niederschläge getrübt, der April hat wieder 6 Regentage aufzuweisen. In dem ausnahmsweise kalten Winter 1870/71 gab es statt der gewöhnlichzn 7 Schneetage deren 17.

Vergleicht man damit die Tabelle, welche derselbe Verfasser über die Zahl der heiteren Tage in den 3 Wintermonaten mittheilt, so stellt sich ein sehr günstiges Verhältniss heraus, nämlich:

Dec.	Jan.	Febr.	zusammen
16	15	13	44

Von besonderem praktischen Werth ist noch die Aufstellung derjenigen Tage, an denen der Kranke mehr oder weniger dem Luftgenuss sich hingeben kann. Sie geben ein klareres Bild von dem klimatischen Werth Merans, als wir es von irgend einem anderen Kurorte besitzen.

Ausgehtage in Meran nach v. Tschirschky.

Winter 1849–59.	Nov.	Dec.	Jan.	Febr.	März	In Summa.
Tage z. Sitzen im Freien	13	16	16	14	13	72
Tage z. Gehen im Freien	11	10	10	9	11	51
Tage zu Haus	6	5	5	5	7	28

In 5 Monaten vom 1. November bis ult. März giebt es also durchschnittlich 72 Tage, wo der Leidende im Freien sitzen und 51, wo er sich in der freien Luft bewegen kann, während er nur an 28 Tagen, zumeist im November und März durch Wind oder Regen auszugehen verhindert und auf sein Zimmer angewiesen ist.

Vergleichen wir den dortigen Winter mit dem von Norddeutschland, so finden wir, dass der Meraner Winter einige Wochen später beginnt und einige Wochen eher sein Ende erreicht als bei uns, dass die kältesten Monate (Nov.—Febr.) dort nur um 2°, die Mittagsstunden derselben etwa um 5° milder sind, und dass Schneefall zwar eintritt, aber ein längeres wochenlanges Liegenbleiben des Schnees zu den Seltenheiten gehört. Der Kurgast, der demnach Meran etwa zu den südlichen Kurorten gerechnet hat, sieht sich bitter getäuscht. Er findet Eis und Schnee dort wieder wie in seiner Heimath und greift fröstelnd nach Mantel und Pelz. Es giebt Naturen, die Wärme lieben und ihrer bedürfen, um sich wohl zu fühlen, und Krankheitszustände, die bei einer behaglichen Temperatur schneller zur Genesung gelangen. Diese finden an der Riviera Stationen, die in der kalten Jahreszeit 7° C. wärmer sind als Meran, und so Manchen, bei dem ein solches Wärmeplus eine Rolle spielt, hat der eisige Winter Merans dorthin verscheucht. Bei Anderen ist der Wärmestand nicht nur gleichgültig, sondern sie machen gerade in kalten Wintern, welche sich durch ziemlich anhaltenden Frost, aber auch durch windstille Luft und Heiterkeit des Himmels auszeichnen, die beste Kur. Im März sollte Niemand mehr nach Meran gehen. Wer bereits den Winter über sich dort aufhielt, mag diesen schlimmen Monat mit in den Kauf nehmen, um so eher wenn er im April etwa eine Milch- oder Molkenkur gebrauchen will.

So gering der Temperaturabstand zwischen Meran und der norddeutschen Ebene auch ist, auf die Vegetation übt er schon einen merklichen Einfluss. Wo sich die grösstentheils aus Gneiss bestehenden Vorberge des Hochgebirges (Küchelberg, Marlingerberg) in das Thal verlieren, beginnt eine Wiesenfläche, welche durch künstliche Bewässerung äusserst ertragfähig und mit vortrefflichen Obst-, besonders Apfelbäumen bepflanzt ist. An der Berglehne hinauf dehnt sich der Weinbau; auch sieht man Gewächse, welche den harten Frost unseres Winters nicht vertragen, wie die ächte Kastanie, den Mandelbaum, der oft schon Ende Februar in Blüthe steht. Daher gleicht in wärmeren Jahrgängen der Winterschlaf der Natur nur einem leisen Schlummer, der in günstigster Lage schon im December durch einzelne Vorboten des Frühlings unterbrochen wird, Ende Februar aber schon allmälig der Farbenpracht des Lenzes Platz macht.

Der Volkscharakter des Tirolers nach seinen Licht- und Schattenseiten ist bekannt. Starker, oft übermässiger Genuss von Speise und Trank ist sehr gewöhnlich. Die Weintraube, die ihm so reichlich heranwächst, wird mit Stiel und Stengel gepresst und zu sogenanntem Tresterwein verarbeitet; dieser hält sich höchstens 2 Jahr und wird allenfalls nach Nordtirol und dem Vorarlberg versendet. Zwar giebt es schon löbliche Ausnahmen wie der vortreffliche Rametzer, der weithin nach auswärts begehrt wird; die Hauptmasse des Weins consumirt die Bevölkerung selbst und wird dabei schlaff und träge. Die vielen Feiertage und die Herrschaft der Priester vermehren noch die Passivität dieses in seiner Anlage so gutgearteten Volksstammes. Der nüchterne Italiener dringt als geschätzter Arbeiter vom Süden her ein und giebt dem Wälschtirol etwas vom Anstrich seiner Heimat. Für Stählung des nationalen Elements haben die Römlinge so wenig Interesse wie die jetzige Regierung. Unter diesem Stand der Dinge hat auch der Kurgast zu leiden, besonders der Norddeutsche, dem das endlose, bisweilen sogar nächtliche Glockenläuten, das Betteln, das faule Herumlungern geradezu widerwärtig sind. Die Einrichtung eines evangelischen Betsaales und Gottesdienstes in Meran, ebenfalls in der Hauptsache ein Verdienst von Tschirschky's, war für Tirol ein Ereigniss. Unter der Intoleranz religiöser Ueberzeugungen hat übrigens der Kurgast durchaus nicht zu leiden, sobald er nur jedes Aergerniss vermeidet. Den Processionen als müssiger Zuschauer beizuwohnen, kann leicht Anstoss erregen und ist nicht rathsam.

Die Gesundheitsverhältnisse Merans scheinen günstige zu sein. Die Mortalitätsziffer für Meran, Unter- und Obermais für ein Decennium berechnet beträgt nach Pircher 23 pro mille also 1:44; 32 Procent aller Gestorbenen erreichten ein Alter von über 60. Eine Statistik der Erkrankungen, welche ebenfalls von Pircher herrührt, ergiebt die höchsten Zahlen für Chlorose, Rheumatismus, typhöse Fieber (durchschnittlich alle 18 Jahre epidemisch),

Katarrhe des Magens und der Respirationsorgane, während Skrophulose, Rhachitis und Lungenphthise verhältnissmässig selten vorkommen. Hier und da wird auch Scharlach, Croup, Diphtheritis beobachtet. Die Anämie beim weiblichen Geschlecht wird hauptsächlich auf die schweren Feld- und sonstigen Arbeiten geschoben, zu welchen die einheimischen Frauen verurtheilt sind, und man nimmt deshalb keinen Anstand, Meran gerade für Chlorotische zu empfehlen.

Die ziemlich trockene, in den kalten Monaten wenig bewegte Luft und die vielen regenfreien, sonnenhellen Tage, welche einen fast täglichen Luftgenuss von 3 bis 4 Stunden ermöglichen, sind für schwach beanlagte, in der Entwickelung und Ernährung zurückgebliebene Kinder und jüngere Individuen (Rhachitis, Scrophulosis, Chlorosis) von sehr wohlthätigem Einfluss. Dass viele Fälle von chronischer Pneumonie und Pleuritis eine wesentliche Besserung, ja einen Stillstand ihrer Krankheit erzielten, steht unzweifelhaft fest, und Meran hat hierin seine alten Kunden, welche während einer langen Reihe von Jahren die Wohlthat des Klimas an sich erfahren haben. Bronchialkatarrhe haben gute Aussichten, wenn sie reizlos und von reichlichem Auswurf begleitet sind; ebenso soll bei Blennorhöen der Blase und der Genitalorgane der meraner Aufenthalt die Heilung begünstigen, und selbst bei Albuminurie sollen gute Erfahrungen vorliegen. Da Wechselfieber in Meran sehr selten, in Obermais aber gar nicht vorkommen, so würden auswärtige Patienten, welche sich trotz aller Medikamente lange mit dieser erschöpfenden Krankheit quälen, an letzterem Orte sicher gesunden. Aus der grossen Schaar der Neurosen kann für solche Fälle, in welchen ein den Stoffwechsel anregendes Verfahren indicirt ist, Meran ein wirksames Heilmittel werden. Die Fälle, in welchen schon ziemlich heruntergekommene Kranke sich sichtlich erholten, sind nicht ganz selten. Viele verdanken dem meraner Aufenthalt Jahre lang die Fristung ihres Lebens, bei Anderen bewirkt ein ein- bis zweimaliger Gebrauch die Wiederherstellung der Gesundheit, in leichteren Fällen vermisst wohl Keiner den erfrischenden Einfluss des Klimas. Bei grosser Reizbarkeit der Schleimhäute, bei trockenem Katarrh des Kehlkopfs, bei öfterem Blutspucken, bei regelmässigem Fieber ist Meran dagegen kein günstiger Aufenthalt. Es ist sehr zu bedauern, dass immer noch zuweilen Todkranke, von anhaltendem Zehrfieber Ergriffene, denen bereits, wie der Tiroler sich ausdrückt, die Seele auf der Zunge hängt, den Strapatzen einer Winterreise preisgegeben und nach Meran geschleppt werden. Daran ist meist nicht der Arzt, sondern der eigensinnige Kranke oder die Angehörigen schuld, die, richtige Rathschläge früher verachtend, zu spät den letzten Rettungsanker zu ergreifen suchen.

Es mag gegen 40 Jahre her sein, dass die ersten Wintergäste in Meran sich einfanden. Im Jahre 1860/61 hatte der Kurort bereits 766 Gäste, wovon 215 die Wintersaison benutzten, 1865/66 waren es 1751 und darunter 509 Wintergäste, 1870/71 — 4863 resp. 1661, 1875/76 — 5535 resp. 1701 und 1879/80 — 6402 resp. 2110.

Man kann demnach die jetzige jährliche Frequenz Merans auf 6000 Kurgäste ausschliesslich 5000 Passanten berechnen, Ziffern, welche am besten beweisen, was man von den hier und dort auftauchenden Gerüchten von einem Rückgange Merans zu halten hat. Eine Zeit lang hatten die Bauspeculation und die Fürsorge für bessere Verpflegung und höheren Comfort mit dieser schnellen Entwickelung des Kurortes nicht Schritt gehalten, gegenwärtig ist in jeder Beziehung viel geschehen, um den erhöhten Ansprüchen Rechnung zu tragen. Meran besitzt gutes weiches Trinkwasser aus einer Wasserleitung, welche aus dem eine Stunde entfernten Maifthale herkommt, das vom Iffinger stammende Quellwasser von Obermais gilt als noch schmackhafter.

Dass der Kranke sich in den Händen tüchtiger deutscher Aerzte befindet, ist wohl einer der Haupthebel für das schnelle Emporsteigen des Kurortes gewesen. Unter ihrer Leitung hat man die äussere Erscheinung des Kurorts allmälig immer zweckmässiger zu gestalten gewusst. So hat Meran an freundlichen Anlagen, bequemen Spazierwegen, einladenden Ruhe- und Sitzplätzen keinen Mangel, ja es geht den anderen Kurorten darin mit dem besten Beispiel voran. In den sonnigen Kurgärten, deren immergrüne Büsche gegen seitliche Windrichtungen Schutz gewähren, giebt die Kapelle ihre Concerte und bildet dort einen Vereinigungspunkt für die Fremden. Weiter aufwärts an der Passer, und entfernt von dem geräuschvollen Treiben des Kurgartens, finden wir die bequem zu erreichende und ebenfalls gut gelegene „obere Winteranlage“, während gegenüber der Marie-Valerie-Garten und die Obermaiser Anlagen (Elisabethgarten mit grosser gedeckter Halle) zu weiteren Promenaden Gelegenheit bieten. Wer zu entfernten Spaziergängen oder zum Steigen befähigt ist, der findet nach allen Seiten hierzu die beste Gelegenheit. Mehrere kleine Specialschriften, welche in den Buchhandlungen Meran's zu haben sind, geben dazu die gewünschte Anleitung. Fuhrwerke, Reitpferde, Maulthiere sind in ausreichender Menge zu haben. Das gesellige Leben concentrirt sich in Meran mehr als z. B. in dem langgestreckten Montreux. Deutsche, besonders Norddeutsche bilden einen grossen Theil der Kurgäste. Nächstdem schickt Oesterreich-Ungarn, Polen, Russland und England ein beträchtliches Contingent, aber auch Amerika, Skandinavien und die Länder romanischer Zunge haben ihre Vertreter.

Was die therapeutischen Hülfsmittel anbelangt, so verdienen die Molkenkur und die Traubenkur eine besondere Erwähnung. Die Meraner Molke wird aus Ziegenmilch bereitet. Die Molkenkur beginnt am 1. April. In dem hinter Gratsch am Fusse der Mutspitze gelegenen Dorfe Tirol wird täglich die Molke aus Ziegenmilch bereitet und in der Molkenhalle ausgeschänkt. Vom Frühjahr bis Anfang Juni pflegen über 1500 Molkenkurgäste in Meran zu verweilen. Auch frisch gepresste Kräutersäfte und Kumys werden ab und zu in Gebrauch gezogen. Die Traubenkur beginnt am 1. September und dauert bis Ende October. Die meraner Traube (Vernatschtraube) ist im Vergleich zu der des Genfersees, welche kleine fleischige Beeren mit dicker Schaale hat, grossbeeriger, dünnschaliger und wasserreicher. So gross der Unterschied ist zwischen dem gewöhnlichen leichten Tirolerwein und dem schweren feurigen La Côte und Ivorne, ebenso verschieden ist der therapeutische Werth dieser beiden Traubensorten. Die meraner Traube eignet sich durch ihre auflösende, abführende Wirkung für verschiedene Formen von Unterleibsleiden, während der mehrwöchentliche Genuss von täglich 1 ½—3 Kilogr. dieser Trauben, verbunden mit einschränkender Diät selten für Lungenkranke passt. Pircher sah danach Blutspeien, erschöpfende Durchfälle und Abnahme des Körpergewichts eintreten. Dagegen schreiben nicht nur Curchod in Vevey und die Aerzte von Montreux, sondern auch erfahrene deutsche Aerzte z. B. Professor Felix Niemeyer der Traube des Genfersees eine in der Regel die Sekretionen beschränkende, das Körpergewicht und die Fettbildung vermehrende Wirkung zu, so dass diese zur Hebung, jene zur Herabsetzung der Ernährung benutzt werden kann. Meran unterscheidet sich in klimatischer Beziehung nicht unwesentlich von Montreux (Siehe dieses). Für beide Orte fällt aber in gleicher Weise in das Gewicht, dass man in einem prachtvoll schönen Herbst die Traubenkur gebrauchen und sich bequem zum Ueberwintern einrichten kann.

Wer einen Sommeraufenthalt in der Nähe Merans nehmen will, um im nächsten Winter seine Kur dort zu wiederholen, wird es auch in den kühlsten Quartieren von Obermais nicht wohl aushalten, sondern sich nach einer nahe gelegenen Sommerfrische umsehen. Hierzu eignen sich in nächster Nähe Josephsberg oder Mitterbad; weiterhin sind Obladis bei Prutz, Brixlegg, der Achensee, Kreuth, Bruneck im Pusterthal leicht erreichbar und sehr angenehme Sommerstationen. Wer eine weitere Reise nicht zu scheuen hat, kann sich nach Reichenhall begeben oder wählt eine der hochgelegenen Stationen der Schweiz (Engelberg, Maderaner Thal, Beatenberg). Wer während der kältesten Periode des Winters ein etwas wärmeres und zugleich feuchteres Klima dem von Meran vorzieht, kann mit Leichtigkeit Venedig erreichen, ein Wechsel, der von den meraner Kurgästen nicht selten versucht wird. Für Andere ist Meran die Uebergangsstation zur Riviera.

Arco.

Reise und Aufenthalt. Man kann von 2 Stationen der Brennerbahn aus sich nach Arco begeben: 1. Man fährt bis zur Eisenbahnstation Trient (Schnellzug von Bozen in 1 St. 20 Min., Personenzug 1 3/4 St., gute Unterkunft im Hotel Trento) und von hier im Wagen in 3—4 Stunden durch das Sarcathal nach dem Kurort (Zweispänner 15, Einspänner 8 Fl.). Es geht auch täglich Vormittags 9 Uhr ein Stellwagen von Trient nach Arco (2 Fl. der Platz). Derselbe braucht aber mindestens 5 Stunden 2. Man fährt auf der Bahn bis Station Mori (Schnellzug von Bozen in 2 St., Personenzug in 2 St. 38 Min.) und von hier auf einem höchst malerischen Wege am Loppio-See vorüber und über Nago in 2—2 1/2 St. zum Kurort (Zweispänner 9, Einspänner 5 Fl.). Auch geht dreimal täglich ein Stellwagen von Mori nach Arco (70—90 Kr. der Platz). Fährt man mit dem Eilzug früh 9 U. 10 Min. von München ab, so ist man Abends um 8 U. 52 Min. in Mori und um 11 U. in Arco. Von Wien fährt man Ab. um 7 U. 50 Min. ab, und ist über Mori am andern Abend um 9 Uhr in Arco; 3. die kürzeste Postfahrt hat wer vom Gardasee herkommt. Von der Eisenbahnstation Desenzano fährt man in 4 St. mit dem Dampfboot über den Gardasee nach Riva und von hier in ½ St. nach Arco. — Kurzeit. Anfang October bis März. — Gasthöfe u. Pensionen. Als Absteigequartier empfiehlt sich das Hotel zur Krone mit 40 Zimmern, von denen allerdings nur die im 3. Stock gelegenen freie Südlage haben; am Kurplatze befinden sich: Hot. u. Pens. all' Olivo, Pension Reinalter, Hot. u. Pens. Bellevue (in allen diesen Pension zu 2½—3 Fl. tägl.). Westlich vom Kurplatz ist das Kurhaus-Hotel mit 80 Zimmern (meistentheils Südzimmer), Concertsaal, 2 Badezimmer und 1 Lesezimmer mit ca. 15 Zeitungen (Pension 3—4 Fl. tägl.); Hotel Arco, das neueste und klimatisch günstigst gelegene, mit 40 Südzimmern, Besitzer Kirchlechner (Pension 2½—3½ Fl., Kinder für Verpflegung 1½, Diener 2 Fl. tägl., Service 1½ Fl. pro Woche, ein Korb Holz 50 Kr.). — Privatwohnungen in verschiedenen Häusern und Villen (Villa Aurora, V. Anna, V. Martinoff, Tappeiner, Steigerwald, Consoline etc.) 1 Zimmer 15—25 Fl. monatl. Alle Wohnungen enthalten Oefen und hölzerne Fussböden. Auskunft ertheilt unentgeltlich die Emmert'sche Buchhandlung. — Kurvorstand: Herr Spitzmüller, Villa Anna. — Kurtaxe. Für die Herbstsaison (Sept.-Oct.) für Erwachsene 3, für Kinder 1½ Fl., für die Wintersaison (Nov. bis ult. Febr.) 4 resp. 2 Fl., für die Frühjahrssaison (März-April) 3 resp. 1½ Fl. — Aerzte. v. Althammer, Carmelini, Lentner, Mezzena, Schider, Schreiber, Vambianchi. — Apotheken sind 2 vorhanden. — Badeanstalt im Kurhause. — Gottesdienst nach katholischem Ritus in der Collegialkirche. — Unterricht in den neueren Sprachen und in der Musik durch Privatlehrer. — Buchhandlung von Emmert mit Leihbibliothek. — Das Postamt im Municipalgebäude ist nur von 9—12 und von 1—4 Uhr Nachmitt. geöffnet, das Telegraphenamt (Contrada del Frassine Nr. 157) an den Wochentagen von 9—12 und von 2—7, an den Sonntagen von 8—9 und von 2—5 Uhr. — Reitesel sind beliebt (1 Esel für die erste Stunde 30 Kr., sammt Führer 50 Kr., für ½ Tag 1 Fl. resp. 1 Fl. 60 Kr., für den ganzen Tag 1½ resp. 2½ Fl.).

Das österreichische Städtchen Arco, Sitz eines Bezirksamtes und Decanats, unterm 45° 52′ n. Br. gelegen, hat nur 2400 Einwohner, mit seinen Adjacentien Oltresarca und Romanzolo aber eine Bevölkerung von über 7000 Seelen. Dieselbe ist rein italienischer Abkunft und der ganze Charakter der Stadt hat im Gegensatz zu dem nahen Gries und zu Meran den entschiedensten italienischen Typus. Der klimatische Werth dieses Ortes wird durch die Eigenthümlichkeit seiner Lage im Sarcathale bedingt. Vom Adamello und der Amola entspringend durchbricht die Sarca in mächtigen Bogen zuerst südlich dann östlich sich wendend das Kalkgebirge. Bei Sarchè, wo die Trienter Strasse das Thal erreicht, wendet der Fluss sich südwärts und eilt dem Gardasee zu. Das Sarcathal hat 2 Parallelthäler, von denen es durch continuirliche Bergwände getrennt wird. Oestlich ist es das Etschthal, welches bei Trient einen nördlich, bei Roveredo (Mori) einen südlich von Arco in das Sarcathal mündenden Zugang gestattet. Diese sind zur Anlegung der oben erwähnten Fahrstrassen benutzt worden. Dazwischen aber von Vezzano (in der Breite von Trient) bis zum Gardasee zieht sich ostwärts der Sarca zum Monte Orto d'Abramo und weiter, Arco gegenüber, zum M. Stivo eine mächtige ununterbrochene Felswand dahin, die Wasserscheide zwischen Etsch und Sarca bildend. Der obere Lauf der Sarca bezeichnet dagegen den nördlichen Uebergang in das westliche Parallelthal, in die Landschaft Giudicaria und in das von dem Flüsschen Chiese bewässerte Val bona. Erst südlich von Riva stellt das Ledrothal eine weitere Verbindung mit der Giudicaria her, die sonst nur noch auf einem Saumpfade, der von Riva bachaufwärts nach Tenno und Balino führt, zu erreichen ist. Querthäler von irgendwelchem Belang existiren also auch auf dieser Seite nicht, sondern in einem Zuge erhebt sich von M. Casale bis M. Pranzo die westwärts schützende Mauer.

Dem Laufe des Flusses von Sarchè aus abwärts folgend, stossen wir am rechten Ufer eine Meile nördlich vom Gardasee auf einen von Westen her bis scharf an die Strasse vorspringenden und nach dieser senkrecht abfallenden Felsen. Es ist der 120 Meter hohe Schlossberg von Arco mit seiner malerischen Ruine, der mächtige Beschützer des Städtchens, dem dasselbe hauptsächlich sein südlicheres Klima zu verdanken hat; denn kaum hat man die scharfe Kante passirt und die Südseite dieses Berges vor sich, so sieht man einen weiten Olivenhain oberhalb und westwärts der Stadt sich ausdehnen, und weiter südwärts zwischen der Sarca und dem westwärts zurücktretenden Gebirge bemerken wir eine Thalebene, in welcher der kräftige Wuchs des Weinstocks, des Maulbeer- und Feigenbaums neben dem Oelbaum, dem Kirschlorbeer, dem Granatbaum und der Magnolie die höhere Wärme-Entwicklung bekundet. Vom Schlossberg, den man bequem in $^1/_2$ Stunde besteigt, nach Süden zu schauend, sieht man zunächst unter sich das im Bogen (arco) dem Fuss des Berges sich anschmiegende Städtchen. Weiterhin streift der Blick die in reichem Baumschmuck prangende Campagna und trifft noch weiter südlich dicht an das westliche Hochgebirge gedrängt Riva und den Gardasee, dessen östliche Hälfte uns zu Theil durch den davorgeschobenen inmitten der Ebene sich erhebenden M. Brione verdeckt wird. Dieser steigt, ähnlich dem Schlossberg, am rechten Sarcaufer steil in die Höhe (361 m.), um sich nach Westen sanft in die Ebene herabzusenken. An ihm führen von Arco her 2 Fahrstrassen vorbei, die eine am Sarcaufer hin nach der nordöstlichen

Ecke des Sees, nach Torbole, die andere nach Riva. Gehen wir auf letzterer ein Stück heraus und wenden uns nun rückwärts, so bemerken wir recht deutlich, dass der Schlossberg nicht in einer Horizontale mit der westlichen Bergwand sich verbindet, sondern dass in dieser nach Norden zu schützenden Wand sich ein tiefer V-förmiger Ausschnitt befindet.

Die ganze zwischen Arco und Riva sich erstreckende Fläche bildet ein Oblongum, dessen längere Seite vom Schlossberg bis zum Gardasee etwa 6 Kilometer, dessen schmalere vom Sarcaufer bis westlich zum M. Pranzo reichende etwa 4 Kilometer misst, und dessen eine Diagonale Arco mit Riva verbindet. Aus diesen Verhältnissen folgt, dass der Kurort von Südosten, Süden und Südwesten her, weil weit genug von den Bergen entfernt, der Sonne einen freien und langen Zutritt gestattet. In der günstigsten Lage in Bezug auf das längere Verweilen der Sonne befindet sich der nordöstliche Winkel dieser Thalebene am linken Sarcaufer, also die Gegend von Bolognano, ein Vortheil der aber wegen des freien Zutritts der Winde hier nicht ausgenutzt werden kann.

Meteorologische Tabelle.

Arco.	Oct.	Nov.	Dec.	Jan.	Febr.	März	April
Mittl. Temp.[1]	14.09	7.84	3.90	2.27	5.01	8.19	13.40
Relat. Feuchtigkeit[2]	—	77	67	72.5	73.5	72	—
Regentage[3]	8.7	7.2	5.9	5.5	4.6	9.1	7.2

[1]) Nach Beobacht. d. Dr. Althammer (1855—69). — [2]) Dr. Lindemann, Winter 1871/72. — [3]) Althammer 1855—69.

Die meteorologischen Beobachtungen leiden immer noch an dem Uebelstand, dass sie aus einer Hand in die andere übergehen und nicht methodisch im genauen Anschluss an das österreichische Beobachtungssystem betrieben werden. Es dürfte eine der ersten Pflichten des dortigen Kurvorstandes und der Aerzte sein, die Einrichtung einer meteorologischen Station in Arco mit allen Kräften zu betreiben, um so fortgesetzte methodische Beobachtungen zu gewinnen. Dies wäre auch der einzige Weg, wie man manche Streitpunkte zur Entscheidung bringen und aus dem Für und Wider subjectiver Ansichten zu einer wissenschaftlich begründeten Einsicht gelangen könnte.

Arco besitzt, wie wir sehen, einen im Verhältniss zu seiner geographischen Breite hohen Wärmestand. Der Winter ist dort fast um 2° C. wärmer als der von Meran, während beide Orte nur einige Zeitstunden von einander entfernt sind.

Eine wichtige Frage ist die nach dem Charakter der diesen Kurort treffenden Winde. Wir haben gesehen, dass der Windschutz Arcos von Osten und Westen her ein vollständiger ist. Es kann daher in der Hauptsache nur von zwei Windrichtungen die Rede sein, vom Nordwind und vom Südwind, und diese sind das Sarcathal auf- und abwärts von grosser Bedeutung. Der Unterwind (den man am Comersee La Breva nennt) heisst hier sehr bezeichnend L'Ora, denn er erscheint täglich, regelmässig und fast mit der Stunde. Der Monte Brione bedingt, dass die Ora Arco weniger direct trifft, indem er die Strömung theils in das Sarcathal, theils an die westliche Bergwand zum M. Pranzo hinleitet. Bei stärkerer Erwärmung des Thals hat der Kurort immer viel darunter zu leiden. Der Oberwind (der Tivano des Comersees) heisst hier Sovere (auch vento diritto). Von Norden her das Sarcathal herabströmend, wird er von Arco selbst durch den Schlossberg abgehalten, aber durch den oben erwähnten tiefen Ausschnitt wird der Windschatten dieses Berges dermassen verkürzt, dass nur die unmittelbare Nähe des Berges von diesem Schutz gehörig profitiren kann. Eine Beschreibung von Arco im Dizionario geograf. statist. Trentino, aus einer Zeit stammend, wo man noch nicht daran dachte, hier einen klimatischen Kurort zu etabliren, schildert den Eintritt und das Vorkommen der Winde so wahr, treuherzig und unbefangen, dass ich mir nicht versagen kann, die Stelle hier wörtlich mitzutheilen: „Die am öftesten herrschenden Winde, heisst es dort, sind die beiden periodischen, bekannt unter dem Namen Ora und Sover. Ersterer weht von Süden und begünstigt die Schifffahrt der Barken, welche von den Häfen des niederen Sees ausgehen, während der zweite, von Norden wehend, den von Riva auslaufenden Schiffen zu Hülfe kommt. Die Ora hat einen ziemlich regelmässigen Verlauf; sie fängt in den letzten Tagen des Februar an und dauert bis zum September. Sie erhebt sich um 10½ Uhr Morgens, hält bis etwa 3 Uhr Nachmittags, bisweilen auch bis Sonnenuntergang an und wirkt in der heissen Jahreszeit erfrischend. Unbestimmter in seinem Auftreten ist der Sover, der gewöhnlich um Mitternacht sich aufmacht. Im März ist die Ora weit stärker als in den anderen Monaten, so dass sie lästig, ja man kann sagen, der Gesundheit schädlich wird. Das Klima ist durch die Winde oft so rauh, dass Oefen und gedielte Fussböden in allgemeinem Gebrauch sind.“

Am empfindlichsten ist die Ora stets zur Zeit der Aequinoctien und besonders im Frühjahr, von Mitte März bis Ende April, wo sie den grössten Theil des Krankentages beherrscht und öfters, durch Passatwinde verstärkt, die Schneeluft der Apenninen dem Kurorte zuführt. Es ist zweifellos, dass Arco während des eigentlichen Winters (Nov. bis Febr.) von Winden sehr wenig zu leiden hat; indessen giebt es auch in den windreichen Monaten in der Umgegend des Orts Stellen, die fast ausserhalb der Strömungen liegen. Je mehr man sich nämlich am Fusse des Schlossberges hin vom Sarcathale entfernt, desto mehr bewegt man sich ausserhalb des Bereichs der beiderseitigen Windrichtungen, und zwar um so sicherer, je mehr man sich in der Nähe des Schlossberges befindet. Hieraus folgt, dass theils der aus alten baufälligen Häusern bestehende westliche Theil von Arco, theils der neuangelegte Weg durch den Olivenhain und die Gegend bis nach den Weilern Chiarano Vigne und Varignano als die für einen klimatischen Kurort windgeschütztesten und besten Lagen zu betrachten sind. Auch ist zu berücksichtigen, dass der am linken Sarcaufer sich etwa 1300 Meter hoch erhebende und im Winter oft schneebedeckte M. Stivo und auch der südwärts von diesem gelegene M. Brugnollo auf den östlichen Theil von Arco durch Herabsetzung der Temperatur nicht ohne Einfluss sind. Es ist ein grosser Fortschritt in der Entwicklung des Kurortes, dass die Bauthätigkeit sich jetzt der westlichen Gegend bemächtigt hat. Das Kurhaus liegt schon bei weitem günstiger wie die älteren Pensionen, und die beste Lage hat wohl gegenwärtig das Hotel Arco, aus dessen zweitem Stock man direct in den Olivenhain gelangen kann. Wenn auch die Sonne hier im Frühjahr etwa 7 Minuten früher hinter den Bergen verschwindet, so wird dieser Nachtheil durch den vollkommneren Windschutz reichlich aufgewogen.

Arco liegt nur 93 Meter überm Meer (7 M. überm Gardasee) und steht unter hohem Luftdruck. Nach einer von Schreiber gegebenen Tabelle betrug im Jahre 1874 das Maximum des Luftdruckes 769.3, das Minimum 733.9, das Mittel 754.2 Millimeter. Für die relative Feuchtigkeit fand Lindemann im Winter 1871/72 ein Mittel von 72 %, nach Schreiber wäre dasselbe für 1874 nur 70 %. Jedenfalls ist Arco feuchter wie Meran.

Ueber die Niederschläge macht die Althammer'sche Tabelle Angaben, aus denen hervorgeht, dass Meran eine grössere Zahl regenfreier Tage hat als Arco. Durchschnittlich an 6 Wintertagen fällt Schnee, der indessen meist am anderen Tage wieder verschwindet.

Soviel sich aus den bisher veröffentlichten meteorologischen Beobachtungen schliessen lässt, ist Arco im December und Januar ein ebenso windstiller, aber beträchtlich wärmerer Platz als Meran. Die intensive Erwärmung des Thals, theils noch im Spätherbst theils schon im zeitigen Frühjahr kürzt aber die gute Saison bedenklich. Die Aerzte von Arco trösten sich über die Belästigung durch die Ora damit, dass sie ja erst gegen das Ende der Saison (d. h.

im März) auftrete und sie ertheilen zu dieser Zeit ihren Kranken Hausarrest. Keinenfalls ist es richtig anzunehmen, dass die Saison an der Riviera früher zu Ende gehe, da dort sogar der April oft noch recht angenehm ist.

Die Mortalitäts-Statistik spricht zu Gunsten des Klimas. Für das Jahr 1869 betrug die Mortalitätsziffer 1 : 44. Unter den Gestorbenen befanden sich 3 im Alter von 99—100, 7 zwischen 80 und 90, 19 zwischen 70 und 80, 11 zwischen 60 und 70, d. h. es erreichten eine verhältnissmässig sehr grosse Zahl ein hohes Alter. Das in Sandsteinröhren in die öffentlichen Brunnen geleitete Trinkwasser ist etwas hart, sonst von reinem Geschmack. Gute Lebensmittel sind reichlich vorhanden, besonders wird viel Wein und Obst gewonnen. Berühmt ist der Vino santo oder Vino di Natale (Weihnachtsweine); er ist süsslich und, wie behauptet wird, magenstärkend. Eine reiche Auswahl von Fischen bietet der Gardasee.

Ueber die speciellen Indicationen für Arco und über seine Stellung zu den übrigen Kurorten lässt sich, so lange die meteorologischen Feststellungen noch so lückenhaft sind, kaum ein sicheres Urtheil fällen. Nach Vambianchi soll Arco im Allgemeinen bei Personen angezeigt sein, welche sich theils in den Entwickelungsjahren theils im reiferen Alter befinden, und bei welchen man den Stoffwechsel anspornen will. Im Besonderen empfiehlt er es Hämorrhoidariern, Hypochondristen, geistig Erschöpften, Reconvalescenten und Phthisikern im ersten Stadium der Krankheit. Auf den Fremden, der Arco zum ersten Male betritt, macht der Charakter der Landschaft und Vegetation einen sehr günstigen Eindruck. Hierdurch haben sich Manche zunächst zu einem längeren Aufenthalt bestimmen lassen und man zählt jetzt bereits 400—500 Personen, die den Winter dort verleben. Allerdings ist seitens der Einwohnerschaft in den letzten Jahren sehr viel gethan worden, um durch Verschönerungen und Verbesserungen aller Art den Kurort zu heben und so mit einer so nahe gelegenen und in socialer Beziehung so weit vorgeschrittenen Winterstation wie Meran wetteifern zu können. Der Erzherzog Albrecht hat durch Aufführung seiner stattlichen Villa und durch die Unterstützung, welche er dem Bau des Kurhauses angedeihen liess, die wichtigsten Fortschritte eingeleitet. Die Anlegung eines mit Ruheplätzen ausgestatteten bequemen Fussweges in den Olivenhain ist wohl der wichtigste. Andrerseits bleibt noch Manches zu thun übrig. Der auf den besuchtesten Wegen schamlos betriebenen Bettelei zu steuern und dafür zu sorgen, dass das wüste Schreien auf den Strassen, welches sogar zu nächtlichen Ruhestörungen Veranlassung giebt, verboten werde, sollte sich das Cur-Comité ernstlich angelegen sein lassen.

Riva,

österreichisches Städtchen mit 5000 Einwohnern italienischer Abkunft, liegt 69 Meter überm Meer am nördlichen Ende des Gardasees. Gegen Osten erhebt sich Monte Brione als Scheidewand zwischen Riva und und dem Sarcathal, in nordöstlicher und nördlicher Richtung reicht die fruchtbare Ebene bis Arco, gegen Nordwest und West ragen Felswände empor, deren mächtigste und nächste der Monte Giumela ist, nach Süden zu endlich befindet sich Riva schutzlos einem See gegenüber, der von Alters her durch seine Sturmfluthen („fluctibus et fremitu assurgens") verrufen war. Hier kommt der Schutz gegen Norden, welchen Arco im Schlossberg besitzt, in Fortfall, die Tramontana hat freien Zutritt und liegt in stetem Kampfe mit dem Südost (welcher hier den Namen Vinezza führt), einem Winde, der öfters, dem sich verengenden Seebecken folgend, als kräftiger Südwest, von Regengüssen begleitet, heranzieht. Hierzu kommen nun die periodischen Localwinde, Ora und Sover, die wir schon bei Arco kennen lernten und die nur in der kältesten Winterzeit sich ruhiger verhalten. Um diese Zeit verschwindet schon Nachmittags 2¼ Uhr die Sonne hinter dem M. Giumela. Zwar existiren in Riva einige ganz gute Gasthöfe (Hot. du Lac, Sonne, Kern), aber sonst bietet der Ort in socialer Beziehung dem Fremden sehr wenig oder gar nichts. Als Winterstation hat er keine Aussichten, nur im Sommer oder im warmen Herbst mag hier ein Kranker dem erfrischenden Hauch der Seeluft sich hingeben.

Gargnano,

ein grosses italienisches Dorf mit 4000 Einwohnern liegt am westlichen Ufer des Gardasees in der Mitte zwischen Riva und Desenzano an einer nach Süden gewendeten Berglehne, welche mit Recht, wie schon die Vegetation bekundet, als der wärmste Punkt am ganzen See bezeichnet wird. Leider ist der zurückgezogene, windgeschützte Theil des Ufers sehr steil, und das mit Oliven bepflanzte gegen Südost gerichtete Vorland gegen die Stürme des Gardasees nur unzureichend gedeckt. Ausser dem mittelmässigen Albergo del Cervo ist kaum eine Unterkunft zu finden.

Salò,

italienische Stadt mit 5000 Einwohnern, befindet sich in einer tief nach Westen einschneidenden überaus reizenden Bucht des rechten Gardaseeufers und zwar am südlichen Fusse des San Bartolommeo, eines bis zur halben Höhe mit Oliven bepflanzten in der oberen Hälfte kahlen aber vollständig geschlossenen Bergrückens. An den seewärts vortretenden, weniger geschützten Stellen kann es empfindlich kalt werden. So erfroren dort im Winter 1879/80 die Cypressen auf dem Kirchhof. Die Unterkunftsverhältnisse (Albergo del Gambero) sind noch ebenso mangelhaft wie in Gargnano.

Die Tremezzina.

Reise und Aufenthalt. Von Norddeutschland oder Oesterreich aus geht man auf der Brennerbahn über Verona nach Mailand. Von hier nach Como (48 Kil.) 4mal tägl. Dampfwagen in kaum 2 Stunden. Von Como bis Cadenabbia fährt 2mal tägl. das Dampfboot in $1^{3}/_{4}$ St. Von Süddeutschland oder der Schweiz Kommende benutzen jetzt noch (bis zur Eröffnung der Gotthardbahn) entweder die Mont-Cenis-Bahn, welche sie über Basel, Genf, Turin nach Mailand führt, oder die Route

Rorschach-Chur. Von hier gehen sie über den Splügen und Chiavenna nach Colico (Post v. Chur bis Colico in 15 St.) und von letztgenanntem Ort per Dampfschiff in 2 St. nach Cadenabbia. — Gasthöfe u. Pensionen. In Tremezzo: Albergo Bazzoni, in Cadenabbia: Hotel Bellevue, H. Belle-Ile, H. Beau Séjour, Pension et Restaurant Cadenabbia. — Arzt in Tremezzo: Dr. Cetti. — Die nächstgelegene Apotheke ist in Menaggio.

Der Wasserspiegel des in nordsüdlicher Richtung 37 Kilometer langen, in westöstlicher nur 2—6 Kilometer breiten Comosees liegt 200 Meter überm Meer. Er spaltet sich nach Süden zu in zwei Arme, deren westlicher sich bis Como erstreckt, während der östliche sich nach Lecco wendet, wo die Adda den See wieder verlässt. Bergzüge, welche eine Höhe von 2000 Meter und mehr erreichen, umschliessen seine reizvollen Ufer. Es ist leicht ersichtlich, dass die meteorologischen Verhältnisse der Seeufer wesentlich unter dem Einflusse der Nord- und Südwinde stehen müssen. In gleicher Richtung machen sich auch die durch Temperaturschwankungen hervorgerufenen Localwinde in regelmässigem Wechsel bemerkbar. Der periodische Nordwind heisst hier Tivano, der Südwind aber Breva. Nur an solchen Stellen kann daher selbstverständlich von einem Winteraufenthalt am Comosee die Rede sein, wo vorgeschobene Bergriegel Schutz gegen diese Hauptströmungen gewähren. Ein solcher begünstigter Punkt ist die Tremezzina, ein 5 Kilometer langer eingebuchteter Küstenstrich, der von dem Weiler Griante bis Tremezzo reicht und dessen Mittelpunkt Cadenabbia sich etwa unterm 45° 59′ nördl. Breite befindet. Am westlichen Ufer des Sees gelegen und zwar gerade da, wo er sich in seine beiden Arme spaltet, steht die Tremezzina nach Norden und Nordwesten unter dem Windschutz des Crocione und Galbiga. Der von Südost wehende Thalwind, die Breva di Lecco, wird hier von den zwischen beiden Seearmen aufsteigenden Bergen (Monte Primo und M. Grosgallo) abgeschwächt, während dem Südwind (Breva di Como) eine ostwärts vorspringende Landzunge, die Punta di Lavedo, einen gewissen Widerstand leistet. Ausserdem kommt in Betracht, dass hier der See seine grösste Breite hat und die Besonnung länger stattfindet wie an irgend einem andern Punkte des Ufers. Noch etwas windgeschützter und wärmer mag die südlich von Tremezzo liegende Bucht von Sala sein; doch fehlt es hier an den nöthigen Quartieren. Alle anderen Uferplätze, wie Bellaggio, Menaggio, Varenna, mögen im Herbst und Frühling mit ihrer wundervollen Umgebung den Strom der Reisenden auf sich lenken, als Winterstationen können sie nicht in Frage kommen.

Dem Intendanten der Villa Carlotta, Herrn Dürer, verdanken wir meteorologische Tabellen, welche der Tremezzina eine auffallend hohe Winterwärme zusprechen. Schellenberg und nach ihm Thomas haben auf Grund dieser Dürer'scher Beobachtungen Cadenabbia als Winterstation empfohlen. Dieses wäre hiernach im Winter um $1/2°$, im December sogar um $1.7°$ im Mittel wärmer wie Lugano, im Vergleich mit Meran und Montreux beträgt das Wärmeplus für den December sogar $2.2°$ C. Es ist indessen in Betracht zu ziehen, dass diese Mittel aus den Maximis und Minimis berechnet sind und deshalb höher ausfallen mussten als die der Schweizer Stationen, wo sie aus der dreimaligen Beobachtung um 7, 1 und 9 Uhr gewonnen sind. Die relative Feuchtigkeit hält Thomas mit Dürer für sehr mässig (Winter 72.7, Frühling 66.5 %); sie würde durch Nordwinde bisweilen sehr erheblich herabgesetzt. Nebel sind so gut wie unbekannt. Die jährliche Regenhöhe ist 1628 Millimeter, Regentage in der Zeit vom 1. October bis 30. April giebt es 60.6, Schneetage 7.5. Sturm ist höchst selten und kommt in den Wintermonaten so gut wie gar nicht vor. Thomas, der neuerdings noch auf das sehr günstige Mortalitätsverhältniss in Tremezzo (17.1 pro Mille) hingewiesen hat, fasst Alles, was sich zum Lobe dieses Kurortes sagen lässt, dahin zusammen: Es sei einer der wärmsten durch gleichmässige Temperatur ausgezeichneten Orte Oberitaliens, der Stand der Feuchtigkeit sei, besonders im Frühjahr, niedrig, Regen und Bewölkung seien sehr mässig, Nebel höchst selten, im Winter mache sich selten einmal Wind bemerkbar, schliesslich sei eine reine, staubfreie Luft vorhanden. Auf Grund dieser klimatischen Eigenschaften Cadenabbia's glaubt Thomas folgende Indicationen aufstellen zu können. Das Klima eigne sich für torpide, lymphatische Constitutionen, bei verzögerter Reconvalescenz, bei Verdacht auf Phthise, bei Katarrhen mit reichlichem Secret, bei chronischem Rheumatismus und chronischem Morbus Brightii. Contraindicationen beständen bei Reizzuständen der Laryngeal- und Bronchialschleimhaut, bei Neigung zu Entzündung und zu Hämoptoe und bei Erethismus.

Dem so sehr günstigen Urtheile von Thomas über den Winteraufenthalt in der Tremezzina können wir uns nicht unbedingt anschliessen. Schellenberg, welcher dort in den angenehmsten Verhältnissen lebte und das italienische Volksleben nur von seiner liebenswürdigen Seite zu nehmen verstand, geht in bester Laune über Witterungszustände hinweg, welche dem Fernstehenden bedenklich erscheinen. So beschreibt er die ersten Monate des Winters 1862/63 folgendermassen. Den Uebergang zum Winter bildet die Periode der Herbstregen, die anfangs nur einige Stunden dauern, nach kürzeren oder längeren Pausen aber sich wiederholend Tage ja Wochen lang ohne Aufhören gleichmässig und bei stiller Luft sich ergiessen. Vom 29. October bis 5. November ununterbrochen siebentägiger Regen. Am 11. November Regen und Schnee bis zum Ufer hinab. Bis zum Schlusse des Monats Regen und heitere Tage in kleinen Intervallen unaufhörlich wechselnd. Anfang December dreimal 24 Stunden ununterbrochener Regen. Am 9., 10., 14. und am 17. bis 22. December Scirocco und Schneeschmelze, am 27. heftiger Scirocco; dabei vom 4. bis 28. December heiterer Himmel. Am 30. December Regen und Schnee. Vom 3. Januar an mit Unterbrechung von nur 2 Tagen unablässig strömender Regen bis zum 18. Januar. Die ganze Landschaft steht unter Wasser; es war nichts weiter zu sehen als fallendes Wasser in der Luft und stehendes Wasser am See. Am 5., 10. und 15. Januar Schnee; Ende Januar und Februar schön. Soweit Schellenberg, der noch den Ausspruch eines dortigen erfahrenen Arztes anführt, wonach Rheumatismus die vorherrschende fast einzige Krankheitsform am See sei; er selbst blieb von rheumatischen Schmerzen, die ihn sonst alle Winter zu quälen pflegten, verschont. Es bestehen nach Allem, was wir bis jetzt über die Tremezzina als Winterstation wissen, noch manche Unklarheiten. Die landschaftliche Schönheit der Seeufer ist doch gewiss dazu angethan Fremde dort festzuhalten und wenn auch keine grosse Abwechslung an ebenen Spaziergängen vorhanden ist, so sind doch die Promenade am See und der Besuch der Villa Carlotta nicht zu unterschätzen. Gasthöfe zur Unterkunft der Kurgäste existiren in Cadenabbia eben so gute wie in Lugano oder Pallanza, und doch zeigt sich kein Begehr dieselben zu benutzen, denn seit 1873 blieben sie den Winter über geschlossen und wurden erst mit dem 1. März wieder eröffnet.

Lugano.

Reise und Aufenthalt. Lugano ist durch eine Eisenbahn mit Mailand verbunden (Züge 3 mal täglich in $3\frac{1}{2}$—$4\frac{1}{2}$ St.). Kranke, welche in der zweiten Hälfte des October vom Norden her die Reise antreten, haben zu bedenken, dass um diese Zeit Schneefälle auf dem Gotthard und Bernardino die Reise sehr ungemüthlich und langwierig machen können und sollten deshalb den Umweg über Verona-Mailand nicht scheuen. Directe Wege, um von Norden her Lugano zu erreichen giebt es 2. Der eine führt uns mit der Eisenbahn bis Luzern, von hier per Dampfschiff über den Vierwaldstättersee nach Flüelen, dann weiter per Post über die Gotthardstrasse bis Biasca, dann mit der Eisenbahn bis Bellinzona und schliesslich wieder mit der Post nach Lugano (Fahrzeit 22—27 Stunden). Der andere Weg verlässt in Chur die Bahn und führt auf der Poststrasse über den Bernardino nach Lugano (24 St.). Auch kann man von Chur aus über den Splügen gehen, sich in Chiavenna, Colico oder Bellaggio aufhalten und über Porlezza Lugano erreichen. Die Vollendung der Gotthardbahn wird eine schnelle Verbindung mit Deutschland herstellen. — Kurzeit. Mitte October bis Mitte Mai. Im October pflegt Lugano mit Touristen überfüllt zu sein; der Ort ist um diese Zeit für Kranke ziemlich unruhig. Gegen den Sommer hin ist Lugano kühler wie die benachbarten Seen. — Gasthöfe u. Pensionen. Hotel u. Pension du Parc, Besitzer Béha, mit den Dépendances Belvedere u. Villa Beau Séjour, letzteres, auf einer Gartenterrasse gelegen, ist für Wintergäste eingerichtet. Es hat hölzerne Fussböden, Oefen oder Kamine, auf den Corridoren Luftheizung, gutes Quellwasser bis in die oberen Stockwerke, im Lesezimmer Kölnische u. Kreuz-Zeitung (Pension 8½ - 9 fr., in der Zeit vom 1. Nov. bis 31. März 6—7½ fr.); Hotel Lugano mit Restaurant u. Garten; Hot. Washington. — Restaurants. Biaggi, Hot. Lugano, Trattoria Americana. — Privatwohnungen sind nur spärlich vorhanden und lassen zu wünschen übrig. Eine Stunde von der Stadt entfernt in Soragno befindet sich die Pension Plattner, Deutschschweizer (Pens. 4—5 fr. tägl.). — Deutscher Arzt: Dr. Cornils, Casa Primavesi, Piazza del grano. — Apotheken. Von den 6 vorhandenen Apotheken sind Fontana, Andina u. Luvini am meisten zu empfehlen. — Badeanstalt. Einige Zellen für warme Bäder im Hot. du Parc. — Gottesdienst. Deutscher nach evangel. Ritus jeden 2. Sonntag im Hot. du Parc, nach englischem jeden Sonntag, nach katholischem in allen Kirchen der Stadt. — Post u. Telegraph im Postgebäude, Tagesdienst v. früh 8 bis Ab. 8 Uhr.

Der Luganersee liegt unter vorzüglichem Windschutz, und obwohl das Ufer dieses Sees manche noch günstigere und wärmere Puncte aufzuweisen hat, so ist Lugano mit einer Einwohnerschaft von 6000 Seelen, als der bedeutendste und gewerbreichste Ort des Canton Tessin bis jetzt der einzige für eine Winterstation geeignete Platz. Lugano liegt unterm 46° nördl. Breite in der nordwestlichen Ecke des à la grecque-förmig gewundenen Sees in einer Bucht, welche sich nach Osten und nach Süden einem Arme des Sees öffnet, und ist übrigens ringsherum von mehr oder minder hohen theils zusammenhängenden, theils einzelstehenden Bergmassen eingeschlossen. Der gewaltige Gebirgskamm, welcher sich vom Splügen her südwestwärts zwischen Comersee und Langensee vordrängt, die Wasserscheide zwischen dem Misocco- und Lira-Thal und zugleich die Grenze zwischen der Schweiz und Italien bildend, zieht sich im Monte Boglia und M. Bré östlich von Lugano bis dicht an den See heran, und schützt diesen gegen Norden noch durch einen hohen westlichen Ausläufer, der den M. Camoghé einschliesst, und im M. Cenere sich endet. Das südlich hiervon liegende sogenannte transcenerische Tessin sammt Lugano befindet sich im Windschatten dieses mächtigen Gebirgswinkels. Am Eingang in die tief halbkreisförmig ausgeschnittene, nach Südosten geöffnete Bucht von Lugano, welche sich von Castagnola bis S. Martino erstreckt, ergiesst sich von Norden her aus einem reizenden Thal der Fluss Cassarate. Weiter in die Tiefe des Bogens sich versteckend beginnt der breite Quai, um welchen die Stadt sich lagert. Die Tiefe dieses Ausschnitts ist dem Zutritt der Sonne günstig, weil andernfalls Lugano durch die am gegenüberliegenden Seeufer aufsteigenden Bergwände des M. Caprino und Colmo di Crezzio weit länger wie jetzt im Schatten bleiben würde. Der Rücken der Stadt wird durch 300—600 Meter hohe Hügelzüge, über welche die Strasse nach Luino am Lago Maggiore sich hinzieht, gegen das Thal des Agno gedeckt, ein Fluss der sich in den westlichen Zipfel des Luganersees ergiesst. Endlich erhebt sich im Süden, aber glücklicherweise in respectvoller Entfernung, der Dolomitkegel des S. Salvadore. Das rings umher hügelförmige Terrain bildet durch seine prachtvollen Kastanienwälder (Castanea vesca) und durch seinen Reichthum an immergrünen Gewächsen eine

Scenerie, welche einzig in ihrer Art ist, und kaum von irgend einem Puncte des Comersees übertroffen wird.

Meteorologische Tabelle.

Lugano.	Oct.	Nov.	Dec.	Jan.	Febr.	März	April
Mittlere Temp.[1])	12.54	6.08	2.83	1.25	3.58	7.06	11.96
Temp. 1 U. Nm.[2])	15.68	10.56	7.16	5.02	8.96	10.41	17.30
Wind-Tage[3])	4	3	3	2	1	7	11
Rel. Feuchtigk.[4])	78.0	75.0	72.2	77.4	71.5	64.7	63.2
Regen-Tage[5])	7	8	6	4	4	8	10

Lugano gehört trotz seiner Lage am Südabhange der Alpen und trotz seiner italienischen Vegetation noch nicht zu den wärmeren Winterstationen. Als höchster Kältegrad wurde —8.7° C. beobachtet. Wie an allen Orten, wo die Sonnenwirkung und die Nähe der Berge eine so bedeutende Rolle spielen, zeigen auch hier die Monatsmittel für die absoluten Maxima und Minima der Temperatur erhebliche Differenzen. Dieselben werden einigermassen vermindert durch die temperirende Wirkung des Sees. Hat derselbe in Folge seiner Kleinheit auch nicht die bedeutende Wärmecapacität, welche dem Genfersee zukommt, so ist seine Temperatur doch von October bis Februar höher als die der Luft. Daher auch gerade wie in Montreux (und anders wie z. B. in Meran) ein mehr allmäliger Abfall der Wärme im Herbst und ein ebenso allmäliges Ansteigen derselben im Frühling stattfindet.

---

[1]) Nach Cornils von 17 J. (1856—59 und 1864—76). [2]) 1874—71. [3]) 1870. [4]) Nach Cornils v. 15 J. 1858, 1859 u. 1864—76). [5]) 1864—70 nach Ferri.

Winde. Der Hauptwind des Winters ist der Nordwest, welcher ausnahmsweise sogar mit Heftigkeit mehrere Tage andauert. Auch sind die Berge im Rücken der Stadt nicht hoch genug, um den Nordost ganz abzuhalten. Die Angabe von Meyer-Ahrens „Nordwinde sind unbekannt“ ist daher nicht ganz zutreffend, doch sind im Allgemeinen Winde stärkeren Grades im Winter sehr selten. Die Mittelzahl der Windtage pro Jahr ist 69. Ferri hat aus dem Winter 1869/70 die Summe von 31 Windtagen verzeichnet, wovon der März 7, der April sogar 11 aufzuweisen hat. Man sieht also, dass die Frühlingsmonate in Bezug auf die Zahl der windigen Tage mit Meran und Arco wetteifern können.

Lugano liegt 275.50 Meter üb. Meer, also fast in derselben Höhe wie Meran und hat einen mittleren Barometerstand von 737.55 Mm., die mittlere monatliche Schwankung beträgt 18.70, die mittlere tägliche 1.16 Mm.

Die relative Feuchtigkeit ist für die Wintermonate nicht unbedeutend, das Mittel der Saison ist 72.3 %.

Auch die Menge der Niederschläge ist beträchtlich, nämlich 1557 Mm. pro anno. Die Zahl der jährlichen Regentage beträgt im Mittel 68, wovon auf die Wintersaison (Nov.—April) 40 fallen und zwar 8 auf den März und 10 auf den April. Die mittlere Bewölkung des Himmels beträgt 47 proc. Schnee fällt, wie Cornils angiebt, selten und bleibt meistens nur einen oder ein paar Tage liegen. Ferri giebt die Schneehöhe des Winters 1869/70 mit 50 Mm. an. Nebel sollen kaum jemals vorkommen.

Das Ergebniss dieser meteorologischen Beobachtungen ist folgendes: Lugano hat in der Wintersaison (Nov. bis April) eine im Mittel um 3° C. wärmere Temperatur wie die des nördlichen Deutschlands; in den 3 Wintermonaten übertrifft es an Wärme Montreux um ½, Meran um 1° C. Vor stärkeren Nordwinden geschützt ist die Luft von den Seitenthälern und vom See her vielfach in mässiger Bewegung. Zur Zeit der Windstille, wenn Berg- und Thalwind sich ausgleichen, bemerkt man eine Stagnation in der Atmosphäre, die sich am Quai durch den bekannten Küchengeruch italienischer Städte zu erkennen giebt. Die Feuchtigkeitsverhältnisse nähern sich denen von Montreux, aber Lugano liegt 110 Meter tiefer als dieses, etwa 50 Meter niedriger als Meran.

In Bezug auf seine Wärme- und Feuchtigkeitsverhältnisse ist daher das Klima von Lugano weniger anregend als das von Meran, in Rücksicht auf die Elevation ist es auch weniger activ als das von Montreux, dem es sonst ziemlich nahe steht. Cornils hält den Aufenthalt in Lugano angezeigt als Uebergangsstation für Patienten mit Katarrhen und chronischen Entzündungsprocessen der Athmungsorgane und als Vorbeugungsmittel für Brustschwache, ferner wegen des calmirenden Einflusses des Klimas für Nervenkranke, und er empfiehlt Lugano ganz besonders Augenkranken, da das Auge überall auf grüne Flächen treffe und die Oberfläche des Sees nichts Blendendes habe. Andere Seiten des Kurortes werden vor seiner Wahl noch in Betracht gezogen werden müssen. Zunächst eine unangenehme: die Unbequemlichkeit und das Angreifende einer längeren Postreise über die Alpen, oder andernfalls einer so weiten Eisenbahntour, dass man fast in derselben Zeit die Riviera erreicht. Lugano trägt ferner, obgleich politisch zur Schweiz gehörig, einen durchaus italienischen Charakter. Land und Leute, Vegetation, Sprache, Sitte und Gewohnheit, Alles lässt uns keinen Augenblick darüber in Zweifel, dass wir uns schon jenseits der Alpen befinden. Dass sich mit diesen südlichen den Nordländer oft angenehm berührenden Eindrücken der Vorzug eines mit deutscher Reinlichkeit und Solidität gehaltenen Gasthauses verbindet, macht die enorme Zahl der Touristen erklärlich, die Lugano im Herbste berühren. Von ihnen fingen Einige an ihren Aufenthalt bis in den Winter hinein zu verlängern, und gaben damit den Anstoss zu einer Winterstation, die einer weiteren Entwicklung sichtlich entgegengeht. Von der Wichtigkeit eines deutschen Arztes für diese klimatische Station scheint man freilich im Hotel du Parc noch nicht die richtige Vorstellung zu haben, obgleich man doch an Davos und Pallanza recht naheliegende und belehrende Beispiele vor Augen hat. Im Herbst ist Gelegenheit zu Traubenkuren, wer den Frühling über dort ausgehalten hat kann seinen Aufenthalt bis in den Sommer hinein verlängern, weil die Temperatur sich lange auf mittlerer Höhe hält. Als höchster Wärmegrad wurde (22. Juli 1870) 36.1° C. beobachtet. Will man sich in der heissesten Zeit nicht allzuweit vom Kurort entfernen, so findet man eine höchst angenehme Sommerfrische auf dem nur 4 Stunden entfernten 1695 Meter hohen Monte Generoso in der Pension des Dr. Pasta.

Die mittlere Temperatur des Mai ist hier 10 des Juni 13, des Juli 18, des August 15° C.

Pallanza.

Reise und Aufenthalt. Wer von Mailand kommt fährt von dort auf der Bahn in 2½ St. nach Arona. Wer die Route Basel, Genf, Montcenis, Turin wählte, verlässt die Mailänder Linie bei Novara und geht von hier auf der Zweigbahn in 1¼ St. nach Arona. Von Arona braucht das Dampfboot 1¾ St. bis Pallanza. Wer die Alpenpässe nicht zu scheuen braucht, kann vom Norden her direct über den Splügen, Bernardino, Lukmanier, Gotthard oder Simplon den Langensee erreichen. Letztere Route ist gewöhnlich schon Anfang April vollständig schneefrei. — Kurzeit. September bis Ende Mai. — Gasthöfe u. Pensionen. Grand Hotel Pallanza in prachtvoller Lage am See und mit Vorgarten und ausgezeichneter innerer Einrichtung. Inmitten des Hauses liegt eine geräumige, mit einer Glaskuppel gedeckte, durch Luftheizung erwärmte Halle, welche, mehrere Stockwerke hoch, von den die Zimmer verbindenden Galerien umgeben ist. Ein Aufzug führt in die verschiedenen Etagen; 120 höchst comfortable Zimmer. Vollständige Pension (Südzimmer, Frühstück, Luncheon, Diner, Bedienung) in der Zeit vom 1. Nov. bis 1. April 8—9 Lire täglich, 1 Glas Milch 20 Cent., Heizung 75 C., 1 Oellampe 1—1½ L. Bei längerem Winteraufenthalte Ermässigungen. Besitzer: Georg Seyschab, Arzt des Hotels: Dr. Scharrenbroich; Hotel Garoni, neu, in schöner Lage; in der Stadt: Posta, Italia, S. Gottardo. — Privatwohnungen in Villen, die im Ganzen vermiethet werden, und aus einzelnen Zimmern bestehend, existiren einige. — Badeanstalt. Im Gr. Hotel P. 3 Zellen für warme Bäder u. 1 Badehaus für Seebäder. — Gottesdienst: Deutsch-evangelischer u. englischer in der im Gr. Hotel befindlichen Kapelle, katholischer in den Kirchen der Stadt. — Zu Unterricht in Sprachen etc. ist Gelegenheit vorhanden. — Lesezimmer im Gr. Hot. P. mit mehreren deutschen Zeitungen u. einer kleinen Bibliothek.

Unter den drei hochberühmten Seen, welche die südlichen Ausläufer der lombardischen Alpen umspülen, musste früher auf den ersten Blick der westliche, der Lago Maggiore, am wenigsten zu einem Winteraufenthalt für Kranke geeignet erscheinen. Bei Locarno an der Nordspitze des Sees ist die Gegend sumpfig und ungesund. Es brechen dort aus dem Ticino- und Maggiathal kalte mit Gletscherluft gemischte Winde hervor, und die Breite und Ausdehnung des Sees scheint bei den starken Temperaturschwankungen die Bildung von Nebeln zu begünstigen. Im mittleren und südlichen Theil sind beide Ufer nicht hoch genug, um die Seitenwinde abzuhalten, und überdies öffnet sich an jedem Seeufer ein Flussthal (von Osten her das der Tresa, von Westen her das der Tosa) beide wohl geeignet die Windstille zu beeinträchtigen. Gerade die bei den Touristen beliebtesten Punkte, Stresa und Baveno, waren der Tramontana so gut wie den Tosathalwinden schutzlos preisgegeben. Erst dadurch, dass an dem günstigsten Punkte des ganzen Seeufers, in Pallanza, ein musterhafter Gasthof erbaut wurde, konnte der Langensee in die Reihe der Winterkurorte eintreten, und ziemlich schnell hat er sich unter den Stationen der oberitalischen Seen sogar den ersten Platz erobert. Diesen Erfolg verdankt der Ort freilich nicht lediglich seinen günstigen klimatischen Verhältnissen sondern ebensosehr dem Zusammenwirken des Begründers des ersten grossen Gasthofes mit einem deutschen Arzte. Hierdurch wurden Verhältnisse geschaffen, wie sie dem leidenden Winterflüchtling zusagen, einladend genug, um ihn für längere Zeit festzuhalten und über manche Unbilden der kältesten Periode hinwegzuhelfen.

Das italienische Städtchen Pallanza hat 3900 Einwohner. Es liegt unter dem 45° 55′ nördlicher Breite, 193 Meter überm Meere, am rechten westlichen Ufer des Lago Maggiore und zwar gerade in dessen Mitte im Angesicht der borromäischen Inseln und auf einer nach Süden vorspringenden Landzunge, an welcher die 3 Zipfel des Sees von Norden, Süden und Westen her zusammenstossen. Das östliche Ende der Stadt, wo die beiden grossen Hotels sich befinden, hat gegen Nordost einen directen Schutz durch den bis in die Spitze der Landzunge vordringenden Castagnola-Hügel (115 Meter hoch), an dessen südlicher Lehne er sich befindet. Eine schmale Ebene trennt den nördlichen Abhang der Castagnola von dem 850 Meter hohen Monte Rosso, einem Berg, der gegen Nordwest einen wirksamen Windschutz gewährt. Endlich zieht sich eine über 2000 Meter hohe Bergkette südwärts vom Valle Canobbino vom Seeufer bis zum Monte Zedda hin und umspannt darüber hinaus in weitem Bogen die im Norden Pallanza's gelegene Ebene. Nach Süden dagegen liegt dieser etwa 2 Kilometer lange Uferstrich ganz frei und ist auch im Winter schon in früher Morgenstunde und bis in den späten Nachmittag hinein der Besonnung zugänglich. Dieser nach Norden windgeschützten sonnigen Lage entspricht der Zustand der Vegetation, über welche die wohlgepflegten Gärten des Grand Hotel und der Privatvillen mit ihren Palmen, Agrumen, Oliven, Eucalypten, japanischen Mispeln etc. einen schnellen Ueberblick gewähren. Der unter der Humusschicht befindliche Boden stellt ein Gemenge von Sand mit zerbröckeltem Gestein (Gneis und Schiefer) dar und ist nach Regengüssen schnell wieder trocken. Starke Niederschläge ergiessen ihr Wasser in die Betten der beiden Bäche (San Bernardino und San Giovanni), welche bei Intra den See erreichen. Vor Ueberschwemmungen ist Pallanza durch seine Erhebung über den Seespiegel und durch einen guten Quai genügend geschützt.

Meteorologische Tabelle[1]).

Pallanza.	Oct.	Nov.	Dec.	Jan.	Febr.	März	April
Mittl. Temp.	12.5	7.1	3.7	2.5	4.7	7.6	12.5
Mittl. Max.	15.9	10.6	6.8	5.7	8.3	11.5	17.1
Mittl. Min.	9.4	4.0	1.1	—0.02	1.8	4.3	8.4
Rel. Feuchtgk.	71	69	74	75	68	68	58
Heitere Tage	14.4	14.6	15.6	14.7	14.9	13.5	14.5
Regentage	11.2	8.6	6.6	5.9	4.7	9.0	8.6
Regenhöhe	322	178	121	72	61	129	187

Pallanza steht bezüglich seiner Winterwärme Arco und Görz am nächsten, es ist 1.2° wärmer wie Montreux, 1°6° wärmer wie Meran. Während eines Zeitraumes von 11 Jahren war nach Scharrenbroich die Temperatnr in den Monaten October, November, März und April niemals auf oder unter dem Gefrierpunkt; in derselben Zeit war der niederste Stand des Thermometers —6.8° C. Die Differenzen der Wärme zwischen den einzelnen Tageszeiten sind nicht bedeutend.

[1]) Dr. Scharrenbroich aus 11 Jahren. Die Mitteltemp. sind von mir aus Max., Min. u. 9 Uhr berechnet, wodurch das Resultat sich dem unserer Beobachtungsstunden am meisten nähert.

Die Winde treten am Langensee in ganz ähnlicher Weise auf wie an den übrigen oberitalischen Seen. Gegen directen Nord unter Bergschutz herrscht in Pallanza im Herbst und Winter mehr der Nordost, im Frühling und Sommer mehr der Nordwest vor. Heftige Westwinde machen sich zeitweise bemerklich und sind wie am Lugano- und Comosee nicht selten von massigen Niederschlägen begleitet, so dass sie einen ganzen, manchmal 2—3 Regentage im Gefolge haben. Springt dieser Wind wechselnd in Süd oder Südost um, so giebt es in Intervallen Schauerregen von unbestimmter Dauer. Hierzu kommen nun die periodischen Lokalwinde, zunächst der Südost, der am Gardasee als Ora, am Como- und Luganosee als Breva bekannt ist, am Lago Maggiore aber Inverna (Inferna) genannt wird. Dieser Wind, gegen welchen Pallanza ganz offen liegt, ist gleichwie die Ora Arco's der schwächste Punkt unseres Kurortes. Er soll zwar meist erst Ende März bisweilen sogar erst im April häufiger werden, gewöhnlich erreicht er aber Anfang April schon seinen Höhepunkt und setzt sich dann in mässigen Stössen bis zum September fort. Seine Dauer ist von 10 oder 11 Uhr Vormittags bis um 3 oder 4 Uhr Nachmittags; dann tritt vollständige Windstille ein. Zu dem dann während der Nacht von Norden her wehenden Ausgleichwind steht die Inverna bezüglich der Stärke ihres Auftretens in geradem Verhältniss. Scharrenbroich hält es mit Recht für günstig, dass die periodischen Winde nicht in ähnlicher Weise wie die Ora im nördlichen Theile des Gardasees eingeklemmt werden, dass sie vielmehr auf dem breiten Seeufer sich gleichmässiger vertheilen können. Im Allgemeinen ist der Nord und noch mehr der Nordost der Gutwetterwind, während die Inverna leicht die lombardischen Nebel bis an die Südspitze des Sees heranführt und den Himmel bewölkt.

Der Luftdruck beträgt im Jahresmittel 741.48; im Winter (743.13) übersteigt er um ein Geringes dieses Mittel, im Frühling (739.99) geht er etwas unter dasselbe herab. Die bedeutendsten Differenzen in den Extremen weisen die kälteren Monate auf. Plötzliches Sinken des Barometers ist in der Regel (ein Warnungszeichen für Bootfahrer) der Vorbote eines Sturmes. Scharrenbroich fand eine auffallende Aehnlichkeit des Barometerganges zwischen Nizza und Pallanza.

Aus den Beobachtungen der relativen Feuchtigkeit ergiebt sich, dass Pallanza Meran sehr nahe steht, also trockner ist wie Lugano, Cadenabbia und Arco, ein Umstand auf den Scharrenbroich einiges Gewicht legt. Auch die Erfahrungen des gewöhnlichen Lebens, z. B. das Springen der Möbel, bestätigen die Resultate der Psychrometerbeobachtung. Die Zahl der heiteren Tage ist in den Wintermonaten, und besonders im Januar und Februar, eine relativ grosse. Als Regentage sind in unserer Tabelle auch solche mit den allergeringsten Niederschlagmengen notirt. Mai und October, im Uebrigen Pallanza's schönste Monate, sind zugleich seine ausgesprochenste Regenzeit, während auf die 3 Wintermonate nur 17 Regentage kommen. Durchschnittlich schneit es im Winter zweimal und der Schnee bleibt 3—5 Tage lang liegen. Auf der vollständigen Beschneiung der umgebenden Berge (an der Nordseite bis auf die Grenze von 600—1000 Meter hinab) beruht meist die weitere Beständigkeit des Wetters.

Der Einfluss des dortigen Klimas auf Gesundheit und Leben der Eingeborenen ist ein günstiger. Epidemien sind unbekannt und trotz eines zahlreichen Proletariats, trotz vielfach mangelhafter Ernährung und ungesunder Wohnungen ist die Sterblichkeitsziffer doch nur 16.2 vom Tausend. Für den Kurgast, der längere Zeit in Pallanza verweilen will, lässt sich der Gesammteffect der Jahreszeiten in Folgendem zusammenfassen. Im Spätsommer und im beginnenden Herbst sucht eine grössere Menge von Reisenden am Lago Maggiore Erholung und Genuss. Wer eine Traubenkur brauchen will, findet hierfür im schönen Octobermonat die beste Gelegenheit. Der Anfang November bezeichnet einen wesentlichen Abschlag der Temperatur und bedeutet für Wärmebedürftige und reizbare Patienten die richtige Zeit sich weiter südwärts zu wenden. Wer sich gut eingerichtet hat und den ärztlichen Vorschriften genau nachlebt, wer nicht blos auf Sitztage im Freien angewiesen ist, sondern bei nöthiger Vorsicht auch einen Spaziergang in der kühlen mässig anregenden Luft gut verträgt, der braucht jetzt Pallanza noch nicht zu fliehen. Der Bestand an Gästen (Deutsche und Engländer) betrug in den letzten Jahren im Grand Hotel bis nach Weihnachten noch etwa 100, von Weihnachten bis März nicht unter 70. Dass hier der eigentliche Winter die italienische Grenze nicht respectirt, dass er vielmehr manchen schlimmen Tag (wenn auch nicht so viele wie in Deutschland) in seinem Gefolge hat, möge man wohl bedenken und sich mit tüchtigen Winterkleidern und einer Portion Geduld darauf einrichten. Von Mitte December bis Mitte Februar herrscht eine niedere aber bezüglich der Tagesextreme gleichmässige Temperatur. In der 2ten Hälfte des Februar beginnt mit dem Auftreten der Inverna die für Kranke bedenklichste Zeit; der März ist fast so launisch wie unser April, dieser aber trägt ein einigermassen italienisches Gepräge, er gleicht unserm Mai und bildet mit diesem die beste Uebergangszeit für Kranke, welche von der Riviera zurückkehren. Zu einem vollen Winteraufenthalt in Pallanza eignen sich am meisten Personen von schwacher Constitution, mag dieselbe erblich bedingt oder im Gefolge von Blutarmuth oder erschöpfenden Krankheiten auftreten. Solche finden hier in einer den Stoffwechsel leicht anregenden Luft, unter steter ärztlicher Aufsicht und guter Pflege recht günstige Bedingungen zu ihrer Erholung. Scharrenbroich, der den Wirkungskreis Pallanza's gegenüber den südlicheren Kurorten durchaus rationell begrenzt hat, stellt nach seinen Erfahrungen noch folgende specielle Indicationen auf: Chronische Pneumonie und Pleuritis, Spitzeninfiltration ohne tuberculöse Grundlage auch bei Neigung zu Blutungen, chronische Rachen-, Kehlkopf- und Luftröhrenkatarrhe, chronische Bronchialkatarrhe der Emphysematiker und Herzkranken, Wechselfieber, chronische Nierenentzündung und Diabetes. Als directe Gegenanzeigen müssen hochgradiges Fieber und besonders eine ausgesprochene Reizbarkeit des Nervensystems (Erethismus) angesehen werden.

Was die Gelegenheit zur Bewegung im Freien anbetrifft, so muss ich ausdrücklich dem Urtheil widersprechen, dass der Kurgast in Pallanza auf den Besuch einiger Gärten und auf die häufig staubige Chaussée nach Intra beschränkt sei. Es zweigen sich vielmehr von der nach Intra führenden Landstrasse verschiedene ebene und sanft ansteigende Fusswege zur Linken ab, die hier im Rücken der Castagnola gegen den unangenehmen Südost einen wirksamen Schutz gewähren; aber auch sonst fehlt es nicht an abwechselnden Promenaden.

Montreux.

Reise und Aufenthalt. Wer bei Basel in die Schweiz eintritt hat von hier auf der Bahn bis Lausanne am Genfersee $6^3/_4$–$8^1/_4$ St. zu fahren. Wer über den Bodensee kommt braucht von Romanshorn bis Lausanne $12^1/_2$ St. Von Lausanne aus führt uns die Bahn in südwestlicher Richtung in 2 St. nach Genf, in östlicher in 1 St. nach **Montreux-Vernex**. Sechs Minuten vor dieser Station hält der Zug bei Clarens, sechs Minuten hinter Montreux ebenso bei Station Veytaux-Chillon. — Kurzeit. Die Traubenkur beginnt Ende September, October bis April eignen sich für die klimatische Kur. Vom 1. April bis 1. Juli werden kurgemäss Milch und Molken verabreicht. — Hotels u. Pensionen. Kurgäste, welche Abends in Vevey eintreffen, können hier übernachten (Trois Suisses, kleines Hotel am Bahnhof, H. Monnet, H. du Lac, H. d'Angleterre, H. du Chateau, diese alle in der Nähe des Sees, u. das $^1/_4$ St. v. Bahnh. entfernte Gr. H. de Vevey). Besser thut, wer gleich im Mittelpunkt des Pensionslebens sein will, bis Station Montreux-Vernex zu fahren, wo er dicht am Bahnhof das H. de Montreux, und etwas weiter links die Hotels Beau-Séjour und du Cygne findet; von der Station Veytaux-Chillon existirt eine Omnibus-Verbindung mit dem grossen Hotel des Alpes (130 Zimmer). — Pensionen. Wer die Geselligkeit liebt und allein steht, zieht es vielleicht vor in einem der grossen Hotels

Pension zu nehmen. Der grössere Theil der Kurgäste liebt mehr die geräuschloseren Privatpensionen, in denen man für 5—12 Francs pro Tag Kost und Logis erhält und deren etwa 50 existiren. Im Grunde genommen sind sie alle gut, und man mag ganz nach seinem Geschmack, nach seinen Ansprüchen und mit den weiter unten angedeuteten Rücksichten auf die Nähe des Sees, der ebenen Fahrstrasse etc. seine Wahl treffen. Es seien hier in der Richtung von Clarens nach Chillon einige Pensionen genannt, welche von den Deutschen bevorzugt zu werden pflegen. — 1. In unmittelbarer Nähe des Sees: Clarentia, Roth, Lorius, Beau-Rivage, Chillon. 2. In einiger Entfernung vom See, mehr oder weniger hoch an der Berglehne: Verte-Rive, Mooser, Beau-Regard, Vautier. — Privatwohnungen. Ganze Villen sind für 2000—6000 Fr. für das halbe Jahr zu vermiethen. Schriftlicher Contract nöthig. — Ein Kurvorstand, der die öffentlichen Gesundheitsverhältnisse regelte, existirt in Montreux nicht. — Aerzte. In Clarens: Dr. Carrard, in Vernex: Dr. Steiger, in Montreux: Dr. Bertholet, Dr. v. Budberg, Dr. Laharpe, Dr. Masson, Dr. Monnier. — Apotheken. Bührer, Mellet, Schmidt. — Bade-Anstalten: Für warme Bäder ist ein Etablissement vorhanden; die Anstalten für Seebäder sind immer noch ausserordentlich mangelhaft, so wie auch in den Pensionen die Anwendung des Wassers als Heilmittel nicht in dem Grade erleichtert ist, wie man es wünschen möchte. — Gottesdienst. Zur Ausübung desselben besteht ausser der reformirten Pfarrkirche eine freie protestantische Kirche (Eglise libre), in welcher einmal wöchentlich eine deutsche Predigt gehalten wird, eine römisch-katholische Kapelle, eine englische National- u. eine Presbyterianerkirche. — Unterricht. Das Collège (Progymnasium, Realschule u. höhere Töchterschule) gewährt auch Fremden den Eintritt, ausserdem mehrere Pensionate für Knaben und Mädchen. — Buchhandlungen. In Vernex: Benda, zugleich Lesesalon u. Leihbibliothek, auch Auskunftsertheilung an Fremde. In Clarens: C. Maier. — Post u. Telegraph an den 3 Bahnhöfen von Clarens, Montreux u. Veytaux. In Kirchmontreux ausserdem noch eine Filiale bei der Pens. Vautier. — Das Fuhrwerk hat keine Taxe und ist deshalb theuer.

Der Ruf, den das Klima des Genfersees in der öffentlichen Meinung geniesst, giebt nicht selten zu dem Irrthum Veranlassung, als sei Genf selbst in seinen Witterungsverhältnissen ein angenehmer Winteraufenthalt. Abgesehen davon, dass die mittlere Jahrestemperatur von Genf (8.9° C.) die der norddeutschen Ebene kaum überschreitet, und dass die Stadt während des Winters häufig von Nebeln heimgesucht wird, so ist sie auch dem Einflusse eines kalten stürmischen Nordostwindes, der sogenannten Bise, schutzlos preisgegeben. Schon im Sommer, wo sie bisweilen die Schifffahrt unterbricht und mannichfache Verkehrsstörungen hervorruft, ist die Bise unangenehm, im Winter aber, wo sie trotz aller Vorkehrungen die Zimmer durchkältet und die Bewegung im Freien unmöglich macht, ist sie der Schrecken der Fremden wie der Einheimischen. Anfangs kräuselt sie von weitem den See, und man freut sich an den weissen Schaumlinien (moutons), wie sie hintereinander heranziehen, bald aber nimmt das Ungestüm der Wellen zu, der Hafendamm wird überschüttet, der Quai des Pâquis überschwemmt und unwegsam gemacht, die Luft wird immer kälter und eisiger, und es kommt vor, dass das Wasser an dem Gitter der Montblanc-Brücke emporspritzt und in Eiszapfen dort hängen bleibt. Genf ist keine passende Winterstation für Kranke.

Die Bise, welche am schlimmsten längs der Jura-Abhänge wüthet, lässt den ganzen Küstenstrich von Morges bis Genf (La Côte) nicht unbehelligt, wenn sie auch ihre ganze Kraft direct auf Genf zu richten pflegt. Lausanne selbst scheint zwar unter dem Schutz des die Stadt nach Norden deckenden Jorat- (Jurten-) Gebirges zu stehen. Aber theils sind die Seeufer breit genug, um dem Winde Spielraum zu gewähren, theils bricht derselbe aus den oft schneebedeckten Schluchten und Thälern hervor, welche die Berner Bahn zwischen Chexbres und Lausanne überschreitet und fährt nun ostwärts am Ufer dahin, zwar immer mehr an Kraft verlierend, aber doch erst gebrochen bei Clarens, wo die in den See vorspringenden hohen Berge ihm Halt gebieten. Es giebt wohl zwischen Lausanne und Vevey einige durch lokale Verhältnisse besser gestellte Plätze, aber im Allgemeinen beginnt der Schutz der Berge erst bei und hinter Vevey, und die Milde des Klimas, der Werth der Lage, nimmt von hier bis Veytaux in progressiver Steigerung zu, abgesehen davon, dass eine weitere oder geringere Entfernung der Wohnstätte vom See, die höhere oder niedere Lage und der mehr oder weniger stattfindende Zutritt der Sonnenstrahlen diesem oder jenem Platze noch eine besondere Bedeutung verleihen.

Der Bergwall, welcher den nördlichen Theil des Genfersees so vollständig gegen Osten, Nordosten und zum grossen Theil auch gegen Nordwesten schützt, hat Höhen wie den Moléson (2005 Meter), die Dent de Jaman (1872 M.), die Rochers de Naye (2040 M.) aufzuweisen, und schiebt seine Vorberge wie die Pleiades, den Cubli und Andere bis dicht an den See hinan. Nirgends gestattet diese Felsenmauer den Bergwässern, welche dem See zueilen, ein so geräumiges Bett, dass es den kalten Luftströmungen den Zutritt öffnete. Drei Bäche, nämlich die Baie de Clarens, die Baie von Montreux, welche die Gemeinden Chatelard und Les Planches von einander scheidet, und die Baie de Veytaux (Veraye) erhöhen mit ihren schäumenden Caskaden den Reiz der Landschaft, ohne irgend welche Uebelstände mit sich zu führen. Je ungestümer und frostiger daher der Nordwind haust, um so bedeutender ist der Unterschied zwischen diesem gesicherten Uferstrich und den angrenzenden Bezirken. Davon wird derjenige einen recht klaren Begriff bekommen, der bei herrschender Bise von Genf aus sich nach Montreux begiebt. Fast von Minute zu Minute schwächt sich die Gewalt des Windes ab und ist von einer allmäligen Erhöhung der Temperatur begleitet, die schliesslich gegen 12 Grad betragen kann. So hatte man am kältesten Tage des Winters 1866/67 in Genf —17, in Lausanne —11, in Vevey —9, in Montreux —5° C.; bei Vergleichung der mittleren Temperatur des Winters ist Montreux noch um einen vollen Grad wärmer wie Genf, und die Mittagstemperaturen ergeben für Montreux ein Wärmeplus von 2½° C. und darüber.

Vevey ist von Genf aus der erste Ort des nördlichen Seeufers, an dem man auf die Einrichtung von Winterstationen Bedacht genommen hat. Als Stadt von nahezu 8000 Einwohnern mit lebhaftem Verkehr war es hier am leichtesten für Alle, welche im Sommer oder Herbst diese von der Natur wie von der Romantik gleichbegünstigten Seeufer liebgewonnen hatten, sich auch den Comfort eines Winteraufenthaltes zu verschaffen. Aber die Erfahrung, dass die Bise sich in dem westlichen nach Lausanne zu liegenden Theil noch recht unangenehm bemerkbar macht, haben den Zug der Wintergäste mehr und mehr nach Osten geleitet, und das ganze Ufer von Vevey bis zu dem alten weltberühmten Schlosse Chillon ist jetzt eine fast ununterbrochene Reihe von Wohnhäusern, welche den Winter hindurch der gastlichen Aufnahme von durchschnittlich 1200 Fremden geöffnet sind. Unter den Namen: Chailly, Clarens, Vernex, Kirchmontreux, Colonge, Territet, Veytaux, Chillon etc. reiht sich eine Ortschaft an die andere, und da Kirchmontreux nicht nur der gemeinsame Pfarrort für alle, sondern auch der Mittelpunkt und zugleich der geschützteste und gesuchteste Auftenthalt der Kranken ist, so pflegt man unter dem einen Namen „Montreux“ diese ganze Reihe von Gemeinden zusammenzufassen.

Ich habe erwähnt, dass in Vevey, und zwar deutlicher noch in seinem westlichen Theile, der Wind immer noch eine Rolle spiele und Temperatur-Unterschiede bedinge. Von Vevey aus dem Ufer des Sees nach Osten hin folgend, wird die Luft allmälig weniger bewegt. An La Tour-de-Peilz vorbei erreicht man in $1^1/_4$ St. Clarens. Vor Clarens, etwa $^3/_4$ St. hinter Vevey, erblicken wir links, abseits vom Ufer, auf der Höhe ein stattliches Gebäude, das aus 2 im rechten Winkel mit einander verbundenen Flügeln und einer isolirten Villa im Schweizerstyle besteht: die Pension Ketterer. Hier ist es, wo die Bise ihr Ende hat, hier beginnt die Region der Windstille, welche bis über Veytaux hinausreicht, und deren Centrum zu sein Montreux's klimatischen Ruf begründet hat. Andere schieben die Grenze der bewegten Luft noch etwas weiter nach Clarens vor und halten sogar den Eingang von Clarens selbst für noch nicht vollkommen windfrei, so Frau Professor **Stahr**, der man eine gute Beobachtungsgabe nicht absprechen wird, und welche die Strecke von der Pension Gabarel in Clarens bis zur Pension Masson in Veytaux als den wärmsten Theil des Genfersees bezeichnet. Kranke, welche den Luftzug vermeiden müssen, thun daher am besten sich über Clarens westwärts nicht hinaus zu wagen, jedenfalls aber den nach Vevey führenden Quaiweg zu vermeiden und sich lieber der windstillen Berglehne zuzuwenden. Ausser der Bise, die also bei Vevey ihre Kraft grösstentheils schon einbüsst, sind von Norden her einbrechende Strömungen nicht möglich, und es kommen nur noch die Südwinde in Frage, von denen der Fön mit seiner erschlaffenden Wirkung glücklicherweise nicht häufig bemerkt wird; im November und December tritt er kaum jemals ein, und im Januar, Februar und März gehört er immerhin zu den seltenen Erscheinungen.

Die Kurgemeinde zählt 8000 ortsansässige Einwohner, aber diese haben sich darauf eingerichtet etwa 3000 Fremde bei sich aufzunehmen. Die Pensionen, welche sich an diesem etwa 1¼ Stunde langen, windgeschützten Ufer aneinanderreihen, sind auch in ihrer Lage zum See und zum Gebirge für den Kranken von verschiedener Bedeutung. Montreux mit seinen Gemeinden liegt an einer nach Südwesten geöffneten Bucht, deren Uferlinie zu dem in ziemlich gerader Richtung von Norden nach Süden dahinziehenden Hochgebirge sich so verhält, dass ihr nordwestliches Ende (bei Clarens) über eine Viertelstunde von den Felswänden sich entfernt hält, während ihr südwestliches bei Veytaux sich dicht an das Hochgebirge anschmiegt. Wer von Clarens über Vernex, Kirchmontreux etc. nach Veytaux geht, nähert sich also auf dem immer schmaler werdenden Ufer mehr und mehr den Felswänden. Territet und Veytaux, hoch überm See und dicht an der Alpenmauer gelegen, bleiben von allen Luftströmungen verschont, entbehren aber länger als Clarens die Morgensonne, während die Abendsonne diese Höhen noch erwärmt, wenn das nordwestliche Uferland noch im Schatten liegt. Vernex-Montreux bilden zwischen beiden Extremen die Mitte; sie haben die aufgehende Sonne früher wie Veytaux, die untergehende länger als Clarens. Sie sind in mässiger Seehöhe gelegen, und ihre Lage ist daher unter Erwägung aller Umstände die günstigste. Ueber Schloss Chillon hinaus bis Villeneuve am östlichen Ende des Sees, ist man der sumpfigen Umgebung der Rhonemündung schon zu nahe; die ganze Gegend bei Roche, obgleich ebenfalls gegen Nordwinde geschützt, ist deshalb ungesund und für längeren Aufenthalt unbrauchber. Gehen wir aber das Rhonethal weiter aufwärts, so begegnet uns Aigle (419 M.), dann Bex (409 M.). Beide haben von der Sumpfluft nicht mehr zu leiden und sind als Zwischenstationen zwischen Sommer- und Winteraufenthalt wegen ihrer kühleren Lage beliebt und empfehlenswerth. Dass ersteres sich weniger zum Winteraufenthalt eignet, ist die Folge des Thal- und Bergwindes, der hier oft recht heftig und zu derselben Zeit wüthet, wo in Montreux absolute Windstille herrscht. Zwischen Aigle und Bex, eine halbe Stunde östlich von der Eisenbahnstation St. Triphon, liegt aber ein auch vor diesen lokalen Strömungen geschützter Ort, nämlich Ollon. Man kann sich nichts Lieblicheres denken als die Lage dieses Ortes. An das Hochgebirge nach Nordosten zu sich anschmiegend, blickt er von einer mässigen Anhöhe (620 m.)

über Plantagen von Kastanien, Nuss- und Obstbäumen, welche die unter ihm sanft abfallende Berglehne bedecken, hinüber auf die Landstrasse, während ein mässiger Hügelzug, von einem römischen Thurme gekrönt, jenseits der Strasse sich hinziehend, die Bahn und das eigentliche Rhonethal verdeckt. Eine Familie, welche die Einsamkeit des Ortes nicht scheut und das Fehlen des Sees nicht vermisst, sondern nur dem Luftgenuss leben will, wird hier ein treffliches Asyl finden.

Montreux	Oct.	Nov.	Dec.	Jan.	Febr.	März	April
Mittlere Temp. [1])	10.5	5.1	2.5	0.8	3.9	5.0	10.6
Temp. 1 U. Nm. [2])	13.8	8.6	5.3	4.3	6.7	7.5	14.2
Rel. Feuchtigk. [3])	81.5	81.0	82.7	81.8	78.9	78.8	73.3
Regentage [4])	3	5	4	3	3	7	7

Montreux besitzt eine Winter-Temperatur, welche im Monatsmittel nur etwa 2.5°, um die Mittagszeit 5—6° C. wärmer ist als diejenige des nördlichen Deutschlands. Dabei ist die Wärme-Entwicklung noch so sehr von der Einwirkung der Sonne abhängig, dass die Differenzen zwischen Maximal- und Minimal-Temperatur in jedem der eigentlichen Wintermonate gegen 12—16° C. betragen. Trotz des fast absoluten Schutzes gegen die Nordwinde hat also Montreux seinen vollständigen Winter, und hierauf hat der Kurgast in jeder Beziehung sich einzurichten. Für seine Wohnung wie für seine Promenaden braucht er unbedingt die Sonnenwärme; diese Rücksicht muss er daher vor allen an-

[1]) 1864—72. [2]) 1863—70. [3]) 1864—9. [4]) Nach Steiger.

deren bei seiner Niederlassung in Montreux vorwalten lassen; indessen ist sie nicht die einzige, die er zu nehmen hat.

Ein Theil der Pensionen liegt unmittelbar an der Landstrasse, welche von Clarens nach Veytaux und weiter sich hinzieht, ein anderer oberhalb derselben an der Berglehne, ein dritter mehr oder weniger unmittelbar am See. Der Genfersee ist bekanntlich wie alle grösseren Seen, und wie u. A. auch der Bodensee, periodischen Schwankungen seines Niveaus unterworfen. Am stärksten ist die Erhebung bei Genf am Ausfluss der Rhone, nämlich 4—5 Fuss, während sie am östlichen Theil des Sees nur ebensoviel Zoll beträgt. Man bringt diese Erscheinung mit Veränderungen im atmosphärischen Druck in Zusammenhang, und in der That ist sie öfters von einem Wechsel der Witterung begleitet. In sehr bedeutender Tiefe, 80 m. und tiefer ist eine constante Temperatur des Wassers von etwa 5° C. auch für den Genfersee nachgewiesen, an der Oberfläche ist dagegen während der 5 Wintermonate, October bis Februar, die Temperatur des Wassers wärmer als die der Luft und mässigt so etwas das Klima der nahegelegnen Punkte. Vergleichen wir die mittleren Monatstemperaturen des Genfersees nach den langjährigen Beobachtungen von Dufour in Morges mit der mittleren Temperatur von Montreux, so ergiebt sich folgendes Resultat:

Temp. n. C.	Oct.	Nov.	Dec.	Jan.	Febr.	März	April
Genfersee	13.2	9.1	6.5	5.6	5.5	5.7	7.0
Montreux	10.5	5.1	2.5	0.8	3.9	5.0	10.4

Es geht daraus hervor, dass die unmittelbar am Ufer gelegenen Wohnungen keineswegs kälter sind als die weiter zurückgelegenen.

Die Barometer-Beobachtung zu Vernex (385 m. ü. M.) ergiebt im Mittel für die Zeit vom 1. October bis letzten April 729.03 Mm.; sie schwankt nur zwischen 722 und 736. Montreux besitzt in gewissem Grade den Charakter eines Gebirgsklimas, theils durch die unmittelbare Nähe der Alpen, von denen sich kühlere, wenn auch immerhin an den warmen Felswänden sich erwärmende Luftschichten herabsenken und die unteren Regionen erfrischen, theils dadurch, dass der Spiegel des Sees bereits 375 Meter über dem Meeresspiegel liegt, und dem Flachlande gegenüber eine dünnere und reinere Atmosphäre vorhanden ist. Dieser Effect kommt in verschiedener Weise zur Geltung, je nachdem ein Patient höher oder niedriger an den Bergabhängen seine Wohnung nimmt. Im oberen Vernex und Montreux und in Veytaux ist man den reizenden und belebenden Einflüssen einer dünneren Luft mehr ausgesetzt als in den unmittelbar an der Landstrasse zwischen Clarens und Villeneuve gelegenen Pensionen. Damit sind denn noch andere Unterschiede verbunden. Wer auf der Höhe wohnen will, muss steigen können. Solche, welche ihre Promenaden nur in der Ebene zu machen gezwungen sind, sind auf die unmittelbar an der Landstrasse befindlichen Wohnlichkeiten angewiesen.

Das grosse Wasserbecken des Sees bedingt, da es an austrocknenden Winden fehlt, einen ziemlich hohen Feuchtigkeitsgrad der Luft. Mit dem Jahresmittel von 74.1 für die relative Feuchtigkeit ist das Klima als mässig feucht zu bezeichnen. Die Zahl der Regentage hat Curchod für Vevey auf 70 im Jahre berechnet. Er hebt auch die Seltenheit der Nebel auf der ganzen Strecke von Vevey bis Villeneuve rühmend hervor; doch ist Montreux, besonders im December und Januar, nicht nebelfrei, und es kommen einzelne Jahrgänge vor, wo sich die Nebel sogar in sehr unangenehmer Weise bemerkbar machen. Uhde („Unsere Zeit" Jahrg. 1876) erlebte in der Saison 1874/75 40 Regentage und 13 Schneetage, in der Saison 1875/76 59 Regentage und 17 Schneetage. Es steht indessen fest, dass der eigentliche Krankentag (11 bis 3 Uhr) für die Spaziergänger nur ganz ausnahmsweise durch Niederschläge, Nebel, Regen oder Schnee beeinträchtigt wird. Frau Prof. Stahr bestätigt, dass während 6½ Monate nicht 8 Tage vorgekommen seien, in denen man nicht die Mittagsstunden hätte im Freien verleben können. Von tief eindringender Feuchtigkeit hat man um so weniger zu leiden, als der harte Kalk-Sandsteinmörtel (Molasse) des Untergrundes wenig dazu neigt Wasser aufzunehmen und durchzulassen.

Die Waadtländer sind von der Natur auf den Weinbau hingewiesen. Sie haben die steilen Gebirgslehnen terrassenförmig zur Aufnahme der Rebe eingerichtet, welche überall mit Leichtigkeit gedeiht und einen Wein liefert, der wegen seines Wohlgeschmacks einen weitverbreiteten Namen hat, und der für Kranke oft nur zu stark und feurig ist. Wo das Land hügeliger und sanfter ansteigend sich zeigt, da findet man Korn und Obst und saftige

Wiesen. Dem Anprall der Mittags- und Abendsonne ausgesetzt (denn die Seebreite hält die südlich gelegenen Bergzüge weit genug zurück), giebt die Vegetation Zeugniss von der Wärme-Entwicklung, welche unter so günstigen Umständen stattfindet. Die ächte Kastanie hat Fuss gefasst, der Feigenbaum gewährt eine doppelte Ernte, Jahr ein Jahr aus grünt in den Gärten, bisweilen mitten im Schnee, der Lorbeer, die Mahonie, die Stechpalme und die schlanke Cypresse, und so verliert auch in der schlimmsten Kälte dieser gesegnete Landstrich nie ganz seinen Ruf, der Garten der Schweiz zu sein. Aber schon Ende Januar in milden Wintern, und vollends im Februar beginnt ein Blumenteppich sich zu entfalten, wie wir ihn bei uns erst 6—8 Wochen später zu sehen gewohnt sind. Der geringe Preis des Weins macht, dass im Volke die Trunksucht ein sehr verbreitetes Laster ist. Trotzdem werden von verschiedenen Seiten die Sterblichkeits- und Gesundheitsverhältnisse als günstige geschildert. Die Sterblichkeitsziffer für Genf ist 23, die von Montreux nur 19 vom Tausend. Nach Muret ist ein hohes Lebensalter häufig; die Krankheiten zeigen selten einen stark entzündlichen Charakter, akute Pneumonien und Bronchiten kommen in manchem Winter gar nicht vor, während die verschiedenen Formen der Katarrhe und der Rheumatismus, letzterer besonders in den niederen Schichten der Bevölkerung ziemlich verbreitet sind. Unter den chronischen Leiden ist nach demselben Schriftsteller Chlorose sehr gewöhnlich, und auch Carrard bestätigt, dass bei vielen jungen Mädchen mit chlorotischer Anlage bald nach ihrer Uebersiedelung die Krankheit zum Ausbruch kam, und erst durch eine Behandlung mit tonischen Mitteln gehoben wurde. Es ist das ein Beweis für die weiche, wenig reizende, mässig feuchte Luft von Montreux, deren herabstimmende Wirkung Solche stärker afficirt, welche aus einer trockneren Atmosphäre ankommen und in der Nähe des Sees sich einquartieren. Hierher gehört auch die Erfahrung, dass Kranke mit nervöser Reizbarkeit, welche in südlicheren Kurorten mit geringerem Feuchtigkeitsgrade aufgeregt waren und schlecht schliefen, in Montreux sich wohler fühlten. Lungenphthise ist am Genfersee selten und der Verlauf chronischer Katarrhe und Pneumonien ein günstiger. Diese Erfahrung wird durch eine grosse Anzahl solcher Kranken bekräftigt, welche seit 5, seit 10 Jahren habituelle Wintergäste in Montreux geworden sind und sich nirgends besser und wohler fühlen als gerade dort.

Die Grossartigkeit der Natur, der leichte Verkehr nach Deutschland, Frankreich und Italien, die freie Bewegung im Innern, in Kirche und Staat, der thätige Sinn der Bewohner haben die Ufer des Genfersees schon vor Beginn unseres Jahrhunderts zu einem Lieblingsplatze englischer, französischer und deutscher Flüchtlinge gemacht. Seit einigen Decennien aber hat Montreux einen steigenden Ruf als Aufenthalt für Kranke sich erworben, und man hat die reichen Hülfsquellen des Landes dazu benutzt dem Fremden neben der milden Luft des Winters auch gute Wohnungen und gute Nahrungsmittel zu verschaffen. Es ist ein günstiger Umstand, dass die zahlreichen Pensionen am Genfersee zu keiner Jahreszeit leer stehen.

Sie werden der Reihe nach im Frühling von den Molkenkurgästen, im Sommer von dem Strom der Touristen, im Herbst zur Traubenkur, im Winter des Klimas wegen aufgesucht. So haben die Wirthe eine Saison ohne Ende und sind niemals genöthigt, die Kosten ausfallender Wohnungsmiethe auf andere Monate zu übertragen. So viel steht fest, dass an Billigkeit und Güte der Pensionen Montreux fast alle anderen klimatischen Winterkurorte übertrifft, und dass dort eine Solidität in Bezug auf die Behandlung der Gäste besteht, wie man sie kaum an einem zweiten Orte wiederfindet. Die geringe Höhe der Zimmer, auch derjenigen, welche als gemeinsamer Aufenthalt dienen, wird öfters getadelt. Hierin machen nur die grossen Hôtels eine Ausnahme. Die Heizung durch Kamine, jetzt schon vielfach durch Oefen, ist ausreichend, und was die Beköstigung, die Verpflegung, das Benehmen der Wirthsleute betrifft, so wird man, zum grossen Unterschied von allen Concurrenzorten, kaum je eine Klage, ganz gewöhnlich die wärmsten Lobsprüche zu hören bekommen. Die Zeit der Hauptmahlzeit ist in vielen Pensionen, trotzdem schon mehrfach dagegen geeifert wurde, immer noch unpassend, nämlich um 1 spätestens um 2 Uhr, so dass dem Kranken die besten Stunden für den Luftgenuss dadurch verloren gehen. Es wäre Sache der Aerzte energisch darauf zu halten, dass man wie an den südlichen Kurorten die Essenszeiten auf 11 und auf 5—6 Uhr verlegte. Auch die Diät verdiente in mancher Beziehung noch einer genaueren ärztlichen Ueberwachung; denn nicht jedes Patienten Magen passt für die Schablone der Tables d'hôte, und ebenso nothwendig ist es für die Meisten, sich von dem beliebten abendlichen Theetrinken zu emancipiren. Ein grosser Vorzug Montreux's ist das vortreffliche Quellwasser, womit es viele andere Kurorte übertrifft. Es kommt von les Avants aus einer Höhe von 700 M., ist kalkhaltig und selbst im hohen Sommer noch recht frisch. Durch ein weitverzweigtes Röhrensystem wird es allen Häusern in reichlichem Masse zugeführt und dient zugleich zur Spülung der in den See mündenden Abzugskanäle. Dass Montreux keinen oder wenig Schatten bietet, kommt für den Winter, wo hier Jeder emsig die Sonne sucht, kaum in Betracht. Mancherlei anmuthige Pfade führen uns zwischen die Weingärten dahin, aber für die Reinlichkeit und Bequemlichkeit der Wege, für die Aufstellung von Ruhebänken hat man bisher noch wenig gethan, und hätte sich hierin längst an Meran ein Vorbild nehmen sollen. Auch zu kalten und warmen Bädern und Douchen finden sich im Vergleich mit anderen Kurorten nur sehr mangelhafte Einrichtungen. Eigentliche Brennpunkte des socialen Lebens, die nach Belieben gesucht und gemieden werden könnten, lässt Montreux bis jetzt vermissen. In den Hôtels (Schwan, des Alpes) giebt es ein Billard, ein Lesezimmer, und es wird natürlich, wie unvermeidlich, auch musicirt. Auch in einzelnen grösseren Pensionen (Vautier) herrscht mehr Lebendigkeit, aber hier kommt dem Einen zu gute, was dem Andern schadet. Obgleich alle Nationen ihr Contingent nach Montreux schicken, so sind die Deutschen doch in der Majorität, und so sprechen denn viele Wirthe und Dienstboten neben der französischen Sprache auch die deutsche.

Montreux bietet 2 Unterstützungsmittel der Luftkur, welche in einzelnen Fällen nicht zu verachten sind, im Allgemeinen aber zu hoch angeschlagen und zu freigebig benutzt werden, die **Molken** und die **Trauben**. Erstere, wie gewöhnlich in der Schweiz, aus Ziegenmilch gewonnen, sind vom 1. April an, wo ein Appenzeller Senne seinen Wohnsitz im Hôtel des Alpes aufschlägt, in allen Pensionen zu haben (20 cent. das Glas), letztere, von besonderem Wohlgeschmack, ziehen im October wohl 1500 Kurgäste heran, und füllen die Pensionen von Vevey bis Bex. Für beide Verordnungen müssen bestimmte Indicationen vorhanden sein. Ihr Gebrauch darf nie in das Belieben des Kranken gestellt, und es muss sofort davon abgestanden werden, wenn sie, wie häufig, die Verdauung benachtheiligen. Bei den Trauben ist überdies zu berücksichtigen, dass sie je nach dem Jahrgang einen ganz verschiedenen Zuckergehalt besitzen, und dem entsprechend auch eine ganz verschiedene Wirkung haben. Im Vergleich mit anderen Traubensorten (Siehe unter Meran) verdienen die von Montreux für Brustkranke durch ihren Zuckerreichthum den Vorzug.

Vergleichen wir Montreux mit Meran, so finden wir in Bezug auf die Wärme-Verhältnisse kaum eine Differenz. Meran ist im Herbst und Frühjahr (October, November, März, April) um circa 2° C. wärmer als Montreux, während hier die Wärme der eigentlichen Wintermonate (December, Januar, Februar) die von Meran um einen halben Grad übertrifft. An beiden Orten ist die Dauer des Krankentages von 11—3 Uhr. Vor Winden ist die beste Gegend von Montreux, weil von Flussthälern unbehelligt, noch etwas mehr geschützt wie Meran, und besonders ist Montreux im Monat März entschieden windstiller. Aber in Montreux bildet diese günstige Gegend nur eine etwa 1½ Stunden lange Uferstrecke, während man sich in Meran hin und her ergehen kann, und die Spazier-Anlagen, Wege und Ruheplätze schon bei weitem mehr cultivirt sind als in Montreux, wo man erst anfängt in dieser Beziehung den Wünschen des Publikums gerecht zu werden. Meran liegt 66 M. niedriger als Montreux, die relative Feuchtigkeit von Montreux ist 74.7, die von Meran 67.8, daher besonders die tieferen Lagen von Montreux in der Nähe des Sees besser wie Meran für solche Kranke passen, welche reizbarer Natur sind und an trockenen Katarrhen und Congestivzuständen leiden. Umgekehrt müssen Personen von torpider Constitution und phlegmatischem Temperament, sowie Kranke mit profuser Schleimabsonderung Montreux meiden. Solche Kranke gehören nach Meran, und dieses besitzt überdies in Obermais eine Station die, wo es darauf ankommt den Stoffwechsel zu steigern, also bei Skrophulösen und Anämischen mehr leistet als Montreux, wo man zur Erfüllung derselben Indication Glion oder das Rhonethal wählen müsste, Plätze, deren Temperatur im Winter für die meisten Patienten eine zu niedrige ist. Beide Orte sind durch eine grosse Anzahl sonnenheller Tage ausgezeichnet, an beiden wird der Luftgenuss durch Regen oder Schnee nur selten verkümmert. Montreux hat, wenn auch selten, Nebel, in Meran bleiben diese an den Bergspitzen hängen, oder senken sich höchstens bis Obermais. Das gesellige Zusammenleben ist in Meran durch die lokalen Verhältnisse erleichtert, und bietet sehr angenehme Mittelpunkte. In Montreux ist jede Pension auf sich selbst angewiesen, und nur die grössten unter diesen und die bedeutendsten Hôtels repräsentiren einen geselligen Kreis. Der Preis der Pensionen und des Lebensunterhalts ist in Meran ziemlich derselbe wie in Montreux. Wer schon vor dem 1. October oder noch im Mai und später am Genfersee verweilen will, der wird es in Montreux zu warm finden, und das Bedürfniss fühlen, einen nahegelegenen kühleren Aufenthalt zu wählen. Hierzu eignen sich zunächst die auf der Höhe zwischen Vevey und Clarens gelegenen Orte Château de Blonay, Chailly und höher hinauf Brent, sowie das oberhalb Montreux-Vernex gelegene Charnex (626 M.). Sie gewähren Schatten und frische Bergluft und sind mit ihren bescheidenen Pensionen beliebte Sommerfrischen der Schweizer. Steigt man in Montreux zur Kirche mit ihrem berühmten Aussichtspunkt empor und überschreitet die Baie, so erreicht man in einer Stunde Glion (687 M.), wo mehrere Pensionen, darunter die grossen höchst comfortablen Hôtels Rigi Vaudois und Victoria, dazu bestimmt sind die Kurgäste während der wärmeren Zeit aufzunehmen. Manche ziehen das 2½ Stunde von Montreux entfernte les Avants (979 M.) vor, wo sich ein recht gutes von Deutschen viel besuchtes Hotel befindet, während Andere wieder das Rhonethal aufsuchen, Bex oder Aigle, die sie leicht mit der Bahn erreichen können, zum Wohnsitz nehmen, oder von letzterem Ort aus das Ormontthal nach

Château d'Oex hinaufsteigen. Alle diese Plätze sind mit leichter Mühe zu erreichen, und befinden sich unweit der Bahn- oder Dampfschiffstationen, welche am Genfersee reichlich ausgestreut den Verkehr nach allen Seiten hin so ausserordentlich angenehm und bequem machen. Wer Montreux nur als Uebergangsstation benutzen und in den kältesten Monaten verlassen will, kann (über Lyon, Marseille) in 24 St. in Hyères, in 27 in Cannes, in 28 in Nizza sein.

Bex.

Reise und Aufenthalt. Bex ist Eisenbahnstation der Linie Lausanne-St. Maurice-Brigue. Die Fahrzeit beträgt von Genf (109 Kil.) 5, von Vevey (29 Kil.) $1\frac{1}{2}$, von Montreux (23 Kil.) 1 Stunde. — Kurzeit. Sie umfasst das ganze Jahr; im Winter nur eine kleine Kurgemeinde. — Gasthöfe u. Pensionen. Grand Hôtel des Salines, 40 Min. v. Bahnhof, hoch auf einer an den Abhang der Berge sich anlehnenden Terrasse inmitten eines Parkes, mit Dépendance (100 Zimmer zu 2—6 Fr., Pension 6 Fr.); Hôtel des Bains, H. Bellevue, H. des quatre Saisons etc. (In allen diesen vollständ. Pension zu 5—7 Fr.). — Privatwohnungen u. Privatpensionen sind für den Winter kaum zu empfehlen. — Aerzte. Dr. Exchaquet, Dr. Biaudet, Dr. Decker. — Badeanstalten. Im Hôtel des Salines 20 heizbare Badezimmer (1 warmes Bad 1—$1\frac{1}{2}$ Fr.), Douchen, irisch-römisches u. russisches Bad. Die Bäder in den anderen Hotels sind für den Winter weniger empfehlenswerth. — Buchhandlung von Buffat nebst Leihbibliothek. Auch versorgt Vevey die Kurgäste mit Büchern. — Post u. Telegraph im Ort u. im Hot. des Salines.

Das Städtchen Bex (2700 Einwohner) liegt 435 Meter hoch am Flüsschen Avençon unweit des rechten Ufers der Rhone. Dieser Fluss tritt 5 Kilometer oberhalb Bex bei St. Maurice in eine 4—5 Kil. breite Thalebene, welche sich wohl 18 Kil. lang bis zur Einmündung der Rhone in den Genfersee hinzieht. In einem weiten von allen Seiten von hohen Bergen umschlossenen Thalkessel gelegen lehnt sich der Ort östlich an die steilen Abhänge des von der Dent de Morcles nordwärts streichenden Bergkammes von Javernaz, welcher ihn mit seinen Ausläufern gegen Ost und Nord in der vollkommensten Weise schützt, während nach Süden und Westen die Berge des linken Rhoneufers weit zurücktreten. Gegen die Nord- und Ostwinde besitzt also Bex einen recht guten Windschutz, weniger ist dies gegen den aus dem oberen Rhonethal vordringenden Fön der Fall. Die Nähe von Montreux lässt Bex in klimatischer Beziehung nur als eine Filiale dieses Kurortes erscheinen; durch seine kräftige 17½ procentige Kochsalzquelle hat es als Soolbad seine besondere Bedeutung. Montreux gegenüber zeigt Bex manche der im Allgemeinen zwischen Binnen- und Seeklima wahrzunehmenden Differenzen. Bex liegt schon ausserhalb der Einwirkung des Genfersees, seine Tageswärme ist deshalb grösseren Schwankungen unterworfen, und seine mittlere Wintertemperatur steht mit 1.2° C. um 1.2° unter Montreux. Aus einer Zusammenstellung Rambert's, welche 7 Jahre umfasst, wird der Unterschied zwischen Montreux und Bex deutlich ersichtlich.

1863—70	Oct.	Nov.	Dec.	Jan.	Febr.	März	April
Montreux	10.6	5.6	2.9	1.4	3.9	4.9	10.7
Bex	9.6	4.4	1.1	0.2	3.4	4.4	10.7
Differenz	1.0	1.2	1.8	1.2	0.5	0.5	0.0

Dieses Plus des Wärmemittels schöpft aber Montreux wesentlich aus der höheren Temperatur seiner Morgen- und Abendstunden, Mittags 1 Uhr hat Bex fast gleiche, gegen das Frühjahr hin sogar höhere Temperaturen aufzuweisen. Die Ziffern für diese Tagesstunde ergeben im December noch ein Minus von 0.5° für Bex, im Januar stehen sich beide Orte mit 4.2° gleich, im Februar ist Bex Mittags 1 Uhr schon um 1.5° und im April sogar um 3.1° wärmer als Montreux. Bex liegt 50 Meter höher als Montreux. Es ist sehr wahrscheinlich, dass in dem hoch und weit abseits des Rhonethals gelegenen Hot. des Salines die Luft etwas trockener ist wie in Montreux. Damit stimmt wenigstens der Eindruck überein, den Kranke empfinden, welche Montreux mit Bex vertauschen. Bex hat auch auffallend weniger Niederschläge. Seine jährliche Regenmenge beträgt 890 Millimeter mit 108 Regentagen, Montreux mit 1280 Mm. Regenmenge hat 136 jährliche Regentage. Bex ist gänzlich nebelfrei, die Rhonenebel erreichen die Hochlagen des Kurortes nicht. Im Vergleich mit Montreux muss man Bex ein mehr erfrischendes stärker anregendes Klima zuschreiben. Die vortrefflichen Wohnungs- und besonders auch Heizungsverhältnisse im Hôtel des Salines halten den Patienten für die etwas höheren Temperaturen der Genfersee-Stationen schadlos, und es giebt deshalb in jedem Winter einige Familien, welche Bex den Vorzug geben, so deutlich auch Herbst und Frühjahr dort die günstigsten und zuträglichsten Jahreszeiten sind. Mit Berücksichtigung der Soolbäder sind Skropheln, chronische Hautausschläge, rheumatische Anlage, chronischer Rheumatismus die für diesen Kurort besonders geeigneten pathologischen Formen. Aber man rühmt ihm auch nach, dass sich Asthmatische mit und ohne Emphysem dort auffallend wohl und wesentlich besser befänden wie in Montreux.

IV. Südliches Frankreich und die beiden Rivieren.

Literatur. Gigot-Suard, Des climats sous le rapport hygiénique et médical. Paris 1862. — Madden, On change of climate. London 1864. — Elisée Reclus, Les Villes d'hiver de la Méditerranée. Paris 1864. — Lubansky, Guide aux stations d'hiver. Paris 1865. — Valcourt, Climatologie des stations hivernales. Paris 1865. — Dr. de Pietra Santa, Les climats du midi de la France. Paris 1874. — Gsell-Fels, Süd-Frankreich und die Kurorte der Riviera di ponente. 2. Aufl. Leipz. 1877. — Theobald Fischer, Beiträge zur physischen Geographie der Mittelmeerländer. Leipz. 1877. — Prof. Dr. Lebert, Kurorte der Riviera di Ponente. Berl. klin. Wochenschr. XV. Nr. 33—41. 1878. — Oberstabsarzt Dr. Starcke, Kritische Erinnerungen an einen Winteraufenthalt im Süden. Berl. klin. Wochenschr. 1878 Nr. 43. Dr. Leop. Friedmann, Erinnerungen an klimatische Winterkurorte. Berl. klin. Wochenschr. 1879 Nr. 2. — Edward J. Sparks, The Riviera, sketches of the health resorts. London 1879. — Dr. Jessen (Mentone), Ueber climatische Kuren. Berlin 1881. — Taylor, The curative influence of the climate of Pau. London 1845. — Cazenave, Appréciation climatérique de la ville de Pau. Bordeaux 1858. — Schaer, Climatologische Skizze über Pau. Bremen 1864. — Burckhardt, Beitrag zur Climatologie von Pau. Deutsche Klinik 1868 Nr. 22 u. ff. — Lahillonne, Pau. Etude de météorologie médicale. Paris 1869. — Carrière, Le climat de Pau. Paris 1870. — Honoraty, Lettre à un médecin de Paris sur Hyères. Paris 1864. — Buttura, L'hiver à Cannes. Paris 1867. — Dr. v. Valcourt, Cannes und sein Klima. Erlangen 1869. — Dr. de Valcourt et Victor Petit, Cannes, son climat et ses promenades. 3. édit. Paris et Cannes 1878. — Roubaudy, Nice et ses environs. Nice 1843. — Macario, De l'influence médicatrice de Nice. Paris 1862. — Edwin Lee, Nice et son climat. Paris 1867. — Teysseire, Vingt ans d'études météorologiques faites à Nice. Nice 1872. — Lippert, Das Klima von Nizza, seine hygienische Wirkung und therapeutische Verwerthung nebst naturhistorisch-meteorologischen und topographischen Bemerkungen. 2. Aufl. Berlin 1877. — Dr. Niepce, Etude sur la constitution climatolog. et médicale de Nice pendant l'année 1878. Niece 1879. — Pagenstecher, Mentone als Kurort. Heidelberg 1863. — Bennet, Mentone, die Riviera und Biarritz als Winteraufenthalt, deutsch von Hahn. Mainz 1863. — Bottini, Menton et son climat. Paris 1863. — Genzmer, Mentone und die Riviera. Mainz 1865. — Stiege, Mentone und sein Klima. Berlin 1868. Dührssen, Mentone, sein Klima und seine Bedeutung als klimatischer Kurort. Deutsche Klinik 1869 Nr. 2 u. 4. — Dührssen, Einfluss des Klimas von Mentone auf kranke Individuen. Deutsche Klinik 1869 Nr. 30. — Bennet, La Méditerranée. Paris 1880. — Dr. Francesco Semeria, Bordighera ed il suo clima. Oneglia 1870. — Christeller, Bordighera als Winterkurort. Corresp.-Bl. für Schweizer Aerzte 1877 Nr. 20. — Fred. Hamilton, Bordighera in Gennajo 1878. Vademecum del forestiere. Bordighera 1878. — F. F. Hamilton, Le climat de Bordighera. Bordighera 1880. — G. Calvi, Cenni sul clima di Sanremo. Oneglia 1860. — Panizzi, Sanremo e il suo clima. Sanremo 1860. — Onetti, Sanremo e i suoi dintorni. Sanremo 1863. E. Daubeny, The climate of San Remo 1865. — Dr. Goltz, San Remo und sein Klima. Berl. klin. Wochenschr. 1874. Nr. 33. — Bröking, San Remo und sein Klima. Vierteljahrschr. für Klimatologie I. S. 30. Leipz. 1876. — Biermann, Chronische Kehlkopfkrankheiten und San Remo. Ebendaselbst S. 277. — Dr. Goltz, Saisonbericht pro 1874/75. Ebendas. S. 311. — Onetti, S. Remo, il suo clima ed i suoi monumenti. Oneglia 1877. — Schönenberg, Einige Bemerkungen über den Riviera-Kurort Sanremo. Berl. klin. Wochenschr. XVI. S. 517. 1879. — Hassal, MD. San Remo and the western Riviera. London 1879. — Dr. Schneer, Alassio e il suo clima. Torino 1877 (englisch 1878). — Dr. R. Schleiden, Von der westlichen Riviera (Alassio). Beilage zur Augsburger Allgem. Zeitung Nr. 77 u. 78. 1880. — Dr. Schnyder, Reisebriefe aus dem Süden (Pegli)

Corresp.-Bl. für Schweizer Aerzte VIII. S. 154. 1878. — Dr. M. Thilenius, Nervi und sein Klima. Wien 1875. — Dr. Thomas, Kurze Notizen über Nervi 1876/77. Berl. klin. Wochenschr. 1877 Nr. 22. — Prof. Dr. Schellenberg, Im Golf von La Spezia und am Comersee. Leipz. u. Stuttg. 1865. — Dr. med. H. J. Thomas, Beiträge zur allgemeinen Climatologie. Erlangen 1873. — Bröking, Pisa und sein Klima. Berl. klin. Wochenschr. 1872 Nr. 42ff. — Schandein, Pisa als klimatischer Curort. Wien 1872. — Dr. H. J. Thomas, Pisa als climatischer Winterkurort. Deutsche Klinik 1874. S. 209, 241, 249, 257. — Bröking, Pisa als klimatischer Wintercurort. Vierteljahrschr. für Klimatologie I. S. 355. 1876. — Cobianchi, Osservazioni meteorologiche fatte nel gabinetto di fisica della R. Università di Pisa. Pisa 1878.

Mit der Reihe der Winterstationen, welche uns in diesem Kapitel beschäftigen, machen wir einen Schritt weiter nach Süden. Alle diese Orte liegen zwischen 43° und 44°20′ nördlicher Breite d. h. über 2 Grad südlicher wie Meran, Arco, Lugano und Montreux. Schon damit ist die höhere Wärmeentwicklung angezeigt. Dazu kommt ein anderes beachtenswerthes Moment. Südlich von der lombardischen Ebene erhebt sich eine zweite Felsenmauer, die Seealpen und die ligurischen Alpen, den Nordstürmen, welche die Alpen übersteigend durch die Po-Ebene dahinjagen, von neuem Halt gebietend. Pau allerdings nimmt, wie wir bei der Schilderung dieses Ortes sehen werden, eine Ausnahmestellung ein, alle übrigen hierher gehörigen Stationen tragen in topographischer wie in meteorologischer Beziehung ein ziemlich gleichmässiges Gepräge. Von Marseille aus führt uns die Eisenbahn jetzt in ununterbrochenem Zuge über Hyères, Cannes, Nizza, Mentone und San Remo bis nach Genua und weiter über Nervi, Rapallo, Spezia und Viareggio nach Livorno. Eine Reihe prachtvoller Naturscenen, an deren ruhiger Betrachtung sich einst der Wanderer erquickte, und von welchen der im bequemen Wagen Dahinrollende nur zu schnell Abschied zu nehmen gezwungen war, fliegt jetzt im Zeitraum weniger Stunden an uns vorüber. Auch die Strada della Cornice, in ihrer landschaftlichen Schönheit so oft und so laut gepriesen, ist bereits dem behaglichen Genusse entzogen und der rasenden Hast des Dampfes zum Opfer gefallen.

Genua liegt an der Spitze eines Meerbusens, dessen nach Südosten, nach Livorno, weisende Küste unter dem Namen Riviera di Levante bekannt ist, während das nach Südwesten, nach Nizza, sich erstreckende Ufer Riviera di Ponente, oder kurzweg die Riviera genannt wird. Genau genommen liegt allerdings der Scheidepunkt zwischen östlicher und westlicher Riviera 15 Kilometer westwärts von Genua bei Voltri, so dass Genua eigentlich schon der Riviera di Levante zugehört. Die Riviera die Ponente geht, unter mannichfachen Ein- und Ausbuchtungen ihre südwestliche Richtung beibehaltend, jenseits des Flusses Var in die Küste der Provence über, bis in der Gegend von Toulon ein anderer weiter Meereseinschnitt, der Löwengolf (Golfe du Lion) dem Strande von neuem eine nordwestliche Richtung giebt. Die östliche Riviera dagegen, in ihrem landschaftlichen Charakter nicht minder pittoresk, dehnt sich südwärts bis gegen Viareggio hin aus, und seiner klimatischen Natur gemäss kann auch Pisa in den Rahmen dieser Gruppe mit eingeschlossen werden. Dieser ganze wohl 500 Kilometer lange Ufersaum trägt unleugbar einen ziemlich gleichmässigen klimatischen Charakter. Nach

Norden durch die gewaltigen Seealpen, durch die ligurischen Alpen, den Apennin und durch einige minder hohe Gebirgszüge gedeckt und vor kalten Winden geschützt, nach Süden dem vollen Anprall der Sonne geöffnet, gleicht er einem grossen Treibhause, und entwickelt in der That eine Vegetation, wie sie unter gleichem Breitengrade sonst nirgends gefunden wird. Hier gewinnt der Oelbaum einen kräftigeren Wuchs und ein üppigeres Laub als sonst in der Provence, ja selbst als in Oberitalien. Die Feige, der Johannisbrodbaum, der Mandelbaum sind hier ebenso gewöhnlich wie die Cactus und die Dattelpalmen. Durch seine riesenhafte Höhe und sein schnelles Wachsthum erregt der Eucalyptus globulus (Blaugummibaum) unser Erstaunen, der sich in den Gärten der Provence und überall an beiden Rivieren bereits vollständig eingebürgert hat. Orangenbäume prangen in dichten Plantagen mit einer Fülle von Früchten, und in günstiger Lage giebt sogar der zarte Citronenbaum eine reichliche Ernte. Auch hier noch geht der Kranke den Strahlen der Sonne nach, aber sie spendet ihm schon früher die wohlthätige Wärme, und entzieht sie ihm später. Der Krankentag gewinnt um 2 Stunden; er fängt schon um 10 Uhr an, und hört erst um 4 Uhr des Nachmittags auf. Doch ist keineswegs jeder Platz an diesem hochbegünstigten Ufer zum Winteraufenthalt passend, und zwischen den bewährtesten Punkten existiren noch allerlei Differenzen. Die schützende Bergwand ist bald höher bald niedriger, wird von Schluchten und Thälern, den Zutrittsstellen der Winde unterbrochen, nähert sich bald mehr der Küste und fällt steil zum Meere ab, nur ein schmales angeschwemmtes Uferland dem Fuss des Menschen überlassend, und tritt dann wieder als ein mächtiges Amphitheater weit zurück, ein üppiges Thal mit sanfteren Abhängen bildend, in welchem je nach der Entfernung vom Strande verschiedene Klimate neben- und hintereinander sich abgrenzen. Der Schutz gegen die Winde bleibt für alle diese Stationen das wesentlichste Erforderniss, und bedingt, je nachdem er mehr oder weniger vollständig ist, hauptsächlich den Werth des Kurortes. Von den Winden der mit Recht gefürchtetste ist der Mistral. Von Nordwesten her in das Rhonethal eindringend, rast er an den Abhängen der Cevennen dahin, erreicht Avignon, schickt einen Seitenstrom nach Osten in das Thal der Durance, belästigt in hohem Grade Beaucaire und Arles, setzt sich weiter über die Ebene von la Crau bis zum Meere und als reiner Nordwind über Minorca nach Algier fort und bestreicht nach Westen abweichend Languedoc, nach Osten über Marseille hinaus die Provence und selbst die Riviera. Im Rhonedelta ist jeder zweite Tag ein Mistraltag, in Marseille weht er 15 Tage im Jahr (Theob. Fischer). Von dem gewöhnlichen Nordost, dem Maestro der Italiener, unterscheidet er sich wesentlich durch die Intensität seiner Wirkung. Diese reicht westlich von Barcelona bis östlich nach Genua, und zwar ist es das Küstengebiet, welches er mit Vorliebe bestreicht. In einiger Entfernung vom Lande meerwärts wird er nicht mehr wahrgenommen. Sein eigentlicher Tummelplatz ist die Provence, von San Remo bis Genua tritt er nur selten und sehr abgeschwächt auf. Für die enorme Heftigkeit dieses kalten, trocknen Windes hat man verschiedene Gründe angeführt. Man beobachtet ihn häufig, nachdem Stürme im nördlichen Europa geherrscht haben. Die dort in Bewegung gesetzte kalte Luft, indem sie nach dem südlichen Frankreich vordringt, wird zwischen den Alpen einerseits, und Sevennen und Pyrenäen andererseits zusammengepresst, und stürzt sich nun mit verdoppelter Gewalt in die von der Sonnenhitze erwärmten und verdünnten Luftschichten der Crau-Ebene und weiterhin des nördlichen Africas. Verfolgen wir die Abzweigung des Mistral, welche die Küsten der Provence und die Riviera berührt, so finden wir dass diese Strömung in ihrem Laufe durch die sich ihr entgegenstellenden Berge allmälig an ihrer ursprünglichen Kraft, durch das Bestreichen der erwärmten Küsten an ihrer Kälte, und durch die Nähe des grossen Wasserbeckens an ihrer Trockenheit Einbusse erleidet. Häufig beginnt der Mistral nach einem Regentage, nach vorausgegangener Windstille und tiefem Barometerstand; seine Dauer ist sehr verschieden, äusserst selten nur 24 Stunden, häufiger 3, 6, 9, 12 Tage und darüber. Er erhebt sich um 10 Uhr früh und hält an bis Sonnenuntergang; überdauert er aber die Abenddämmerung, dann pflegt er nach einer alten Erfahrung um Mitternacht ganz zu erlöschen, während im umgekehrten Fall er sich anderen Tages um 10 Uhr mit erneuter Kraft erhebt. Hat er aufgehört, so folgt in der Regel eine Reihe schöner Tage, ein Trost wenigstens für den Kranken, der von dieser Geissel des Landes mit getroffen wird. Dem Mistral gerade entgegengesetzt zeigt sich an der Riviera ein zum Ostwind (levante) abgelenkter Nordost, der, von viel geringerer Intensität und Trockenheit als jener, umgekehrt in San Remo und Mentone fühlbarer ist als in Cannes oder Hyères. Von Südosten, Süden und Südwesten her berühren feuchtwarme Winde die Küste. Dem Scirocco entzieht der Ocean während seines Laufs einen grossen Theil seiner lästigen Trockenheit, so dass er an der Riviera nur als der feuchte regenbringende Aequatorialstrom auftritt und nichts mehr von der austrocknenden und abspannenden Wirkung besitzt, welche den Scirocco Siciliens kennzeichnet. Land- und Seewinde spielen an der ganzen Küste eine Rolle. Die Seebrise herrscht von 12—3 Uhr und wird von Schwerkranken dadurch gemieden, dass sie ihre Promenadenzeit vor 12 und nach 3 Uhr festsetzen, oder sich vom Strande möglichst entfernt halten.

An allen Kurorten der Riviera ist bei der geringen Erhebung der Wohnstätten über den Meeresspiegel ziemlich derselbe hohe Barometerstand wahrzunehmen.

Ueber den Zustand der relativen Feuchtigkeit in diesem Gebiete herrschen noch sehr irrige Ansichten. Wodurch die hochgradige Sättigung der Luft mit Wasserdampf in Pau hervorgebracht wird, ist unschwer zu erkennen. Schwieriger gestalten sich die Verhältnisse an der Riviera, um so mehr als es noch an fortgesetzten Untersuchungen nach einheitlicher Methode mangelt. An der westlichen Riviera herrschen die trocknen Winde entschieden vor, und ihre Wirkung auf das organische Leben ist so handgreiflich, dass es einen hohen Grad von Unwissenheit verräth, diesem Ufer eine feuchtwarme Luft zuzuschreiben. Dass die östliche Riviera weniger feucht ist, ist bis jetzt psychrometrisch kaum zu beweisen, aber die grössere Häufigkeit und Menge der Niederschläge sprechen deutlich dafür, dass die Südwinde ihren Ueberschuss an Feuchtigkeit mit Vorliebe an den ligurischen Apennin absetzen, die südlichen Abhänge der Seealpen aber unberührt lassen. So beträgt die jährliche Regenmenge für Genua 1317, für Nizza 811, für Hyères nur 746 Mm., und Genua hat vom November bis April 67, Mentone in derselben Zeit 44, Nizza nur 36 Regentage (Sparks).

Die Grundlage des Terrains, welche fast an der ganzen Küste dieselbe ist, nämlich der Kalkstein, trägt durch lebhafte Aufnahme und Abgabe der Sonnenstrahlen dazu bei die Temperatur der unteren Luftschichten zu erhöhen und bedingt durch seine Undurchlässigkeit für Wasser den Vortheil der Trockenheit. Andererseits giebt der Kalkstein durch seine geringe Härte und durch seine Verwendung zu Strassenbauten zu lästigem Staub und nach Regengüssen vorübergehend zu kothigen Wegen Veranlassung. Der Kalkstaub bildet ohne Zweifel die unangenehmste Seite der Riviera; er ist für die Kranken eine directe Schädlichkeit, zu deren Bekämpfung durch Strassensprengung die Kurorte noch weit grössere Anstrengungen machen sollten, als diejenigen sind, zu denen man sich bisher verstanden hat. Die Reinheit der Luft wird zeitweise auch durch die Kultur der Olivenbäume geschädigt. Ungefähr alle 3 Jahre werden sie mittelst wollener Lumpen und Hornabfälle, welche zu diesem Zwecke massenhaft aus Italien eingeführt werden, in der Weise gedüngt, dass um den Stamm eines jeden Baums ein Graben gezogen wird, in welchen die Lumpen und Abfälle geworfen und mit Jauche getränkt werden. Nur dem täglich und regelmässig wiederkehrenden Luftaustausch zwischen Meer und Ufer ist es zu verdanken, wenn meist nur die Nasen davon unangenehm afficirt werden. Das mittelländische Meer hat bekanntlich keine oder eine kaum bemerkbare Fluth und Ebbe. An Salzgehalt (4.1%) übertrifft es die Nordsee (3.3%) und den atlantischen Ocean (3.8%). Seine Temperatur ist hoch genug, um an Orten, wo der Strand hierfür günstig ist, von Mitte April bis Mitte October mit Vortheil Seebäder nehmen zu können. Neben der reizenden und anregenden Wirkung, welche in der Meeresnähe die stärkere Bewegung der Atmosphäre ausübt, kommt bei lebhafter Brise und in unmittelbarer Nähe des Strandes hier noch der Salzgehalt der Luft in Betracht, welcher für eine Reihe von Fällen als Heilmittel benutzt werden kann. Als eine unangenehme Zugabe des Aufenthaltes an der Riviera gelten mit Recht die Moskitos. Sie können bis in den November ja sogar bis in den December hinein die Kurgäste belästigen. Nächst der unerlässlichen Vorsicht die Fenster zu schliessen, ehe man Abends im Zimmer Licht anmacht, sind Bettvorhänge (Moustiquaires) das sicherste Schutzmittel. Dieselben müssen aber aus Tüll und nicht etwa aus Musselin gefertigt sein, und sie sollen einen genügend weiten Raum umschliessen, so dass das Athmen dadurch nicht beengt wird, nicht aber etwa, wie man es hier und da trifft in blossen Gesichtsklappen bestehen. Eine schwache Carbolsäure-Lösung (1:100 Wasser), womit man das Gesicht an einzelnen Stellen betupft, hält die Peiniger am besten zurück.

Bezüglich der Heilwirkung der einzelnen Kurorte dieser Reihe besteht die wesentlichste Differenz in ihrem mehr oder minder hohen Feuchtigkeitsgrade. Pau und Pisa sind unter ihnen die feuchtesten Plätze, beide unter sich darin verschieden, dass Pau einen um 1.2° kühleren Winter hat wie Pisa, beide darin übereinstimmend, dass der physiologische Effect des Klimas deutlich von der hochgradigen Feuchtigkeit bestimmt wird. Im ausgesprochensten Gegensatz zu diesen beiden Kurorten befinden sich Cannes, Nizza, Mentone und in etwas geringerem Masse San Remo. Von letztgenanntem Ort bis gegen Spezia hin ist eine Reihe von Zwischenstationen ausgestreut, welche nach der einen wie nach der andern Seite hin eine weniger markirte Klimawirkung erkennen lassen. Man nimmt im Allgemeinen an, dass in Pau und Pisa der trockne Katarrh des Larynx und der Bronchien und das Asthma zur Besserung gelangen. Deutlicher tritt der specifisch sedative Eindruck auf das Nervensystem hervor, der in erhöhtem Phlegma, im Eintritt festen Schlafes, in der Beseitigung von Neuralgien zur Erscheinung kommt. Anders gestaltet sich der Wirkungskreis der westlichen Riviera (Cannes bis San Remo). Was in Pau und Pisa die Contraindication bildet: Blennorhöen, Albuminurie, chronischer Rheumatismus und Gicht, wird hier zum Heilobject. Am wichtigsten bleibt immer die Begrenzung des Heilwerthes der Riviera für Phthisiker. H. Weber hat versucht eine Statistik der Heilerfolge der Riviera aufzustellen. Unter

63 Phthisikern in verschiedenen Stadien der Krankheit, welche einen oder mehrere Winter an der Riviera verlebten, sah er 30 (47.6 proc.) Besserungen, 11 (17.5 proc.) Stillstände, 22 (34.9 proc.) Verschlimmerungen. Günstiger lautet eine Statistik der beiden Williams, nämlich 62.5 proc. Besserungen, 20.4 proc. Stillstände, 17.1 proc. Verschlimmerungen. Unter 20 Fällen von Emphysem fand H. Weber 15 Besserungen. Guten Erfolg hatten nach ihm Patienten mit Disposition zu chronischem Katarrh, chronisch-rheumatische Zustände und Gicht. Von 15 Fällen chronischer Nierenentzündung sah er 8 sich wesentlich bessern. Sehr günstige Erfolge erlangte er bei skrophulöser Anlage und bei mangelhaft entwickelten Kindern. Cannes und Nizza seien für senile Schwächezustände von Bedeutung. Sparks erhält aus einer Zusammenstellung der von Dührssen, Stiege, Marcet, Williams, Thaon, Siordet, Farina und von ihm selbst gesammelten Erfahrungen über den Verlauf der Phthise folgendes Procentverhältniss: Es wurden in Cannes, Nizza und Mentone im Ganzen an Phthise behandelt 1929 Personen. Hiervon wurden geheilt oder gebessert 1208 (62.6 proc.), Stillstand oder Verschlimmerung zeigte sich bei 437 (22.6 proc.), es starben 284 (14.8 proc.). Sämmtliche Beobachter stimmen darin überein, dass die Resultate weit günstigere sein würden, wenn die Patienten den Krankentag besser ausnutzten, wenn sie nicht viel zu viel Zeit in abgeschlossenen, schlecht ventilirten Räumen verbrächten, wenn sie nicht durch ihren Leichtsinn sich häufig intercurrente Katarrhe und Entzündungen oder Blutungen zuzögen und wenn sie nicht im Früh-

jahr durch voreilig angetretene Rückreise die erlangten Fortschritte wieder in Frage stellten. Das stimulirende Klima der ligurischen Küste wirkt entschieden schädlich bei Personen von hochgradiger nervöser Reizbarkeit. Zwar verlieren sich manche Symptome, wie die Schlaflosigkeit, bei Vielen nach geschehener Acclimatisation, aber Neuralgien verschlimmern sich sehr gewöhnlich oder entstehen unvorhergesehenerweise und psychisch Gestörte gehen meistentheils so sicher ihrem Verderben entgegen, dass solche Kranke niemals, wie es leider noch so häufig geschieht, an die Riviera geschickt werden sollten. Die Zollvisitation an der französisch-italienischen Grenze bei Ventimiglia wird mit unerhörter Strenge betrieben. Jede Cigarre und jede Apfelsine, die der Reisende mit sich führt, gilt in den Augen der Zollwächter für ein Capitalvergehen. Durch das neue Bahnhofsgebäude werden zwar die gröbsten Uebelstande beseitigt werden, wer aber aber Aerger, Zeitverlust und die Gefahr vor Erkältungen vermeiden will, thut besser die Reise an die Kurorte der italischen Küste (Pegli bis Bordighera) von Genua, die der französischen (Hyères bis Mentone) von Marseille aus anzutreten.

Pau.

Reise und Aufenthalt. Der schnellste Weg führt über Paris, von wo aus man Pau per Eisenbahn in 17—23 Stunden erreicht. Von Bordeaux beträgt die Fahrzeit 5 $^1/_4$—8, von Toulouse 6 $^1/_2$ - 8 Stunden. — Hotels u. Pensionen. Hot. de la Poste, de France (beide nahe am Bahnhof), Gr. H. Beau Séjour (viel Engländer u. Americaner), de l'Europe, du Commerce, Henri IV., Gassion, Rolland, Croix blanche; Pension Barbey, P. Colbert, P. Hattersley etc. — Privatwohnungen. Wegen einer solchen wendet man sich an das Bureau des Syndicats (Rue des Cordeliers 2), dessen Vorsteher auch auf Wunsch den ganz nothwendigen schriftlichen Contract, die Aufnahme des Inventars etc. regulirt. Volle Mittagssonne, allenfalls Südostseite, ist für jede Wohnung, auch für die Schlafzimmer, eine unerlässliche Bedingung. Man hat überall nur Kamine. Der Bach Hédas, fünfmal überbrückt, theilt die Stadt in eine südöstliche und in eine nordwestliche Hälfte. Erstere war früher die beliebteste, weil ihr Boden sandreicher und deshalb trockener ist (Rue de Lycée, Henri IV. etc.) und man von dort einen besonders schönen Blick auf die Pyrenäen hat. Die zweite Hälfte der Stadt ist die neuere, und hat breitere, luftigere, wärmere Strassen (R. Gassies, Porteneuve, d'Armand). Wer nicht sehr krank ist, den Luftzug nicht sehr zu fürchten braucht, des Verkehrs mit der Stadt nicht benöthigt ist und weitere Spaziergänge machen kann, wird am besten in einer der Villen in der Nähe der Stadt sein Quartier nehmen. Für einzelne Patienten hält es schwer eine Wohnung aufzutreiben; diese müssen in den Hotels Pension suchen (mindestens 10 Francs täglich). Grössere Quartiere vermiethen sich für 200 Francs und darüber pro Zimmer und Saison (1. Oct. bis 1. Juni). — Aerzte. Es practiciren in Pau 19 französische u. 4 fremde Aerzte. — Apotheken existiren neben den französischen auch 2 englische. — Gottesdienst. Ausser den katholischen Stadtkirchen hat man eine Église évangélique libre, eine reformirte, eine russische und mehrere englische Kirchen. — Gesellige Vergnügungen. Concerte, Theater, Casino, Vorlesungen aller Art bietet Pau mehr als mancher Kranke vertragen kann.

Im südwestlichen Winkel von Frankreich, im Département des Basses-Pyrénées, unterm 43° 20′ nördlicher Breite und 205 Meter überm Meere liegt Pau, die alte Hauptstadt von Béarn. Am südlichen Abhange einer Hochebene erbaut, unter welcher der Gave de Pau dahinfliesst, erhebt sich ihr gegenüber nach Süden und Südwesten zu, etwa 45 Kilometer entfernt, der Kamm der Pyrenäen. Nach Osten, Nordosten und Norden existirt ein höherer Bergwall nicht, sondern nur sanfte Abhänge führen höher hinauf

auf das im Rücken der Stadt befindliche Plateau, während nach Nordwesten und Westen das weite Haideland (Les Landes) und der 110 Kilometer entfernte atlantische Ocean den Winden freien Zutritt gestatten. Diese Lage hat viel Eigenthümliches, und weicht wesentlich von derjenigen ab, die wir sonst bei klimatischen Winterkurorten und insbesondere bei denen des Mittelmeers vorfinden. Eine hohe Gebirgswand hat die Aufgabe Pau nicht gegen Kälte sondern gegen Hitze zu schützen, indem sie dem Scirocco seine erschlaffende Wirkung raubt und ihn in einen einfach warmen Wind verwandelt. Verschiedene Abzweigungen der Pyrenäen, welche westlich von Perpignan sich nordwärts erstrecken, wie die Mtgs. des Corbières, mässigen einigermassen die Gewalt des Ostwindes, der an der Westküste des Golfe du Lion Kälte und Regen zu verbreiten pflegt. Was von Nordost- und Nordwinden das Thal der Garonne überschreitet, berührt nicht immer das Gavethal, sondern streicht häufig, die Richtung des nordöstlich gelegenen Plateau's beibehaltend, oberhalb der Stadt dahin. Auch passiren die Nordwinde eine grosse Strecke der atlantischen Küste ehe sie Pau berühren, und verlieren dadurch an ihrer schroffen Kälte. Der unter dem Namen Mistral bekannte Nordwestwind, der schlimmste Feind des südlichen Frankreichs, wird durch die Berge von Cantal, durch die Ketten de la Margeride und de la Roche, endlich durch die Sevennen in das Rhonethal gelenkt, in welchem er mit ganzer Gewalt dahinbraust. Der Nordwestwind, welcher Pau trifft, hat nichts von der trockenen Klarheit des Mistral an sich, im Gegentheil, er hat den

Ocean bestrichen und ist von feuchter Wärme begleitet. Die Windstille, welche so oft an Pau gerühmt wird, ist natürlich keine absolute; nur sind starke Windstösse im Ganzen selten, und das an der Riviera durch seine kalten Winde so übel berüchtigte Frühjahr ist hier bis auf seine Regenmenge eine günstige Kurzeit. Burckhardt notirte vom 13. Dezember bis 22. April 1865/66 29 windstille, 25 sturmbewegte und 76 windige Tage. Die trockenen Nordost-, Ost- und Südostwinde herrschen zu Anfang des Winters vor, letztere beide von klarem Himmel begleitet. Gegen Wintersende gewinnen die West- und Nordwestwinde die Oberhand und kündigen das regenreiche Frühjahr an. In den Vormittagsstunden zwischen 11 und 12 Uhr macht sich ausserdem öfters von Südosten her ein mässiger Bergwind bemerkbar.

Meteorologische Tabelle.

Pau.	Oct.	Nov.	Dec.	Jan.	Febr.	März	April
Mittl. Min.-Temp.	10.2	5.0	3.0	1.0	2.8	5.4	8.2
Mittl. Max.-Temp.[1]	18.5	12.5	9.2	9.0	10.6	13.5	17.7
Temp.-Mittel[2]	13.7	8.2	6.2	5.0	6.8	9.0	12.2
Mittags-Temp.[3]	17.1	9.7	8.4	7.3	9.0	11.2	16.5
Rel. Feuchtgk.[4]	80	82	83	82	80	79	71
Regentage[5]	12	13	12	12	9	13	12
Schneetage[6]	0.2	—	1	3.2	1.4	3.2	2

[1]) Min. u. Max. nach 10jähr. Beobachtung v. Ottley. — [2]) Aus Min., Max. u. Temp. um 9 Uhr Vm. nach 10jähr. Beob. v. Ottley. — [3]) 1862—64 von Weill. — [4]) Um 9 U. Vm. 1853 bis 1864 v. Ottley. — [5]) 1853—64. — [6]) 1837—41 v. Taylor. —

Die Wintertemperatur von Pau ist etwa um 3° höher als die von Meran oder Montreux. Es kommt noch circa 25 mal im Laufe eines Winters vor, dass das Thermometer unter Null herabsinkt, und die Differenzen zwischen seinem höchsten und niedrigsten Stand betragen in den Wintermonaten im Laufe eines Tages noch 6—9° C. Bei klarem Himmel und lockendem Sonnenschein sind die Schwankungen in der Temperatur natürlich am bedeutendsten, und an solchen Tagen kann der Kranke nicht vorsichtig genug sein. Sehr warme Winterkleidung ist überdiess eine unbedingte Nothwendigkeit, ebenso die Benutzung des Sonnenschirms bei der oft brennenden Mittagsgluth.

Bei dem öfteren Wechsel zwischen Ost- und Westwinden, zwischen trockener und feuchter Witterung sind Schwankungen des Barometers sehr häufig; der mittlere Luftdruck für das Jahr beträgt 746 Mm.

Pau ist ebenso durch hochgradige Feuchtigkeit wie durch die Menge seiner Niederschläge ausgezeichnet. Jene stellt sich im Mittel für die Saison auf 80 %, diese giebt sich durch eine durchschnittliche jährliche Regenhöhe von 1085 Mm. (nach Taylor 1134) zu erkennen, wovon allein Herbst und Frühling 647 Mm. beanspruchen. Die Zahl der Tage mit Niederschlägen wird von Clark auf 109, von Schaer auf 118, von Taylor auf 122, von Ottley, der auch die geringsten und selbst die nächtlichen Regenfälle in Anschlag bringt, sogar auf 140 im Jahre angegeben. So viel steht fest, dass der zweite bis dritte Tag in Pau ein Regentag ist, und dass besonders der November, März und April von den heftigsten Regengüssen heimgesucht werden. Schneefall, der länger als 2 Tage aushält, gehört zu den Ausnahmen, der Nebel, an und für sich selten, hält sich unten am Spiegel des Gave, ohne die oberen Stadttheile zu belästigen. Thau kommt, nicht nur am frühen Morgen und nach Sonnenuntergang, sondern selbst am hellen Tage vor, und ist häufige Veranlassung zu Rheumatismen. Die zwischen den Regentagen liegenden mehr oder weniger sonnenhellen Tage würden bei der starken Durchfeuchtung des Erdbodens dem Kranken ebenfalls verloren gehen, wenn nicht das abschüssige Terrain den Abfluss erleichterte, und wenn nicht das stehenbleibende Wasser von einem oberflächlichen Sandlager schon nach einigen Stunden aufgesaugt wäre. So kann man denn in den Gängen des schönen Parks, sobald nur der strömende Regen aufgehört hat, sofort seine Promenade wieder aufnehmen. Burckhardt, dessen durchaus objective Darstellung der Verhältnisse von Pau alles Lob verdient, bemerkte gelegentlich des Baues einer Wasserleitung, dass diese Sandschicht nur 1 bis 1½ Fuss stark ist, und dass dann ein mit Lehm gemischtes Kieslager folgt, welches für das Wasser undurchlässig ist. Es folgt hieraus, dass das Wasser, womit die häufigen und heftigen Niederschläge den Erdboden tränken, nur für das Auge und die Fusssohle verschwindet, im Uebrigen der Oberfläche so nahe bleibt, dass es durch Verdunstung der Atmosphäre direct wieder zugeführt wird, und so deren hohen Feuchtigkeitsgrad verursacht.

Wie sich Pau von den Mittelmeer-Stationen durch seinen niederen Wärme- und höheren Feuchtigkeitsgrad unterscheidet, so ist auch der Charakter seiner Vegetation ein durchaus anderer. Citronen, Orangen, Palmen, die Aloe können das Klima von Béarn nicht vertragen, selbst der Oelbaum, der den nach Marseille Reisenden schon bei Orange entgegentritt, ist in Pau unbekannt. Wir finden unsere deutschen Bäume dort wieder, nur dass sie etwa 14 Tage eher als bei uns in Grün sich kleiden, und bei der Nähe des Meeres ihren Blätterschmuck bis in den Winter hinein behalten. Der Weinbau gedeiht und von den Cerealien wird mit Vorliebe der Mais als das Hauptnahrungsmittel der ländlichen Bevölkerung cultivirt. Diese ist durch ihr behäbiges, wortkarges Wesen und durch ihr Phlegma bekannt, so dass es scheint, als ob hier das sedative Klima nicht ohne Einfluss auf das physische und psychische Befinden der Eingeborenen geblieben ist.

Das Mortalitätsverhältniss wird sehr günstig angegeben, 22.2 von Tausend; das hohe Greisenalter hat zahlreiche Vertreter. Was die epidemischen Krankheiten anbetrifft, so ist die Gegend von Pont-Long, welche sich im Norden der Stadt ausbreitet, sumpfig und durch das häufige Vorkommen von Intermittens verrufen. Die Fremdenquartiere von Pau, behauptet man, seien hierdurch nicht benachtheiligt. Indessen kommt es vor, dass Kurgäste, die sich unvorsichtig den Sonnenstrahlen aussetzen, vom Wechselfieber ergriffen wurden; skrophulöse, tuberkulöse Leiden sollen selten sein, desto verbreiteter sind Katarrhe und besonders der Rheumatismus. Fremde, die anfangen sich in Pau zu acclimatisiren, pflegen öfters zu bemerken, wie der Puls und die Verdauung sich verlangsamen, wie die

Sekretionen zuerst sparsamer werden, wie passive Congestionen nach Kopf oder Brust hervortreten, und wie auch ihr psychisches Befinden von einer gewissen Apathie und Willensschwäche betroffen wird. Aehnlich ist der Eindruck des Klimas von Pau auf Kranke, besonders auf solche, welche aus hochgelegenen und trockenen Gegenden dort eintreffen. Der Herzschlag verlangsamt sich um einige Schläge in der Minute, fieberhafte Aufregung mässigt sich, nervöse Reizbarkeit vermindert sich, der active, sanguinische, ungeduldige Patient wird gleichgültiger, langsamer, unentschlossener. Phthisiker und nervös Irritirte mit lebhaftem Puls und Neigung zu Congestionen werden die eintretende Beruhigung wohlthätig empfinden, während irgendwie Geschwächte, Heruntergekommene, mit Blennorrhöen Behaftete, bei denen eine stimulirende Behandlung statthaben müsste, eine Verschlimmerung ihrer Leiden zu gewärtigen haben. So wohlthätig der erste Eindruck verminderter Reizung empfunden werden mag, auf die Dauer kann sich ihr heilsamer Einfluss leicht in das Gegentheil umkehren. Der trockene Katarrh, Neuralgien und Neurosen erethischer Subjecte sind für Pau geeignet, aber auch hier kommen Ausnahmen vor, so dass einzelne Kranke, welche an nervöser Erregtheit und Migräne litten, sich nirgends schlechter befanden als gerade in Pau (Lahillonne). Wo nicht ein Reizungszustand sondern wirkliche Schwäche besteht, mag sie sich durch eine profuse Absonderung auf den Schleimhäuten oder durch anomale Erregbarkeit des Nervensystems zu erkennen geben, da ist überall Pau contraindicirt. Im Einzelnen sind es: Anämie, Chlorose, die torpide Phthise, Herzkrankheiten (besonders Fettherz), Paralysen, der Katarrh der Greise, Bronchitis mit copiösem Auswurf, welche eine Kur in Pau verbieten. Besonders gefährlich ist überdies die rheumatische Diathese. Angehörige und Begleiter der Kranken, welche diese klimatische Eigenthümlichkeit nicht kannten, wurden häufig von den rheumatischen Schmerzen ergriffen, die in Pau ein endemisches Uebel sind.

Wir sehen also, wie Pau manche gute Seiten besitzt. Es hat wenig von heftigen Winden zu leiden, auch im März nicht, und besonders nicht von dem austrocknenden Mistral. Die Luftströmungen, die es berühren, sind meist nicht kalt, sie sind mit Wasserdämpfen geschwängert und deshalb wohlthätiger für gereizte Schleimhäute als die Winde vom Mittelmeer. Dagegen verleiden manche Uebelstände dem Kranken diese Vorzüge, und zwar in ungünstigen Jahrgängen so sehr, dass einige Schriftsteller (Andral, Madden) den Nutzen des Kurorts nur für eine äusserst kleine Zahl von Fällen noch gelten lassen wollten. Die mittlere Temperatur der Saison ist um 3° niedriger als an den Stationen des Mittelmeers. Der oft wochenlang strömende Regen verweist den Kranken auf sein Zimmer und macht ihn melancholisch. Will er den Elementen trotzen, so zieht er sich leicht einen Rheumatismus oder Katarrh zu, und ein längerer vergeblicher Aufenthalt in Pau ist um so empfindlicher als er theurer als jeder andere ist.

Die Stadt, welche etwa 29000 Einwohner zählt, hat in steigender Frequenz im letzten Decennium alljährlich

800 Fremde und darüber beherbergt, darunter etwa 300 Engländer und Amerikaner, 150 Franzosen, 30 bis 40 Deutsche, die Uebrigen sind Russen, Belgier, Holländer, Schweizer und Spanier. Die Nähe von Biarritz, und der Glanz den hohe und allerhöchste Herrschaften dort zu verbreiten pflegen, hat während der Kaiserzeit Pau zu einem beliebten Rendezvous der vornehmen Welt erhoben. Man hat sich schnell auf solchen Besuch eingerichtet, und so sind von Jahr zu Jahr bessere Hotels und Privatwohnungen entstanden. Auch das gesellige Leben hat allmälig einen ganz grossstädtischen Anstrich gewonnen, und zwar meist zum Nachtheile des Patienten, dem ein Stillleben besser zusagt, und der gut daran thut bei schlechtem Wetter das Zimmer zu hüten, bei schönem die herrliche Umgebung zu geniessen. Die Beliebtheit des Kurorts bei den Engländern hat ihn die Nachwehen des Kriegcs schnell überwinden helfen. Wer weitere Ausflüge machen kann, wird Biarritz, Bayonne, die am Fusse der Pyrenäen gelegenen Ortschaften besuchen, und, falls ihm das Wetter hold ist, über Eintönigkeit des Lebens nicht zu klagen haben.

Hyères.

Reise und Aufenthalt. Auf der Route Marseille-Nizza führt bei La Pauline eine Zweigbahn in ca. $^1/_2$ St. nach Hyères. Hier ist Wagenwechsel für die von Nizza her Kommenden. Von Marseille aus erreicht man Hyères auf der Eisenbahn in $2^1/_4$ bis 4 Stunden, und verlässt die Hauptlinie bei Toulon. — Der Bahnhof ist 20 Min. von der Stadt entfernt. — Kurzeit. October bis Ende Februar. Die heftigen Winde machen für den grössten Theil der Kranken den März zu einem unleidlichen Monat. — Hotels u. Pensionen. An eleganten Hotels fehlt es nicht, so gleich beim Eintritt in die Stadt von Nordwesten her das H. des Hespérides, sodaun das pallastähnliche H. des Iles d'or mit grossem Garten (auch von Deutschen bevorzugt), beide übrigens dem Mistral stark ausgesetzt. Weiterhin in der Stadt selbst das recht günstig gelegene und nicht übertrieben theure H. des Ambassadeurs. Auf dem Boulevard des Palmiers das H. du Parc (Pens. 9—12 Fr.); H. d'Orient mit Südlage aber ohne Garten; H. d'Europe, des Alpes maritimes, des Princes; ganz im Osten der Stadt das H. Beau-Séjour; H. du Louvre, Cours Burlière. In allen diesen beträgt die Pension etwa 12—14 Fr. tägl. Billiges aber ganz gutes Absteigequartier in dem kleinen H. de la Méditerranée. — Privatwohnungen. Wer ausser dem Hotel Wohnung nehmen will, wende sich an das Syndicat, welches sich im Bureau des Casino (Boul. Napoléon) befindet und gratis Auskunft ertheilt. Man miethet pro Saison (1. October bis 1. Mai) und findet Wohnungen von den bescheidensten Zimmern zu 100 Fr. bis zu vollständig eingerichteten Villen zu 15.000 Fr. Die besten Lagen sind an der place des palmiers, an der place de la Rade, in der Rue d'Orient und am Boulevard Saint-Dénis. Im Val de Costebelle zeichnen sich die Villa des Palmiers, St. Pierre de Syllabelle (vis-à-vis der Erémitage), V. Hélène, V. Costebelle, V. Desclosaux durch ihre freundliche Lage aus. — Café's de l'Univers, du Siècle. — Aerzte. Biden (Engländer), Bourgarel, Cessens (aus Aix-les-Bains), Chassinat, Deucis, Griffith (Engl.), Jaubert, Kastus, Laure, Loniewski, Marquez, Roux, Sovard (Homöopath), Vidal. — Drei französische und 2 englische Apotheken. — Badeanstalten. Bains Hébrard, rue Ste. Anne dicht an der Place des Palmiers, ausserdem in den grösseren Hotels. — Englische Kirche u. Buchhandlung. Briefpost u. Telegraphenamt in der Route National in der Nähe des Hot. des Iles d'or.

Hyères, im Département du Var, liegt unterm 43° 7′ nördl. Breite und ist somit die südlichste der französischen Mittelmeerstationen. Sie ist am südlichen Abhange eines 230 Meter hohen Hügels, des Schlossberges, erbaut, der zur Bergkette des Maurettes gehört, deren höchste Spitze und östlicher Ausläufer Mt. Fenouillet (300 m.) heisst. Von der Höhe des Schlossberges kann man das Terrain der Umgebungen am besten übersehen. Die niedrige etwa nur eine Viertelmeile lange Hügelgruppe des Maurettes fällt nach Norden und Osten in das Thal des Flusses Gapeau ab, der östlich von Hyères in das Meer mündet. Nordwärts von diesem Flüsschen, die Stadt gegen die Nord-ost- und Nordwinde schützend, erhebt sich die höhere Granitmauer der Montagnes des Maures. Diese Bergwand zieht sich aber nicht continuirlich fort, sondern öffnet im Nordwesten ein Thal, durch welches der Gapeau und, denselben einige Meilen begleitend die Bahn von Nizza sich hinzieht. Das ist das Windloch, durch welches zwischen dem Mt. Fenouillet und dem gegenüberliegenden Mt. Coudon der Mistral mit ganzer Gewalt über die Stadt hereinbricht.

Hyères ist 4 Kilometer vom Meeresstrande entfernt. Dieser Zwischenraum ist im Südwesten der Stadt grossentheils von einem bis zum Strande hinlaufenden Hügelzug, Mgne. de Carqueyranne, ausgefüllt, dessen etwa 330 Meter hohe Spitzen Mt. des Oiseaux und Mgne. des Paradis genannt werden. Ein anderes Thal öffnet sich nach Westen zwischen Mgne. des Paradis und Mt. Coudon; es nimmt die Bahn von Toulon auf, und gestattet den Winden auch von dieser Richtung den ungehinderten Zutritt. Oestlich neben dem Mt. des Oiseaux, nur durch ein fruchtbares Thal von ihnen getrennt, und gerade südlich von Hyères, erhebt sich noch ein abgesonderter Hügel, der von der Ermitage N. Dame de Lorette gekrönt ist. Das ganze südöstliche Gebiet zwischen der Stadt, dem Meere und dem Ausfluss des Gapeau nimmt ein Flachland ein, welches von dem Flüsschen Roubeaud und dem Canal de Béal bewässert wird. Beide haben gegen das Meer so wenig Fall, dass sie schon bei mässigen Anschwellungen austreten und die Umgegend unter Wasser setzen. Noch zu Anfang dieses Jahrhunderts bestand das Land zwischen Gapeau und Roubeaud nur aus Sümpfen, von denen jetzt ein Theil ausgetrocknet und angebaut ist, ein anderer noch fortbesteht, und den Sommeraufenthalt in Hyères durch die dann herrschenden Fieber gefährlich macht. Gerade südlich von Hyères strecken sich 2 Landzungen (Plage du Ceinturon die östliche, Plage de Giens die westliche) weit in das Meer hinein bis zu der quer sich vorlegenden Presqu'île de Giens, so einen mit Meerwasser gefüllten Teich, den Etang des Pesquiers, zwischen sich lassend, in welchem die neuen Salinen sich befinden. Die Plage du Ceinturon bildet zugleich die westliche Seite der ausgezeichneten Rhede von Hyères, während deren östliche Seite von den Abhängen des die Ostwinde abhaltenden Mt. de Fourches eingefasst wird. Der Schutz des Hafens nach Süden und Südosten wird durch die drei Hyère'schen Inseln de Porquerolles, de Port-Cros und du Levant erhöht, auf die man im Auslande bisweilen irrthümlicherweise den Sitz der Winterstation verlegt hat.

Obgleich Hyères der älteste und vor der Auffindung von Cannes durch die Engländer und der Annexion von Nizza der einzige Winterkurort Frankreichs war, so sind doch sehr wenig brauchbare meteorologische Beobachtungen vorhanden. Zwar publicirt seit einiger Zeit Vidal in „les Échos d'Hyères" fortlaufende Notizen, wobei auch die Temperatur des Krankentages um 10, 12 und 3½ Uhr berücksichtigt wurde, doch hat eine übersichtliche Verwerthung des Materials noch nicht stattgefunden. Man muss daher die älteren einigermassen brauchbaren Andeutungen so gut wie möglich zu benutzen suchen. Honoraty hat die Temperatur um 12 Uhr Mittags notirt und für den Winter den Mittelwerth von 12.9° C., für den Frühling von 19.2° gefunden, und Valcourt ist durch möglichste Sichtung des Falschen vom Wahren zu folgenden Mittelwerthen gelangt: Herbst 15.5, Winter 8.5, Frühling 15.0° C. Ueber die Mittagstemperatur um 1 Uhr hat Schaer die folgende Beobachtung aus den Jahren 1861—63 mitgetheilt.

Temp. n. C.	Oct.	Nov.	Dec.	Jan.	Febr.	März	April
Nachmitt. 1 Uhr							
1861—62	—	16.0	12.7	12.0	12.9	16.4	20.0
1862—63	—	13.1	10.0	10.c	10.6	12.5	16.2

Wer im Winter an einem recht windstillen Tage um die Mittagszeit von Toulon oder La Pauline her dem Kurorte zum ersten Male sich naht, der wird erstaunen, wie die Temperatur ziemlich schnell sich steigert und die Vegetation einen immer südlicheren Charakter annimmt, bis er die grosse Dattelpalme auf dem Platz des Palmiers erreicht hat. Aber diese herrliche sommerliche Wärme verschwindet im Nu, sobald der Mistral sich erhebt. Dieser gefährlichste Feind von Hyères entwickelt hier noch seine volle Kraft und seine Häufigkeit wird mit der dafür aufgestellten Ziffer 64 für Herbst, Winter und Frühling kaum ausreichend bezeichnet. Wer Hyères nicht während eines hochgradigen Mistrals gesehen hat, kennt es nicht. Hohe Staubwirbel treibt er auf den Strassen vor sich her; seine eisige Kälte geht uns durch Mark und Bein; seine Trockenheit reizt unsere Schleimhäute auf das empfindlichste; sein Totaleindruck zeigt sich auch bei dem Gesundesten in einer nervösen Erschlaffung. Und dabei sind die meisten Wohnungen der Fremden, die Hauptstrasse und die neuen Boulevards seinem Andrange preisgegeben. Einzelne Bezirke der Stadt, bald den östlichen Theil, bald höher gelegene Punkte am Schlossberg hat man als bessere Lagen bezeichnet, aber leider ist dies Lob nicht stichhaltig, oder wenigstens nur von sehr beschränkter Geltung, und der Kranke thut überall am besten, während der Dauer des Windes das Zimmer zu hüten. Einzelne Patienten freilich versichern, dass ihnen der Mistral nichts schade und dass sie Hyères deshalb vorziehen, weil sie gegen die Nordost- und Ostwinde, wie sie in Cannes und weiterhin an der Riviera sich stärker bemerklich machen, weit empfindlicher seien. Es giebt überdies eine Gegend, wo man sich der Strömung des Mistral entziehen kann; das ist das Thal von Costebelle, welches sich im Süden der Stadt zwischen dem Mt. des Oiseaux und dem Hügel der Ermitage meerwärts zieht. Dieses Thal mit seinen herrlichen Nadelholz- und Oelbaumpflanzungen, mit seinen im lieblichsten Blumenflor prangenden Gärten, wäre mit geringer Mühe in eine der anmuthigsten Parkanlagen zu verwandeln. Hierher hat also der Mistral keinen Zutritt, und an der Berglehne des Mt. des Oiseaux, welche mit Myrthe, Rosmarin und Thymian bekleidet ist, in der Nähe des schönen

Schlosses St. Pierre des Horts, glaubt man sich in eine andere Zone versetzt, obgleich die Stadt eine 2° höhere Temperatur für sich in Anspruch nimmt. Die Villen dieses Thales würden sich bald verzehnfachen, wenn es nicht vom Ostwind, der von Hyères selbst durch den Mt. des Fourches abgehalten wird und von der Brise stärker berührt würde. Indessen hat letztere ihre bestimmten Stunden (12 bis 3 Uhr), und der Ostwind weht im Herbst, Winter und Frühling nur 13, der Südost, der aber auch Hyères trifft, in derselben Zeit 50, der West nur 8 Mal. Man zieht es also im Allgemeinen vor, in der Stadt selbst zu wohnen, wo der Leidende während des Mistrals die Sonnenstrahlen im Zimmer auffangen und das Toben des Windes von dort aus mit ansehen kann. Diese kalten Winde und plötzlichen Fröste haben der Vegetation enorm geschadet. Bald wird es in Hyères keine Orangenbäume mehr geben. Der 10., 11. und 12. Januar des Jahres 1820 mit ihrem 2 Fuss hohen Schnee und ihrer Kälte von 11° C. haben Alles vernichtet, die noch vorhandenen sind durch öftere Fröste verkrüppelt. Etwas hat auch die durch das Verspeisen der Singvögel zunehmende Verbreitung der Insecten, besonders der Schildläuse (Gallinsectes) zur Zerstörung der immergrünen Bäume beigetragen.

Der mittlere Stand des Barometers ist 762 bis 766 Mm. Ueber die Feuchtigkeitsverhältnisse existiren nur sehr unzuverlässige Beobachtungen mit dem Saussure'schen Hygrometer, wonach die mittlere Feuchtigkeit im Jahr 58 betrüge.

Die Zahl der jährlichen Regentage pflegte man

zum Lobe des Klimas auf 40 anzugeben, was einen Zustand der unerträglichsten Dürre zur Folge haben würde. Glaubwürdiger ist die Berechnung von Bataille aus den Jahren 1826—29, wonach auf die Zeit von October bis Ende April 45 Regentage fallen würden. Schnee soll nur alle 2—3 Jahre beobachtet werden und nur 3 Mal seit Anfang dieses Jahrhunderts länger als 24 Stunden liegen geblieben sein. Nebel sind im Herbst und Frühling in den Vormittagsstunden nicht selten. Sie nähern sich, über den Salinen und Sümpfen aufsteigend, allmälig der Stadt und zertheilen sich an den Bergen. Ueber die Lebensdauer und den Stand der Gesundheit unter der Bevölkerung existiren die günstigsten Berichte, die aber wenig Glauben verdienen. Skropheln sollen nicht vorkommen und Phthise selten sein. Sparks spricht von mehreren Typhusfällen, die er im Mai 1877 beobachtete und auf Rechnung der ungenügenden Canalisation und der offenen Abzugsgräben schreiben möchte. Das Trinkwasser ist gut und in genügender Menge vorhanden. Es kommt theils von den westlichen Hügeln herab, theils bezieht man es aus einer in der Nähe des Gapeau entspringenden Quelle, welche durch eine Dampfmaschine gehoben wird.

Wir finden also in Hyères eine Stadt, welche in ihrer Hauptausdehnung der vollen Mittagssonne zugewendet ist, deren Strahlen von einem aus Glimmer und Thonschiefer bestehenden Felsen im Rücken der Stadt aufgefangen und reflectirt werden. Bei Windstille findet eine Wärme-Entwickelung statt, die mitten im Winter in der Sonne um die Mittagszeit circa 28° C. beträgt. Um so jäher der

Abstand in der Temperatur früh und Abends und wenn der Mistral sich erhebt. Die Nord- und Nordostwinde werden allerdings, weil nicht so direct von den Alpen kommend, weniger kalt empfunden als in den am Fusse der Seealpen befindlichen Stationen. Eine Meile vom Meere entfernt, wird Hyères weniger als andere Kurorte am Mittelmeer von der Brise getroffen. Die relative Feuchtigkeit und die Regenmenge scheinen gering zu sein. Der Ort hat demnach ein trockenes, anregendes und, bei windstillem Wetter, warmes Klima, (welches dem von Nizza in manchen Beziehungen nahe steht) und passt für Patienten, welche der Kälte und Feuchtigkeit eines nordischen Winters aus dem Wege gehen wollen, die aber nicht den Luftgenuss als die Hauptsache zu betrachten haben, sondern bei der Veränderlichkeit der Temperatur sich auch wohl fühlen, wenn sie, wie während des Mistrals, Tage lang den blauen Himmel und die sonnige Landschaft hinter dem geschlossenen Fenster betrachten müssen. Die Gegend von St. Pierre des Horts verdient wegen ihrer geschützten Lage, wegen ihrer wenn auch niederen doch gleichmässigeren Temperatur und wegen der angenehmen Spaziergänge in nächster Nähe eine grössere Beachtung.

Die socialen Verhältnisse von Hyères liessen bis vor wenigen Jahren im Vergleich mit den östlicheren Mittelmeerstationen insbesondere für den Deutschen viel zu wünschen übrig. In letzter Zeit hat die Stadt, welche jetzt 12000 Einwohner zählt, grössere Anstrengungen gemacht, sich Cannes, Nizza und Mentone ebenbürtig an die Seite zu stellen. Zu der alten Palmen-Allée mit ihren mehr als 70 schönen Bäumen sind jetzt 2 neue prächtige Strassen, die Avenue Beauregard und die Avenue Victoria, gekommen, welche ebenfalls mit jungen Palmen bepflanzt sind. Nächst den Palmen ist der Eucalyptus der bevorzugte Baum, der auch als Alléebaum benutzt wird. Trotz der wesentlichen Verbesserung der Strassen und trotz mancher imposanter Villenbauten kann sich Hyères mit den Kurorten der Riviera nicht vergleichen. Die meisten Kaufläden sehen dürftig und unsauber aus, wie denn überhaupt über Mangel an Reinlichkeit von Deutschen öfters geklagt wird, und der Markt für alle geistigen und materiellen Genüsse weit zurück steht hinter dem jener anderen Kurorte. Dabei ist das Leben in Hyères keineswegs erheblich billiger als an der Riviera und die Uebervortheilung der Fremden bezüglich jeder kleinen nicht vorher accordirten Leistung ist schlimmer wie irgendwo im Süden. Es hat eine Zeit gegeben, wo die Engländer Hyères als den einzigen Rivalen der italienischen Winterasyle und als den ihnen nächstgelegenen Ort unter ihre besondere Protection nahmen, sich ihre Kirche einrichteten und sich häuslich dort niederliessen. Später hat ein englischer Arzt von Ruf, der zufällig einen windstillen und vergnügten Nachmittag in Hyères verlebte, das bereits hinfällige Renommée des Kurorts aufzufrischen und zu stärken gesucht, und so spielen heute noch neben den Franzosen die Engländer die Hauptrolle. Daneben finden sich einige Russen und Deutsche ein, da aber ein deutscher Arzt fehlt, so ist es zu einer eigentlich deutschen Kurgemeinde dort niemals gekommen.

Cannes.

Reise und Aufenthalt. Kurzeit. Anfang October bis Ende April. — Hinreise. Man hat die Wahl zwischen den den 4 Routen: Genf-Lyon-Marseille, Genf-Turin-Savona (schlechte Anschlüsse), Genf-Turin-Genua und Verona-Mailand-Genua. Von Paris aus erreicht man Cannes in 22 Stunden, von Marseille bis Cannes (194 Kil.) beträgt die Fahrt auf der Eisenbahn $4^3/_4$—$7^3/_4$ Stunden, von Genua (218 Kil.) $6^1/_4$—$8^3/_4$ St., von Nizza (31 Kil.) braucht man etwa 1 St. — Gasthöfe u. Pensionen. Man kann die Hotels von Cannes je nach ihrer Lage in 3 Bezirke eintheilen: 1. die Westbucht, 2. die Ostbucht, 3. die Campagne, d. i. hauptsächlich die Gegend des Boulevard du Cannet und das von hier bis zum Chemin de la Californie sich erstreckende Terrain. Unter den in der Westbucht befindlichen Hotels sind hervorzuheben: Esterel, Beau Site, Bellevue, Pavillon (deutsch), alle sehr nahe dem Meere und deshalb für reizbare Patienten wenig geeignet. Unter den Hotels der Ostbucht besteht ein Unterschied zwischen denen, die ziemlich unmittelbar am Strande liegen, wie des Princes, Splendid H., Gray et d'Albion, Beau Rivage, Gonnet et de la Reine, Grand Hotel, de la Plage, Rumpelmayer, Victoria und den weiter zurückgelegenen, wie H. de Suisse (als Absteigequartier, aber auch zu längerem Aufenthalt sehr geeignet), Central Hotel, de la Paix, Méditerranée etc. Den Uebergang zur Campagne bilden Bel-Air (viel Deutsche), France, Windsor, Beau Séjour, St. Charles u. a., der Campagne selbst gehören an: Beau Lieu, Alsace et Lorraine, Russie, Lerins, Riche-Mont, Mont Fleuri, Californie und noch weiter nördlich Paradis, Hollande, Provence und Hot. du Prince des Galles, letzteres mit grossem Garten, der sich bis an den Fuss der Hügel erstreckt. Im Ganzen existiren etwa 60 Hotels u. Pensionen (viele darunter von Deutschen oder Schweizern geführt und in den meisten deutsche Beamte oder Kellner), in welchen man für 10—20 Fr. tägl. 1 Zimmer, Frühstück, Déjeuner u. Diner ohne Wein erhält. — Privatwohnungen u. Privatpensionen. Für ganze Familien stehen gegen 500 Villen zur Auswahl. Der Miethspreis für eine ganze, gut möblirte Villa ist 2500—20000 Fr. und darüber für die Saison. Man wendet sich an einen Agenten, z. B. John Tailor & Ridett und macht einen schriftlichen Contract. An der inneren Einrichtung wird man selten etwas zu tadeln finden; dagegen verlangt die Gegend, wo man seinen Wohnsitz aufschlagen will, bei der sehr verschiedenen klimatischen Bedeutung dieser oder jener Lage eine vorhergehende ernstliche Prüfung an der Hand des Arztes. Für Lungenkranke sind die in der Campagne befindlichen Villen und Pensionen (z. B. Bel-Air), oder die von H. Beau-Séjour gegen le Cannet zu gelegenen Wohnhäuser in sehr geschützter Position bei frischer Bergluft am meisten zu empfehlen, Andere müssen umgekehrt gerade von der Nähe des Meeres profitiren etc. Für eine möblirte Etage zahlt man pro Saison je nach Umfang und Ausstattung 1000—5000 Fr., einzelne Südzimmer sind zu 50 bis 100 Fr. zu haben. Ein sehr empfehlenswerthes Pensionat für deutsche Patienten in gut geschützter, staubfreier Lage der Campagne, 15 Min. vom Meer, und ganz in der Nähe des Waldes, bietet die Villa Mauvarre des Dr. Tritschler. In der Westbucht empfiehlt sich die Villa Madeleine für Solche, die ihren eigenen Haushalt führen wollen. — Aerzte. Deutsche: Hofrath Dr. Grossmann, (früher in Ems) Villa Malgrez tout in der Nähe des Asyle Evangélique; Dr. Tritschler, Pension Mauvarre, Severin (Homöopath) Rue d'Antibes; Engländer: Batterby, Bright, Frank, Menzies, Stephens (Homöopath), Whiteley; Franzosen: Amouretti, Baron, Bernard, Bourcart (Elsässer), Buttura, Cazalis, Fouque, Fournier, Gazagnaire, Gimbert, Lahuppe, Lange, Malausséna, Mercey, Poizat, Raynaud, Revel, Roustan, Serailler, Seve, Valcourt, Wollaston. — Apotheken sind mehrere vorhanden. In den meisten sind deutsche Gehülfen beschäftigt. — Badeanstalten. Bains de notre Dame (Rue de la Foux), ausserdem warme Bäder in den Etablissements für Seebäder. — Gottesdienst. Deutsch-evangel. Kirche, Boulevard du Cannet neben dem Hotel de France. (Gottesdienst Sonntags 10½ u. jeden ersten Sonntag im Monat auch Nachm 3½ U.) Dieselbe erhält sich lediglich aus den freiwilligen Beiträgen der Gemeinde-Mitglieder; Eglise réformée évangél.; 5 englische, 10 französische katholische Kirchen. — Unterricht ertheilt Herr Pfarrer Schmidt, Villa Modeste (in der Nähe des Hot. Beau-Séjour). — Buchhandlung von Robaudy, Rue d'Antibes 34 mit Leihbibliothek; städtische Bibliothek auf der Mairie. — Post und Telegraph (geöffnet an allen Tagen von 8 U. fr. bis 9 U. Ab., jedes Wort nach Deutschland 20 Cent.) Rue Bossu. — Fuhrwerk. Einspänner für die Fahrt 1, für die Stunde 2 Fr., Zweispänner für die Fahrt 1.50, für die St. 2.50 Fr., Nachts 2—4 Fr.

Die Eisenbahn, welche von Marseille nach Cannes führt, entfernt sich bei Toulon von der Küste aus landeinwärts und nähert sich ihr wieder 36 Kilometer vor Cannes bei der alten Stadt Fréjus. Von jetzt an klammert sie sich dicht an das Ufer, welches an den Porphyrmassen des Esterelgebirges steil hinanstrebt, dessen Vorsprünge in das Meer in Tunnels durchbrechend, dessen Schluchten aber überbrückend. Nachdem die Bahn uns so den Blick über das weite Meer, dessen Brandung oft die Sohle des Damms plätschernd berührt, wohl eine Stunde lang bald entzogen, bald wieder gewährt hat, nimmt sie beim Cap Roux eine nordöstliche Richtung, überschreitet das kleine Flüsschen Siagne und als ein wunderbar schönes Bild liegt vor uns der Hafen von Napoule. Südwestlich begränzt von den beiden lieblichen Lerin'schen Inseln, Ste. Marguerite und St. Honorat, am Uferrande eingefasst von den weissen Villen von Cannes, zeigt er uns im Norden und Nordosten einen Kranz grünender Hügel voller Oliven und Fichten und hoch darüber die schneebedeckten Häupter der Seealpen.

Der Golf von Napoule wird östlich durch ein vorspringendes Cap, die Pointe de la Croisette begränzt, und stösst hier an den benachbarten Golfe de Jouan, der wiederum nach Osten durch die in das Cap Garoupe auslaufende Halbinsel von Antibes abgeschlossen wird. Cannes (unterm 43° 34′ n. Br.) ist im nordöstlichen Winkel des Golfe de la Napoule in mehreren parallelen Strassen dicht am Meeresufer erbaut. Ein vorspringender Hügel, der Mont Chevalier, theilt die Stadt in 2 Theile und der Hafendamm, der von seinem Fusse aus bis zum Leuchtthurm weit in's Meer hineinragt, den Golf in 2 Buchten, eine westliche und eine östliche, in welcher letzteren die Rhede von Cannes sich befindet. Mit ihrer Fronte dem vollen

Süden zugewendet, hat die Stadt in ihrem Rücken ein sanft ansteigendes welliges Terrain, welches in weitem Halbkreis von einer Reihe von Hügeln eingefasst wird. Am nördlichen Ende dieses weit geöffneten Thaleinschnitts liegt das Dorf le Cannet. Kein Fluss von irgend welcher Bedeutung durchschneidet diese Thalsohle und öffnet sein Bett dem Zutritt der Winde, sondern nur dürftige Bäche (ruisseaux), von Bäumen eingefasst und für gewöhnlich trocken, führen nach Regengüssen ihr Wasser dem Meere zu. Um einen vollständigen Ueberblick und Einblick in das Amphitheater von Cannes zu gewinnen, muss man sich auf die Citadelle der dem Hafen gegenüberliegenden Insel Ste. Marguerite begeben. Man sieht dann zur Linken (westlich) den scharf in das Meer vorspringenden Kamm des Esterelgebirges und weiter nach Nordwesten einen tiefen sattelförmigen Einschnitt, die Stelle, von welcher her der Mistral bei heftigem Ausbruch die Küste bestreicht. Gerade nach Norden dringt unser Blick tief hinein in den Thaleinschnitt bis nach le Cannet, und stösst dabei überall auf dichte Orangen- und Oelbaumpflanzungen und höher hinauf auf das dunklere Grün der Aleppo-Kiefern. Der nördliche Abschluss des Thals durch Bergwände ist ein ununterbrochener; nicht so der östliche. Dieser wird vielmehr durch eine Gruppe einzelner Hügel gebildet, welche oft durch wilde Schluchten getrennt erscheinen, aber ohne dass diese in durchgehende, dem Ostwinde offenstehende Thäler sich fortsetzten.

Der Nordwind ist zwar häufig, bringt aber dem Ort keine Gefahr, weil er stets mit schönem und keineswegs kaltem Wetter verbunden ist. Er trifft die Küstengegend nicht, sondern in der Höhe über sie fortströmend, bewegt er oft zwei Meilen südlicher das Meer, dessen sich thürmende Wellen dem bewaffneten Auge den dort hausenden Sturm verrathen, während kein Lüftchen im Hafen von Napoule den Wasserspiegel kräuselt. Dagegen ist Cannes gegen den Nordostwind (Greco) grossentheils nicht genügend gesichert; denn nach dieser Richtung sind die Bergwände weder hoch noch zusammenhängend genug. Am wenigsten haben noch unter diesem Winde diejenigen Villen zu leiden, welche die zwischen dem Chemin de la Californie und dem Boulevard du Cannet sich erhebenden Hügel bedecken. Glücklicherweise ist der Nordost nicht gerade häufig, doch tritt unter seinem Einfluss etwa alle 3 Jahre einmal Schneefall ein. Weniger kalt und schwankend in seiner Richtung zeigt sich der Ostwind, der in der Regel bald nach Südost umspringt, Wolken sammelt, und nun zum eigentlichen Regenwind der Gegend wird. Nur ausnahmsweise herrscht im Winter der Scirocco, der, in seiner austrocknenden Wirkung abgeschwächt, mit solcher Gewalt an das Ufer schlägt, dass der Wasserstaub hoch in die Luft spritzt. Der Südwestwind, von dem einzelne Theile der Stadt ebenfalls betroffen werden, soll veränderlich, bald feucht, bald mehr oder weniger trocken sein. Cannes wird vom Mistral nicht verschont, und besonders im März kann man diesen trocknen und kalten Wind dort in der schlimmsten Weise toben sehen; nur empfindet man ihn nicht ganz so kalt wie in Hyères und kann ihm leichter ausweichen. Aber wie dort treibt er bei klarem Himmel Staubwolken vor sich her und dauert mindestens einen ganzen Tag, oft genug aber auch 2—5 Tage. Bei schönem sonnenhellen Wetter macht sich im Laufe des Vormittags und bis Nachmittag andauernd, ihre Richtung von Südost durch Süd nach Südwest nehmend, die Brise bemerkbar. Ihre Wirkung nimmt natürlich mit der Entfernung vom Strande gradweise ab. Der Windschutz, welchen Cannes geniesst, ist im Allgemeinen wesentlich verschieden von demjenigen, unter welchem Mentone und auch San Remo sich befindet. An diesen beiden Orten erhebt sich ein ziemlich geschlossener Bergkamm dicht hinter ihnen, während in Cannes ein lockeres Hügelland weit vom Meeresufer zurücktritt. Die am Fuss oder an den Abhängen dieser Hügel sich erhebenden Gebäude haben am wenigsten von Winden zu leiden.

Meteorologische Tabelle nach Valcourt (1865—79).

Cannes.	Oct.	Nov.	Dec.	Jan.	Febr.	März	April
Mittl. Temp.	16.7	11.6	10.5	8.9	9.9	11.3	13.5
Rel. Feuchtgk.	64	66	64	69	66	63	64
Regenmenge	—	113.0	115.5	72.0	72.0	88.6	67.1
Regentage	6	7	7	7	4	8	5
Sonnige Tage	16	15	15	14	15	15	18

Cannes hat eine mittlere Wintertemperatur von 9.7° C. Der eigentliche Krankentag dauert von 10—4, der engere, für delicate Patienten bemessen, von 11 bis 3½ Uhr, und während dieser Stunden sinkt das Thermometer nach Valcourt's Berechnung auch in der kältesten Winterszeit niemals unter 12° C. Ein Herabgehen des Thermometers bis auf den Nullpunkt oder unter denselben hat man in kalten Wintern bisweilen während der Nacht, bei Tage aber niemals beobachtet. Das Barometer schwankt in Cannes zwischen 741.50 und 775.60, der mittlere Luftdruck für die 6 Monate November bis April beträgt 760.27.

Cannes ist wegen des niederen Standes der relativen Feuchtigkeit den mässig-trocknen Klimaten zuzuzählen. Es ist besonders die austrocknende Wirkung des Mistrals, welche dabei eine Rolle spielt und die relative Feuchtigkeit zuweilen bis auf 22 herabdrückt. Die Kranken, welche, so lange dieser Wind andauert, das Zimmer hüten müssen, pflegen zur Erzeugung von Wasserdämpfen eine Schüssel kochenden Wassers aufzustellen. Geht dann der Mistral in den Südost über, so stellt sich das gewöhnliche Feuchtigkeitsverhältniss in der Regel schnell wieder her. Der März, wo die Südostwinde vorherrschen, ist der eigentliche Regenmonat. Er hat nicht nur die grösste Anzahl von Regentagen aufzuweisen, sondern liefert auch über den vierten Theil der jährlichen Regenmenge. Ausserdem ist gewöhnlich einer der Herbstmonate, in der Regel der October, durch Niederschläge ausgezeichnet. Im Durchschnitt kommt im Laufe der Monate October bis April auf circa 5 Tage nur 1 Regentag. Die bedeutende Regenmenge des ganzen Jahres, gegen 800 Mm., wird durch einzelne sehr ergiebige Regengüsse, welche 20—60 Mm. liefern, erzeugt. Schneefall kommt, wie ich bereits erwähnte, nur etwa alle drei Jahre einmal vor, und gilt als besonders gesundheitsgefährlich seit dem 5. Januar 1858, wo er zwar nur 3 Stunden lang die Fluren bedeckte, aber durch den Tod der Rachel und zweier Engländerinnen sein Andenken in den Annalen der Fremdencolonie verewigte. In der Ebene von Laval, an der Ausmündung der Siagne, westwärts von Cannes zeigen sich bisweilen Nebel, die Stadt selbst und ihre nördliche Umgebung ist davon verschont. Bei Sonnenuntergang, wo die Temperatur plötzlich sinkt und ein Theil des atmosphärischen Dunstes sich verdichtet, erfolgt ein sehr starker Thau. Es ist dies ein Zeitpunkt, den die meisten Kranken durchaus nicht im Freien zubringon dürfen, wenn sie sich nicht einer plötzlichen Erkältung aussetzen wollen. Die Zahl der schönen, sonnenhellen Tage ist, wie wir sehen, eine so überwiegende, dass eine mehrstündige Bewegung im Freien, besonders da es an windgeschützten Wohnungen und Plätzen nicht fehlt, während der ganzen Saison sich selten verbieten wird. Zählt doch sogar der Dezember 15 Tage, an welchen der Kranke die Wohlthat der Sonnenstrahlen in vollem Masse geniessen und seine Promenade bei einer Mittagstemperatur von fast 14° C. (im Schatten) unternehmen kann.

Die geologischen Verhältnisse von Cannes und seiner Umgebung weichen von denen der übrigen französischen Winterstationen einigermassen ab, und sind für die Salubrität nicht ohne Bedeutung. Während die Kette der Seealpen aus Tertiärkalken besteht, zeigt das Esterelgebirge wie die Mtgnes. des Maures als Grundform den Grani tund Glimmerschiefer, und wo es südlich nach dem Meere zu abfällt, tritt der Porphyr in imposanten Formen zu Tage. Die Hügelreihe, welche sich vom Esterel aus längs des Golfs von Napoule bis zum Hafen von Cannes fortsetzt, besteht aus Gneis, dagegen zeigen die nordwärts um le Cannet sich herumziehenden Bergreihen wieder die Kalkformation. Das Ufer ist in seiner ganzen Länge sandig und bildet einen Strand, wie er sich an keinem der andern Mittelmeerorte in solcher Vorzüglichkeit wiederfindet, und der in seiner allmäligen Abschüssigkeit in das Meer hinein etwa mit dem von Ostende sich vergleichen lässt. Wenn man bei heftigem Mistral von der Pointe de la Croisette aus nach Westen zu den Strand entlang geht, so kann man sich dem hoch aufwirbelnden feinen Sande entgegen kaum fortbewegen, und doch ist er für die Lungen weniger angreifend als der Kalkstaub von Hyères und Nizza. Entfernt man sich aber von dem am Strande hinlaufenden Boulevard de la Croisette nach der nächsten dem Ufer parallel laufenden Poststrasse von Fréjus nach Antibes, nach der Rue d'Antibes, der Hauptstrasse von Cannes, so fühlt man nicht nur die Gewalt des Mistrals viel weniger, sondern man ist sofort gar nicht mehr vom Staube belästigt, weil diese Strasse mit Porphyr macadamisirt ist. Die Strassen nach le Cannet, die Route de Grasse und die Seitenstrassen der Route d'Antibes sind wiederum, weil aus Kalkstein gebaut, durchaus nicht staubfrei; doch hat hier der Wind noch weniger Gewalt.

Die alte Stadt hatte bis zum Jahre 1834 kaum den vierten Theil ihrer jetzigen Einwohnerzahl (15000). Lord Brougham gilt als der Columbus von Cannes. Er, und bald darauf einige andere englische Familien waren es, die in diesem Jahre ihren Winteraufenthalt in Cannes nahmen, und den klimatischen Ruf des Ortes bald weithin verbreiteten. Es ging aber in Cannes wie an allen Orten der Riviera, man suchte zuerst die Seeluft so viel als möglich zu geniessen und romantische Aussichtspunkte zu gewinnen, und so entstanden in der Westbucht unter dem Vortritt des Lord Brougham jene reizenden Villen: Eléonore-Louise, St. Georges, Château des Tours, Villa Victoria, an die sich bald Hôtels und Wohnhäuser bescheidneren Styles anschlossen. Als so die Abhänge des Mt. Chevalier, auf welchem die Kapelle Notre Dame de l'Espérance thront, und die benachbarten Hügel, an deren Fusse die Bahn von Marseille dicht am Ufer sich hinzieht, ziemlich vollständig mit Landhäusern bebaut waren, wendete man sich an die Ostbucht, und zwar wiederum zunächst unmittelbar an die Küste. Gegenwärtig erheben sich nordwärts von der Stadt in der Richtung nach le Cannet alljährlich neue Hôtels und Pensionen. Hier ist es, eine Stunde von Cannes, wo die Wohlthat des Klimas zur vollen Geltung kommt; denn der Schutz gegen die Winde wächst progressiv je mehr man sich le Cannet nähert. Diese so glücklich gelegene, nach allen Seiten vor Winden geschützte Ortschaft ist die Zukunft von Cannes. Hier, wo selbst beim heftigsten Mistral Windstille herrscht, giebt eine üppige Vegetation Zeugniss von der Milde des Klimas. Hier mischen sich Citronenbäume mit ihren stattlichen Früchten unter die Orangen, und der Oelbaum zeigt hier denselben kräftigen Wuchs und dasselbe dichte Grün wie in Mentone und San Remo. Von der Terrasse des Platzes Bellevue in le Cannet geniessen wir eine entzückende Aussicht; wir überblicken einen Orangenhain, der sich weiter abwärts in Oelbaumpflanzungen verliert, und zwischen diesen immergrünen Abhängen erscheinen in der Ferne rechts der Esterel, links die Lerin'schen Inseln, und gerade vor uns bis zum Horizont die weite blaue Fläche des Meeres.

Zwar haben einige harte Winter des vorigen und dieses Jahrhunderts den Orangen und Oliven geschadet, aber doch lange nicht in dem Masse, wie in Hyères, wo der Winter von 1820, der in Cannes nur hier und da den Orangen verderblich war, sogar den Oelbaumwuchs total vernichtete. Was die Zucht der Orangen in Cannes selbst und in der Nähe des Golfs betrifft, so treibt sie keine wohlschmeckenden Früchte, sondern wird nur der Blüthen wegen unterhalten. Cannes und das benachbarte Grasse sind die Hauptorte für die Gewinnung der Parfümerien, zu welchen ausser den Orangen, die Rosen, die Cassien, der Jasmin, die Veilchen ihren Blüthenduft hergeben. Auch werden Geranium, Thymian, Rosmarin, Lawendel und andere aromatische Pflanzen der Destillation unterworfen und zu Essenzen verarbeitet, von denen nach der Stadt Cöln allein jährlich für 50000 Frcs. verkauft werden.

Wer vom Strande her durch die Campagne nach le Cannet fortschreitet, stellt sich aber nicht allein vor den den Strand streifenden Ost- und Westwinden mehr und mehr sicher, auch die Brise mit ihrer salzgeschwängerten Luft, mit ihrer stark anregenden Wirkung verliert dabei allmälig an Einfluss. Unter so günstigen Umständen ist es sehr zu bedauern, dass man iu le Cannet selbst noch immer so wenig Lust zeigt zur Hebung des Ortes beizutragen, und dass nur einige Villen für die Aufnahme von Fremden eingerichtet sind. Nachdem neuerdings eine Lyoner Actien-Gesellschaft am südlichen Abhange der nach le Cannet ziehenden Hügelreihe und in dem dorthin führenden Thale für 7—8 Millionen Francs Terrain gekauft hat, ist das weitere Vorrücken der Wohnungen von Cannes aus in die Campagne hinein bereits gesichert und in nicht allzuferner Zeit wird le Cannet durch eine ununterbrochene Reihe von Villen mit Cannes verbunden sein. Während so die nächste Umgebung von Cannes innerhalb einiger Decennien ringsum colonisirt ward, blieb die Stadt selbst, vorher ein hässlicher schmutziger Fischerort, keineswegs zurück. Nicht nur dass man wie an anderen Orten die Strassen verbreiterte und verschönerte, und das gesellige Leben durch Errichtung mehrerer „Cercles“ zu heben suchte, man hat die Stadt aus dem Flüsschen Siagne mit einer vorzüglichen Wasserleitung versehen, welche in beiden Buchten Fontänen treibt, die Gartenanlagen der Villen bewässert, ein sehr gutes Trinkwasser liefert, und jetzt schon in den meisten Privathäusern einen Vorzug der Wohnungen bildet. Diese neueren Villen, von immergrünen Gärten umgeben, in denen der schnell emporschiessende Eucalyptus Globulus zwischen anderen exotischen Gewächsen und inmitten einer reichen Flora Schatten bietet, im Innern ausgestattet mit Badezimmern und allem Comfort, lassen kaum etwas zu wünschen übrig.

Die Einwohnerschaft, welche in solcher Weise den Bedürfnissen unserer Zeit Rechnung trug, erscheint intelligenter und gutwilliger, als die von Hyères. Man rühmt, wie überall, den günstigen Gesundheitszustand unter den Eingeborenen, und besonders das seltene Vorkommen der Scrophulose und Lungenphthise.

Das rasche Aufblühen des Kurortes hat zur Folge gehabt, dass sich bald die höheren Gesellschaftskreise vorzugsweise nach Cannes wandten, und dass selbst fürstliche Häupter mit Vorliebe ihren Winter dort zubrachten. Der hierdurch hervorgerufene Luxus spricht sich auch in dem Ueberfluss an Equipagen aus, ein Umstand, der den Strassen der inneren Stadt in den Nachmittagsstunden stetig das Ansehen eines Corso verleiht. Wer staubfreie Wege aufsuchen will, muss sich darauf einrichten häufiger vom Fuhrwerk Gebrauch zu machen. Ist er so den staubigen und nach Regenwetter kothigen Strassen der alten Stadt entflohen, so erwarten ihn in der Campagne die mannichfachsten Naturgenüsse. Dem Rüstigen bietet die Umgegend nach allen Seiten eine genügende Auswahl an hübschen Spaziergängen, unter denen er je nach der Richtung des Windes seine Wahl zu treffen hat. Mentone sowohl wie San Remo gegenüber erscheint es als ein wesentlicher Vorzug von Cannes, dass hier so vorzügliche Gelegenheit zu passiver Bewegung gegeben ist, dass also der Kranke mit Hülfe eines guten und keineswegs theuren Fuhrwerkes eine Reihe stets neuer Ausflüge unternehmen kann. Für Leichtkranke sind die weiteren Partien nach dem Esterel, den Lerin'schen Inseln, auf der Eisenbahn nach Grasse u. s. f. sehr unterhaltend. Elisée Reclus, Pietra Santa und Andere haben die Behauptung ausgesprochen, dass auch das benachbarte auf den Golf Jouan sich öffnende Thal von Vallauris gleichbegünstigt mit Cannes und zum Aufenthalt für Kranke ebenfalls zu empfehlen sei. Dem ist aber in der That nicht so, wie ich mich selbst zu überzeugen Gelegenheit hatte. Der Mistral durchfegt dieses schöne aber schluchtenreiche Thal mit aller Gewalt und macht es zur Zeit seiner Herrschaft selbst für gesunde Spaziergänger unleidlich.

Das Klima von Cannes zeichnet sich also aus durch eine milde Wintertemperatur, durch eine gleichmässige Wärme von 12—17° C. während des Krankentages, durch eine überwiegend grosse Zahl sonnenheller Tage, durch die Abwesenheit von feuchter Kälte und von Nebeln, und durch verhältnissmässig seltene aber oft sehr ergiebige Niederschläge.

Dagegen erfordert der Unterschied zwischen Schatten- und Sonnen-Temperatur, der öftere Eintritt von Winden und der Thau bei Sonnenuntergang (dieser besonders seitens der Rheumatiker) die Beachtung des Kranken. Der Leidende, der Luft, Licht und Bewegung zu seiner Erholung bedarf, wird hierzu reichliche Gelegenheit finden und selten nöthig haben das Zimmer zu hüten. Mit Mentone und S. Remo verglichen ist Cannes, wenn sich auch die Mittelwerthe der Temperatur sehr nahe stehen, entschieden kühler. Es kann deshalb auch Ende März oder Anfang April von denen vorgezogen werden, welchen zu dieser Zeit die Luft von Mentone oder S. Remo schwül und drückend erscheint und welche daran sind den Appetit zu verlieren. Um diese Zeit ist Cannes luftiger und erfrischender. Die Luft ist ziemlich trocken und deshalb anregend und für viele Kranke besonders in der Seenähe zu reizend. Wo man aber den Effect eines milden aber gleichzeitig tonisirenden, die Sekretionen beschränkenden Klimas wünscht, da ist das von Cannes ausnehmend geeignet, und man begreift es, wie einzelne derartige Kranke sagen können, dass sie sich während des Mistrals, natürlich im Zimmer, am wohlsten befänden. Ob das üppige Grün der Bäume, die Coniferen, der Reichthum und die Wohlgerüche der Pflanzen eine besondere Heilpotenz besitzen, lasse ich dahingestellt, aber sie erhöhen jedenfalls den angenehmen Eindruck der Umgebung auf das Gemüth. Dies gilt hauptsächlich für die Gärten und für die weitere Umgebung; auf den Strassen und in der nahen Campagne fehlt es oft an Schatten, und das steigende Bedürfniss nach Brennholz lichtet leider immer mehr das dichte Gehölz in der Umgegend von Cannes. Kinder und Greise, bei denen eine Anspornung des Stoffwechsels erwünscht ist, sind in der Strandgegend am besten aufgehoben. Auch Kranke mit chronischer Nierenentzündung, Diabetiker, Fieberlose und wenig erregbare Brustkranke gehören in die Nähe des Meeres. Alle fiebernden Patienten, alle erethischen Personen, Alle welche an Schlaflosigkeit oder neuralgischen Symptomen leiden, sind vom Meeresufer fort an die windstillen Plätze des Hügelsaumes zu verweisen. Je mehr der Kranke vom Strande aus sich le Cannet nähert, desto milder, windgeschützter, aber auch desto weniger anregend und weniger tonisirend wirkt die Atmosphäre, eine Thatsache, welcher die Patienten bei der Wahl ihrer

Wohnung unbedingt Rechnung zu tragen haben. Scrophulose, Schwächezustände der Reconvalescenz und des Alters, mancherlei rheumatische und gichtische Leiden sowie überhaupt alle chronischen Zustände, welche einer Anspornung des Stoffwechsels bedürfen, finden also in Cannes ihre Heilung, Phthisiker haben nur bei chronischem Verlauf des Uebels gute Aussichten, und sollten dann in die Hügelregion oder nach le Cannet verwiesen werden. Schon im März und mehr noch im April wird der schöne Strand für Seebäder und Sandbäder benutzt, welche als wichtige Unterstützungsmittel der Kur bei Einzelnen in Betracht kommen. Die Zahl der jährlichen Wintergäste hat sich bis auf 6000 gehoben. Unter ihnen stellen die Engländer das grösste Contingent, nächstdem die Franzosen, aber auch die Deutschen fangen an die guten Seiten dieses Kurortes mehr und mehr anzuerkennen.

Antibes,

das alte Antipolis, ist jetzt eine kleine französische Festung mit 6000 Einwohnern, welche nur 11 Kilometer östlich von Cannes zwischen Eisenbahn und Strand sich erhebt. Der Ort ist schon öfters als Succursale von Cannes empfohlen worden, aber ohne dass jemals eine stetige Kurgemeinde sich dort gebildet hätte. Der Windschutz gegen Nordwest und Nordost ist in der That hier so ungenügend und ausser der herrlichen Aussicht auf das Meer und die

Engelsbucht bietet das alte räucherige Nest dem Fremden so wenig, dass die Idee hier eine Winterstation zu errichten hoffnungslos ist.

Nizza.

Reise und Aufenthalt. Kurzeit: October bis März. Vor Anfang October in Nizza einzutreffen ist wegen der dann noch herrschenden Hitze nicht rathsam. Im März, sobald die Winde mit ihren Staubwirbeln deutlicher hervortreten, sieht der grösste Theil der Kranken sich nach einem geschützteren Asyl um. — Hinreise. Wer über Genf nach dem Süden geht, kann den Weg nach Nizza von hier aus entweder über Lyon nehmen oder über Turin und Savona. Auf letztgenannter Linie sind abgesehen von der Unannehmlichkeit des Montcenis-Tunnel (30—35 Min. Durchfahrt) die Anschlüsse meist sehr unzweckmässig und zeitraubend. Von Marseille bis Nizza (225 Kil.) beträgt die Fahrzeit $5^3/_4$—$7^1/_2$ Stunde. Wer die Brennerbahn benutzte (wobei er in München, Innsbruck und Bozen angenehme Rasttage machen kann) nimmt von Verona aus die Route Mailand-Genua. Von hier nach Nizza (187 Kil.) braucht der Schnellzug $5^1/_4$, der Personenzug $7^1/_2$ St. — Gasthöfe. Wer ermüdet ankommt findet dicht am Bahnhof das Hotel du Midi (avenue Delphine 17) oder in dessen Nähe das H. Beau Site et du Printemps u. das H. Russie. Wer sich bereits dafür entschieden hat, ob er mehr oder weniger nahe dem Meere wohnen will, hat auf folgende Situation der Hotels Rücksicht zu nehmen. 1. Strandquartier: H. et P. Suisse (quai des Ponchettes 9, bei den Deutschen sehr beliebt und mässigen Ansprüchen genügend), in der Nähe H. des Princes; Victoria (quai du midi, deutscher Wirth); d'Angleterre u. Grande Bretagne (beide am Jardin public); H. des Anglais, du Luxembourg, de la Méditerranée, Elysée, de Rome, du Parc, Pavillon (sämmtlich an der Promenade des Anglais). 2. Mittlere etwas zurückgelegenere Quartiere (Quartiers Longchamp, St. Etienne, St. Philippe, Baumettes): Cosmopolitain (früher Chauvain), Grand Hotel u. H. de la Paix (diese 3 am Quai St. Jean Baptiste); Platel (place Masséna), France (quai Masséna), Raissan (rue St. Etienne), Tesseyre, H. Royal (beide in der rue Grimaldi), Louvre (boulev. de la Buffa), Helvétique (rue Longchamp), Iles Britanniques, Paradis (beide Boulev. Longchamp), des Ambassadeurs, Deux

Mondes, Univers, des Alpes (alle 4 an der Avenue de la gare), Littoral, des Empereurs, Jullien (alle 3 am boulev. Dubouchage). 3. Aeussere nach der Campagne zu gelegene Quartiere (Quartier Carabacel und Cimiez): Hot. d'Europe et d'Amérique, H. de Paris, H. de Bristol, H. de Nice (sämmtlich auf dem Boulev. Carabacel), H. Windsor (Avenue Beaulieu). In den Hotels kann man von 7—8 Fr. an und je nach Lage und Ausstattung der Zimmer bis zu 20 Fr. Pension nehmen. — Pensionen. 1. Im Strandquartier: Rivoir, Marine-Villa (beide an der Promenade des Anglais u. von Engländern bevorzugt). 2. Im mittleren Stadttheil: Tarelli, Rose Torelli (beide rue de France), Helvétique (rue Longchamp 6); P. Milliet (rue St. Etienne 2) u. P. Internationale (petite rue St. Etienne), beide sehr bekannt u. empfehlenswerth, Pension 8—12 Fr., Genève (petite rue St. Etienne), P. des Palmiers (boul. de la Buffa) u. a. m. 3. In Cimiez: Villa Garin (von 2 englischen Damen gehalten), Pension Anglaise, Hotel Vitali. — Privatwohnungen. Für Nizza ist es mehr wie irgendwo geboten, dass der Kurgast zunächst nur ein Absteigequartier nehme, von wo aus er sich mit Ruhe und unter dem Beirath einer mit den lokalen Verhältnissen vollkommen vertrauten Persönlichkeit, am besten unter Zuziehung des Arztes, eine geeignete Pension oder Wohnung aufsucht. Gerade in Nizza passirt es immer wieder, dass durch die voreilige Wahl einer unpassenden Wohnung, die man ohne bedeutende Kosten nicht wieder loswerden kann, der Erfolg der ganzen Kur vereitelt wird. Wer der französischen Sprache nicht mächtig ist, wird sich am Besten in eine der oben genannten Pensionen begeben, wo er Landsleute oder wenigstens deutsche Bedienung findet. Auf der Mairie findet man die Adresse der vermiethbaren Zimmer. Wer des Umherlaufens nach einer Wohnung und mancher Einzelheiten überhoben sein will, wende sich behufs Abschliessung des unbedingt nothwendigen Contracts an eine der Agences de location, an welche er 5 Procent des Miethspreises zu entrichten hat. Einzelne Südzimmer miethet man monatsweise für 60—100 Fr., grössere Wohnungen pro Saison (1. Oct. bis 1. April) für 600—1200 Fr. u. mehr. Ganze Villen mit vollständiger Einrichtung zur Führung eines eigenen Hausstandes sind von 2000 Fr. an zu haben. Der Miethscontract muss auf Stempelpapier niedergeschrieben werden. Bei Prellereien durch Nachrechnungen wegen vermeintlicher Abnutzung der Wohnung, bei einem Todesfall etc. wende man sich sofort an die Behörde, von der man mit Sicherheit Abhülfe zu erwarten hat. — Aerzte. Deutsche: Dr. Camerer (im Sommer in Reichenhall), rue de France 11; Dr. Lippert, rue Adelaide 10; Dr. Meyrhofer, rue Masséna 13; Dr. Pröll (im

Sommer im Gastein); Schweizer Arzt: Dr. Zürcher, rue Masséna 18. — Asile évangélique (rue Jenny et ruelle des Prés). Dieses Krankenhaus nimmt Kranke der verschiedenen protestantischen Bekenntnisse und der griechisch-russischen Kirche auf. Es ist nicht ausschliesslich für wirklich Unbemittelte bestimmt, sondern nimmt auch zu 1—3 Fr. tägl. Pensionäre an. — Apotheken. Pharmacie Alsacienne, rue Gioffredo 1; pharmacie anglaise, quai Masséna etc.; Mineralwässer bei Claud & Métivet, rue Masséna 26 u. rue St. Michel 1 u. bei Thaon, rue Gioffredo 1. — Badeanstalten. Bains polythermes, St. François de Paul 8; B. Quatre saisons, Place du jardin public; Bains de Macarani, place Grimaldi; Bains Masséna, rue Masséna; Türkische Bäder im „Hamman de Nice", place Grimaldi. — Gottesdienst. 4 französ. Kirchen mit katholischem Cultus; deutsch-evangel. Kirche im Temple Allemand, boul. Longchamp, rue d'Augsbourg (Sonn- u. Festtags um 10½ U.); Eglise évangélique, rue Gioffredo 50; 5 englische, 1 russische Kirche, 2 Synagogen. — Unterricht wird von einer grossen Anzahl von „professeurs" beiderlei Geschlechts in allen Künsten und Wissenschaften ertheilt. Zur Aufnahme jüngerer Personen bestehen verschiedenartige Pensionen und Institute. Deutsche Schule unter Leitung des Pastor Mader. — Buchhandlungen u. Lesecirkel bei Barbéry frères, Jardin public 7, Visconti, Cours 2 u. a. — Post u. Telegraph. Das Hauptpostamt befindet sich rue St. François de Paule 20 u. ist tägl., im Winter v. 8 U. fr. bis 9 U. Ab., im Sommer von 7 U. fr. bis 9 U. Ab. geöffnet. Das Haupttelegraphenamt ist rue Pont-Neuf 14 u. hat Tag- und Nachtdienst. Post- u. Telegraphen-Nebenämter sind Place Grimaldi 9, Place Garibaldi 8 u. auf dem Bahnhof. Diese sind v. 8 U. fr. bis 9 U. Ab. geöffnet. — Consulate. Deutsches Reich, rue Gioffredo 36; Oesterreich, Avenue de la Gare 3; Schweiz, rue Masséna 18. — Gesellige Vergnügungen (denen der Kranke möglichst aus dem Wege gehen soll) bietet Nizza in 3 Theatern (Théatre municipal, Théatre français, Théatre de l'opéra comique) einem Cirque (rue Adelaide) und 5 Cercles (C. de la Méditerranée, C. Masséna, C. Philharmonique, C. de l'Athénée, C. artistique international).

Hinter Cannes durchschneidet die Eisenbahn die Basis der Halbinsel von Antibes, erreicht dann nordwärts, immer dicht am Strande hinlaufend, den Fluss Var, den sie überbrückt, und tritt in die Baie des Anges, in die Bucht, an deren Ufer, unterm 43° 41′ n. Br., Nizza mit seinen Vorstädten von Westen nach Osten sich ausbreitet. Etwa 7 Kilometer nördlich von dieser dem vollen Mittage zugewendeten Bucht tritt als ein südlicher Ausläufer der Seealpen ein Berg, der Mt. Chauve (oder Monte Calvo, 900 Met. hoch) kegelförmig hervor. Er und hinter ihm noch andere und höhere Berge bilden mehrere staffelförmig emporsteigende Schutzmauern gegen die Nordwinde. Aber diese Gebirgswände öffnen dem Paillon (Paglione), einem wasserarmen, häufig fast trockenen Fluss, ein breites Bett, in welchem er mitten durch die Stadt sich hinzieht. Nun gehen zwar vom Mt. Chauve aus nach Südost und Südwest Hügelzüge dem Meeresufer zu, welche das Delta des Paillon einigermassen schützen, aber dieser Schutz ist, wie wir sehen werden, ungleichmässig und ungenügend. Die nach Südwest, nach der Varmündung hin, sich erstreckenden Hügel sind weder hoch genug, noch treten sie nahe genug an die Küste heran, um den von Westen her vordringenden Mistral aufzuhalten. Dagegen schützt eine den Paillon überschreitende und an dessen linkem Ufer sich fortsetzende Bergkette durch steilere Höhen, wie der Mt. Gros (350 m.) und Mt. Vinaigrier (450 m.), und durch Berge, welche bis dicht an das Meer herantreten und die Baie des Anges von dem benachbarten Hafen von Villafranca trennen, durch den Montalban und Mt. Boron, Nizza vor den Nordostwinden. Der Paillon, der bis dahin seine Richtung von Norden nach Süden nahm, macht kurz ehe er in das Meer mündet eine Abweichung nach Westen, und lässt so zwischen sich und der Küste einen spitzen Winkel, der von der Häusermasse der alten Stadt ausgefüllt und der ostwärts von einem isolirten Berg, dem Schlossberg, geschlossen wird. Dieser Schlossberg tritt mitten in der Baie des Anges bis dicht an das Meer heran, nur gerade für eine übermässig windige Fahrstrasse zwischen seinem Fusse und dem Meere Platz lassend, und theilt so Nizza in eine grössere westliche und in eine kleinere östliche Hälfte. In der östlichen bildet hart am Schlossberg ein tiefer Einschnitt des Meeres in die Küste den Hafen von Nizza, Limpia genannt, dessen Anwohner fast nur den unteren Klassen der Bevölkerung angehören. Noch weiter östlich bis zum Fusse und unter dem Schutze des Mt. Boron schliesst sich an die Hafengegend das vor den Ostwinden am meisten gesicherte Quartier du Lazaret, dessen Ufersaum der Boulevard de l'Impératrice einnimmt. Diesem östlichen Strandquartier steht auf der anderen Seite des Schlossberges ein westliches gegenüber, welches langgestreckt bis zum Flüsschen Magnan und jetzt schon darüber hinaus sich ausdehnt.

Es zerfällt naturgemäss in zwei Theile, der eine diesseits, der andere jenseits des Paillon. Von der zwischen Schlossberg und Paillon zusammengepressten alten Stadt sind überhaupt nur die dem Strande zunächst liegenden Strassen, der Boulevard du Midi, und unmittelbar nördlich von ihm der „Cours" und die Rue St. François de Paule, allenfalls noch die Rue du Pont neuf und die R. de la Préfecture, von Fremden bewohnt. Weiter zurück treffen wir auf einen Knäuel enger, schmutziger, übelriechender Gassen, wie sie nur je in einer italienischen Stadt gefunden werden. Gehen wir über den Boulevard du Midi am Strande weiter und überschreiten auf der Brücke Napoléon III. den Paillon, so stossen wir auf den Jardin public und weiterhin auf die berühmte, wohl eine halbe Stunde lange, Promenade des Anglais.

Während auf dem linken Ufer des Paillon die compacte Häusermasse der alten Stadt es nicht gestattete ein dem Einflusse des Meeres weniger preisgegebenes Quartier zu begründen, ist dies nordwärts von der Promenade des Anglais geschehen, deren Parallelstrassen die Rue de France und weiterhin die Rues Masséna, St. Etienne, Longchamp etc. (Vorstadt Croix-de-Marbre) der Mittelpunkt der Fremden-Colonie sind. Hier hat Nizza durch seine prächtigen Boulevards und durch grosse Reihen stattlicher Häuser bereits ganz das Aussehen einer modernen Stadt gewonnen. Wenn nun auch die stimulirende Wirkung der Seeatmosphäre in diesen zurückgelegenen Strassen sich abschwächt, dem Spiele und oft heftigem Streit der Winde sind sie darum nicht entzogen. Der Mistral, der hier schon, dem Laufe der Küste folgend, öfters als Südwest, und dann weniger kalt und weniger trocken auftritt, lässt sie ebensowenig unbehelligt wie der Ostwind, der von Genua her die Küste bestreicht. Dabei nimmt die Brise um die Mittagszeit nicht selten einen heftigen Charakter an, und wechselt ab oder streitet mit Bergwinden, welche vom Hochgebirge herab in das Thal treten. Der etwa 300 Meter breite Hohlweg des Paillon (denn er ist in der Regel so wasserarm, dass man sein Bette zum Trocknen der Wäsche benutzt) ist mit Steinen besät, welche von den Sonnenstrahlen erhitzt werden, und dient besonders dazu den Austausch der Luftschichten zu vermitteln und eine Ebbe und Fluth kalter Strömungen zu veranlassen. So ist der Vorwurf der beweglichen Atmosphäre von Nizza, so der im Verhältniss zu den anderen Stationen der Riviera geringere Wärmegrad erklärlich.

Um solchen Nachtheilen besser auszuweichen, muss man das rechte Ufer des Paillon weiter aufwärts verfolgen, und dann, sich links wendend, den Schutz der in südwestlicher Richtung vom Mt. Chauve vordringenden Hügelreihe zu gewinnen suchen. Dabei stösst man auf die in der Richtung der Campagne befindlichen Quartiere Carabacel, Brancolar und Cimiez. Carabacel versteckt sich vor dem Meere hinter der alten Stadt, zieht sich seitwärts vom rechten Paillonufer die Hügel hinauf, und hat durch den Boulevard Carabacel bereits einen städtischen Charakter angenommen. Weiter nach Nordwesten vordringend und ansteigend wird die Gegend ländlicher; neben den Zierpflanzen der Gärten begegnen wir dem Gemüsebau und inmitten wohlgepflegter Anlagen, bald näher, bald weiter abgelegen vom Hohlwege, wohnlichen Landhäusern. Endlich erhebt sich oberhalb Carabacel der Hügel von Cimiez, der wärmste und windstillste Theil der Campagne von Nizza. Der wesentliche Vorzug dieser Gegend beruht auf ihrer Entfernung vom Strande und von den compacten Häusermassen der Stadt, also in der Abschwächung der Brisen und in der reineren Landluft. Dagegen ist sie keineswegs vollständig gegen den Mistral gesichert, der auch diese Hügelreihe zeitweise bestreicht.

Meteorologische Tabelle nach Risso, Roubaudy und Teysseire.

Nizza.	Oct.	Nov.	Dec.	Jan.	Febr.	März	April
Mitt. der T.-Max.[1]	24.1	19.6	16.6	14.7	17.0	18.7	20.9
Mitt. der T.-Min.[2]	10.9	7.2	3.9	1.6	4.1	5.2	7.8
Mittl. Temp.[3]	17.2	12.7	9.4	8.3	9.1	11.2	14.2
Temp. 12 U. M.[4]	20.6	16.7	13.2	11.8	13.6	15.4	17.3
Rel. Feuchtgk.[5]	62.6	62.4	63.0	65.9	59.9	55.7	60.4
Windtage[6]	7.4	7.1	4.7	5.7	8.3	10.6	10.7
Schöne Tage[7]	16.4	15.4	19.1	17.0	16.3	17.3	17.3
Bewölkt[8]	7.1	6.7	5.9	8.7	6.5	7.1	6.5
Regentage[9]	7.1	7.2	5.7	6.0	5.2	6.4	5.7

Die Minimaltemperatur des Jahres wird einstimmig mit —3° bezeichnet; doch macht der 11. Januar 1820 auch für Nizza eine Ausnahme, wo das Thermometer, wenn auch nur für eine halbe Stunde, auf —9° C. sank, und in Folge dessen alle Orangenbäume bis an die Wurzel erfroren. In nicht zu harten Wintern (z. B. im Jahre 1861) findet ein Heruntergehen des Thermometers unter Null nicht statt, und der Gang der Temperatur weist im Allgemeinen auf ein mildes Winterklima hin. Wohl zu beachten sind indessen die schroffen Abstände von 10—15° und darüber, zwischen Schatten und Sonne, zwischen Mor-

[1] u. [2] nach den 20jähr. Beob. v. Risso (1806—25). — [3] Die Monatsmittel der Temp. sind aus 53 J. nach Risso, Roubaudy u. Teysseire. — [4] Nach Risso. — [5] Teysseire 1869-76. — [6] 15jähr. Beob. v. Teysseire. — [7] u. [8] 1849-68, [9] 1849—78 nach Teysseire.

gen und Mittag, zwischen windiger und windgeschützter Lage, und die geringe Steigerung der Wärme, welche trotz des höheren Standes der Sonne der besonders windige März zu erfahren pflegt.

Die Quecksilbersäule des Barometers ist in nicht geringerem Masse wie die des Thermometers unter dem Eindruck der Winde häufigen Schwankungen unterworfen. Ihr höchster Stand wird von Teisseyre mit 778, ihr niedrigster mit 730, ihr mittlerer mit 760 angegeben.

Die relative Feuchtigkeit wurde bis 1869 mittelst des Saussure'schen Hygrometers bestimmt. Die so gewonnenen Werthe liessen eine Vergleichung mit anderen Stationen nicht zu. Seit 1869 sind Psychrometer-Beobachtungen im Gange, welche eine mittlere Winterfeuchtigkeit von 62.9 % ergeben, die absoluten Feuchtigkeits-Minima der Wintermonate sind aber nur 12, 9 und $3^1/_2$ %.

Die Zahl der Regentage hat Risso bereits früher, auf 20jährige Beobachtung gestützt, auf 38.8 für die Monate October bis April berechnet; die neueren ebenfalls 20 Jahre umfassenden Aufzeichnungen Teysseire's zeigen ein etwas höheres Resultat, nämlich 43.7. Benutzt man beide Berechnungen, so ergiebt sich als Mittel aus 40 Jahren das gewiss günstige Verhältniss von 41.2 Regentagen für die ganze Saison. Die jährliche Regenmenge beträgt nach Roubaudy (Mittel aus 8 Jahren) 698 Mm., ist also ziemlich ansehnlich, und zwar in Folge einzelner gewaltiger Güsse, welche um die Zeit der Aequinoktien sich einstellen. Schneefall ist eine Seltenheit und nur ganz ausnahmsweise bleibt der Schnee länger als eine Stunde liegen.

Ebenso ungewöhnlich sind Nebel, und wenn sie auftreten, besitzen sie nie eine grosse Dichtigkeit und weichen bald der Vormittagssonne. Teysseire berechnet auf das Jahr im Mittel 1.3 Tage mit Schnee und 6 Tage mit Nebel. Der Thau tritt in derselben intensiven Weise auf wie in Cannes, und legt dem Kranken wenigstens ebenso grosse Rücksichten auf. In der Stunde nach Sonnenuntergang findet ein so starker Niederschlag des suspendirten Wasserdampfes statt, dass man im Freien das Gefühl hat, als würde uns ein feuchter Mantel über die Schulter geworfen.

Geologische Untersuchungen haben erwiesen, dass das Meer einstmals bis an den Fuss des Hügels von Cimiez reichte und den Schlossberg ringsum bespülte, und dass die Ebene von Nizza, ein Product von Anschwemmungen des Paillon und des Meeres, sich erst im Laufe des Jahrhunderts gebildet hat. Heute bemerkt man an der nach dem Meere zu sanft absteigenden Ebene die Kennzeichen einer ausgetrockneten Bucht, die mit einer etwa 3 Meter hohen Alluvialschicht bedeckt ist. Trümmer der benachbarten aus Tertiärkalken bestehenden Gebirge haben einen wesentlichen Bestandtheil dieser Schicht abgegeben, welche mehr oder weniger mit Sand, Thon oder Humus gemischt ist. Die poröse Beschaffenheit des Bodens bewirkt, dass die atmosphärischen Niederschläge schnell in demselben verschwinden, während die Abschüssigkeit nach dem Strande zu den Abzug des Wassers erleichtert und die herrschenden Winde, vorzüglich der Westwind, ihn schnell wieder austrocknen. Wo umfangreichere Thonlager sich finden, stösst man schon in geringer Tiefe auf Wasser und sieht sich deshalb sogar öfters genöthigt die Bauten auf Pfahlwerk auszuführen. In manchen Stadttheilen braucht man nur 1—2 Meter tief zu graben, um Grundwasser zu treffen. In solchen Gegenden sind vorsichtshalber die Parterre-Wohnungen zu vermeiden, so wenig man sonst im Allgemeinen Nizza für feucht oder fieberreich erklären kann. Die Strassen, mit Kalksteinen chaussirt, geben zu dem berüchtigten Staube Veranlassung, der die unangenehmste Seite des Kurortes ausmacht, und den man jetzt durch Strassensprengung zu beseitigen bemüht ist.

Die Fruchtbarkeit des Paillon-Delta's ist berühmt. Die Hügel, welche das Becken von Nizza einschliessen, sind dicht mit Obstbäumen besetzt, den Orangen begegnet man in Menge, und hier und da in günstiger Lage fehlt auch der Citronenbaum nicht. Daneben stehen im Schmucke ihrer Blätter der Johannisbrodbaum und der Lorbeer, und in grosser Verbreitung der Maulbeerbaum und die Feige. Die Flora, so reich sie ist, steht der von Cannes und San Remo etwas nach. Schon in der Mitte des Winters blühen Veilchen und Reseda; bald schliessen sich die Hyazinthen an, der Mandelbaum und viele andere wohlriechende einheimische und exotische Gewächse. Neben dem Reichthum an immergrünen Bäumen und aromatischen Pflanzen, deren Farbe und Duft uns wohlthuend berühren, ist die ausgebreitete Kultur der Küchengewächse, die grosse Auswahl an schmackhaften Gemüsen eine für den Kurgast nicht zu verachtende Zugabe. Nur der Weinbau liegt noch im Argen, und seine Produkte sind weniger erfreulich. Mit der Küche hat der Kurgast überhaupt Ursache gegenwärtig zufrieden zu sein; desto schlimmer sah es bis vor Kurzem mit dem Trinkwasser aus. Macario, ein sehr warmer Fürsprecher des Klimas von Nizza, hat sich vergebliche Mühe gegeben das Gegentheil zu beweisen. Die schlechtesten, weil am meisten gyps- und kalkhaltigen Quellen, entspringen aus dem Hügel von Cimiez und geben einen wichtigen Vorwurf gegen diese sonst so günstige Gegend ab. Carabacel hat jetzt etwas besseres Wasser von einer aus dem Vallon Obscur hergeleiteten Quelle erhalten. Die Quartiere am rechten Paillonufer werden hauptsächlich von der Quelle „Acqua fresca", die alte Stadt von der Fontaine St. Sébastian versorgt. Beide sind zwar weniger reich an Kalktheilen, aber dennoch unschmackhaft, und selbst die gerühmten Hafen-Quellen (Fontaine de la Ville), obgleich sie aus Granit entspringen sollen und ihr Wasser verkauft wird, werden Niemandem behagen, der an gutes Trinkwasser gewöhnt war. Indessen wird die Stadt bald einen Ueberfluss an ausgezeichnetem Trinkwasser haben und zwar aus dem Vésubie-Flüsschen, welches auf der Höhe der Seealpen seinen Ursprung hat. Eine andere im Plane befindliche Verbesserung der sanitären und socialen Zustände betrifft die Ueberbrückung des Paillon von der Place Masséna bis zum Strande.

Der Gesundheitszustand der Einwohner erscheint nicht gerade sehr einladend; von 29 Köpfen stirbt jährlich einer, also 35.$_{5}$ von Tausend. Die Beobachtung Sigmund's zeigte, dass in den dortigen Spitälern eine Menge Skrophulöser und Tuberkulöser sich befänden, und dass ein Sechstel der Todesfälle durch Lungenphthise erfolge (das allgemeine Mortalitätsverhältniss der Phthise ist nur 1 : 7). Günstiger lautet eine von Lippert mitgetheilte Statistik, wonach nur ein Zehntel der verstorbenen an Phthise litten. Indessen ist das enge Beisammenwohnen eines grossen Theils der Bevölkerung und das starke Proletariat wohl mit in Anschlag zu bringen. Gastrische Erkrankungen kommen epidemisch meist nur im Sommer vor; auch die Cholera hat bekanntlich Nizza schon in 5 Epidemien heimgesucht. Nach Lippert sind intermittirende Neuralgien häufig. Dies ist leicht erklärlich, ebenso dass viele Nizzarden an Congestionen zum Kopf mit leichtem Uebergang zu Psychosen leiden, und dass in Folge des Staubes und der starken Lichtreflexe Entzündungen der Augen sehr gewöhnlich sind. Selten beobachtet man dagegen chronische Herzkrankheiten, Rückenmarksleiden, Albuminurie (mit Ausnahme der seltenen Fälle vernachlässigten Scharlachs) Nierensteine, Gicht und Diabetes. Diese Erfahrungen sind auch für den Fremden, der in Nizza überwintern will, von Bedeutung.

Ueber den Charakter der Einwohner, welche nach Einigen gottesfürchtig, gutmüthig, lebhaft und freigebig, nach Anderen gottlos, faul und habgierig sein sollen, existirt eine ebenso grosse Meinungsverschiedenheit wie über den Werth des dortigen Klimas. Kein Ort ist so sehr bis in den Himmel erhoben und wieder so sehr verleumdet worden wie Nizza. Man will behaupten, dass schon die Römer Kranke nach Cemenelium, dem heutigen Cimiez, geschickt haben. Im vorigen Jahrhundert wurde Nizza durch den Reiz seiner Landschaft ein Wintervergnügungsort besonders für reiche Engländer, welche später ihre Kranken dorthin brachten. Jetzt ist es eine Stadt von 60000 Einwohnern, ausgestattet mit allem Comfort des modernen Lebens, ein Kurort für Kranke und die Winterresidenz von etwa 15000 Fremden aller Nationen. Nizza hat gegenüber den anderen Winterstationen des Mittelmeeres seine Schattenseiten wie seine Vorzüge. Zu den ersteren gehört das breite Thal des Paillon, welches, wie ich oben bereits auseinandersetzte, der Hauptfactor der selten ruhigen Atmosphäre ist. Ziemlich in der Mitte zwischen Genua und Marseille gelegen ist der Strand, mit Ausnahme der dicht hinter dem Mt. Boron gelegenen Quartiere, sowohl den West- wie den Ostwinden, diesen aber vorzugsweise, blossgelegt. Die Trockenheit, oder vielmehr der schnelle Wechsel zwischen sehr verschiedenen Saturationsgraden der Luft, macht das Klima von Nizza für viele reizbare Kranke nicht zuträglich. Der Kalkstaub, der sofort von den Winden aufgewirbelt wird, ist wegen des regen Strassenverkehrs an keiner Mittelmeerstation so unangenehm wie gerade in Nizza. Passanten, welche an einem unfreundlichen Tage und zu ungünstiger Stunde ihre Schritte zuerst nach der Promenade des Anglais richteten, haben in ihren Reise-Erinnerungen den abscheulichen Eindruck von Wind und Staub kaum übertrieben; aber sie haben oft übersehen, dass nicht jede Stunde und nicht jeder Ort gleichmässig darunter zu leiden haben. Nur das ist leider zu wahr, dass man die den Winden am meisten exponirten Stellen zu allererst und mit Vorliebe bebaut, und so das Centrum des geselligen Lebens dorthin verlegt hat. Endlich ist noch zu erwägen, dass das grossstädtische Leben vielen Kranken die Versuchung Diätfehler zu begehen näher rückt.

Unter den Vorzügen von Nizza stelle ich einen, den es mit mehreren Kurorten der Riviera theilt, an die Spitze, die Anwesenheit guter deutscher Aerzte, und zwar deshalb, weil an keinem anderen Orte der Leidende so sehr der ärztlichen Anleitung und Unterstützung bedarf wie gerade hier. Schon bei der Wahl der Wohnung ist die Zuziehung eines durch längeren Aufenthalt in die lokalen Verhältnisse Eingeweihten, eines Sachverständigen, der die stetigen Fortschritte und Veränderungen, wie sie gerade in Nizza vorkommen, im Auge hat, unentbehrlich. Ebenso muss die Eintheilung des Tages, die Richtung der Promenaden, die Diät etc. genau nach ärztlichen Vorschriften geschehen, wenn der Kranke Vortheile von seinem Aufenthalt haben will. Sehr viele Patienten stehen zu spät auf, um die besten Vormittagsstunden von 10—12 Uhr, ehe noch die Brise sich erhebt, benutzen zu können. Sie machen ihre Promenaden, die im Beginn und gegen das Ende der Saison schon am frühen Morgen ausgeführt werden können, bisweilen erst, während die Luft schon anfängt, bewegt zu werden, oft in der brennendsten Mittagshitze, steigern dabei die Empfindlichkeit der Haut, und erkälten sich dann um so leichter, wenn sie ein kühles Zimmer, eine schattige Strasse betreten, oder an einer zugigen Ecke stehen bleiben, besonders wenn sie es versäumen sich zu rechter Zeit wärmer zu bekleiden. Der Gebrauch des Sonnenschirms ist in den Mittagsstunden nicht zu umgeben, wenn man sich nicht Congestionen zum Kopfe zuziehen will. Um 4 Uhr, ehe noch die Thaubildung stattfindet, sollte jeder Patient, insbesondere der an Rheuma und Gicht leidende, zu Hause sein. Es giebt immer Solche, die, so krank sie auch sein mögen, sich nicht gern Beschränkungen gefallen lassen. Diese pflegen die Nachtheile, welche sie durch eine falsche Lebensordnung oder durch Unachtsamkeiten davon getragen haben, dem Klima zur Last zu legen.

Der tiefe halbelliptische Einschnitt des Bassins von Nizza gewährt gegen Mentone und Sanremo den Vortheil, dass man, ohne erst besonders steigen zu müssen, sich weit vom Meere entfernen kann, und dass man in Carabacel und mehr noch in Cimiez klimatische Stationen findet, welche ebenso sehr vor der Brise und der Seeluft geschützt sind wie Hyères und le Cannet, während sie Ersteres darin weit übertreffen, dass der Mistral zu ihnen weniger leicht Zutritt hat, und Letzteres in der Beziehung, dass sie bereits gut eingerichtete Pensionen in hinreichender Auswahl besitzen. Kranke, welche in Mentone an Blutspeien, an Schlaflosigkeit, an nervöser Erregbarkeit litten, werden sich öfters in Carabacel und Cimiez wohler fühlen und mit Vortheil nach dorthin übersiedeln, aber sie müssen die Nähe des Meeres und des Paillonufers unter allen Umständen vermeiden. Skrophulöse, Anämische, Rheumatische, Gichtische, auch manche Kranke mit chronischer Nierenentzündung, viele Diabetiker, kurz Alle, welchen eine stimulirende Atmosphäre vortheilhaft ist, werden die Nähe des Meeres gut vertragen, wenn sie im Uebrigen die Vorschriften des Arztes auf das Pünktlichste befolgen. Vielen Kranken bekommt bis zum Februar die Nähe des Meeres ganz gut, und bei täglicher Bewegung im Freien und einem verständigen Regime fühlen sie sich wesentlich erleichtert. Nun aber machen die Winde sich stärker bemerkbar, und sie thun jetzt besser sich nach Cimiez oder nach anderen geschützten Plätzen zurückzuziehen.

An guten Wohnungen ist in Nizza kein Mangel. Bei der Wahl der Zimmer kommen die schon früher berührten Gesichtspunkte in Frage. Bis gegen Ende des October trifft man die Moscitos, deren Stiche, besonders im Gesicht, in der Nähe der Augen, unangenehme Anschwellungen hervorrufen. Was die Feuerung betrifft, so hat man in der Regel nur Kamine, jetzt aber auch transportable Oefen, welche mit Oliven- oder Eichenholz geheizt werden.

Die weiteren Promenaden in die Thäler, nach einzelnen Villen, auf die benachbarten Berge können theils zu Wagen, theils zu Fuss vorgenommen werden. Nach Villafranca, nach St. Jean und dem windgeschützten Eza können wir zum Theil die Bootfahrt benutzen. Alle diese Ausflüge gewähren landschaftliche Blicke über Meer und Ufer von unbeschreiblicher Schönheit.

Die Hülfsquellen einer grossen Stadt kommen dem Kranken in mancher Beziehung zu statten. Es sind mehrere gute Bade-Anstalten vorhanden. Zu Seebädern, die vom 1. April bis 1. October genommen werden können, eignet sich der stark abschüssige steinige Strand wenig; auch fehlt es schon im April an Schatten, und man ist zu sehr von den Launen der Winde abhängig. Für das hydrotherapeutische Verfahren und für die Anwendung der comprimirten Luft existiren in Nizza besondere Etablissements. Wer geistiger Anregungen bedarf, wer an viel Comfort gewöhnt ist, wer es liebt die Genüsse, welche eine grossartige Natur uns bietet, mit denen der Kunst und einer freien Geselligkeit zu vereinen, für den ist Nizza der richtige Ort, um sich zu vergnügen, zu erfrischen, zu stärken, und um mancherlei Nachtheilen des nordischen Winters aus dem Wege zu gehen.

Für Andere sind alle diese Herrlichkeiten kein Aequivalent für die grosse Gefahr, welche die Nähe der Spielhölle von Monaco dem Gesunden, und wie viel mehr dem Kranken, bereitet. Ich habe mich davon überzeugt, dass nur Einzelne dem Hange, dort ihr Glück im Spiel zu versuchen, zu widerstehen vermögen, und dass sehr Viele von denen, die sich in Mentone und Nizza zur Kur befinden, während ihres ganzen Aufenthaltes hinter dem Rücken des Arztes das verbotene Gift geniessen. Eine lebhafte Agitation gegen diesen Krebsschaden der Riviera ist zwar jetzt im Gange, aber es wird schwer halten den mächtigen Interessenten gegenüber den Sieg davon zu tragen.

Man hat Nizza, aber ganz ohne Erfolg, auch als Sommeraufenthalt empfehlen wollen. Schon im März flüchten sich viele Kurgäste des Windes wegen, im April wird die Hitze sehr drückend und es entsteht die Frage nach einer passenden Sommerfrische. Wintergäste der Riviera, denen es zu weit ist, sich über Marseille, Lyon, Genf in die Schweiz, oder über Genua, Mailand, Verona nach Tirol zu begeben, können allenfalls auch auf die Südabhänge der Seealpen emporsteigen, wo mehrere leidlich eingerichtete Sommerfrischen entstanden sind. Lippert empfiehlt besonders La Bollène, die Bains de Berthemont, St. Martin Lantosque und das Val de Blore. Auch kann das hoch und kühl gelegene Städtchen Grasse bei Cannes von allen Punkten der Riviera aus leicht erreicht werden.

Villafranca.

Das Städtchen Villafranca (Villefranche) mit etwa 3000 Einwohnern, bekannt als Station der französischen Mittelmeerflotte, befindet sich im nordwestlichen Winkel des gleichnamigen von Süd gegen Nord tief eingeschnittenen Golfes. Es liegt 20 Kilometer westwärts von Mentone und nur 4 Kil. östlich von Nizza. Von hier aus kann man es auf der Eisenbahn in 12 Minuten, auf der neuen Chaussée in $^1/_2$ Stunde, im Boot in $^3/_4$ Stunde erreichen. Ein Bergrücken, der sich von Mont Vinaigrier südwärts über den M. Alban zum M. Boron fortsetzt, trennt Villafranca von Nizza und gewährt im Verein mit dem Hauptzuge der Seealpen einen vorzüglichen Windschutz gegen Nordwest- und Nordwinde. Ost, Südost und Süd sind die vorherrschenden Winde, aber auch der Nordost ist nicht ganz ausgeschlossen. Der gegen den Mistral gesicherten Lage verdankt Villafranca seine im Vergleich mit Nizza um 1—2° höhere Temperatur. Das giebt sich auch in der Vegetation zu erkennen; denn der Citronenbaum, der in Nizza nur in günstigster Stellung gedeiht, wächst hier auf freiem Felde und giebt reichen Ertrag. Schon von Carrière wurde Villafranca als eine Rivalin von Mentone begrüsst. Eine Aehnlichkeit zwischen beiden Orten ist unleugbar vorhanden, besonders wenn man die Ostbucht von Mentone in Betracht zieht, welche sich eines ebenso compacten Bergschutzes unmittelbar im Rücken ihrer Häuser zu erfreuen hat. Aber in anderer Beziehung steht Villafranca gegen Mentone weit zurück. Die gegen Westen vom Ufer aufsteigende Bergmauer lässt die Abendsonne schon frühzeitig verschwinden, und weil sie sich sehr steil vom Hafen her erhebt, so ist kein einziger ebener Spazierweg vorhanden, wie ihn der Kranke bedarf. Dazu enge, schlecht gepflasterte, kaum fahrbare Strassen und Mangel an allem Comfort. Heute noch ist mit Ausnahme einiger Villen, die mit ihren duftigen Gärten die Berglehne zieren, Alles ärmlich und schmutzig, Grund genug, um von der Möglichkeit eines Krankenasyls hier vollständig absehen zu müssen.

Beaulieu.

Reise und Aufenthalt. Von Nizza erreicht man Beaulieu per Eisenbahn in 20 Minuten, mit Fuhrwerk in etwa einer Stunde. Eine Pferdebahn-Verbindung mit Nizza ist projectirt. — Gasthof. Das Hôtel et Pension des Etrangers ist gut gehalten und befindet sich in freundlicher und günstiger Lage. Privatwohnungen in mehreren neu erbauten Villen.

Dieses nur 2 Kilometer von Villafranca und 6 Kil. von Nizza entfernte Oertchen liegt an einer kleinen nach

Südosten schauenden Bucht, welche vom Eisenbahndamm umsäumt wird. Das Terrain steigt vom Meeresufer aus sanft an und ist zum grossen Theil mit einer Olivenplantage bedeckt. Der überaus kräftige Wuchs dieser alten Bäume, unter denen sich ein berühmtes Riesenexemplar befindet, setzt Jeden in Erstaunen. Dank einer den Boden bedeckenden Lehmschicht entwickelt sich unter diesen Bäumen ein kräftiger Graswuchs. Stellenweise tritt in grösseren Flächen der Oelbaum zurück, um den mit Blüthen und Früchten überladenen Citronenbäumen Platz zu machen. Die Gärten sind vielfach mit Geraniumhecken eingefasst. Die üppige Frische der Vegetation macht einen sehr günstigen Eindruck. Jenseits des Bahnkörpers landeinwärts hat man etwa noch 300 Schritt, dann kommen einige Terrassen, dann, die ganze Bucht im Bogen umspannend, die steil emporstrebende Felswand. Eine Société Anonyme de la station hivernale Beaulieu hat die Ausbeutung des Terrains in die Hand genommen, und wie es mir schien ist das ganze Bauland, welches von einigen projectirten Strassen durchschnitten wird, bereits in festen Händen. Die Umgegend bietet nach beiden Seiten gute Strassen mit entzückenden Aussichten. Geht man in nordöstlicher Richtung an der Bucht weiter, so erreicht man jene bevorzugte Treibhauslage, welche man ganz bezeichnend Petite Afrique genannt hat; nach Süden zu führt uns in einer halben Stunde der Weg nach dem reizenden St. Jean. Man sieht auf den ersten Blick, dass es sich hier um eine bisher noch wenig erschlossene aber zukunftsreiche Winterstation handelt, welche durch vorzüglichen

Windschutz und durch eine an der Riviera seltene Staubfreiheit sich auszeichnet. Eine grosse Ausdehnung wird dieselbe nicht gewinnen können. Dazu hat das zwischen Ufer und Berg gelegene Land eine zu geringe Tiefe und die Sehne der Bucht eine zu unbedeutende Länge, aber für Patienten, welche Ruhe in der Atmosphäre und Ruhe im Hause suchen, ist Beaulieu ein vortreffliches Appendix von Nizza. Eine Maison de santé unter Leitung eines tüchtigen Arztes würde an dieser Stelle in der Behandlung Brust- und Nervenkranker Bedeutendes leisten.

Monaco.

An einen Kurort Monaco kann überhaupt erst gedacht werden, wenn es den Bestrebungen der augenblicklich sehr thätigen Gegenpartei gelingen sollte die mächtigen Gönner und Schützer der Spielbank aus dem Felde zu schlagen und das berüchtigte Institut selbst zu Fall zu bringen. Dies Ereigniss vorausgesetzt würde man der Winterstation Monaco eine günstige Prognose stellen können. Gerade im Norden erhebt sich in etwa 4 Kilometer Entfernung der Mont Angel (1149 M.). Von ihm zieht sich in südwestlicher Richtung ein Bergrücken über die Montagnes du château bis gegen Turbia, und von hier wieder schiebt sich ein anderer Höhenzug südwärts bis zur Tête du chien und zwar soweit strandwärts vor, dass man Monaco sogar von der Spitze der weit seewärts liegenden Halbinsel St. Jean nicht erblicken kann. Daraus erhellt, dass der Windschutz gegen den Mistral in Monaco ein ebenso guter ist wie in Villafranca. Einzelne Theile des Ortes wie der Boulevard de la Condamine geniessen sogar noch einer gewissen Deckung gegen Südwest durch den Schlossberg, während die Avenue du Mont Carlo diesem Winde schon wieder mehr exponirt ist. Gillebert d'Hercourt hat meteorologische Beobachtungen veröffentlicht, wonach die mittlere Wintertemperatur mit 9.9° C. genau derjenigen der Mentoneser Ostbucht entspräche. Der Ostwind soll im Winter der häufigste Wind sein, West und Nordwest brachten schönes Wetter, Nord und Nordost seien wenig fühlbar. Die Luft sei sehr häufig bewegt, aber auf 100 Windtage kämen nur 21 mit stärkerem Wind. Unerwiesen ist jedenfalls Gillebert's Behauptung, dass Monaco der trockenste Punkt der ganzen Riviera sei. Auf 100 Tage rechnet derselbe Autor 74 schöne Tage, 26 mit bedecktem Himmel und 17 Regentage. Nebel seien sehr selten, Thaufall häufig aber nicht stark. Das Klima von Monaco soll auch den Eingeborenen seinen excitirenden Charakter aufdrücken. Diese zeigten ein nervöses, reizbares Temperament und einen wenig muskulösen Habitus. Erethische und fiebernde Personen würden demnach Monaco entschieden zu meiden haben. Denkt man sich den Zeitpunkt herangekommen, wo die Spielbank aufgehoben wird, und die routinirten Spieler und Glücksjäger den Ort für immer verlassen, so besässen wir dann in Monaco einen Kurort mit glänzenden äusseren Verhältnissen. Gasthäuser und Pensionen in grosser Anzahl und von seltener Güte, wohlgepflegte Gärten und gute Badeanstalten würden dann den Kranken zur Verfügung stehen, und wir würden bald genug im Stande sein Erfahrungen darüber zu sammeln, welche Stellung Nizza und Mentone gegenüber Monaco einnimmt und welche Krankheitsfälle dort am besten aufgehoben sind. Der klimatisch bestgelegene Gasthof scheint mir das hoch an der Berglehne sich erhebende und mit voller Front dem Süden zu gelegene Hotel Victoria zu sein.

Mentone.

Reise und Aufenthalt. Die theuerste, aber für Schwerkranke bequemste Route führt über Paris, Lyon, Marseille. Hier hat man Schlafwagen für die ganze Tour (von Berlin ist man beispielsweise bei zweistündigem Aufenthalt in Paris in 40 St. in Mentone; Fahrpreis in I. Kl. mit Schlafwagen-Zuschlag ca. 250 Mark). Billiger stellt sich der Weg über Genf, Lyon, Marseille (von Berlin ca. 160 M. in I. Kl.) und noch wohlfeiler ist es über Genf, Turin, Savona oder über Verona, Genua zu reisen (von Berlin ca. 140 M.). — Von Marseille bis Mentone (249 Kil.) beträgt die Fahrzeit 6 ½—8—9 ¼ St., von Genua (163 Kil.) 4 ½—6 ¾ St. — Kurzeit. Anfang October bis Mitte Mai. Stellt sich der Mistral schon mit Beginn des Märzes oder noch früher ein, so kann es für einzelne Kranke nothwendig werden, dass sie schon um diese Zeit andere Plätze, etwa Cimiez bei Nizza oder Pisa, aufsuchen. — Gasthöfe und Pensionen giebt es gegen 60; wir nennen darunter die folgenden. 1. In der Westbucht: a. in der Nähe des Bahnhofs Pension Suisse (bescheiden 7—10 Fr.), H. du Parc; b. mehr im Centrum zwischen Route nationale u. Eisenbahn, d'Angleterre, Splendide, Louvre (11—16 Fr., hübscher Garten), Ambassadeurs (11—15 Fr.), des Alpes, des Etrangers (bescheiden), Pension centrale, Villa Emery, deutsch, (7—9 Fr.), Venise, des Princes (7--12 Fr.), des Bains, d'Orient (gut aber nicht billig), Malte, Turin, Méditerranée; c. nördlich von der Eisenbahn in vortrefflicher Hochlage: Iles Britanniques, National (14—20 Fr.); d. am Meere:

Pavillon (weit von der Stadt, Tramwaystation), Russie (7—12 Fr.), Paris, Camous, Angleterre, Westminster, Victoria, Menton (10—15 Fr.). 2. In der Ostbucht: Gr. Bretagne, de la Paix (10—16 Fr.), des Anglais, Santa Maria, Beau Rivage (10—12 Fr.), Grand Hôtel (8—12 Fr.), Pension Villa Marina (8—10 Fr.). Durchschnittlich beträgt die volle Pension excl. Licht, Heizung u. Wein 10—12 Fr. tägl., in den bestgelegenen und besteingerichteten Hotels steigt sie bis auf 20 Fr. (Bedienung 1 Fr. tägl., 1 Korb Holz $2^1/_2$ Fr., Pension für einen Diener 7 Fr. tägl.). Wer sich sehr einzurichten versteht kann sich billiger durchschlagen, im Allgemeinen muss der Einzelne auf eine tägliche Ausgabe von mindestens 20 Fr. gefasst sein. — Privatwohnungen. Es existiren in der Westbucht etwa 140, in der Ostbucht etwa 55 Villas zur Aufnahme von Fremden. Einzelne möblirte Zimmer zu 40—100 Fr. monatlich sind selten zu haben. Kleine Wohnungen von ca. 4 Zimmern mit Beigelass kosten 1000—1200, Villen für Familien (welche sich dann am besten eine Köchin mitbringen) 3000—20000 Fr. für die Zeit von Anfang October bis Mitte Mai. Auskunft über Wohnungen erhält man in den Agences de location, ein schriftlicher Contract ist nothwendig. Die Wohnungen haben sich von Jahr zu Jahr in ihrer inneren Einrichtung verbessert und entsprechen allen billigen Anforderungen. Man trifft jetzt meist gedielte Fussböden statt der steinernen und öfters Oefen statt der Kamine. — Restaurants. d'Europe, du Parc, Maison dorée de Menton. — Deutsches Café von Rumpelmayer am Jardin public. — Aerzte. Deutsche: Dr. Stiege, Maison Bottini avenue Victor Emmanuel Nr. 7, Dr. Jessen, Villa Faraldo Nr. 1; Deutschrusse: Dr. Cube, Maison du cercle Philharmonique; Engländer: Bennet, Mariott, Siordet, Rowland; Franzosen: Carville, Cason, Cazenave, Chiais, Colin, Daremberg, Gent, Guiraud; Italiener: Farina, Reale. — Apotheken. 4 zuverlässige Apotheken mit deutschen und englischen Gehülfen. — Badeanstalten. Pension des Bains, Pens. des Etrangers u. in allen grösseren Hotels, in der Ostbucht in der Seebadeanstalt; es werden auch Bäder in das Haus verabreicht. — Buchhandlung. Librairie centrale mit Lesekabinet u. Leihbibliothek, Rue St. Michel. — Deutsches Casino mit Lesekabinet im Hôtel de Menton. — Ein vorrefflicher Bazar mit reellen Preisen ist die Maison modèle von Amaranthe, ausgestattet mit allen dem Fremden nothwendigen Bedürfnissen. — Bequeme Tramway-Wagen fahren alle 20 Minuten durch die ganze Stadt von Garavan nach der Madonna u. vice versa. Im Uebrigen ist das Fuhrwerk in Mentone theuer. — Die deutsch-evangelische Kirche (Hr. Pfarrer Ehni) wird durch freiwillige Beiträge unterhalten.

— Postamt, rue Gavini, geöffnet v. Mg. 7 bis Ab. 8 U., Telegraphenamt, avenue Victor Emanuel 19, geöffnet v. Mg. 8 bis Ab. 9 Uhr.

Das Cap von Villafranca mit seinem Leuchtthurm bildet die westliche Spitze eines sanften Küsteneinschnitts, der bis nach Italien hinüberreicht und im Cap S. Ampeglio bei Bordighera sein Ende nimmt. Dieser Bogen zerfällt in 4 kleinere Unterabtheilungen, welche die Busen von Eza, von Monaco, von Mentone und von Ventimiglia einschliessen. Nach Südsüdost geöffnet begrenzt sich der Golf von Mentone östlich gegen den von Monaco durch das Cap Martino, westlich gegen den von Ventimiglia durch das Cap della Murtola. Aber die Bogenlinie seines Ufers wird ziemlich in ihrer Mitte wiederum durchbrochen durch einen bis in das Meer hinein vorgeschobenen Hügel, welcher der Genueser Poststrasse nur eine schmale Passage gestattet, den Golf aber in 2 Hälften theilt, welche wegen klimatischer Eigenthümlichkeiten als die Westbucht und Ostbucht von Mentone wohl zu unterscheiden sind. An diesem Hügel erhebt sich (unterm 43° 47′ n. Br.) die alte Stadt mit ihren hohen, engen und schmutzigen Gassen, und zu ihren Füssen, östlich und westlich bis zum Strande der beiden Buchten neuere Stadttheile von moderner Bauart: die Quartiere der Fremden. Der Golf von Mentone befindet sich gegen Norden, Nordosten und Nordwesten unter dem Schutze der Seealpen. Im Hintergrunde erhebt sich in einem etwa 2500 Meter hohen Gebirgskamme der Col die Tenda. Oestlich von diesem Berge dringt eine Bergkette südlich vor, und schickt oberhalb des Dorfes

Castillon 2 Ausläufer nach Südwest und Südost dem Meere zu. In dem östlichsten Theil der Ostbucht tritt die steile Felswand ziemlich nahe an das Ufer heran, nur einen einige hundert Fuss breiten Streifen dem Anbau frei lassend, während sie weiterhin westwärts und besonders in der Westbucht sich weiter vom Strande entfernt hält und Reihen bewaldeter Hügel, 3 kleine Flüsschen begleitend und von einander trennend, nur so weit gegen denselben vorschiebt, dass an diesem ein immerhin noch 300 bis 600 Meter breites Uferland als ebenes Terrain liegen bleibt.

Geht man vom Cap Martino aus am Gestade der Westbucht (von Alters her auch Sinus pacis genannt) nach der Stadt, so trifft man bald auf die Strasse von Nizza, an der sich rechts und links, von Gärten umgebene Landhäuser befinden. Man überschreitet die 3 Bäche Gorbio, Borigo und Caräi, von denen letzterer das Thal für die Strasse von Turin bildet, und nähert sich dem Stadthügel, dessen Rücken durch das citronenreiche Mentoneser Thal gespalten ist. Nun führt uns die Strasse durch den lebhaftesten, dem geschäftlichen Verkehr gewidmeten Theil der Stadt, und erreicht dann, scharf nach Norden umbiegend, die Ostbucht, zunächst von einer hohen Ufermauer getragen, welche direct aus dem Meere aufsteigt. Bald nach Osten umbiegend, und sich allmälig nach dem Strande zu senkend, stossen an ihre nördliche Seite die Vorhügel des Mt. Berceau (Bress) so nahe an, dass kaum Platz für eine einzige Häuserreihe übrig bleibt, oder die Berglehne selbst zu terassenförmigen Anlagen benutzt werden musste

(Quartier du Pian und Ste. Anne). Durch den Damm der Eisenbahn nach San Remo ist dieser schmale Streifen noch mehr verengt, gewährt indessen immer noch, wo das Gebirge mehr zurücktritt (Quartier Garavan), Raum für Gärten, welche wieder unmittelbar an die hohe Kalkwand sich anlehnen. So zieht sich die Strasse unmittelbar am Golf dahin bis zur italienischen Grenze, wo die rochers-rouges als äusserste Vorsprünge des Gebirgszuges weit in die See hervorragen. Dieser abgeschlossene nordöstliche Winkel des Golfs giebt ebenfalls das Terrain für ein Fremdenquartier ab und wird mit dem Namen Quartier des Cuses (chiuso), auch Quartier de Luxe bezeichnet.

Die Bucht von Mentone ist, wie gesagt, gegen den Nordwind durch eine 1200—1600 Meter hohe Felsenmauer vollständig geschützt. In den Wintermonaten, wo er vorherrscht, hat er kaum eine andere Wirkung, als die, den Himmel zu klären und schönes Wetter herbeizuführen. Jedoch macht er die Nächte kälter, und setzt die Schattenwärme etwas herab. Wie in Cannes trifft er oft weit von der Küste entfernt das Meer, und nur bei grosser Intensität berühren Stosswinde, welche an den hervorragenden Spitzen der Bergwände niederfahren, die Stadt selbst. Der Paglione bei Nizza und die Roya bei Ventimiglia sind die zunächst gelegenen Flüsse, welche ihren Ursprung so weit im Hochgebirge nehmen, und ein so breites Bett haben, dass sie Nordwinde der Küste zuführen. Gegen beide ist Mentone durch Bergzüge vollständig gedeckt. Von den Flussthälern, welche sich in die mentoneser Westbucht öffnen, ist es zunächst das Borigo-Thal, welches den

Bergwinden von Norden her Zutritt gestattet, ferner ist das des Carëi von Bedeutung; denn, obwohl dasselbe durch mehrfache Biegungen den directen Luftzug erschwert, so sind doch auf der dorthin ziehenden Turiner Landstrasse, besonders Nachmittags, kalte Strömungen gewöhnlich. Auch nach Nordosten und nach Nordwesten schirmt der Halbcirkel der Gebirgszüge. Die Winde, welche in Mentone in Betracht kommen, sind die West-, die Ost- und die Südwinde. Von den beiden ersteren gilt, was ich schon früher bemerkte. Mentone wird stärker als die westlichen Stationen von Ostwinden, und weniger als diese von den Westwinden und speciell vom Mistral heimgesucht. Der Ostwind, der um die rothen Felsen herumkommt, und als Südost die Küste berührt, ist entschieden derjenige, von dem Mentone am meisten zu leiden hat, und der im März, von Regengüssen begleitet, den Kranken die Bewegung im Freien zum Theil verleidet. Von den Westwinden ist der Mistral, wie überall, der peinlichste. Wer aber denselben kurz hintereinander an den verschiedenen Mittelmeerorten zu kosten bekam, wird die Differenz herausspüren und die Abschwächung constatiren müssen, die derselbe in seinem weiteren Verlaufe erleidet. Ist schon der Esterel kein genügendes Schutzmittel gegen diesen Wind, so ist es das Cap Martino gewiss noch viel weniger, wohl aber erreichen die schwächeren Stösse Mentone überhaupt nicht mehr, die heftigen sind weniger kalt und weniger trocken. Sparks hat die von Nordwest bis West einfallenden, meist als Mistral verstandenen Winde während der Jahre 1875—79 genau verzeichnet und folgende Zahlen gefunden: Nov. 4.5, Dec. 3, Jan. 4.25, Febr. 6.1, März 5.25. Man darf sich also von der Häufigkeit des Mistrals keine übertriebenen Vorstellungen machen. Der Südwind durchläuft eine weite Meeresstrecke und streicht über die Schneeberge von Corsika, ehe er Mentone berührt, und lässt deshalb wenig mehr von den dem Scirocco zukommenden Eigenschaften erkennen. Die Seebrise erleichtert den am Cap Martino und della Murtola eintreffenden Luftströmungen den Eintritt in den Golf und kann selbst kalte Nordwinde, welche über die Stadt dahinstreichen, nach dieser zurückführen. Ganz windstille Tage sind deshalb in Mentone nicht allzuhäufig. Das Verhältniss der eigentlichen Windtage zu den stilleren Tagen berechnet Stiege so, dass auf die Zeit von November bis März 49 Windtage und 102 windstille Tage fallen. Hiernach wäre der dritte Tag ein Windtag. Indessen giebt es auch an den windigsten Tagen einige windstille Stunden, und es fehlt nie an geschützten Plätzen, wo der Patient sich unbehelligt im Freien bewegen kann. Die Ostbucht ist durch das Hervortreten des Stadthügels nach Westen und der Rochers-rouges nach Osten, und durch die nach Norden deckende hohe Gebirgswand nach drei Seiten vorzüglich geschützt. Hier kann man der Seebrise dadurch ausweichen, dass man den mit der Chaussee parallel laufenden Weg oberhalb der Villen einschlägt oder besser noch, indem man sich in die oberhalb der Bahn liegenden Olivenwaldungen zurückzieht. In der den Seitenwinden mehr blossgestellten Westbucht bieten die Thäler Wege genug, um sich vor der Seebrise zu schützen. Auch hat die Ostbucht durch die von der Felswand zurückstrahlende Wärme unbestritten eine um nahezu 2° C. höhere Temperatur als die Westbucht und verdient deshalb für einzelne Schwerkranke den Vorzug.

Meteorologische Tabelle,

Mentone.		Oct.	Nov.	Dec.	Jan.	Febr.	März	April
Max. der Temperatur [1])		—	20	17	16	17	18	—
Min. der Temperatur [2])		—	7	4.5	2	4	4.8	—
Temp.-Mittel [3])		18.4	12.7	10.0	9.7	10.0	12.0	14.7
Windtage [4])		—	8	8	12	8	13	—
Windstille Tage [5])		—	22	23	19	20	18	—
Relat. Feuchtigkeit [6])	Max.	92	91	96	87	95	97	90
	Min.	65	40	16	16	32	70	55
	Mittel	79.6	73	65.4	61.3	68.9	76.3	72.6

Das Temperaturmittel für die 3 Wintermonate ist hiernach für die Ostbucht von Mentone 9.9° C. also ziemlich dasselbe wie in Cannes und ein etwas höheres als in Nizza. Mentone übertrifft aber die genannten Stationen noch an Gleichmässigkeit der Wärme, die in ihren Extremen während der ganzen Saison nur zwischen 5 und 19°, in der Regel aber nur zwischen 9 und 12° zu

[1]) und [2]) 5jähriges Mittel nach Stiege (1863—68). — [3]) Nach Bréa, Farina u. Castillon a. d. J. 1851—77. — [4]) und [5]) 5jähriges Mittel nach Stiege. — [6]) Beobacht. von Stiege u. Cunow 1863/64. —

schwanken pflegt. Im Bereich der Sonnenstrahlen ist die Luft im Minimum um 4°, im Mittel um 6° wärmer (Dührssen).

Die Lage Mentone's, nur wenige Fuss über dem Spiegel des Meeres, bringt es mit sich, dass der Luftdruck ziemlich derselbe ist wie an den übrigen Orten der Riviera. Man hat das Mittel des höchsten und niedrigsten Barometerstandes mit 77.9 Mm. und 774 Mm. berechnet; die Grösse der Schwankung beträgt 36 Mm.

Die relative Feuchtigkeit der Luft schwankt je nach der Windrichtung auch in Mentone sehr erheblich; da aber die trockenen Nordwinde während des Winters bedeutend vorherrschen, so ist eine niedrige Dampfsättigung der Luft trotz der Nähe des Meeres das Gewöhnliche. Dührssen beobachtete sogar bei Nordwind ein Minimum der Saturation von 18% und sah bei Ostwind die relat. Feuchtigkeit auf 80—90, bei Südwind sogar bis auf 98% steigen. Das Feuchtigkeitsmittel beziffert sich nach verschiedenen Beobachtern auf 68—72%.

Die Zahl der Regentage ist nicht gross und tritt weit zurück hinter die Zahl derjenigen Tage, die sich durch Sonnenschein und einen fast wolkenlosen Himmel auszeichnen. Nach Bréa's zehnjähriger Beobachtung würden auf die Zeit vom 1. November bis 1. April circa 50 Regentage fallen, Dührssen fand aus den Jahren 1866—68 im Mittel der Zeit vom 1. November bis 1. April deren 38, während Stiege aus fünfjähriger Beobachtung pro 1. November bis letzten März 30 angiebt.

Zustand des Himmels.

Mentone.	Nach Bréa 1851–1860. Regentage	Bedeckter Himmel	Theilweise bedeckt	Schön Wetter	Nach Stiege 1863–68. Regentage	Bewölkt mit Sonnenschein	Fast ganz heiter
Oct.	9.0	1.3	4.6	16.1	—	—	—
Nov.	9.4	1.2	4.0	15.4	6	6	13
Dec.	5.9	1.9	3.7	19.5	4	4	23
Jan.	7.9	2.4	3.4	17.3	5	8	18
Febr.	5.5	3.3	3.2	16.3	5	8	17
März.	6.1	3.1	4.1	17.7	10	13	16
April.	7.3	2.8	4.6	15.3	—	—	—
Summe	51.1	16.0	27.6	117.6	30	39	87

October und November sind, wie wir sehen, noch ziemlich regenreich; die drei Wintermonate haben dann eine um so grössere Zahl sonnenheller Tage aufzuweisen. Auch mischen sich meist in die Regentage noch einige freundliche Stunden. Zu anderen Zeiten stellen sich heftige 1—2 Tage währende und sehr ergiebige Regengüsse ein. Der Schnee, der eine seltene Erscheinung ist und kaum einmal im Jahr vorkommt, bleibt in der Nähe der Stadt nur stundenlang liegen. Nebel kennt man in Mentone nicht. Thaufall folgt dem Sonnenuntergang, scheint aber nicht ganz in derselben Stärke stattzufinden wie in Cannes oder Nizza.

Der Boden von Mentone, aus festem Kalkstein bestehend, ist nach dem Meere abschüssig und erleichtert so den Abfluss des Wassers. An der Hauptstrasse ist bei einigermassen bewegter Luft der Kalkstaub sehr unangenehm, wenn auch neuerdings dieser Uebelstand durch zeitweilige Strassenbesprengung einigermassen verringert wurde. Gründliche Abhülfe wird erst nach Ausführung der längst geplanten Wasserleitung geschafft werden können.

Die Umgegend von Mentone ist auch im Winter in Grün gekleidet. Dichte Olivenwälder bedecken die Hügel der Westbucht und ziehen sich bis an das Cap Martino hin. Sie verhüllen mit ihrer graugrünen Färbung die saftigeren Blätter der Orangen, welche die Abhänge der Thäler besetzt halten und ebenso die Citronenbäume, den Stolz der Landschaft. In le Cannet begegneten wir diesem zarteren Baume zum ersten Male, wie er aus dem Orangenhaine hervorschaut. Auch in Nizza finden wir ihn hier und da in günstiger Lage, in Mentone aber erscheint er nicht als Fremdling sondern als eingebürgertes Kind des Landes, das sich in diesem Klima wohlfühlt und mit Behaglichkeit ausbreitet. Die Kultur der Citronen im Grossen ist ein sicherer Beweis für die hohe Temperatur dieser Gegend; denn schon bei 4° Kälte erfriert der Stamm dieses Baumes, und bei —1 bis 2° seine Früchte und Blüthen. Bis hoch hinauf in die Felsen, besonders im Quartier des Cuses, hat man mühsam schwere Terrassen gebildet, Cisternen und Bewässerungscanäle angelegt, um für den Citronenbau Boden zu gewinnen. Noch höher an den Bergen, bis dahin wo in malerischen Formen die kahlen

Gebirgswände emporzusteigen beginnen, macht uns das dunklere Grün das Nadelholz kenntlich. In den Thälern, vorzüglich in dem Mentoneser und Gorbiothal, grünt und blüht es den ganzen Winter. Veilchen, Hyacinthen, Verbenen, Geranien entfalten sich, Myrthe, Oleander, Camelien sehen wir im Freien gedeihen. Neben dem lieblichen Anblick dieser Thäler in ihrem Blüthen- und Blätterschmuck zeichnet sich Mentone vor allen andern Orten der Riviera durch die imposante Erscheinung des nahen Hochgebirges aus. Das Amphitheater von Mentone übertrifft an Grossartigkeit der Gebirgsformen das von Cannes, von Nizza und San Remo. Manche Patienten fühlen sich indessen beengt durch die unmittelbare Nähe der Berge und geben einem hügeligen Terrain den Vorzug. Die Stadt Mentone hatte bei der Zählung von 1876 eine Einwohnerzahl von 7800, aber durch den Zustrom der Fremden hebt sich dieselbe bis auf 14000 und darüber. Die Kultur der Citronen, Orangen und Oliven, theils zur Gewinnung der Früchte, theils zur Bereitung von Essenzen und Parfümerien aus wohlriechenden Blüthen, allenfalls die Fabrikation von Stöcken und Kleinigkeiten aus dem Holz der Palmen, Oliven, Citronen etc. und etwas Fischfang bilden die Beschäftigung der ärmlichen Bevölkerung, deren dürftiges Aussehen lediglich einer mangelhaften Ernährung durch vorzugsweise vegetabilische Kost und den kümmerlichen Wohnungen zuzuschreiben ist.

Den Charakter, die Lebens- und Gesundheitsverhältnisse der Einwohner hat uns Bottini mit poetischer Wärme geschildert. Nach ihm sind die Einwohner von einem sehr sanften Charakter. Der beruhigende Einfluss des katholischen Glaubens verbunden mit der Milde des Klimas, meint dieser Autor, verhindern sie sich leidenschaftlicher Heftigkeit hinzugeben. Weder endemische noch epidemische Krankheiten seien in Mentone zu finden, kein Scharlach, keine Masern, kein Keuchhusten. Die entzündlichen Krankheiten der Lunge so wie der akute Rheumatismus seien weniger heftig als anderswo. Eine Pneumonie, die in Castellaro (einem Dorf auf der Höhe zwischen Mentone und Carëithal) erst 3 Aderlässen weiche, erfordere in Mentone nur einen (!). Gastrische Erkrankungen sind an die Sommerszeit gebunden, doch hat die Cholera bisher Mentone verschont. Auf den übermässigen Genuss von Branntwein und Rum (Wein war wegen der Traubenkrankheit seit vielen Jahren theuer) schiebt Bottini das häufige Vorkommen von Apoplexien. Das Sterblichkeitsverhältniss ist nach seiner 20jährigen Beobachtung 1 : 40, also 22.2 von Tausend. Eine andere Krankheitsstatistik verdanken wir Farina. Auch er beruft sich auf die Seltenheit epidemischer Erkrankungen. Doch herrschten 1849, 57, 70 und 77 auf 78 in Mentone die Blattern. Seit 1850 sind 3 mit Keuchhusten complicirte Masernepidemien verzeichnet. Typhus trat zweimal epidemisch auf 1854 und 55. Diphtheritis und Croup kommen ebenfalls vor und Pleuresien sind sehr häufig. Interessant ist, dass unter den Eingeborenen die Facialneuralgie eine sehr gewöhnliche Krankheit ist. Hierdurch erhärtet sich die für die ganze Riviera geltende auf klimatischen Verhältnissen beruhende Contraindication bei allen neuralgisch Disponirten. Albuminurie ist abgesehen von den Fällen, wo sie sich mit Klappenfehlern oder Diabetes combinirt, äusserst selten. Die Mortalität an Phthisis beträgt nach Farina nur 2 Procent. Dührssen schreibt dieses günstige Verhältniss dem zu, dass die Einwohner meist Schiffer sind oder Oliven-, Wein- und Gemüsebau treiben, und dass die Werkstätten der Handwerker selbst während des Winters offen stehen, so dass also Alles im Freien arbeitet und die Schädlichkeit abgeschlossener Stubenräume vermieden wird.

Das Klima von Mentone wirkt durch die gleichmässige Wärme seines Winters und durch den ziemlich geringen Feuchtigkeitsgrad der Luft in milder Weise anregend und stärkend auf den menschlichen Organismus. Manche Kranke empfinden ohne weiteres binnen Kurzem diesen wohlthuenden Einfluss, indem ihr Appetit sich hebt, ihr Körpergewicht und Kraftgefühl gleichmässig zunimmt. Andere brauchen einige Zeit, um sich zu akklimatisiren und die stimulirende Atmosphäre zu ertragen. Verrieth sich die Schwäche ihres Nervensystems durch eine erhöhte Reizbarkeit, so nimmt der Erethismus anfangs zu. Das Rauschen des Meeres, die Nähe der Berge, ein mässiger Wind machen ihnen Beängstigungen oder Schlaflosigkeit, und erst nachdem längere oder kürzere Zeit verstrichen ist, erhöht sich ihr Wohlbefinden. Der Puls wird kräftiger und schneller, und so werden Beschwerden, welche in einer schwachen und trägen Pulswelle ihren Grund hatten, gemässigt. Verminderte Energie des Herzens, selbst durch organische Veränderungen bedingte, allgemeine Blutleere, Stockungen in den Venen, im Drüsensystem treten bei dem anregenden Einfluss dieses Klimas unter günstigere Bedingungen. Bei fieberlosen oder nur vorübergehend von Fieber begleiteten chronischen Katarrhen und katarrhalischen Lungenentzündungen, bei pleuritischen Extravasaten, bei chronischer Lungenphthise, wenn eine längere Remission der Reizungserscheinungen eingetreten ist, kann eine Kräftigung der Constitution erzielt werden, welche den Patienten vor Rückfällen schützt. Bei chronischer Nephritis ist die trockenwarme Luft Mentones von günstigem Einfluss auf das schonungsbedürftige Organ und es können bei verständigem Verhalten des Kranken hier mit der Zeit recht gute Resultate erzielt werden. Die höhere Wärme-Entwicklung in Mentone lässt den Krankentag schon um 9 Uhr früh beginnen, so dass selbst für den, der die gegen Mittag sich erhebenden Seebrisen zu fürchten hat, noch Vormittags 3 Stunden, Nachmittags noch eine des Luftgenusses übrig bleiben.

Dagegen wirkt bei gesteigerter Herzaction, bei activen Hyperämien mit der Tendenz weiter um sich zu greifen, bei bereits sehr geschwächten Kranken der Aufenthalt in Mentone nachtheilig. Die Beschuldigung, als begünstige Mentone direct Lungenblutungen, ist nicht gerechtfertigt. Dührssen sah auf Madeira ebenso häufig Haemoptoe eintreten wie in Mentone, auch hier meist als Wiederholung bereits früher stattgefundener Blutungen und als Folge von Diätfehlern. In Fällen, wo es sich herausstellt, dass das Strandklima Mentones überhaupt nicht gut vertragen wird, kann Cimiez und le Cannet leicht erreicht werden.

In Mentone haben ebenfalls die Engländer zuerst festen

Fuss gefasst und es zu ihrem Lieblingsplatz ernannt, nachdem Dr. Bennet die Riviera ihnen in so anziehender, phantasiereicher Weise geschildert hatte. Aber auch deutsche Patienten, denen Montreux und Meran nicht warm, Nizza nicht still genug waren, haben schon seit 1862 in immer wachsender Zahl, Mentone aufgesucht und es zu einer förmlichen Kolonie erhoben, lange Zeit der einzigen am Mittelmeer neben der Weltstadt Nizza, in der deutsches Leben und deutsche Geselligkeit bis zu einiger Selbstständigkeit sich entwickelt haben. Bald fanden sich, anfangs nur vorübergehend, deutsche Aerzte ein; jetzt ist durch deren dauernde Anwesenheit die Zukunft der deutschen Kurgemeinde gesichert. Es war nicht leicht in einer Gegend, welche der Viehzucht und dem Getreidebau so gut wie gar keinen Boden gönnt, die Lebensmittel für diese zahlreichen Einwanderer aus den besseren Ständen zu beschaffen. Sie mussten grossentheils über den Col di Tenda transportirt, oder von Nizza, die Butter selbst von Mailand herbeigeholt werden, und da auch der Fischfang nur kleine unschmackhafte Exemplare abwirft, so war die Klage über das viele Hammelfleisch mit Blumenkohl und die mageren Hühner wohl gerechtfertigt. Jetzt, wo Nizza näher gerückt ist, hat sich die Kost schon sehr gebessert, und seit Vollendung der Bahn existirt ein Unterschied gegen die anderen Stationen nicht mehr. Das Trinkwasser ist stark kalkhaltig, muss, ehe man es geniesst, filtrirt werden und ist dann immerhin trinkbar. Die erste Frage, die der leidende sich zu beantworten hat, ist die, ob er in der Ostbucht oder in der Westbucht sein Quartier aufschlagen soll. Die Luft in der Ostbucht ist wärmer, windstiller, vielleicht auch um ein Geringes trockener. Selbst ihre vom Meere zurückgelegeneren Häuser halten sich in grösserer Strandnähe als die meisten Pensionen der Westbucht; man hat daher hier die anregende Seeatmosphäre aus erster Hand, und das Rauschen der Wellen, die staubige Landstrasse und die geringere Auswahl an Spaziergängen sind Nachtheile, die für manchen ins Gewicht fallen. Es giebt zwar in der Ostbucht ebenfalls einige gute Promenaden, auch einen am Ufer hinführenden vom gewöhnlichen Verkehr nicht berührten Fuss- und Fahrweg; der wesentlichste Vortheil wird indessen dieser Bucht erst aus der Vollendung dier projectirten Verbindungsstrasse erwachsen, welche um die Stadt herum direct nach der Promenade du Midi geführt werden soll. Bis jetzt muss man noch, um in die alte Stadt und in die Westbucht zu kommen, die höchst fatale Stelle passiren, wo die Landstrasse in die Stadt einbiegt, und wo fast stets ein scharfer Wind uns belästigt. Schwerkranke sollten diesen Weg gänzlich meiden. Bei Südwind macht sich in der Ostbucht bisweilen ein sehr übler Geruch bemerkbar, welcher theils den am Strande mündenden Abzugskanälen seinen Ursprung verdankt, theils dem Umstande, dass allerlei Abfälle über die Quaimauer in das Meer geworfen werden. Auch dieser Uebelstand wird fortfallen, sobald die im November 1878 ins Leben getretene Société des Médecins de Menton ihr auf verbesserte Strassenpflege und Canalisation gerichtetes Programm zur Durchführung gebracht hat. In der Westbucht existiren bereits sehr viele gute Pensionen vom Strande beginnend bis weit in die Thäler hinein. Die besten davon sind diejenigen, welche sich nach Norden an die vorspringenden Hügel anlehnen, und von den seitwärts aus den Thälern hervortretenden Strömungen nicht getroffen werden (Iles Britanniques, H. National); als die wenigst guten muss man die an der Turiner Strasse bezeichnen. Der Rath des Arztes wird vor dem Abschluss des Miethscontractes dem Kranken sehr zu statten kommen. Die bequemen Spaziergänge, für den, der den Strand sucht, an der Promenade du Midi, im Jardin public und bis an das Cap Martino, für den der ihn flieht in die reizenden Thäler bilden einen grossen Vorzug der Westbucht. Auch concentrirt sich hier, wo sich fast alle Kirchen der verschiedenen Bekenntnisse, die geselligen Vereinigungsplätze und sämmtliche grösseren Kaufläden befinden, der ganze sociale und commercielle Verkehr des Kurortes.

Mentone wurde im Winter 1855/56 von 14, 1860/61 von 98, 1870/71 von 403, 1875/76 von 1433, 1878/79 von 2180 fremden Familien besucht. Diese schnelle Entwicklung des Kurortes muss um so mehr überraschen, wenn man bedenkt, wie wenig geschehen ist, um durch äussere Hülfsmittel den Kurgästen das Leben behaglich zu machen. Lange Jahre hat es gedauert, während welcher Mentone seinen Ruf lediglich seinem milden Klima, seinen herrlichen Umgebungen, guter ärztlicher Fürsorge und zweckentsprechenden Pensionen verdankte. Nur sehr langsam sind die gröbsten Missstände beseitigt worden, denn noch bis in die letzten Jahre war von einer öffentlichen Fürsorge für die Fremden wenig zu spüren. Die Zeiten, wo der Kurgast mit Steinwürfen empfangen wurde, wenn er sich auf einen Fussweg verirrte, sind freilich vorbei und die früher so zahlreichen Schilder mit der Aufschrift „Entrée interdite“ verschwinden mehr und mehr. Die Bevölkerung Mentones beginnt einzusehen, dass man etwas thun müsse, um der Concurrenz anderer Kurorte erfolgreich zu begegnen, von denen z. B. San Remo sich einer weit besseren Strassenbeleuchtung und weit reinlicherer Trottoirs zu erfreuen hat. Jetzt trägt man sich mit grossen Projecten. Man beschäftigt sich lebhaft mit der Verbesserung und Erweiterung des Wegnetzes und will u. A. eine Jetéepromenade mit Pavillons erbauen, um so den Genuss der Seeluft zu erleichtern. Das Nothwendigste wäre die endliche Herstellung einer Wasserleitung, und hierfür scheint der gute Wille ernstlich vorhanden zu sein.

Der Fehler des zu frühen Abreisens wird, man mag dagegen eifern so viel man will, natürlich auch in Mentone in jedem Frühjahr von Vielen begangen. Der ganze April, die erste Hälfte und häufig genug der ganze Mai sind an der Riviera oft die herrlichste, bei uns aber die von Kälterückfällen heimgesuchte, unangenehmste und für Patienten geradezu gefährlichste Zeit.

Bordighera.

Reise und Aufenthalt. Kurzeit. Anfang October bis Mitte Mai. — Hinreise. Von Genua bis Bordighera (148 Kil.) braucht man auf der Eisenbahn 4 $1/2$—6 $1/4$ Stunden, von Nizza (40 Kil.), einschliesslich des sehr lästigen Aufenthaltes an der französisch-italienischen Grenze in Ventimiglia, gegen 2 $1/2$ St., von Mentone (16 Kil.) ebenso $1^{1}/_{2}$ St. — Gasthöfe u. Pensionen. Grand Hôtel Bordighera mit Garten, Eigenthümer Angst aus Zürich, viel Deutsche (Zimmer 2—6, vollständige Pens. incl. Südzimmer 10—12 Fr.); Hôt. d'Angleterre, Wirth Lozeron, hat dieselben Preise wie das vorige; Hôt. Beau Rivage, Hôt. et Pens. Bellevue, Hôt. Windsor, Hôt. et Pens. Belvedere in recht günstiger Lage (Pens. 9—10 Fr. tägl.), Pension Anglaise (Pens. incl. Zimmer 7—9 Fr. tägl.), Pension Pallombi. — Privatwohnungen. Gut gelegene nur an der Strada Romano: Miss Patrick, Villa Pozzoforte von Hamilton (vermiethet nur ganze Etagen), Casa Rossa (Dépendance des Hôtel d'Angleterre); ausserdem eine Anzahl weniger gut gelegener Häuser (1 möblirtes Zimmer 30 Fr. monatlich, 1 Villa 1500 bis 5000 Fr. pro Saison. — Aerzte. Dr. Christeller (Schweizer, im Sommer auf dem Rigi); Dr. Semeria (angesehener italienischer Arzt), Dr. Goodchild (Engländer, im Hotel Bordighera. — Apotheken sind 2 vorhanden, die eine mit deutschem, die andere mit italienischem Gehülfen. — Badeanstalten. Gelegenheit zu warmen Bädern in den Hotels. — Gottesdienst. Der deutsche protestant. Geistliche aus San Remo predigt zeitweise in Bordighera. — Unterhaltungen bietet B. nur sehr mässige, einige deutsche u. schweizer Zeitungen finden sich in den Hotels, öffentliche Concerte finden zweimal wöchentlich statt. — Postamt, Borgo Marina, geöffnet v. früh $7^{1}/_{2}$—8 U. Ab., Telegraphenamt im Bahnhof, geöffnet v. 7 U. fr. bis 12 U. Nachts.

Bordighera, ein Städtchen mit etwa 2500 Einwohnern, ist, von Westen ausgehend, der erste Ort auf italienischem Boden. Auf einer in das Meer vorspringenden felsigen Landzunge gelegen, von Osten her durch das Cap Bordighera nur unbedeutend, von Westen her gar nicht geschützt, konnte dieser Platz früher als Winteraufenthalt gar nicht in Betracht kommen. Gegenwärtig hat sich landeinwärts der alten Stadt nördlich vom Borgo Marina ein von der Küste zurückgezogenes Fremdenquartier gebildet. Hier stellen gegen Ost und West vorgeschobene Hügel, gegen Nord mit Oliven und Pinien bepflanzte 100 bis 300 Meter hohe Bergzüge einen ziemlich guten Windschutz dar. Am Fusse dieser Hügel und mitten durch die Olivenwaldung führt parallel der Landstrasse ein staubfreier Fahrweg, die jetzt in einen Boulevard umgewandelte sogenannte Strada Romana (Via Aurelia). Es wird behauptet, dass man, und zwar hauptsächlich im östlichen Theil der Strada Romana vom Winde sehr wenig spüre, und insbesondere soll der Mistral in dieser Gegend höchstens an einzelnen Märztagen, und dann nur sehr abgeschwächt bemerkt werden.

Meteorologische Tabelle.

Bordighera.	Oct.	Nov.	Dec.	Jan.	Febr.	März	April
Mittl. Temp.[1])	18.0	12.1	8.9	9.7	10.3	10.2	12.6
Temp. um 1 Uhr[2])	—	12.4	11.6	11.0	11.0	12.3	13.8
Heitere Tage[3])	13	12	20	9	3	13	3
Theilweise heiter[4])	15	11	8	13	19	15	21
Regentage[5])	5	12	7	9	11	10	19
Regenmenge[6])	18.5	44.1	72.9	35.5	84.8	149.9	208.7

Die Wärmeverhältnisse scheinen ungefähr dieselben zu sein wie in Mentone. Dass die mittlere Temperatur des März niedriger sein soll als diejenige des Februar ist etwas so Ungewöhnliches, dass man glauben sollte, dass hier ein Rechnungsfehler vorliegt. Auffallend ist auch die geringe Differenz zwischen der mittleren Wärme und dem Wärmemittel um 1 Uhr Nachmittags. Bezüglich der Feuchtigkeit besteht jedenfalls ein deutlicher Unterschied

[1]) u. [3]) bis [6]) nach Hamilton a. d. 4 Jahren 1876—79, die mittlere Temperatur aus Max. u. Min. berechnet. [2]) nach Semeria a. d. J. 1866—70.

zwischen der von den trockenen Winden bestrichenen Küste und der windgeschützten und vegetationsreichen Hügelgegend. Die Feuchtigkeit nimmt zweifellos stetig zu, je mehr man sich den bewaldeten Hügeln nähert. Semeria giebt die Ziffer für die Regentage viel niedriger an als Hamilton. Nach ihm hätte Bordighera nur 45 jährliche Regentage gegen 80 in Mentone. Auch Schmitz constatirt, dass Bordighera auffallend weniger Niederschläge habe wie Mentone und auch wie San Remo. Alle 4 Jahre zeigt sich etwa 1—2 Stunden lang Schneefall. Nebel sind vollständig unbekannt. Bordighera ist weltbekannt durch seine herrlichen Palmen. Wer sich für diese Zierbäume interessirt, dessen kühnste Erwartungen werden bei einem Besuch der Villa Moreno sicher befriedigt werden. Aber noch in anderer Beziehung, nämlich durch ihren Reichthum an Olivenbäumen, welche, gegen Nordwesten zu mithin an den Abhängen aufsteigend, die neue Stadt vor Nordwinden schützen, ist diese Gegend ausgezeichnet. An anderen Orten, wie beispielsweise in Mentone, hat der Einfluss des Petroleum auf den Markt die Kultur des Oelbaums bereits stark beschränkt, Wein und Agrumen (Orangen, Citronen) sind an seine Stelle getreten; hier hat seine massenhafte Verbreitung bisher noch keine Einbusse erlitten, und auf dieser bewaldeten Hügelregion mit ihren anmuthigen Spazierwegen beruht geradezu die Möglichkeit einer Winterstation. Der Plan zu einer solchen hätte von Anfang an dieses Terrain ins Auge fassen sollen, denn gegen den Uferstrich, auf welchem auch die grossen Hotels sich befinden, lässt sich mancherlei einwenden. Abgesehen von Wind und Strassenstaub und von dem für viele Patienten zu aufregenden Charakter der Seebrise wäre eine höhere Erhebung über dem Meeresspiegel in sanitärer Beziehung wünschenswerth. Die alte Stadt besitzt eine gute Wasserleitung, die Ziehbrunnen der Hotels dagegen liefern ein nicht immer gleichwerthiges Trinkwasser von oft ziemlich zweifelhafter Güte. Alle Patienten mit chronischem Laryngeal- und Bronchialkatarrh, mit chronischer Pneumonie und Pleuritis und mit beginnender Phthise werden die zurückgezogneren Lagen aufsuchen müssen. Im Uebrigen treffen für chronischen Rheumatismus und Gicht, für chronische Nephritis und Diabetes die für die Riviera im Allgemeinen geltenden Indicationen zu. Kranke mit grosser Erregbarkeit des Gefäss- und Nervensystems, besonders alle zu Neuralgien Disponirte sind auch hier zurückzuweisen. Die Zahl der Kurgäste ist in den letzten Wintern bis auf 300 gestiegen.

San Remo.

Reise und Aufenthalt. Von Genua (137 Kil.) erreicht man S. Remo mittelst der Eisenbahn in $4\,{}^1/_4$—$5\,{}^3/_4$ Stunden, von Marseille (276 Kil.) dauert die Fahrzeit einschliesslich der sehr lästigen Grenzvisitation in Ventimiglia $11\,{}^1/_2$—$12\,{}^1/_4$ St.

Kurzeit. Anfang oder Mitte October bis Mitte Mai. Der Kurort hat weniger unter der Frühjahrshitze zu leiden als Nizza und Mentone, so dass bis tief in den April hinein immer noch Fremde da sind, die Engländer sogar bis gegen die Mitte des Mai sich daselbst aufhalten. — Gasthöfe und Pensionen. Dicht am Bahnhof Hôtel de la Paix. Nur als Absteigequartier für Solche, welche schnell unterkommen wollen. Nach Westen zu liegen: Pension Tatlock, Hot. Royal (nur Engländer), Hot. Bellevue, H. Paradis, Villa Marsaglia (am Berigoweg), H. de Londres, H. Pavillon, H. Palmieri, H. Westend mit Dépendance (das einzige Hot. mit Aufzug), H. et Pens. des Anglais (nur Engländer). In der Stadt östlich vom H. de la Paix: H. National, H. San Remo, Pens. Suisse, H. Midi, H. Molinari (diese alle zu mässigen Preisen), H. Beau séjour (recht gut), H. Grande Bretagne (italienisch). Oestlich von der Stadt: H. de Nice (weit vom Meere abgelegen, wird gelobt), Brighton Hotel (früher Pens. Molinari), Pens. Böttcher (deutsch), H. d'Angleterre (einfach), Pens. Lindenhof (bei den Deutschen sehr beliebt, Hot. Méditerranée (viel Engländer, derselbe Wirth wie im H. de la Paix), H. Victoria (mit grossem Garten nach dem Meere zu). Der Preis eines Zimmers in den Hotels u. Pensionen schwankt von 3 bis 6 Fr. täglich, vollständige Pension einschliesslich des Zimmers kostet 7—15 Fr. pro Tag. — Pensionat der Frau Mary Goltz für junge Damen u. Kinder (Pensionspreis pro 15. Oct. bis 15. April 1600 Fr. in Gold). Die Vorsteherin übernimmt auch die Leitung der Hinreise (Adr. bis 25. Sept.: Berlin, Potsdamerstrasse 127, III.), die Rückreise und event. den Sommeraufenthalt der Pflegebefohlenen. — Privatwohnungen. Nachweis durch die Agentur von Congrève, via Privata. Schriftlicher Contract. Einzelne Südzimmer (nicht allzuhäufig) 30—50 Fr. monatlich, grössere Wohnungen oder ganze Villen 1000—10000 Fr. pro Saison. Vorbesprechung mit dem Arzt sehr nothwendig. — Restaurants u. Cafés. Brianzi, via Vict. Emm. (Abonnement 100 Fr. pro Monat für Déjeuner und Diner incl. Wein), Maison Dorée, Café Européen, Café International u. a. — Aerzte. Deutsche: Biermann (St. Moritz), v. Brunn (Lippspringe), Fawarger (Aussee), Goltz (Ems), Schmitz (Neuenahr, Specialist für Diabetes), Secchi (Reinerz); Engländer: Freeman, Turner, Hassal, Daubeney; Amerikaner: Hernandez; Franzose: Charreton; Italiener: Ajoardi, A. Ameglio, J. Ameglio, B. Ameglio, Crispi, Ferrari, Guagno, Martemucci, Onetti, Panizzi, Rambaldi. — Apotheken. Squire (englisch), Calvi u. Farmacia Internationale (diese beiden mit deutschen Provisoren), Panizzi etc. — Für deutsche Krankenpflege sorgt der Verein deutscher Aerzte. — Badeanstalt. Via privata. — Gottesdienst. Deutsch-evangel. Beetsaal auf der Piazza Cassini (der Bau einer eigenen Kirche ist vorbereitet); Chapelle évangélique française, via Palazzo; Église évangélique Italienne, via Umberta I; katholischer Gottesdienst in den Stadtkirchen; englische Kirche, via Carli. — Unterhaltungen. Circolo internazionale (Musikaufführungen u. gesellige Vereinigung); öffentliche Concerte im Giardino publico; Théâtre Prince Amédée. — Buchhandlungen.

Gandolfo, via Vitt. Emm., mit deutscher Leihbibliothek u. Lesezimmer, Berio, Beraldi. — Postamt, rue Vict. Emman., geöffnet v. 8 U. Mg. bis 5 U. Nachm. und v. 7—8 U. Ab., eingeschriebene Briefe bis 4 U. Nachm.; Telegraphenamt, rue Vict. Emman. Nr. 4, geöffnet v. 7 U. Mg. bis 9 U. Ab. (jedes Wort nach Deutschland 25 Cent.). — Fuhrwerk. Einspänner pro Fahrt 1, pro Stunde 2 Fr. (Nachts 1½ u. 3 Fr.), Zweispänner pro Fahrt 1,50, pro Stunde 3 Fr. (Nachts 2,50—4 Fr.). Consulate. Deutschland: Hr. Viceconsul Schneider. via Vict. Emman. (Bureaust. v. 9—11 Uhr); Dänemark: Camous, via Gioberti 5; Schweden u. Norwegen: Saccheri, via Vict. Emman.; England: Congrève, via privata.

San Remo liegt unterm 43° 48′ nördlicher Breite in einer sanftgeschwungenen Bucht, zu welcher das Capo Nero den westlichen Eintrittspunkt bildet. In wellenförmiger Linie zieht sich das Gestade bis zum östlichen Endpunkt der Bucht, dem Capo Verde, hin, indem es einen 5 Kilometer langen Bogen von geringer Tiefe dem vollen Süden öffnet. Ziemlich in der Mitte, etwas näher dem Capo Nero, springt die neue Stadt an der Küste meerwärts vor und giebt so (nur weniger deutlich ausgesprochen wie in Mentone) zur Bildung einer West- und Ostbucht Veranlassung, und gerade so wie in Mentone erhebt sich hinter ihr die alte Stadt, am südlichen Abhange eines Hügels in eng gedrängten Häuserreihen aufwärts steigend. In Mentone und anderen Küstenorten findet man ebenfalls diese hohen schmalen Gassen, welche dazu bestimmt waren, einen gleichmässigen Schutz zu gewähren, sowohl gegen die von oben her eindringenden glühenden Sonnenstrahlen, wie gegen die vom Ufer her drohenden Schaaren der Sarazenen und Piraten; S. Remo übertrifft Alles, was man in dieser Beziehung vorfindet, an scharf hervorspringender Eigenthümlichkeit seiner Bauart und kann als eines der interessantesten Denkmäler des Mittelalters betrachtet werden. Verfallen und verlassen stehen gegenwärtig ganze Strassenreihen, andere sind nur halb bewohnt, und wer sich durch diese 2—3 Meter breiten Gassen hindurchwindet, dem mag es zwischen diesen Trümmerhaufen, über welchen sich der blaue Himmel wölbt, bisweilen vorkommen, als befinde er sich in Pompeji. Auf einem kaum einen Meter breiten mit Ziegeln gepflasterten Mittelweg, der nur einem einzigen Maulthiere oder Packesel Platz genug zur Passage gönnt, steigt man zur alten Stadt hinauf, die an der Hauptstrasse der neuen Stadt (corso Vittorio Emmanuele) auf breiter Basis beginnend sich allmälig dreieckig zuspitzt. Sobald man diese hinter sich hat und hinaustritt auf das kleine mit Cypressen eingefasste Plateau, auf dem eine Kapelle, das Sanctuarium, sich befindet, so ist man gleich mitten im Grünen. Oliven spielen die Hauptrolle, aber in den Seitenthälern, die an den Stadthügel rechts und links sich anlegen, und aus welchen 2 Flüsschen dem Meere zugehen, da entwickelt sich ein Reichthum von Orangen und Citronen gerade wie, und mehr wie in Mentone. Diese beiden an den Stadthügel angrenzenden Thäler werden nach Norden und aussen (d. h. nach Osten und Westen) wieder durch ansehnliche Hügelzüge geschlossen und gewähren in dem wellenförmigen Terrain ihrer Abhänge windstille Lagen und hübsche Plätze für eine weitere Ausbreitung des Kurortes. Nirgends treten steile Felswände in die Nähe des Ufers, sondern der Bergzug, welcher von den ligurischen Alpen in südlicher Richtung bis zum Monte Ceppo und weiter zum M. Bignone vordringt, und welcher die Wasserscheide zwischen der Nervia und der östlich vom C. Verde sich ergiessenden Taggia bildet, schickt nur Hügelreihen gegen Bordighera und gegen das Städtchen Taggia hin, welche terrassenförmig die Bucht von S. Remo umspannen. Nach Norden verstecken sich durch diesen stufenförmigen Aufbau die Schneegipfel der Seealpen vor der Stadt; sie sind vor den etwa 1200 Meter hohen Bergen, welche den Horizont des Amphitheaters abschliessen, nicht sichtbar, aber sie gewähren nach dieser Richtung den ersten bedeutenden Schutz gegen die Winde. Auch gegen Nordost und gegen Nordwest ist ein beinahe absoluter Schutz vorhanden; indessen macht sich der Nordost (Greco) zuweilen in der Bucht bemerklich und bezeichnet eine etwa vierzehntägige kältere Periode des Winters. Ost und Westwinde haben ein ebenso freies Spiel wie in der Westbucht von Mentone, und zwar ist der Ost der energischste und häufigste von den S. Remo berührenden Winden. Gegen das Ende des Februar und im März steigert sich der Ostwind bisweilen zum Sturm, und da er um so viel trockener auftritt, als der Westwind in seinem weiteren Verlauf an der Küste an Feuchtigkeit gewonnen hat, so ist er reizbaren Patienten, besonders den Blutspuckern, gefährlich. Vom Mistral ist in S. Remo kaum mehr die Rede; er tritt niemals als eigentlicher Nordwest sondern schon mehr als West, bisweilen sogar als Südwest auf. Einzelne starke Stösse werden im November, im Februar und März gespürt. Zeigt er sich auch nie in seiner ursprünglichen Kälte und Trockenheit, so ist sein Einfluss auf Sinken des Psychrometers und Steigen des Barometers doch unverkennbar. In der Regel dauert er nicht lange, sondern geht bald in anderen Luftströmungen unter. Die Südwinde, die eigentlichen Regenbringer, treten am häufigsten in der Zeit der Aequinoctien auf, leider nicht oft genug, um die Bucht mit ihren kostbaren Produkten nicht die Nachtheile der Trockenheit empfinden zu lassen. Die Brisen können gegen das Frühjahr hin recht unangenehm werden und durch ihre Heftigkeit die Strandpromenade verkümmern. Von Manchen sind solche stürmischen Seewinde fälschlich als Mistral aufgefasst worden.

Meteorologische Tabelle nach Bröking (1866—74).

San Remo.	Oct.	Nov.	Dec.	Jan.	Febr.	März	April
Mittl. Temp.	14.7	13.3	10.9	9.4	11.2	12.1	15.0
Rel. Feuchtgk.	65.7	67.8	66.9	66.2	68.1	64.6	65.8
Heitere Tage	10.4	8.5	10.3	11	11	11.1	14
Halb heit. Tage	15.4	14.5	14.5	15	12	13	12
Trübe Tage	5	7.3	7.6	5.5	6.3	6.8	4.3
Regentage	7.2	4.8	6.4	4.8	3.5	6.4	3.5

Es ist höchst wahrscheinlich, dass San Remo und Mentone keine erheblichen Temperatur-Differenzen zeigen, und dass die bis jetzt noch notirten Abstände zu Gunsten bald dieses bald jenes Ortes bei längerer und nach derselben Methode angestellter Beobachtung sich ausgleichen werden. Als absolutes Minimum beobachtet man im December oder Januar eines jeden Winters einmal oder einige Male während der Nacht —2 und sogar —4° C. Die Gleichmässigkeit der Wärme in den einzelnen Monaten ist, wie wir sehen, in San Remo in demselben Masse vorhanden, wie in Mentone.

Da der Kurort nur wenige Meter über dem Meeresspiegel liegt, so sind die Werthe für den Luftdruck dieselben wie an den übrigen Stationen der Riviera. Das Mittel desselben beträgt 761.43 Mm., der höchste Stand findet sich nach Bröking im Februar (779.17), der niedrigste im März (739.9). Diese beiden Monate zeigen überhaupt die grössten Differenzen im Luftdruck und barometrische Tagesschwankungen, welche leicht Aenderungen im Befinden des Kranken hervorrufen und zur Vorsicht mahnen.

Die Messungen der relativen Feuchtigkeit der Luft haben für die Saison einen Mittelwerth von 66.7 ergeben. Die Tagesschwankungen derselben sind recht bedeutend; innerhalb eines Monats hat man Differenzen von 75 Procent notirt.

Die Beobachtung der mehr oder weniger starken Bewölkung des Himmels und der Niederschläge ergiebt das günstige Resultat, dass unter den 212 Tagen der Saison 75 heitere, 95 halbheitere und 42 trübe Tage vorkommen, und dass an 36 von ihnen Regenfall stattfindet. In der Hälfte der Fälle tritt der Regen bei Nordwind ein, die Herbstregen (von Mitte October bis Mitte November), wie sie der Südwest bringt sind oft sehr heftig. Bisweilen erfolgen nächtliche wolkenbruchähnliche Regengüsse. Bei Tage regnet es im Laufe des Winters selten länger wie einige Stunden und der Boden ist dann schnell wieder trocken. Es vergehen manche Winter ohne jeden Schneefall, und fällt ausnahmsweise welcher, so schmilzt er sofort wieder. Nebel erscheinen nur als zarte Wolken, welche in der Höhe der Berge dahin ziehen.

Gegen das Frühjahr hin gleicht die Bucht von S. Remo einem Garten. Das Hochgebirge ist mit Eichen, Lärchen, Buchen und Nadelholz, weiter abwärts mit Oliven bedeckt, die Thäler sind mit Orangen- und Citronenhainen ausgefüllt. Und diese schönen kräftigen immergrünen Bäume stehen, wenn die junge Vegetation sich zu entwickeln beginnt, inmitten eines Rasens und Blumenteppichs, wie ihn kein anderer Ort der Riviera aufzuweisen hat. Diese üppige Vegetation hat ihren Grund darin, dass eine Schicht lehmhaltiger Dammerde von ausreichender Stärke den steinigen Untergrund bedeckt. Aus derselben Ursache ist nur in der Nähe der einen grossen Hauptstrasse, die mit Kalksteinen chaussirt ist, Staub zu bemerken; alle übrigen Wege sind nur Pfade, mit Ziegeln gepflastert, die in der Gegend in grosser Menge fabricirt werden, oder einfache rasenbewachsene Feld- und Fusswege und daher vollkommen staubfrei. Oliven und Citronen sind die hauptsächlichsten Produkte der Gegend, und auch mit Palmenzweigen wird bekanntlich von hier aus ein einträglicher Handel getrieben. Durch die Zerstörungen der Traubenkrankheit lag der Betrieb des Weinbaus eine Zeit lang darnieder. Jetzt, wo man durch das Schwefeln mit Erfolg den Feind vertrieben hat, hat man ihn wieder aufgenommen, und die rothe Traube von S. Remo liefert einen kräftigen äusserst wohlschmeckenden Wein. Für den Getreidebau ist kein Platz, und man bezieht daher die Feldfrüchte von Genua, mit welcher Stadt grosse und kleine Schiffe einen lebhaften Verkehr unterhalten, wohl aber sind für die Viehzucht bei der Menge von Futterkräutern, welche die Wiesenflächen in unaufhörlichen Ernten liefern, die Verhältnisse günstig und die Milch ist deshalb gut und nicht zu theuer. Wasserleitungen aus den waldbewachsenen Höhen sind schon lange im Gange, und es versorgen deren mehrere die Stadt mit gutem Trinkwasser.

Die Bewohner von S. Remo zeichnen sich sowohl in ihrer äussern Erscheinung wie im Verkehr vortheilhaft aus. Arbeitsscheue, wie man sie sonst in Italien so häufig antrifft, giebt es wenige, und das äusserst zuvorkommende gefällige Wesen der Bevölkerung, welches bereits von andern deutschen Aerzten (Pröll, Sigmund) gerühmt wurde, verdient alles Lob. In dieser herrlichen Natur frisch aussehenden, thätigen und freundlichen Leuten zu begegnen ist eine schätzbare Zugabe für den Spaziergänger, und bietet uns eine sichere Gewähr für die weitere Entwicklung des Kurorts. Der physische und moralische Zustand der Einwohner ist von Onetti und Daubeny erörtert worden. Ersterer weist mit Stolz auf das statistische Ergebniss hin, dass Vergehen gegen die Person und das Eigenthum zu den äussersten Seltenheiten gehören. Ausser dem Auftreten der Cholera im Jahre 1837 seien epidemische Krankheiten nicht vorgekommen. Endemisch seien nur skrophulöse Leiden unter dem armen, schlecht genährten, in feuchten Wohnungen lebenden Theil der Bevölkerung, und hier entwickle sich auch bisweilen bei erblicher Anlage Tuberkulose. Sonst könne man sagen, dass in S. Remo keine Brustkrankheiten existirten. Das Sterblichkeits-Verhältniss ist 1:41 also 24.4 pro Mille; 22 Procent der Gestorbenen erreichten ein Alter von über 70 Jahren und fast 6 Procent wurden über 80 Jahr alt. Bröking und Goltz haben diese Statistik erweitert. Skropheln, welche sich in den gesundheitswidrigen Wohnungen entwickeln, heilen an der Luft, wenn die Kinder anfangen sich im Freien zu bewegen. Chlorose und Anämie sieht man wenig. Bedeutendere Endemieen insbesondere Wechselfieber kommen in S. Remo nicht vor, wohl aber Influenza und einzelne Fälle von Masern und Diphtherie mit günstigem Ausgang. Bronchialkatarrhe und Bronchitis sind sehr verbreitet, und es wird dies wohl nicht mit Unrecht auf die oft sehr unzweckmässigen Wohnungsverhältnisse der Ansässigen (Nordzimmer mit steinernen Fussböden etc.) geschoben. Pneumonien sind durchaus nicht häufig und der Ausgang in käsige Processe ist ganz ungewöhnlich. Rheumatismus mit secundärer Herzaffection und ebenso Nierenleiden wurden sehr sparsam beobachtet.

Mit Mentone theilt S. Remo die gleichmässig warme, mässig trockene, anregende Atmosphäre und somit dieselben Indicationen als Krankenaufenthalt. In Bezug auf Windstille ist, wie es scheint, die Ostbucht von Mentone bevorzugt. In S. Remo ist der Himmel noch klarer und wolkenloser, der Regen noch seltener, die relative Feuchtigkeit aber etwas höher; die Scenerie des Gebirges ist weniger grotesk, aber die Vegetation noch üppiger, der Boden auf dem wir wandeln, noch reicher geschmückt mit Grün und einer überaus mannichfaltigen Flora. Das Trinkwasser ist frischer und weniger kalkhaltig, als in Mentone. Es giebt hier viele fast ganz staubfreie Wege. Was den Unterschied zwischen Ost- und Westbucht von S. Remo betrifft, so hat die Ostbucht einige unverkennbare Vorzüge, sie ist windstiller, staubfreier und hat Abends die Sonne länger als die Westbucht. Diese wurde von den Engländern, welche bewegte Luft und Meeresnähe weniger zu scheuen pflegen, von Anfang an bevorzugt. Die Umgegend fordert nach allen Richtungen hin zum Luftgenuss auf, und die Zahl der Tage ist eine sehr geringe, an denen der Kranke durch Witterungseinflüsse verhindert wäre die Wohlthat desselben zu empfinden. December und Januar sind ganz besonders durch eine überwiegende Menge windstiller und sonnenheller Tage mit der Möglichkeit im Freien zu sitzen ausgezeichnet. Bröking berechnete aus der Wintersaison 1874/75 (Monate November bis März) 69 Tage, wo die Kranken im Freien sitzen konnten, 72 Tage, an welchen sie Spaziergänge unternehmen konnten und nur 10 Tage, wo sie zu Hause bleiben mussten. Für weitere Promenaden und herrliche Bergpartieen nach San Romulo, Perinaldo, Pigna, Taggia etc. stehen solchen, die sich nicht zu sehr ermüden und nicht steigen dürfen, Esel und Maulthiere zur Verfügung. Ospedaletti, westlich von S. Remo, mit seinem nach dem Städtchen Colla sich hinaufziehenden höchst fruchtbaren Thale, ist für spätere Zeiten, bei noch mehr steigender Frequenz und Vertheuerung des Kurorts um so mehr dazu berufen als Nebenbuhler aufzutreten, als der kleinkieselige, fast sandige Strand dort die beste Gelegenheit zu Seebädern bietet.

Wie überall sind auch in S. Remo die Engländer die Ersten gewesen, die festen Fuss gefasst haben. Vor 15 Jahren kamen sie vereinzelt dort an; gegenwärtig besteht dort eine alljährlich sich erweiternde englische Colonie, die sich bereits ihre Kirche erbaut und sich so bequem wie möglich eingerichtet hat. Neben ihr hat seit dem französischen Kriege der Deutsche sich niedergelassen, und wird unter der Leitung deutscher Aerzte sich immer mehr dort einbürgern. Man ist in den Hôtels jetzt ebenso gut aufgehoben, wie in Mentone, und schneller wie dort hat der Comfort und das gesellige Leben unter rühmenswerther Betheiligung der einheimischen Aerzte und aller Gebildeten sich entwickelt. Das äussere Ansehen der Stadt, welche mit ihren 18000 Einwohnern gross genug ist, um allen Lebensbedürfnissen zu genügen, hat sich in den letzten Jahren bedeutend zu ihrem Vortheil verändert. Man hat Gasbeleuchtung und Strassenbesprengung eingeführt, man hat einen neuen sanft ansteigenden Fahrweg, öffentliche Promenaden und Gartenanlagen hergestellt, und der Bau geschmackvoller Villen und wohnlicher Pensionen macht immer weitere Fortschritte. Damit ist allerdings eine Steigerung der Preise für alle Lebensbedürfnisse Hand in Hand gegangen, so dass jetzt San Remo gerade ebenso theuer ist wie Mentone.

Erinnern wir gelegentlich dieser hervorragenden Winterstation noch einmal an die Heilanzeigen, welche der Riviera im Allgemeinen zukommen. Die gleichmässig warme, mässig trockene, lebhaft ventilirte aber nur selten stürmisch bewegte Strandluft von San Remo hat einen günstigen Einfluss auf solche Individuen, bei welchen es darauf ankommt durch verlängerten Aufenthalt im Freien den Stoffwechsel anzuspornen, die Aufsaugung von Entzündungsrückständen zu unterstützen, übermässige Secretionen zu beschränken und Verschwärungsprocesse zum Stillstand zu bringen. Die Hebung des Stoffwechsels äussert sich hier ebensowohl bei Kindern mit angeborener Anlage zu träger Blutbildung und zu Säftestockungen (torpide Scrophulose), wie bei Reconvalescenten und Greisen mit erworbener Functionsschwäche. Im Besonderen gelten der chronische Katarrh der Bronchien mit mässigem oder starkem Auswurf aber auch der chronische Katarrh des Magens und Darmkanals als dankbare Heilobjecte. Hieran schliesst sich das Emphysem, bei welchem die Dichte der Seeluft und die Beschränkung des Sekrets günstig wirken. Kehlkopfskranke sind nicht ohne weiteres von S. Remo abzuweisen, aber es passen hier mehr die Fälle mit chronischem Verlauf, mit blasser Schleimhaut und reichlichem Sekret, selbst wo in Folge schleichender Entzündung Geschwürsbildung vorhanden ist. Doch müssen diese Kranken die Seenähe meiden und im Frühjahre bei stärkeren und vorwiegend trockenen Winden sich nach der östlichen Riviera begeben. Pleuritische Exsudate und der Spitzenkatarrh stehen unter der die Resorption steigernden Kraft des Klimas. Lungenblutungen sind in S. Remo selten und bilden an und für sich keine Gegenanzeige. Wohl aber ist wiederholt darauf hinzuweisen, dass bei Solchen, die bereits an Lungenblutungen litten, wenn sie anhaltend fiebern und ein leicht erregbares Nervensystem besitzen das trockene und excitirende Klima der Riviera nicht passt. Dieselbe Gegenanzeige gilt für alle Phthisiker in vorgeschrittenen Stadien der Krankheit. Blutungen, welche durch unvernünftige Lebensweise und durch Excesse aller Art hervorgerufen werden, können dem Klima nicht zur Last gelegt werden. Dass Schlaflose, hochgradig nervös Irritirte, an nervösem Asthma Leidende und ganz besonders Geisteskranke nicht nach S. Remo passen, soll hier zum Ueberfluss noch einmal wiederholt werden. Rheumatische können bei Vermeidung der Abendluft sich wohl befinden, Kranke mit chronischer Nierenentzündung und Diabetiker würden wahrscheinlich viel häufiger als es in Wirklichkeit bis jetzt geschieht mit Vortheil S. Remo aufsuchen können.

Ein Uebelstand, der trotz aller Abmahnungen der Aerzte auch diesen Kurort alljährlich betrifft, ist das vorschnelle Abreisen der Patienten. So wie in der zweiten Hälfte des März Stunden mit sommerlicher Wärme sich zeigen, glauben Viele, nun sei auch diesseits der Alpen das Frühjahr in vollem Zuge. Treten nun gar einige Tage auf, an welchen Winde den Luftgenuss beschränken, so finden sie darin die beste Entschuldigung den Ort so bald wie möglich zu verlassen. Auch hier schickt sich nicht Eines für Alle, aber man soll dem Rathe des Arztes folgen, dessen eigenes Interesse mit dem des Kranken sich deckt, nämlich ein möglichst gutes Kurresultat zu erreichen. Manchem mag die Uebersiedlung nach Nervi oder Ajaccio von Vortheil sein, für Andere mag es am besten passen, wenn sie in der zweiten Hälfte des April an einer

Zwischenstation (wie Meran, Lugano, Pallanza oder Montreux) abwarten, bis der Sommer in Deutschland seinen Einzug hält.

Porto Maurizio

ist eine lebhafte Hafenstadt mit 7500 Einwohnern, welche nur 23 Kilometer (Fahrzeit 35 Min. bis 1 St.) ostwärts von S. Remo und 114 Kil. (Fahrzeit $3^1/_4$ bis $5^1/_2$ St.) westwärts von Genua gelegen ist. Sie befindet sich auf einem vorgeschobenen Terrain, und der Windschutz besteht ähnlich wie in Bordighera aus Hügelreihen, welche mit Olivenpflanzungen bedeckt sind. Winterflüchtlinge welchen das Leben in S. Remo zu kostspielig erschien, und welche den Arzt entbehren zu können glauben, haben sich in geringer Anzahl hier eingefunden. Das Hôtel de France und einige Privathäuser stehen den Fremden zur Verfügung.

Alassio.

Reise und Aufenthalt. Von Genua bis Alassio beträgt die Entfernung 92 Kil. Der Schnellzug zwischen Genua u. Nizza hält in Alassio nicht an, man muss also den Personenzug (Omnibus) benutzen, welcher $3^3/_4$—4 Stunden braucht. Von S. Remo (45 Kil.) dauert die Fahrt bis Alassio ungefähr 2 Stunden. — Kurzeit. October bis Mitte Mai, von Juni bis September ist Alassio ein beliebter Seebadeort. — Gasthöfe. Grand Hôtel (früher H. de Londres) mit grosser Terrasse, Badezimmer mit Einrichtungen für Seewasserbäder, Heizung durch Kamine, Gasbeleuchtung, Hauptfront nach Südost, kein Garten

(Pension incl. Zimmer 10—12 Fr. tägl.); Hôtel de Rome, am äusseren Rande der westlichen Vorstadt v. Alassio, 1/2 St. vom Bahnhof, Lage nach Ostsüdost, vor dem Hotel die Landstrasse, hinter demselben ein grosser Orangen-Garten (vollst. Pension ohne Wein 7—8 Fr. pro Tag); Hôtel de Londres, in der Hauptstrasse und dem Bahnhof am nächsten ist mehr für Passanten und höchstens als Absteigequartier zu benutzen. — Privatwohnungen. Einige Villen u. mehrere Pensionen sind bereits vorhanden. Die Preise sind bis jetzt noch etwas niedriger wie an den übrigen Puncten der Riviera. — Aerzte. Dr. Schneer (Deutscher), Dr. Dickinson (Engländer).

Die wegen ihres vortrefflichen Ankergrundes Porto salvo genannte langgestreckte Bucht, an welcher das Städtchen Alassio (5500 Einwohner) unterm 43°48′ nördl. Breite gelegen ist, öffnet sich nach Ostsüdost und endigt gegen Süden mit dem Capo delle Melle, gegen Norden mit dem Capo Santa Croce. Vor letzterem befindet sich die kleine Felseninsel Gallinaria. Die im Rücken des Städtchens zwischen diesen beiden Caps in sanfter Bogenlinie von Südost durch Ost und Nord bis gegen West und Westsüdwest sich hinziehende Hügelreihe wird von keinem Flussbett durchbrochen. Sie entsendet nur ein paar dürftige Bäche zum Meeresstrand. Im Nordosten beim Cap Santa Croce und am nördlichen Eingang in die Stadt sind die Hügel dem Meere am nächsten. Gegen die Mitte der Bucht im Rücken der Stadt und westlich von der Eisenbahnstation treten sie weiter zurück, so dass sie zwischen sich und dem Ufer eine mässige Ebene lassen, welche dicht mit Oliven bedeckt ist. Höher an den Bergen hinauf finden sich Nadelholzwaldungen. Gegen West, Nordwest und Nord bildet dieser etwa 400—600 Meter hohe Hügelgürtel einen ziemlich wirksamen Schutz, von Nordost her kann der rauhe Greco den Meerbusen von Alassio frei bestreichen und dieser Wind macht sich zur Winterszeit in der That, besonders an der Strandgegend, recht unangenehm bemerkbar. Schneer giebt die niedrigste Temperatur mit —3° C. an. Nach ihm hätte Alassio die höchste Wintertemperatur der Riviera (10° C.). Indessen können seine Zahlen nicht wohl zu directen Vergleichen mit anderen Stationen benutzt werden, weil seine erste Beobachtung erst um 8 Uhr Morgens gemacht wurde. Der Wärmeunterschied Mentone und S. Remo gegenüber ist jedenfalls ohne Bedeutung. Nach Schleiden's Beobachtungen aus dem Winter 1879/80 zeigte das Thermometer nur ein einziges Mal für ein paar Stunden minus 2½° C. Am 3. December 1879 heftiger Schneesturm. Fröste, welche in diesem Winter die Citronenkultur in S. Remo, Bordighera und Mentone vernichteten, liessen Alassio unbehelligt. Die langgestreckte sandige Uferpromenade ist den Winden am meisten exponirt. Hier befinden sich der Sommersaison und Seebäder wegen die beiden zu längerem Aufenthalt geeigneten Gasthöfe. Für die Milde des Klimas spricht die üppige halbtropische Vegetation: Oelbäume, Johannisbrodbäume, Agrumen. In dem benachbarten Thale von Albenga wachsen Reben, welche einen vorzüglichen Wein liefern. Nach dem Urtheil von Sparks übertrifft derselbe den Barolo und Barbera Oberitaliens. Ausser der Olivenernte und der Agrumen-Kultur nimmt Fischerei und Schiffbau die Thätigkeit der Einwohner in Anspruch. Sardinen und Anchovis bilden einen Hauptausfuhrartikel und Angler und Fischliebhaber finden sicher in Alassio ihre

Rechnung. Gute Milch, besonders auch Schafmilch, ist reichlich und verhältnissmässig billig zu haben. Das Trinkwasser ist gut, für das beste gilt die sogenannte Acqua di costa. Der Gesundheitszustand soll gut sein; Schneer berechnet aus 9 Jahren eine Mortalität von 904 auf 5500 Einwohner, also 18.2 pro Mille, hohes Alter sei sehr gewöhnlich. Die Bewölkung des Himmels giebt derselbe Autor für die Zeit vom 1. October bis letzten April mit 111 heiteren, 51 halbheiteren, 43 trüben und nur 29 Regentagen an. Danach böte Alassio mindestens dieselbe ausgedehnte Gelegenheit zum Luftgenuss wie die concurrirenden Riviera-Orte.

Man muss in Alassio gut zu Fusse sein, wenn man nicht ausschliesslich auf den Strand angewiesen sein soll; denn die zu den Hügeln im Rücken der Stadt hinaufführenden Fusswege sind steil und steinig. Man beabsichtigt aber einen Boulevard anzulegen. Von dieser neuen Strasse soll dann ein Weg nach dem 3 Kilometer entfernten Dorf Moglie sich abzweigen. Auch ein öffentlicher Garten und ein neues Hotel sind in Aussicht genommen. Man sieht, dass Alassio hinter anderen gleichartigen klimatischen Kurorten, wie S. Remo und Mentone, in manchen Beziehungen noch bedeutend zurücksteht. Die Auswahl an Wohnungen ist noch eine sehr geringe, und die durch das Seebade-Bedürfniss hervorgerufene zu nahe Lage am Strande passt für viele Patienten durchaus nicht. Bezüglich der Entwicklung der socialen Verhältnisse ist der Abstand im Vergleich mit jenen anderen Winterstationen noch recht auffallend, und diese Differenz könnte nur dadurch ausgeglichen werden, wenn der Aufenthalt in Alassio erheblich billiger wäre, indessen ist dies nur in geringem Masse der Fall. Bisher ist dieser Ort fast ausschliesslich von Engländern aufgesucht worden.

Arenzano,

von Genua 22 Kilometer oder 1 Stunde Fahrzeit entfernt, ist ein kleiner noch der Riviera di Ponente angehöriger Ort mit herrlicher Aussicht über den Golf. Von Olivenpflanzungen umgeben und mit angenehmen Promenaden auf die nahen Hügel (worunter der Weg nach Cogoletto, dem Geburtsort des Columbus, sich auszeichnet) hat er angefangen Wintergäste aufzunehmen. Das dortige neu erbaute Hotel, welches etwas vom Strande entfernt und in ziemlicher Erhebung überm Meeresspiegel sich in geschützter Lage befindet, soll recht gute Zimmer und Oefen haben und sich durch Billigkeit auszeichnen. Man ist dabei am Strande hin einen Boulevard anzulegen.

Pegli.

Reise und Aufenthalt. Die Fahrt auf der Eisenbahn von Genua bis Pegli (10 Kilometer) dauert einschliesslich des Aufenthaltes in S. Pier d'Arena nur 30—37 Minuten. Eine Pferdebahn führt alle 20 Minuten in 1 ¼ Stunde von Genua nach Pegli; ebenso lange braucht ein zweispänniger Wagen (7 Lire). — Kurzeit. Ende October bis Mitte Mai. — Gasthöfe.

Gegenüber dem Bahnhof Hôtel d'Angleterre, als Absteigequartier empfehlenswerth, für Kurgäste wegen mangelnder Südzimmer nicht zu benutzen; am Meere Hotel Gargini (Pension 8—10 Fr.); Grand Hôtel de Pegli im Palazzo Lomellini. Dieser grossartige Bau mit seinen breiten Corridoren, mit seinen grossen Hallen u. Sälen (circa 100 Zimmer) hat die volle Front nach Süden. Die dem Park zugewendete Nordseite mit hübschem Blick auf die Berge dient Sommergästen, welche sich des Seebades halber in P. aufhalten. Auch befinden sich in einem westlichen Flügel noch viele gute Wohnzimmer. Im oberen Stockwerk sind die Zimmer wegen Durchlässigkeit des Daches theilweise feucht. Zimmerheizung meist durch Kamine und deshalb für Kranke oft ungenügend, hier u. da auch durch kleine Kachelöfen. Sämmtliche Gasthöfe in Pegli werden von Voltri her mit Gas erleuchtet; Waterclosets. Im Souterrain einige Badezimmer für Süsswasser- u. Seewasserbäder, von denen das eine heizbar ist, Pension inclus. Zimmer mindestens 8 bis 10 Lire tägl., Weine theuer. Sehr mangelhaft ist die Anlage der Abzugscanäle, deren Inhalt sich nicht nur in manchen Zimmern durch üble Gerüche zu erkennen giebt, sondern auch zum Auftreten miasmatischer Fieber Veranlassung gegeben hat. Eigenthümer Landry (Besitzer des Hotel Sonnenberg in Engelberg in der Schweiz) u. Bucher. — Pension im Café-Restaurant Borrini. — Privatwohnungen. Die Villa Doria mit mehreren Wohnungen für Kurgäste, liegt sehr still abseits vom Meere u. besitzt einen grossen Garten. — Deutscher Arzt Dr. Frühauf. — Eine gute Apotheke ist vorhanden. — Badeanstalten. Warme Bäder im Grand Hôt., in der Sommersaison Gelegenheit zu Seebädern. — Gottesdienst findet einen Sonntag um den andern im Gr. Hôtel statt. — Postamt u. Telegraphenamt (mit Tagesdienst) in der Nähe des Gr. Hôt. — Deutsches Consulat in Genua: Generalconsul Dr. Bamberg, Salita Sta. Catarina.

Das Städtchen Pegli mit 4000 Einwohnern liegt (44° 23' nördl. Br.) eigentlich schon an der Riviera di Levante, da Voltri, der nördlichste Hafenort des Golfes von Genua, als Scheidepunkt zwischen beiden Rivieren angesehen werden muss. Im Norden von Pegli, 6 Kilometer von der Küste entfernt, erhebt sich 1100 Meter hoch der Monte Penello. Von ihm zweigt sich ein Bergrücken nach Süden ab und dringt bis an die Küste vor. Dicht an dem östlichen Abhange dieses Bergzuges liegt Pegli. Der gegen Osten im Rücken von Sestri aufsteigende Felskegel des Monte del Gazo springt nicht weit genug südwärts gegen das Meer vor, um Pegli gegen Nordosten genügend zu decken; doch ist es immerhin windgeschützter wie Voltri und Genua, welche direct von den aus dem Apennin vordringenden Nordwinden belästigt werden. Die Ebene von Pegli wird von Hügeln eingefasst, welche gut bewässert sind und eine üppige Vegetation besitzen. Wein und Oliven bedecken die untere Berglehne, Fichtenwälder, öfters von grösseren Piniengruppen unterbrochen, aber auch Eichen und ächte Kastanien, die oberen. Unter den Villen der italienischen Aristokratie, welche sich mit ihren herrlichen Gärten im Rücken des Städtchens erheben, verdient bekanntermassen die Villa Pallavicini den Preis. Der Reichthum an tropischen Gewächsen, welche an dieser Berglehne im Freien gedeihen, spricht am deutlichsten für die Milde des Klimas. Nächstdem besitzen einige andere Villen noch recht schöne Gärten. Der Garten der Villa Doria ist für Kurgäste, welche nicht in der Villa selbst wohnen, nur mittelst eines im Palazzo Doria in Genua zu entnehmenden Permesses zugänglich. Der Garten der Villa Rostan ist wenig geschützt und sehr zugig. Die Villa Elena endlich, welche sich weniger durch die Cultur ihrer Anlagen als durch die schönen Blicke über Meer und Seealpen auszeichnet, ist gegen ein kleines Trinkgeld dem Besucher stets geöffnet.

Die Temperaturverhältnisse betreffend, so ist Pegli

entschieden kühler wie S. Remo, Bordighera, Mentone und Nizza. Dies beruht hauptsächlich auf dem mangelhaften Windschutz, den der Ort gegen Norden und Nordosten zu besitzt. Dagegen ist mit einiger Wahrscheinlichkeit anzunehmen, dass die Temperatur, und zwar wegen grösserer Feuchtigkeit der Luft, äquabler ist wie die der westlichen Riviera, denn es scheint, dass diese der Riviera di Levante zukommende Eigenschaft schon in Pegli bis zu einem gewissen Grade sich ausspricht. Die reichliche Bewässerung der Thalläufe und die kräftige Vegetation bezeugen und bedingen auch wieder die höheren Saturationsgrade der Luft. Die von Starcke und Sparks vertretene Ansicht, dass Pegli bezüglich seiner Wärme- wie seiner Feuchtigkeitsverhältnisse eine Art von Mittelstufe repräsentire zwischen Mentone und Pisa, hat Einiges für sich. Genauere Angaben über die Niederschlagsverhältnisse fehlen noch. Starker abendlicher Thaufall ist nicht selten. Zu Zeiten wo es in Genua schneit sollen warme Regen in Pegli gewöhnlich sein. Man will die Bemerkung gemacht haben, dass die Luft in Pegli weicher und milder sei wie an dem Küstenabschnitt zwischen Nizza und S. Remo und dass sie deshalb Kranken mit trockenem Husten und Neigung zum Blutspeien besser bekomme wie an der westlichen Riviera, wo das trockene Klima wiederum bei Skropheln, bei vermehrter Secretion der Schleimhäute etc. seine stärkere Heilwirkung entfalte. Alle diese klimatischen Eigenthümlichkeiten und Vorzüge stehen indessen bis jetzt, da eine meteorologische Station nicht vorhanden ist, noch auf sehr schwachen Füssen. Sie beruhen zum guten Theil auf dem

Gefühl der Dankbarkeit für gute Verpflegung im Grand Hôtel. Das Trinkwasser ist nicht immer von gleicher Güte; nach Regengüssen ist es überhaupt ungeniessbar. Der wichtigste Vorzug Pegli's besteht darin, dass man auf recht angenehmen und staubfreien Spazierwegen sich vom Meere entfernen kann, ohne besonders hoch steigen zu müssen, oder in windreiche Gegenden zu gelangen. An der Landstrasse und in deren Nähe begegnet man hier im Frühjahr denselben Staubwolken wie in Nizza oder an anderen Punkten der ligurischen Küste. Diese abwechslungsreiche Umgegend mit ihren sanft ansteigenden bewaldeten Hügeln und mit ihren grünen Bergbuchten und blüthenreichen Thälern erinnert an unser deutsches Waldgebirge und bildet allerdings einen beachtenswerthen Gegensatz zu den kahlen Felswänden und den ausgetrockneten Flussbetten, welche zum Theil die berühmtesten Kurorte der Riviera verunzieren.

Wer seinen Blick nach dem Strand richtet wird sich an das Négligé der dort sich bewegenden Eingeborenen zu gewöhnen haben. Adamitische Kleidertrachten und die freie Jagd auf niedere Thiere zeugen für die Urwüchsigkeit dieses Kurortes. Schnyder spricht sich günstig über den Gesundheitszustand der Einheimischen aus, was wohl in der Hauptsache davon abhängt, dass die meisten Gewerbe (Schiffbau, Fischerei, Landbau) im Freien betrieben werden. Es gebe viele hochbetagte Greise, Wechselfieber sei unbekannt, die Cholera habe trotz der Nähe des von dieser Krankheit stark heimgesuchten Genua den Ort noch nicht berührt. Von den Kranken, welche Pegli aufsuchen, werden solche welche an chronischem Katarrh mit sparsamen Secret, solche welche an chronischen Störungen der gastrischen Organe und des Nervensystems leiden und endlich Reconvalescenten am meisten Nutzen ziehen und zwar besonders dann, wenn reichliche Bewegung in einer relativ milden Luft für sie geeignet und erwünscht ist. Ueberhaupt scheint Pegli für leichtere Kranke, welche gegen bewegte Luft weniger empfindlich sind, und welche sich in der Lage befinden ohne Schaden für ihre Gesundheit auch die weiteren Ausflüge (Kirche N. D. del Gazo, Acqua Santa, Monte Penello) machen zu können, besonders geeignet. Zu günstiger Zeit können auch Gondelfahrten unternommen und bis nach Genua (2 Stunden) ausgedehnt werden. Auch in Pegli waren die Engländer die ersten Wintergäste, jetzt wo deren Zahl bereits auf 200—250 während der Saison angewachsen ist, haben sich auch viele Deutsche und Schweizer dort eingestellt.

Sestri Ponente,

eine durch lebhaften Schiffsbau ausgezeichnete Stadt mit 10500 Einwohnern (von Genua 8 Kil. oder 20 Min. Fahrzeit, von Pegli nur 2 Kil. entfernt) hat in Folge eines recht guten und bedeutend billigeren Hotels wie die von Pegli (vollständige Pension incl. Zimmer und Wein 8 L. täglich), welches aber leider an der zugigen und staubigen Landstrasse gelegen ist, Wintergäste zu fesseln gewusst.

Der Besitzer des Gasthofs geht damit um, demselben durch Abbruch von Baulichkeiten freien Ausgang nach dem Meeresufer zu verschaffen.

Cornigliano.

Reise und Aufenthalt. Cornigliano liegt zwischen Genua u. Pegli. Von Genua (6 Kil.) braucht der Dampfwagen 15 Minuten, die Pferdebahn $^3/_4$ St. — Gasthöfe u. Pensionen. Villa Rachel mit der Hauptfront nach Südwest gerichtet und einem nach Südost gerichteten Seitenflügel. Gut geschützter, mit Sitzplätzen versehener Garten u. vortreffliche Einrichtung (Salons, Billard, Lesezimmer), gute Ventilation, Schlafzimmer mit Kaminen. Eigenthümerin Frau Rachel Pellegrini. Pension 8 Lire pro Tag; Albergo della Confidenza auf der Strasse nach Sestri.

Die kleine Fischerstadt Cornigliano ist den Nordostwinden vollständig preisgegeben. Weit besser gelegen ist die landeinwärts unter dem Schutze eines etwa 100 Meter hohen Hügelzugs befindliche Villa Rachel. Im Frühling und Herbst bildet dieses sehr gut ausgestattete Hotel eine vortreffliche Uebergangsstation für die subalpinen Kurorte, im eigentlichen Winter steht es zu sehr unter dem Einfluss des Nordwindes. Dies rührt davon her, dass fast unmittelbar hinter der Pension ein Thal von Norden her sich öffnet, in welchem zeitweise recht kalte Winde vordringen. Die Lage ist jedenfalls noch eine etwas windreichere und kühlere wie die von Pegli und gegen S. Remo und Mentone ist der Abstand ohne Zweifel schon recht bedeutend.

Nervi.

Reise und Aufenthalt. Vom Hauptbahnhof in Genua an der Piazza Acquaverde (Stazione Piazza Principe) geht dreimal tägl. ein Zug in circa 53 Minuten nach Nervi (12 Kil.). Vom Nebenbahnhof am Ende der Via Serra (Stazione Piazza Brignole) kann man 5 mal tägl. in 30—37 Minuten Nervi (9 Kil.) erreichen. Die zahlreichen und sehr langen Tunnels lassen es für empfindliche Kranke rathsam erscheinen sich von Genua aus eines Wagens zu bedienen (einspänn. Droschken bei Tage 5, Nachts 5.50 L., Zweispänner 5.50 resp 6 L.). Omnibus zwischen Genua und Nervi alle 20 Minuten in 1 $^1/_2$ St. — Kurzeit. Anfang October bis Mitte Mai. — Gasthöfe. Hôt. et Pension Victoria ganz nahe am Bahnhof mit Garten u. Aussicht übers Meer, auch als Absteigequartier sehr gut geeignet, 50 Zimmer, Pension 8—10 L. tägl.; Hôt. et Pens. Anglaise, ebenfalls mit Garten und mit der Berechtigung von 1 Uhr an den Park des Marchese Gropallo zu benutzen, 77 Zimmer, Pension 10—12 L. tägl. — Pensionen. Frl. v. Roeder, Via della stazione mit Garten, 12 Zimmer. Für kranke Damen, welche liebreicher Pflege bedürfen, besonders gut geeignet. Pension 8—10 L. tägl.; Pension Suisse der Mad. Fayod de Charpentier, 12 Zimmer, Pension 7—9 L. tägl.; Pension Pizzi, P. Bellevue (an der neuen Bergstrasse), P. Cavour. — Privatwohnungen sind in genügender Anzahl vorhanden. Eine Etage von 3—5 Z. mit Zubehör 100—300 L. monatl., eine Villa 400—600, grössere 4000 L. u. darüber. — Deutscher Arzt: Dr. Schetelig (im Sommer in Homburg). Derselbe ist auch mehrmals wöchentlich Nachmittags in Genua anwesend u. in der Farmacia Zerega, Piazza Carlo Felice zu erfragen. — Eine italienische Apotheke ist vorhanden. — Badeanstalt. In der Pension Anglaise sind 4 Badezellen für warme Bäder u. 1 kalte Douche vorhanden. — Gottesdienst. Deutsch-evangelischer alle 14 Tage in der Pens. Anglaise, englischer ebendaselbst jeden Sonntag, katholischer in den beiden Ortskirchen. — Postamt in der Hauptstrasse, Telegraphenamt mit Tagesdienst in der Hauptstrasse, der Post gegenüber, mit Nachtdienst auf dem Bahnhof. — Deutsches Consulat in Genua: Dr. Bamberg, Salita Sta. Catarina.

Nervi ist ein Städtchen von etwa 8000 Einwohnern, welches unterm 44° 22′ nördlicher Breite an der Riviera di Levante und zwar an einer dem Süden zugewandten

Berglehne gelegen ist. Gegen Nordnordost ist der Ort unmittelbar durch den Monte Fasce geschützt. Dieser ist bis zum Gipfel mit Olivenpflanzungen bedeckt, aus denen einzelne Häuser und Villen hervorschimmern. Hinter diesem Berg schieben sich 2 andere kahle Berge vor, der Monte Moro und der Monte Croce. Gegen Osten erhebt sich schützend der Monte fino. Das ganze Terrain fällt ziemlich steil zum Meere ab und bedingt dadurch den Mangel an ebenen Spazierwegen. Da Nervi überdies keine Hafenstadt ist, so hatte man gar keine Veranlassung die Strandgegend zu cultiviren und die dort der Niederlassung sich bietenden Schwierigkeiten fortzuräumen, man hat sich vielmehr 30—50 Meter über dem Meeresspiegel angesiedelt. Dagegen läuft 10—20 Meter oberhalb des Ufers (der zum Meer abfallenden Felswand mühsam abgerungen) ein etwa 1½ Meter breiter Weg hin. Diese eigentlich für die Zollwächter bestimmte Passage ist eine besondere Eigenthümlichkeit des Kurortes, weil sie wie nirgend anderswo an der ganzen Riviera eine vortreffliche Gelegenheit bietet eine staubfreie mit Salzwasserdämpfen geschwängerte Atmosphäre zu inhaliren. Dieser Pfad ist nach dem Meere zu grösstentheils mit einer Brüstung versehen, im Rücken aber durch eine 5—6 Meter hohe Mauer gedeckt, welche einen directen Windschutz bietet. Der Kurort würde meines Erachtens ausserordentlich gewinnen, wenn man die Lücken in der Brüstung ausfüllen, den Weg stets sauber halten und ihn an geeigneten Stellen mit Ruhebänken versehen wollte.

Die nördlichen Luftströmungen, welche Genua bestreichen, verlieren schon 8 Kilometer östlich von der Stadt, bei Quarto, ihren directen Einfluss auf die Küste. Der Ufersaum, der sich nun über Quinto nach Nervi und weiterhin über Bogliasco, Sori, Camogli etc. bis Rapallo hinzieht, hat Genua gegenüber durch besseren Windschutz und höhere Wärmeentwicklung überall die gleiche klimatische Bedeutung und nur die socialen Verhältnisse sind es hauptsächlich, welche Nervi vor seinen Nachbarorten den entschiedenen Vorzug geben.

Meteorologische Tabelle.

Nervi.	Nov.	Dec.	Jan.	Febr.	März	April
Mittlere Temp.[1]	12.0	9.2	8.7	9.6	11.3	13.6
Regenmenge[2]	150	122	119	81	112	55
Regentage[3]	10.6	7.7	9.3	8.8	8.8	8.4

Nach den bisher veröffentlichten meteorologischen Aufzeichnungen steht Nervi in den Wintermonaten bezüglich seiner Wärme um etwa 1° C. hinter der Ostbucht von Mentone und S. Romo zurück, während die Schwankungen der Temperatur im Laufe eines Tages hier geringer sind als an irgend einem Orte der Riviera di Ponente. Nach Thomas' Beobachtungen aus den Jahren 1875/76 und 1876/77 berechnen sich die mittleren Wärmeschwankungen für den December nur auf 2.4, für den Januar auf 3, für den Februar auf 3.2° C. Schneefall tritt sehr selten ein,

[1]) Nach Schetelig um 8, 2, 10 Uhr a. d. J. 1875—81; [2]) u. [3]) nach Thilenius.

1 bis 2 Mal im Laufe eines Winters, und gewöhnlich vergeht der Schnee noch am selben Tage. Nebel sind fast unbekannt. Schetelig hat Feuchtigkeits-Messungen mit dem von Regnault und Casella modificirten Daniell'schen Hygrometer angestellt, doch lassen sich dieselben mit den an der Riviera gebräuchlichen Psychrometer-Messungen nicht wohl in Vergleich stellen. Sie ergeben ein Saisonmittel von nur 60 %. Obgleich nun ausgiebige Psychrometer-Messungen fehlen, so lässt sich schon aus der erwähnten Aequabilität der Wärme schliessen, dass die Feuchtigkeit in Nervi höher sein müsse als an der westlichen Riviera. Ausserdem sprechen dafür die verhältnissmässig zahlreichen Niederschläge und die Heilerfolge d. h. die weniger stark tonisirende und excitirende Wirkung des Klimas. Mit Ausnahme von Thomas, welcher gegentheilige Erfahrungen geltend macht, neigen sich die Schriftsteller über Nervi der Ansicht zu, dass dieses wesentlich feuchter sei als Cannes und Mentone. Abgesehen von diesem streitigen Punkt beruht der wesentlichste Unterschied Nervi's gegenüber anderen Mittelmeerstationen auf seinen eigenthümlichen topographischen Verhältnissen. Am stärksten ist in dieser Beziehung der Gegensatz zu Pegli. Während Pegli's besonderer Reiz in den über Berg und Thal in sanfter Steigung sich hinziehenden Fusswegen besteht und in der Möglichkeit ausgedehnte Wanderungen nach den verschiedensten Richtungen zu unternehmen, verbieten sich in Nervi für die meisten Kranken derartige Promenaden. Hier gilt es still zu sitzen, sich ruhig zu verhalten, und für solche Kranke, die auf ein geringes

Mass körperlicher Bewegung angewiesen sind, besitzt Nervi in seinen unübertroffenen Gärten ein vorzügliches Aequivalent. Ich theile vollständig die Ansicht von Thilenius, der den mit geringerem Aufwand künstlicher Mittel angelegten Gärten Nervi's den Vorzug giebt vor den Schnörkeleien der Villa Pallavicini in Pegli. Und wer könnte unempfindlich bleiben beim Anblick dieser naturfrischen Anlagen, wie sie die Gärten von Gropallo, Serra, Croce, Gnecco uns bieten, wo ein seltener Reichthum von Orangen und Citronen uns entgegentritt, wo unter Palmen mitten im Winter Camelien üppige Blüthen treiben, wo die Gartenkunst in kaum merklicher Weise die bezauberndsten Veduten hervorruft! Für Kranke, welche wesentlich auf Passivität und ein beschauliches Leben hingewiesen sind, ist also Nervi in seiner windgeschützten Lage und mit seiner gleichmässigen Temperatur ein vorzüglicher Luftkurort. In Bezug auf Wegeverbesserung, Unterkunft und Pflege haben sich allmälig die dortigen Zustände von Jahr zu Jahr gebessert. Von der günstigsten Bedeutung ist die nunmehr fast vollendete neue Fahrstrasse nach S. Ilario hinauf, welche die früher so schwer zugängliche Berglehne in der Diagonale durchschneidet und der Baulust bereits vortreffliche Plätze zugeführt hat. Das Trinkwasser wird von den Bergen herab durch Leitungen in die öffentlichen Brunnen geführt und ist ganz geniessbar. Gute Milch verdankt man dem üppigen Graswuchs, der den Kühen den ganzen Winter hindurch grünes Futter verschafft. Die Frequenz hat sich im letzten Winter bis auf 400 Personen gesteigert, wovon etwa die Hälfte Deutsche sind. Wer

Kraft und Lust zu weiteren Ausflügen besitzt, wird die entzückenden Thäler und Küstenpunkte der Riviera di Levante nicht unbesucht lassen.

Santa Margherita.

Dieser kleine Ort, 28 Kilometer oder 1$^1/_2$ bis 2 Stunden Fahrzeit von Genua und 16 Kil. von Nervi liegt wunderhübsch am Eingang in die Bucht von Rapallo. Er besitzt im Hotel Bellevue eine recht gute, von einem strebsamen Wirthe geleitete Pension. Dieselbe ist bis jetzt zumeist von Engländern besucht. Hinter dem Hause ein Garten. Das Trinkwasser ist knapp und von zweifelhafter Güte.

Rapallo

ist eine lebhafte reinliche und gut gepflasterte Hafenstadt mit 11000 Einwohnern (31 Kil. oder 1$^3/_4$ St. Fahrzeit von Genua, 138 Kil. oder 5—5$^1/_2$ St. Fahrzeit von Pisa), welche in der Tiefe der südwärts vom Cap Portofino tief einschneidenden Bucht sich befindet,[1]). Der Windschutz gegen Nord und Nordost ist ganz vorzüglich; nach Westen hin schieben sich coulissenartig mehrere Berge vor, deren Fuss

[1]) Sigmund (Südl. klimat. Curorte S. 231) verlegt irrthümlicherweise Nervi in die Bucht von Rapallo.

mit Oliven-, Kastanien- und Feigenbäumen bedeckt ist, und welche auch nach dieser Richtung anscheinend genügende Deckung gewähren. Gutes und reichliches Quellwasser zeichnet den Ort aus. Das Hôtel d'Europe (Pension $7\frac{1}{2}$—10 L.) ist ein dreistöckiges Gebäude, etwa 100 Schritt vom Meere entfernt mit etwa 30 Zimmern, von denen aber nur 6 nach Süden, die übrigen gegen Ost und West blicken. Es ist von der Hauptstrasse durch einen mässig grossen mit Orangenbäumen besetzten Vorgarten getrennt. Die Pensionssätze scheinen nicht ganz fest zu sein, denn es wurde mehrfach über hohe Preise geklagt.

Spezia.

Reise und Aufenthalt. Von Genua (92 Kil.) erreicht man Spezia mit dem Nachtschnellzug in $2\frac{1}{2}$ St., mit den Tageszügen, wobei die Fahrt durch 80 Tunnels keineswegs zu den Annehmlichkeiten gehört, in $4\frac{3}{4}$ St. Von Pisa (36 Kil.) braucht man mit dem Treno diretto $1\frac{3}{4}$, mit den Omnibus-Zügen $2\frac{1}{2}$ St. — Kurzeit. October bis Mai, im Sommer gut eingerichtete Seebäder. — Gasthöfe. Grand Hôtel Spezia, das nächste am Bahnhof; Croce di Malta, 83 Zimmer, fast ausschliesslich Engländer (Pension $8\frac{1}{2}$—12 L.); Italia, deutsche Gesellschaft (Pension 8—9 L.) — Privatwohnungen. Möblirte Südzimmer, die besten in der Nähe des giardino pubblico, zu 30—40 L. monatlich. — Ein deutscher Arzt ist nicht anwesend. — Apotheken sind 4 vorhanden, empfohlen wird: Fossati, farmacia regia. — Badeanstalten in der Croce di Malta u. Italia, auch neben letztgenanntem Hotel. — Gottesdienst. Kathol. in den 4 Stadtkirchen, evangelischer in italien. Sprache in der protestant. Kirche, englischer in besonderer Kirche u. im Alb. Croce di Malta. — Unterhaltungen. Spezia besitzt durch öffentliche Subvention ein verhältnissmässig gutes Theater u. ein Casino. — Postamt, Corso Cavour,

Telegraphenamt mit Tages- u. Nachtdienst, Via Facio. — Consulate. Generalconsul des deutschen Reichs Herr Niemack in Livorno, Consul Herr G. Torri.

Weit tiefer noch wie bei Rapallo hat sich das Meer bei der Bildung des Golfes della Spezia gegen Nordwesten vorgedrängt. So wird dieser Golf nach Südwesten von einer weit vorspringenden Landzunge, nach Nordosten von der Festlandküste begrenzt, der einstmalige Uebertritt der Salzfluth über den felsigen Uferrand markirt sich aber noch deutlich an den Inseln Palmaria, Tino und Tinetto als den Bruchstücken des früheren Randgebirges. Im nordwestlichen Winkel dieses der Schifffahrt so günstigen Golfes unterm 44° 5′ nördl. Breite liegt die als Marinehafen Italiens im letzten Decennium so schnell aufgeblühte Stadt (La) Spezia. Gegen Südwest und West bildet das felsige Vorgebirge, welches in Porto Venere ausläuft, anscheinend einen ziemlich guten Windschutz, immerhin nicht so, dass nicht die in den Golf eintretenden Südwinde die Stadt öfters stark belästigten. Freier liegt die Stadt dagegen nach Nordwest und noch unsicherer ist die Deckung, welche sie gegen Nordost und Ost geniesst; denn der Hauptzug des Apennins befindet sich jenseits des Magrathales und so ist es nur lückenhaftes in terrassenförmigem Aufbau mit Oliven bepflanztes Hügelland, das sich in nordöstlicher Richtung erhebt. Spezia hat 20000 Einwohner und besteht aus einem alten und einem neuen Theil. Letzterer zeichnet sich durch sehr stattliche Gebäude aus und hat gute mit Schieferbruchsteinen gepflasterte Strassen, welche theilweise mit Platanen besetzt sind. Besonders macht die viereckige nach dem Hafen zu sich öffnende Piazza Vittorio Emmanuele mit ihren hohen Colonnaden einen wahrhaft grossstädtischen Eindruck. Die mit immergrünen Gewächsen bepflanzten, mit steinernen Bänken versehenen Anlagen dieses Platzes werden immer weiter ausgedehnt, sind durchaus sauber gehalten und bilden im Verein mit den sie umschliessenden Säulenhallen eine sehr geeignete Einrichtung zu körperlicher Bewegung im Freien.

Die Meteorologie von Spezia ist noch nicht genügend studirt worden, denn die zuverlässigen Angaben von Thomas beziehen sich nur auf die einzige Wintersaison 1872/73, welche bekanntlich im Süden ungewöhnlich warm war. Man wird kaum irren, wenn man annimmt dass das Mittel der Wintertemperatur in der genannten Saison (10.8°) das normale Mittel um 2° übersteigt. Bröking ist der Ansicht, dass Spezia wahrscheinlich noch kälter sei als Pisa. Zweifellos ist, dass Spezia den hohen Feuchtigkeitsstand der anderen Punkte der Riviera di Levante theilt und dass es den Südwinden eine grosse Reihe von Regentagen verdankt. Thomas fand in der Saison 1872/73 vom October bis März unter 182 Tagen 74 Regentage, sodann 63 ganz heitere, 55 halbheitere, 64 trübe Tage. Dr. Crucknell erlangte, wie Sparks mittheilt, aus den 3 Wintermonaten 1878/79 folgendes Resultat: 47 sonnige, 36 Regentage, 2 Schneetage, 16 Tage mit rauhen Winden.

Die Vegetation von Spezia und Umgegend wird hauptsächlich vertreten durch Oliven und den Weinstock. Berühmte Weinberge befinden sich an der Küste im Nordwesten der Stadt bei Cinque Terre. Der gewöhnliche Wein ist leicht und angenehm säuerlich, sonst ist auch der Chianti sehr gewöhnlich.

Der Gesundheitszustand der Einwohner von Spezia ist nach Thomas recht günstig. Die Sterblichkeit beziffert sich auf 1:37.5 oder 26.7 pro Mille; Langlebigkeit ist sehr gewöhnlich. Malaria wurde in den Sommermonaten in einzelnen Dörfern der Umgegend (Migliarina) angetroffen, Spezia selbst ist während des ganzen Jahres fieberfrei. Im Winter bilden Katarrhe der Athmungsorgane die gewöhnlichen Krankheiten. Das Trinkwasser stammt aus einer von Vivera hergeführten Leitung, ist von angenehmem weichen Geschmack und wird am besten bei der ohnehin klimatisch begründeten Neigung zu Diarrhöen mit etwas Rothwein gemischt. Unter den Nahrungsmitteln verdient die reiche Auswahl an Fischen Beachtung.

Rüstigen Kranken gewährt die Umgegend mancherlei hübsche Ausflüge. So eignet sich das Thal von Migliarina nordöstlich von Spezia zur Zeit der Brise vortrefflich zu einer Promenade. An der hügeligen Westküste des Golfs kann man sich bis Porto Venere begeben, zu leichten Fusstouren eignet sich aber noch besser die verhältnissmässig ebene Ostküste. Hier führt der Fahrweg bis San Bartolomeo. Zu Wasserfahrten geben die weiter südlich gelegenen Orte S. Terenzo und Lerici (Dampfschiff täglich in 40 Minuten) beliebte Zielpunkte ab. Stellt man Spezia in Vergleich mit den übrigen ligurischen Küstenorten, so findet man, dass es eines nur zweifelhaften Windschutzes geniesst und wahrscheinlich weniger warm ist wie seine sämmtlichen Concurrenten. Die ziemlich hohe Feuchtigkeit und die reichlichen Niederschläge nähern es auch in Betreff der Heilanzeigen Pisa. Diesem fehlt aber die unmittelbare Wirkung der See und in der sonnenfangenden Eigenschaft des Lungarno entwickelt es höhere Temperaturen, wie Spezia sie aufweisen kann. Die gute Gelegenheit zu weiten Promenaden erinnert an Pegli. Wenig Staub auf den Strassen, die vortrefflich angelegte Piazza Vittorio Emmanuele, die aufstrebende Stadt, eine thätige Bevölkerung, welche sehr vortheilhaft gegen das bettelhafte Wesen der Pisaner absticht, sind unverkennbare lokale Vorzüge. Neben einer kleinen englischen Gemeinde haben in den letzten Jahren auch einzelne deutsche Familien in Spezia überwintert.

Viareggio.

Reise und Aufenthalt. Viareggio ist von Pisa 22 Kil. (40 Min. Fahrzeit) entfernt, von Genua (146 Kil.) braucht man mit dem Treno diretto 4, mit dem Personenzug gegen 7 St. — Kurzeit. October bis Mai; während der Sommermonate ist V. ein sehr beliebter Seebadeort. — Gasthöfe u. Pensionen. Nahe am Strande Hôtel de Russie mit Teppichen und kleinen Oefen. Für solche, welche die Nähe der See gut vertragen, das geeignetste Hotel; Pension Anglo-Americaine, New York, Italie, Albergo del Commercio, Corona d'Italia (alle etwas weiter vom Meere); Hôtel de la Grande Bretagne (stattliches Haus, etwa 10 Min. vom Meere u. dem Bahnhofe am nächsten). In sämmtlichen genannten Hotels während des Winters vollständige Pension incl. Zimmer u. Wein für 5—6 L. tägl. — Deutscher Arzt: Dr. Hirschl in Pisa.

Das Städtchen Viareggio, unterm 43° 52' nördlicher Breite, hat seit Vollendung der von Genua nach Livorno führenden Eisenbahn als Seebad von Jahr zu Jahr an Bedeutung gewonnen. Es existirt hier ein Spital für skrophulöse Kinder, welche schon seit langer Zeit nach dem Princip unserer Feriencolonien dorthin dirigirt wurden. Gegen Norden und Nordosten befinden sich in etwa 10 Kilometer Entfernung die Carrarischen Berge, gegen Osten erstreckt sich die Ebene bis an die Höhen von Lucca, nach Südosten und Süden aber grenzt der Ort an die Niederungen des Serchiothales. Von dieser Seite her war Viareggio den Angriffen der Malaria ausgesetzt, aber man hat es gut zu assaniren verstanden, denn es wird mit Bestimmtheit versichert, dass seit 12 Jahren keine Fieber mehr vorgekommen seien. Einen besonderen Vorzug geniesst Viareggio theils durch seinen vortrefflichen sandigen Strand, theils durch seine weit ausgedehnten Fichtenwälder. Von 2 Seiten her tritt die Pineta ziemlich nahe an die Wohnungen heran, so dass man sich mit leichter Mühe in ihren Schutz begeben kann, und dieser Waldschutz ist gegen die Landwinde von grösserer Bedeutung wie die weit entfernten niederen Bergzüge. Ein Uebelstand sind die im Winter nicht seltenen Nebel; im Uebrigen werden sich bis auf die Seenähe die klimatischen Bedingungen von denen Pisa's kaum unterscheiden. Die gute und billige Verpflegung hatte im letzten Winter (1880/81) bereits eine Anzahl Fremder, darunter auch einige deutsche Damen, nach Viareggio gelockt.

Pisa.

Reise und Aufenthalt. Am schnellsten und für die Zollrevision am bequemsten macht man von Deutschland oder Oesterreich her die Reise nach Pisa, wenn man ein durchgehendes Billet bis Florenz nimmt, wohin man per Bahn über den Brenner von Berlin aus in 50 Stunden, von München aus in 27 $^1/_2$ Stunden gelangen kann. Von Wien aus führt uns die Pontebba-Bahn in 16 $^1/_2$ St. nach Venedig und in 24 $^1/_2$ St. nach Florenz. Diese Stadt hat unter Temperaturschwankungen so viel zu leiden, und ist in ihren klimatischen Verhältnissen überhaupt so bedenklich, dass ein Kranker den verlockenden Aussichten, zu denen Natur und Kunst sich hier vereinen, gänzlich aus dem Wege gehen sollte. Nach kurzer Erholung muss er nach Pisa, wohin er über Empoli oder Pistoja in 2 $^1/_2$ bis 4 Stunden gelangen kann, übersiedeln. Wer seinen Weg über Genua nimmt, legt die Reise von hier bis Pisa (168 Kil.) mit dem Nachtschnellzug in 4 $^1/_2$, mit dem Tagespersonenzug in 7 $^3/_4$ Stunden zurück. Die unaufhörliche Reihe von Tunnels verkümmern dem Reisenden den Genuss an dieser sonst so schönen Fahrt sehr bedeutend. — Kurzeit. October bis April. Wer schon Anfang October abreist, ist sicher eine gute Wohnung zu finden und bei milder Witterung die Reise zu machen. Gegen Mitte April fängt die Hitze an lästig zu werden. — Gasthöfe u. Pensionen. Von den an der Piazza della Barriera dicht am Bahnhof gelegenen Gasthöfen ist der beste das Hotel Minerva. Es kann als Absteigequartier empfohlen werden. Die klimatisch günstigste Gegend ist der Lung-Arno d. h. das rechte Ufer des Arnoflusses und zwar vorzugsweise der Abschnitt zwischen Ponte di Mezzo u. Ponte Solferino, weil hier die Morgensonne am frühesten zur Geltung kommt. Von der Solferinobrücke beginnend bis zum Ponte alla fortezza liegen hier das Hôtel de la Grande Bretagne, Nettuno (mit einigen Südzimmern, in den Parterreräumen eine Trattoria), Vittoria, Gr. Hot. dell' Arno, Europa e Roma; Pension Suisse (rein italienisch u. keineswegs empfehlenswerth), Pension Ludwig (bürgerliche Kost u. gute Zimmer für circa 8 L. tägl. ohne Wein), die beiden letztgenannten Pensionen liegen am oberen Theile des Lung-Arno und bekommen die Morgensonne etwa eine Stunde später. Im Allgemeinen beträgt die Pension in den Hotels 9—12 L., doch sind die Preise nicht ganz fest. — Privatwohnungen. Die besten aber auch theuersten am Lung-Arno. Die im October noch hochgehaltenen Preise pflegen im Laufe der Saison herunterzugehen. Häufig kann man nur für die ganze Saison miethen ($1\frac{1}{2}$—3 L. pro Tag u. Zimmer), doch findet man jetzt auch Südzimmer, die monatsweise abgelassen werden (60 L. pro Monat). In einer Privatwohnung wohnt man durchschnittlich um ein Drittel wohlfeiler als im Hotel. Möglichst viel Sonne und Trockenheit der Räume sind die Hauptbedingungen für ein gutes Logis, sodann ein guter Ofen oder Kamin. Ein schriftlicher Contract und um den Preis zu handeln ist unbedingt nothwendig. — Speisehäuser. Das beste und für den Patienten günstigst gelegene ist die Trattoria al Nettuno am Lung-Arno regio, von wo man auch Speisen ins Haus geschickt erhalten kann. Abonnenten zahlen pro Monat für täglich 2 anständige Mahlzeiten (Gabelfrühstück und Diner einschliesslich des Weins) 100 L. und 5 L. für Bedienung. Durchschnittlich sind die Speisen recht gut, die Früchte sogar ausgezeichnet. Der gewöhnliche Rothwein, vino di collina, verursacht leicht Obstructionen. Vorzüglicher Chianti-Wein ist leicht zu haben. Das Leben ist nach dem Angeführten in Pisa erheblich billiger wie an der Riviera. — Feuerung. Ein Kubikmeter kleingemachtes Holz, das gewöhnliche Winterquantum für den Einzelnen kostet 20 Lire. — Café's am Lung-Arno: Ciardelli, Ussero, Arno. — Aerzte. Deutscher Arzt: Dr. Hirschl; Italiener: Fedeli, Feroci. — Apotheken. Rossini, Via S. Frediano u. a. m. — Badeanstalten. Hydrotherapeut. u. Inhalations-Etablissement des Dr. Lombard, Via Fibonacci Nr. 11; warme Bäder auf der Piazza Silvestre in der Nähe des Ponte alla Fortezza; Bagni Ceccherini, Lung-Arno in der Nähe des Ponte Solferino. — Gottesdienst. Katholischer in den Stadtkirchen, protestantischer in italien. Sprache in 3 Kirchen; israelitischer im Tempel, Via Palestro. — Zum Unterricht in der italienischen Sprache ist in Pisa gute Gelegenheit. — Deutsche Buchhandlungen. Ulrich Hoepli, Lung-Arno regio 9 und Prof. Uebelhart, Lung-Arno 5. — Theater. Regio teatro nuovo. Oper und Ballet oft ganz gut und zu sehr billigen Preisen. — Casino del buon' umore, Lung-Arno regio, mit mehreren auch deutschen Zeitungen. Fremde können sich einführen lassen. — Postamt am Lung-Arno neben Ponte mezzo, Telegraphenamt im Präfecturgebäude am Lung-Arno Galileo, geöffnet v. 7 U. Mg. bis Nachts 12 Uhr, den übrigen Theil der Nacht Telegraphendienst im Bahnhof. — Fuhrwerk zu tarifmässigen Preisen (1 Fahrt 80 Cent., zum Bahnhof 1 L. etc.) u. häufig noch billiger, empfehlenswerthe Wagen bei Bracci Fratelli. — Consulate. Deutscher Generalconsul in Livorno: Herr Niemack.

Pisa, eine Stadt von 26000, als Gemeinde von 50000 Einwohnern, liegt am Arno, 7 Kilometer vor Ausmündung desselben in das Meer, inmitten einer weiten von Hügeln und Bergzügen umsäumten Ebene, die sich nach Westen über die toskanischen Maremmen bis an die Küste ausbreitet. Unterm 43° 43' nördl. Breite verdankt es seinen warmen Winter den nach Norden zu schützenden Bergen und dem temperirenden Einfluss des nahen Meeres. Es gehört zwar in geographischer Beziehung nicht mehr zu den Kurorten der Riviera di Levante, steht ihnen aber in klimatischer Hinsicht so nahe, dass es am passendsten ihnen angereiht werden kann. Ein Kamm der Apenninen, die Alpe Apuana, zieht sich von Carrara in südöstlicher Richtung nach Borgo und Lucca im Thale des Serchio. Dieser mamorreiche Gebirgszug hat 1500 bis 2000 Meter hohe Gipfel wie den Monte Sagro oberhalb Carrara, die Punta della Croce und den Monte altissimo, und endigt weiterhin südöstlich über den Serchio vordringend am Arno in einer 1000 Meter hohen isolirten Bergkette, die Monti Pisani, deren höchster Punkt der Mt. Serra ist. Das Ende dieses Ausläufers beschreibt nach Süden einen Bogen, der sich nach Pisa zu öffnet und dasselbe auch vor den Nordostwinden sicher stellt. Dieser Schutz nach Norden und Nordosten wird noch durch die Anlage der Stadt selbst erhöht, welche einen ebenfalls mit der Concavität nach Süden liegenden Bogen des Arno in der Weise mit hohen Gebäuden und einer die Strassen abschliessenden Stadtmauer umspannt, dass das rechte Flussufer, der sogenannte Lung-Arno, dadurch eine besonders günstige Lage erhält. Die in Pisa im Winter vorherrschenden nördlichen Winde, bereits durch den Bergschutz bedeutend abgeschwächt, kommen also im Innern der Stadt nur zu geringer Wirkung. In den kältesten Monaten können sie allerdings, und zwar um so eher, wenn auf den umliegenden Höhen Schneefall eintritt, dem Kranken für mehrere Tage den Luftgenuss verbieten. Auch dringen durch das breite Thal des Arno im Frühjahre Ostwinde zur Stadt. Die Süd- und Südwestwinde, welche die Promenade frei bestreichen, sind nach genaueren Beobachtungen aus längerer Zeit nicht so häufig als man früher annehmen musste. Im Allgemeinen gilt Pisa wegen der geringen Stärke der Luftströmungen für windstill.

Der Arno, für gewöhnlich wasserarm und manchmal wegen Aufnahme der Abzugskanäle sogar übelriechend, ruft zeitweise durch heftige Regengüsse Ueberschwemmungen hervor, welche die Strassen der Stadt unter Wasser setzen.

Meteorologische Tabelle.

Pisa.	Oct.	Nov.	Dec.	Jan.	Febr.	März	April
Max. Temp.	24.0	18.8	14.1	13.2	15.4	17.5	23.1
Min. Temp.[1]	8.0	2.7	—1.0	—1.3	0.3	2.4	5.4
Mittl. Temp.[2]	15.1	10.6	7.0	6.6	7.4	9.6	13.9
Mittags-Temp.[3]	17.9	13.7	10.6	8.7	10.9	13.6	—
Rel. Feuchtgk.[4]	—	82.4	83.5	80.7	78.5	73.3	—
Regentage[5]	10.6	13.1	12.8	10.0	8.4	11.5	7.0

[1]) Die Monats-Max. u. Min. sind nach den von Schandein mitgetheilten Temp. a. d. J. 1855—71 berechnet. — [2]) Aus 3mal tägl. Beob. a. 17, für Oct. u. April a. 13 Jahren nach Mittheilungen v. Sigmund u. Bröking. — [3]) Ebenfalls nach 17jähr. Beob. v. Sigmund u. Bröking. — [4]) Aus d. J. 1869—73 nach Bröking. — [5]) Aus d. J. 1855—73.

Pisa ist während der Saison im Mittel um 2.5° C. kälter als die Kurorte der Riviera. Obgleich der höchste und niedrigste Stand des Thermometers im Laufe eines Monats noch bedeutend differiren, so sind die Tagesschwankungen (wenigstens an den sehr häufigen feuchten und trüben Tagen) wegen der minder lebhaften Ausstrahlung weniger markirt, als in Mentone oder Nizza. Bröking giebt die mittlere Schwankung der Tagestemperatur für Nov. mit 5.6, Dec. 4.4, Jan. 5.2, Febr. 6.8, März 6.7° an. Hiernach würde das Mittel der Extreme für diese 5 Monate (1869/70) für Pisa nur 5.7° betragen, während es sich aus derselben Zeit für Mentone mit 8, für Nizza mit 9, für S. Remo mit 10° berechnet. Die gleichmässige Vertheilung der Wärme giebt sich nach Bröking auch insbesondere dadurch zu erkennen, dass die Temperatur, welche in mässigem Ansteigen ihre Mittagshöhe erreicht, von dieser bis zum Abend hin nur wenig einbüsst.

Da die Stadt nur 53 Meter überm Meere liegt, so ist der atmosphärische Druck bedeutend. In den 16 Jahren 1855—71 wurde als Maximum des Barometerstandes 778.6 als Minimum 758.1 Mm. verzeichnet. Das Mittel für die Saison ist 761.5, plötzliche stärkere Schwankungen der Quecksilbersäule sind nicht ganz selten.

Das breite Flussthal, die in der Nähe befindlichen Teiche, die geringe Entfernung des Meeres und der Mangel trockener Winde bedingen einen hohen Grad von Feuchtigkeit. Mit einer relativen Feuchtigkeit von 79.7% im Mittel der Saison tritt Pisa neben Pau und Venedig in die Reihe der an Wasserdampf reichen Kurorte. Auch der Dunstdruck und die Dampfspannung erfahren durch einfallende Winde öfters grosse Herabsetzungen.

Dem Feuchtigkeitsgrade entspricht die Stärke und Zahl der Niederschläge. Unter 3 Tagen zählt man in Pisa einen Regentag. Von diesen 122 jährlichen Regentagen fallen 27 auf den Sommer, 95 auf die übrigen Jahreszeiten, und von ganz heiteren Tagen haben Herbst und Winter nur die Summe von 51 aufzuweisen. Nebel sollen kaum und Schnee sehr selten und kurzdauernd vorkommen. Bleibt der Schnee einmal ausnahmsweise 8—14 Tage lang liegen, und tritt etwa Eisgang auf dem Arno ein, so kann dann die Temp. bis auf —8° herabgehen (Bröking).

Die Sterblichkeitsziffer, 1:33, ist für eine Mittelstadt von 35 000 Einwohnern ohne besondere lokale Schädlichkeiten keine besonders günstige. In Anschlag zu bringen ist indessen ein weit verbreitetes Proletariat und eine sehr mangelhafte Ventilation in den Häusern. Dass Pisa in Betreff der Todesfälle an Schwindsucht günstiger gestellt ist als andere Orte, bestätigen die neuerdings mitgetheilten genauen Mortalitäts-Tabellen (Schandein). Während im Allgemeinen $^1/_7$ aller Todesfälle der Phthise zur Last fällt, sterben in Pisa nur $^1/_{10}$ an Lungenschwindsucht, und hiervon sind wieder 90 % auf den ärmsten Theil der Bevölkerung zu rechnen. Bronchialkatarrhe sind häufig, was auf die vielen unzweckmässigen Wohnungen, auf die rauchenden Kamine und die Kohlenbecken (Scaldini) geschoben wird. Entzündungen der Lunge und Pleura sollen meist einen guten Verlauf zeigen. Hieran reihen sich in starker Frequenz Darmkatarrhe mit vorwaltender Reizung zu Diarrhöen, Hyperämien der Leber und Milz. Sehr gewöhnlich sind rheumatische Affectionen. Apoplexien fallen fast ausschliesslich den Sommermonaten zur Last. Diphtheritis ist selten.

Wie in Pau und Venedig spricht sich die erschlaffende und beruhigende Wirkung des Klimas schon im Habitus der Bevölkerung aus. Pisa ist wärmer als Pau und Venedig; von jenem unterscheidet es sich wesentlich durch die grössere Nähe des Meeres, im Uebrigen haben alle 3 Orte ähnliche Indicationen. Die feuchte Wärme des Klimas beschränkt die Wasserabgabe von Haut und Lungen, wogegen sich die Absonderungen der Nieren und anfangs auch des Darmkanals steigern. Die starke Vermehrung der Urinabsonderung ist dem Ankömmling besonders auffällig, der vor seiner Akklimatisation auch leicht vorübergehend an Durchfall leidet. Thomas notirte einen sehr günstigen Erfolg bei Nierensteinen, wo die reichliche Secretion wohl den Abgang der Concremente beförderte. Das Körpergewicht steigt und Wohlbeleibtheit ist häufig, weil bei gewöhnlichem oder nicht merklich vermindertem Appetit der Stoffwechsel im Ganzen genommen langsamer vor sich geht. Alle Schleimhäute secerniren leichter. Es tritt eine Beruhigung des Nervensystems ein, die sich durch Phlegma und festeren Schlaf zu erkennen giebt. Besonders indicirt ist daher das Klima von Pisa bei Katarrhen des Larynx und bei trockenem Katarrh der Bronchien. Bei Asthma und Emphysem ohne oder mit begleitendem Herzfehler sind die Wirkungen oft sehr günstig. Der Ruf Pisas bei Katarrhen, die andernorts nicht weichen wollen, ist ein in Italien so verbreiteter, dass er sogar aus Sicilien Kurgäste heranlockt. Günstig wirkt auch das Klima bei Darmkatarrhen mit Neigung zur Obstruction. Schwieriger ist die Entscheidung, welche Fälle von chronischer Pneumonie und beginnender Phthise Vortheile von einem Aufenthalt in Pisa haben könnten. Unter den Patienten, welche an „erethischer Phthise" leiden, wird die Rücksicht auf die klimatischen und socialen Eigenthümlichkeiten des Kurortes eine engere Auswahl nöthig machen. Hierbei kommen besonders wieder die Blutungen in Betracht, wozu die plötzlichen Barometerschwankungen und der schnelle Witterungswechsel bei Disponirten leicht von Neuem Veranlassung geben können. Bröking beobachtete, dass mit dem Auftreten sturmartiger Südwestwinde, eine Erregung des Nervensystems stattfand. Die Herzthätigkeit war bei vielen Kranken verstärkt und sie klagten über Schlaflosigkeit. Contraindicirt ist ferner Pisa bei allen Blennorhöen, bei Krankheiten des Darmkanals mit Neigung zu Durchfällen, bei chronischen Entzündungen der Leber und Milz, bei Nierenleiden, welche eine Beschränkung der Secretion erfordern, endlich bei Rheumatismus und Gicht. Pisa ist durch vorzügliches Trinkwasser ausgezeichnet, welches durch eine mächtige Leitung von den Monti Pisani her der Stadt zugeführt wird.

Zu den unangenehmen Seiten Pisas gehört es, dass der Kranke während des eigentlichen Winters auf den Lung-Arno als den einzigen klimatisch-günstigen Punkt beschränkt ist. Hier, wo er allerdings eine sonnige, reinliche und fast staubfreie Promenade findet, wandelt er tagtäglich auf und ab, oder er wagt sich zur Porta alle Piagge hinaus bis auf die mit immergrünen Gewächsen reich geschmückte und jüngst durch die Initiative deutscher Kurgäste mit hölzernen Bänken versehene Passegiata nuova, wenn ihn nicht der Regen, oder falls es einige Tage nicht geregnet hat, der Staub davon zurückhält. Erst das Frühjahr gestattet ihm sich in der weiteren Umgegend umzusehen und Ausflüge nach S. Rossore, S. Giuliano, Asciano, Agnano oder Lucca zu unternehmen. Die Stadt selbst ist unleugbar eine der langweiligsten und melancholischsten, die man sich denken kann. In dem nordwestlichen Winkel des viereckigen Raums, den ihre Mauern einschliessen, auf der Piazza del Duomo, findet sich Alles zusammengedrängt, was Pisa an Sehenswürdigkeiten bietet, und der Reisende, der hier das Battisterio, den Dom, den schiefen Thurm und den Campo santo besichtigt hat, pflegt nach wenigen Stunden der Stadt den Rücken zuzuwenden. Dabei gab es bis vor Kurzem kaum eine italienische Stadt, wo der Fremde von der Zudringlichkeit und Prellsucht der Lazzaroni so viel zu leiden gehabt hätte wie gerade hier, und so behielt lange Zeit seine volle Gültigkeit was Dickens einst sagte: „wenn Pisa wegen seines Thurms das 7. Wunder der Welt ist, so kann es mit Rücksicht auf seine Bettler die 2. und 3. Stelle beanspruchen."

Erst der letzte Krieg, der den Deutschen die französischen Kurorte verschloss, die Anwesenheit deutscher Aerzte und die Veröffentlichung zuverlässiger meteorologischer Beobachtungen haben dieser fast in Verfall gerathenen Winterstation einen neuen Aufschwung verliehen. Möchten nun die dortigen Behörden das Ihrige thun, und es sich angelegen sein lassen den Interessen der Kurgäste in immer höherem Masse Rechnung zu tragen.

Wem der Aufenthalt in Pisa nicht bekommt, der kann die Riviera oder Ajaccio leicht erreichen; wem es im Frühjahr zu warm wird, wer aber Gründe hat noch nicht direct in die nordische Heimath zurückzukehren, der findet in Spezia oder Venedig angenehme Uebergangsstationen.

V. Corsica.

Literatur. Bennet, Mentone, die Riviera, Corsica und Biarritz, deutsch v. Hahn. Mainz 1863 (S. 128—170). — Pietra Santa, La Corse et la station d'Ajaccio. Paris 1864. — Biermann, Die Insel Corsica mit besonderer Berücksichtigung von Ajaccio als klimatischer Kurort. Hamburg und Leipzig 1868. — Biermann, Ajaccio. Bericht über die Wintersaison 1868/69. Deutsche Klinik XXI, No. 24 ff. 1869. — Wunderlich, Ein Besuch in Ajaccio. Archiv der Heilkunde X, 6, 1869. — F. Gregorovius, Corsica. Stuttg. 1869. — Dr. Costa, La Corse et son recrutement. Etudes historiques, statistiques et médicales. Paris 1873. — Dr. Costa, Bains de Guagno. Rapport sur le service de santé pendant la saison thermale de 1871. Ajaccio 1873. — Guide de voyageur en Corse avec indications sur la station hivernale d'Ajaccio 1874/75. — A. Baader, Briefe aus Ajaccio. Corresp. Bl. für Schweizer Aerzte VII, No. 23 u. 24. 1877. — Brunner, Corsica und seine Kurorte. Berl. klin. Wochenschr. XV, No. 47 u. 48. 1877. — San. Rath Dr. Valentiner, Zur Kenntniss und Würdigung der südlichen Winterkurorte mit besonderer Rücksicht auf Ajaccio und Kairo mit dem Nil. Berl. klin. Wochenschr. XVII, No. 23. 1880. — Dr. R. Wagner (Albisbrunn), Die Wintersaison 1879/80 in Ajaccio. Corresp. Bl. für Schweizer Aerzte No. 24. 1880.

Die unter französischer Herrschaft stehende Insel Corsica zählt 260000 Einwohner. Zwischen dem 41° 22′ und dem 43° nördlicher Breite gelegen, beträgt ihre Entfernung von der italienischen Küste 85 Kilometer. Sie stellt ein

185 Kilometer langes und etwa 85 Kilometer breites grösstentheils wildes Gebirgsland dar, dessen centraler Felsrücken von Nord nach Süd verläuft. Durchschnittlich 1500 bis 2500 Meter hoch, erhebt sich dieser Kamm in den Gipfeln des Monte Rotondo und Monte d'Oro bis auf 2764 resp. 2653 Meter Höhe. Ungefähr zwei Drittel der Erdoberfläche der Insel besteht aus festem Granit. Im Westen und Süden ist dieser das ausschliessliche Gestein. Zwischen dem Golf von Galeria und dem von Porto kommt der Porphyr in beträchtlicher Menge vor. Der äusserste Punkt der sich nach Norden erstreckenden Halbinsel ist das Cap Corso, ein Name, der sich auf die ganze Halbinsel selbst ausgedehnt hat. Diese ist ein schmaler fruchtbarer Landstrich, dessen Mittellinie von dem Serra-Gebirge gebildet wird. Hier und auf der ganzen Ostseite der Insel herrscht das intermediäre Gestein vor: Graubläulicher und schwärzlicher Kalkstein, Talkschiefer in grossen Massen, sodann Quarz, Feldspath und Porphyr. Ferner ist die Ostküste durch breite Uferflächen fruchtbar, dabei aber durch ihre Sümpfe und Salzlachen der Heerd von Fieberdünsten, die vom Meere aus flussaufwärts zu den Höhen der westlichen Abdachung hinaufsteigen. Anders an der Westküste, wo die transversalen Ausläufer des Gebirges bis dicht an das Meer herantreten, welches in zahlreichen Buchten den granitnen Uferrand aushöhlt. Repräsentirt demnach die Ost- und Westseite der Insel durch Verschiedenheit des Windschutzes und der Bodenschichten abweichende klimatische und sanitäre Zustände, so erwächst eine weitere Mannichfaltigkeit der Verhältnisse aus der

mehr oder weniger starken Erhebung über dem Meeresspiegel. Von den 8 Monate lang mit Schnee bedeckten Gipfeln der Bergriesen und ihrer winterlichen Umgebung bis zu den sommerlich-milden Luftschichten der Küste existirt eine Reihe klimatisch verschiedener Zonen, deren Charakter am sichtlichsten in ihrer Vegetation sich ausspricht. Steigt man von der fast vegetationslosen Höhe hinab, so gelangt man allmälig in Gegenden, wo zunächst unsere deutschen Waldbäume: Fichten, Weymouthskiefern, Lärchen und Buchen sich zeigen. Dann kommen Pinien und immergrüne Eichen, aber schon bei 1200 Meter Höhe erscheint der Oelbaum, zunächst vereinzelt, bald in dichten Massen, bis man endlich die von Fruchtbarkeit strotzenden Gelände erreicht, auf denen Wein und Feigen und Agrumen in üppiger Fülle sich ausbreiten. In solcher Weise kann man dieses wechselnde Bild der Vegetation in schneller Folge an sich vorüberziehen sehen, wenn man von Vivario her durch den herrlichen Wald von Vizzavona und weiter über Bogognano in das Thal der Gravone hinabsteigt. Diese Abdachungsstufen sind deshalb für uns von Bedeutung, weil sie klimatische Kurorte für alle Jahreszeiten bedeuten, sobald die Eisenbahn, bessere Fahrstrassen und ein regerer Verkehr den Zugang zu ihnen eröffnet haben. Von diesem Zeitpunkt an wird man auch auf eine erfreuliche Aenderung der socialen Zustände rechnen können. Darüber können freilich noch einige Jahre vergehen, und bis dahin kann nur Ajaccio als Winterstation in Frage kommen.

Ajaccio.

Reise und Aufenthalt. Ajaccio steht jetzt nur mit Marseille in directer Dampfschiffverbindung. Von Norddeutschland aus reist man nach Marseille am besten mit den sehr schnellen und bequem eingerichteten Expresszügen über Paris (Berlin-Paris-Marseille in 47½ Stunden). Billiger ist der kürzere Weg über Basel, Genf, Lyon. Dagegen ist es wegen mangelnder Anschlüsse und öfteren Wagenwechsels nicht zu empfehlen die Route Belfort-Dijon-Lyon zu wählen. Die besten Schiffe der Linie Marseille-Ajaccio sind unbedingt die 1800 Tonnen haltenden Fahrzeuge der Compagnie générale transatlantique. Sie machen die Reise jeden Dienstag Abend 5 Uhr in circa 15½ Stunden (Fahrpreis incl. Beköstigung in I. Kl. 28, in II. Kl. 18 Fr. Auch der 2te Platz ist so gut, dass selbst Kranke ihn mit Vortheil benutzen können. Für eine reservirte Cabine I. Kl. mit nur einem Bett 50 Procent mehr). Nächstdem fahren die beiden Gesellschaften Valéry (Freitags 12 Uhr in 15—16 St.) und Fraissinet (Freitag früh 8 Uhr in ca. 20 Stunden) von Marseille nach Ajaccio. Ihre Boote haben nur 130 Tonnen. Sonstige Dampfschiffverbindungen existiren zwischen Nizza, Genua und Livorno mit Bastia. Die kürzeste Seefahrt hat wer von Livorno aus nach Bastia geht (6—7 Stunden). Die besten Boote auf dieser Route hat die Gesellschaft Rubattino. Man fährt gewöhnlich jeden Sonntag früh 9 Uhr von Livorno ab. Da das Boot aber von Genua herkömmt, so sind Verspätungen häufig (I. Kl. 16 L. 10 c., die II. Kl. ist nicht zu empfehlen). Die Gesellschaften Fraissinet und Valéry fahren ebenfalls einmal wöchentlich von Livorno nach Bastia, in der Regel Mittwoch früh, doch sind die Boote wenig comfortabel. Die Gasthöfe in Bastia sind noch ziemlich einfach, der beste schien mir immer noch das Hotel de France mit Succursale in einem nahe gelegenen Hause. An der Eisenbahn von Bastia nach Ajaccio, welche einen langen Tunnel erfordert, wird von beiden Seiten her fleissig gearbeitet. Ganz vollendet dürfte sie aber erst um das Jahr 1886 sein. Die Entfernung zwischen Bastia und Ajaccio beträgt 152 Kilometer. Die Postwagen gleichen unsern Stellwagen, sind unbequem und häufig überfüllt. Jeden Mittag 12 Uhr geht die sogenannte Diligence in 20 Stunden von B. nach Aj. (Coupé 24, Intérieur 16 Fr.) und jeden Abend um 8 Uhr fährt die sogen. Berline denselben Weg in 17 Stunden (Fahrpreis 30 Fr.). Man kann auch mit der Diligence bis Corte fahren, wo man Abends gegen 8 Uhr eintrifft, hier bis früh 3 Uhr im Hotel de l'Europe mässig gut übernachten, und dann seinen Weg in der zu dieser

Stunde eintreffenden Berline fortsetzen. (Die Fahrt kostet in solcher Weise von Bastia bis Corte 8, von Corte bis Ajaccio 18 Fr.). Diese Route führt über einen 1140 Meter hohen Pass, der bisweilen bis in den März hinein eingeschneit ist. Verf. war am 14. Februar d. J. beim herrlichsten Maiwetter in Bastia (alle Obstbäume waren in voller Blüthe) und blieb andern Tages in der Gegend von Vivario fast im Schnee stecken. (Extrapost von Bastia nach Ajaccio 184 Fr.). — Kurzeit. Von Anfang October bis Mitte Mai. In der 2. Hälfte des September, ja selbst in der ersten des October ist es oft noch sehr warm. Wer diese Zeit so wie auch Mai und Juni auf Corsica verleben will, muss sich nach dem Dorfe Cavro oder besser noch nach Bastelica oder Bognognano zurückziehen. — Gasthöfe und Pensionen. Hotel Germania (Besitzer Hofer) mit gegen 24 Südzimmern, die übrigen Zimmer gehen nach West und 6 nach Nord. Garten hinter dem Hause, zu welchem man ebenen Fusses aus der ersten Etage gelangen kann. Den patriarchalischen Character, welchen dieses Hotel unter Leitung seines früheren Besitzers, des Herrn Dietz, besass, hat es gegenwärtig verloren. Man scheint es den grossen Schweizer Hotels ebenbürtig an die Seite stellen und in eine Pension Anglo-Américaine umwandeln zu wollen. (Verpflegung ohne Wein 7 Fr., 1 Südzimmer 3 bis 5 Fr. u. mehr); Hotel de France mit 40 Zimmern, darunter leider kein einziges Südzimmer aber eine Anzahl recht gut eingerichteter Westzimmer. Kost recht gut, der Wirth, Napoléon Guidon, thut sein Möglichstes um seine Gäste zufrieden zu stellen (Pension inclus. Zimmer und eines recht guten Tischweins 8—10 Fr.); Pension Müller, von der Wittwe eines schweizer Arztes geführt, mit recht freundlichen Südzimmern (Pension incl. Zimmer 10 Fr.). Die übrigen Hotels der Stadt sind ausnahmslos für den Kurgast nicht zu empfehlen. — Privatwohnungen sind dem jetzigen Bedürfniss genügend vorhanden, die besten am Boulevard Grandval, an der Place Bonaparte und dicht am Meer am Boulev. Lantivy. Die Heizvorrichtungen sind so ungenügend, dass südliche Lage der Zimmer unbedingt verlangt werden muss. Herr G. Dietz wird Landsleuten zur Erlangung eines geeigneten Quartiers gern behülflich sein. — Aerzte. Ausser den einheimischen Aerzten (Santy, Giustiniani, Peri, Tavera, Versini, Ceccaldi) halten sich gewöhnlich auch deutsche oder schweizer Aerzte während des Winters in Ajaccio auf. Im Winter 1880/81 waren dort Dr. Wagner (aus Albisbrunn bei Zürich) und Dr. Schiffmann (aus Bad Schimberg bei Luzern). — Apotheken sind 6 vorhanden, die beste darunter von Garçain, Boulevard Grandval gegenüber dem Hotel de France. — Badeanstalt für Süsswasser- und

Seewasserbäder aber ohne Douchen auf dem Boulevard Roi-Jérome. — Buchhandlungen von Peretti und Rocca-Tartarini; die Bibliothek Fesch mit 30000 Bänden ist den Fremden zugänglich. — Fuhrwerk ist bis jetzt noch sehr knapp.

Ajaccio, die Hauptstadt der Insel, mit einer Einwohnerschaft von 18000 Seelen liegt unterm 41° 55′ nördlicher Breite in einem nach Südwesten geöffneten Golf. Die in die See vorspringende Landspitze, an welcher die von Norden nach Süden ziehende Küste, nach Osten sich umbiegend, in den Golf von Ajaccio eintritt, ist die Punta della parata. In ihrer Nachbarschaft liegen die Blutinseln (Isole sanguinarie). Von hier aus nimmt die Küste wohl 15 Kilometer lang eine östliche Richtung bis zum Kurort, wendet sich dann nach Südost, wo das Flüsschen Gravone seine Mündung hat, und läuft endlich in südsüdwestlicher Richtung, in einem längeren vom Meere vielfach ausgebuchteten Arm, zum Capo Muro, in welchem der Golf von Ajaccio sich abschliesst. Man sieht: die Lage der Stadt hat in der That eine gewisse Aehnlichkeit mit der von Neapel, ein Vergleich, der von verschiedenen Schriftstellern bereits aufgestellt wurde, und der wegen des imponirenden Charakters der Landschaft noch treffender erscheint. Nur nach der Landseite zu, wo sich östlich das schneebedeckte Hochgebirge erhebt, existirt diese Aehnlichkeit nicht. Neben diesen gewaltigen Bergmassen, welche im Osten der Stadt sich aufthürmen, begleiten Seitenzüge das Gravonethal, welche so hoch sind und so weit gegen die Küste vordringen, dass sie nach Norden und Nordwesten einen sicheren Schutz gewähren. So hält der Hauptkamm des

Gebirges die Ostwinde, die Berge Pozzo di Borgo, San Antonio und Cacoduccio die Nord- und Nordwestwinde von der Stadt zurück. So kommt es, dass man die schlimmen Winde der Riviera, den Ost und Nordwest, in Ajaccio nicht kennt, und dass alle nördlichen Strömungen oberhalb der Küstengegend dahinstreichen, und die Stadt nur sehr mässig in Mitleidenschaft versetzen. Selbst der Scirocco wird durch westliche Ausläufer des Hochgebirges, welche an der Südseite des Golfs bis zum Capo di Muro vordringen, meistentheils zurückgewiesen und nur von Südwesten her dringt die Seebrise bis an die Stadt. Sie pflegt sich in den Wintermonaten regelmässig zwischen 10 und 11 Uhr zu erheben und bis 2 oder 3 Uhr anzudauern. Indessen dient sie mehr zur Reinigung der Luft und belästigt die Kranken kaum. Der Landwind erhebt sich in sanfter Weise bald nach Sonnenuntergang und verstärkt sich etwas kurz nach Sonnenaufgang. Bei starkem Schneefall kommt es vor, dass sich kältere Luftschichten zur Küste herabsenken und eine Erniedrigung der Temperatur um einen Grad bewirken. Vorübergehend sind stärkere Windstösse nicht ausgeschlossen. So beobachtete Valentiner im Februar 1878 einen lauen Südweststurm von wüthender Stärke und achtstündiger Dauer und einige Male einen schneidenden Nordwind, welcher die Stadt selbst allerdings nicht berührte, aber am östlichen Uferrande ausserhalb der Stadt unangenehm empfunden wurde.

Meteorologische Tabelle.

Ajaccio.	Oct.	Nov.	Dec.	Jan.	Febr.	März	April
Mittl. Temp.[1])	19.09	14.1	11.80	9.80	11.86	12.44	14.89
Tem. 1 U. Nm.[2])	20.9	16.7	16.1	14.6	17.6	16.3	18.9
Regentage[3])	5.9	6.3	5.0	5.5	3.7	3.3	4.3

Die meteorologischen Notizen, welche uns bis jetzt über den Kurort zu Gebote stehen, beweisen zunächst, dass die Temperatur der Wintermonate über $1^1/_2$ ° C. höher ist als an der Riviera, dass dieselbe überhaupt in Bezug auf die Mittel der einzelnen Monate eine grössere Constanz behauptet, und dass die Mittagsstunden auch der kältesten Monate ein bedeutendes Wärmemittel aufzuweisen haben. Noch niemals hat, wie an der Riviera, in Ajaccio der Oelbaum durch Frost gelitten, doch notirte Wagner im Winter 1879/80 während einer Nacht 2—3° C. unter Null.

Fast im Niveau des Meeres gelegen steht der Kurort unter starkem Luftdruck. Die monatlichen Schwankungen des Barometers sind nach den bisher angestellten Beobachtungen nicht sehr beträchtlich.

Die relative Feuchtigkeit ist noch nicht genügend ermittelt. Die angegebenen Werthe beziehen sich meistentheils auf das Saussure'sche Hygrometer und sind den Psychrometerzahlen nicht gegenüberzustellen. Indessen sind alle Beobachter darüber einig, dass Ajaccio zu den

1) Berechnet aus der Summe 9jähriger Beobachtungen von Dupeyrat, Nasadowski und Biermann. — 2) Nach Beobachtungen von Biermann 1867—69. — 3) Mittel aus 9 Jahren nach Dupeyrat u. Santy.

feuchteren Kurorten gerechnet werden müsse. Nach Valentiner schwankten die Feuchtigkeitsprocente aus den Wintermonaten 1875—79 zwischen 71 und 88 und hielten sich ziemlich constant nahe an 80. Bei einer Insel, welche hauptsächlich nur von westlichen, direct über das Meer kommenden Winden berührt wird, und welche überdies eine so kräftige Vegetation zeigt, ist dieser hohe Feuchtigkeitsstand keineswegs überraschend[1]).

Die Zahl der Regentage ist gering, 34 für die Saison. Ein sehr reichlicher Thaufall während der Nacht und in den Morgenstunden tritt den Nachtheilen übergrosser Trockenheit entgegen. Nebel gehört zu den äussersten Seltenheiten.

Fast vollkommene Staubfreiheit ist ein anderer Vorzug von Ajaccio. Der feste Granitboden des Ufers, so wenig er das Eindringen von Feuchtigkeit zulässt, ebenso wenig begünstigt er auf den Spazierwegen (die mit grobkörnigem Granit überschüttet sind) die Entwicklung des an der Riviera so lästigen Staubes, und aus demselben Grunde fehlen der Westküste Corsicas die Moscitos.

Was die endemischen Gesundheitsverhältnisse betrifft, so ist die Mortalitätsziffer günstig. Es sterben nach Pietra Santa auf Corsica 26 jährlich unter 1000 (1 : 38.4). Dagegen sind unter dem Proletariat Scrophulose,

[1]) Der einzige Autor, der herausgerechnet hat, dass Ajaccio trockener sei wie Mentone, ist Steffen in seiner Schrift über Davos. Es ist fast unglaublich, wie Jemand, der selbst einen Winter hindurch in Ajaccio war, wie A. Baader, dieses Rechenexempel mit Emphase für „eine rationelle Mitarbeit am exacten Studium der Klimatologie“ erklären kann.

Muskelrheumatismus und Wechselfieber mit consecutiven Milzleiden häufig. Schlechte Wohnungen, erbärmliche Kost (der gewöhnliche Mann lebt häufig hauptsächlich von Kastanien) und der reichliche Genuss von Spirituosen, wozu die vielen feurigen Weine das Ihrige beitragen, bilden die Entstehungsursachen dieser Krankheiten. Die Wechselfieber, derentwegen die Insel von jeher so verrufen war, haben ihren Hauptheerd an der Ostküste, wo die Gegend von Aleria aus diesem Grunde geradezu unbewohnbar ist. An der Westküste kommen die Fieber nur spärlich vor und zwar meistentheils an den Flussmündungen und auch hier verlieren sie durch die Bodenkultur mehr und mehr an Terrain. Vom Mai bis September und in einzelnen Fällen bis in den October hinein tritt auch innerhalb der Stadt Malaria auf, insbesondere ist ein trockner Herbst in dieser Beziehung gefährlich. Die Cholera hat die Insel noch nicht berührt. Bronchitis kommt in den Garnisonspitälern häufig vor. Ueber die Verbreitung der Phthise konnte Valentiner nichts ermitteln. In den hochgelegenen Gebirgsorten findet sich Emphysem und chronischer Katarrh, aber keine Schwindsucht.

Man kann das dem Kurgast zur Verfügung stehende Terrain in 3 Abschnitte eintheilen und Biermann will sogar darauf hin verschiedene Indicationen begründen. Der von der Place du Diamant (Bonaparte) ost- und nordwärts gelegene Theil der Stadt lehnt sich an den Hafen und an die Campagna und ist den Einwirkungen der See am meisten entzogen. Der zweite Abschnitt befindet sich westwärts von dem Platz. Es ist dies zunächst der von

Osten nach Westen laufende und im Exercierplatz endende Boulevard (Cours) Grandval, welcher die beste Wohnungslage und die nächste Zukunft des Winterkurorts bildet. Mit ihm parallel führt die Strandpromenade bis zur Batterie. Auf diesem mit Recht beliebtesten Wege befinden sich etwa ein halbes Dutzend ihrer Rücklehnen beraubte Bänke. Unmittelbar vor der Batterie bemerkt man zwischen dem Weg und dem Meer einen viereckigen mit Bäumen besetzten Platz aber ohne immergrünen Schmuck und ohne Anzeichen der Kultur. Gleich hinter der Batterie ist sogar ein Ablagerungsplatz für allen Unrath, der häufig genug die Umgegend verpestet. Wenn man auf der Strandpromenade zur griechischen Kapelle und noch weiter westwärts fortschreitet, so stellt man sich immer unmittelbarer unter den Einfluss des Meeres, man geräth aber gleichzeitig in eine Bergbucht, welche gegen die Nordwinde einen vorzüglichen Schutz gewährt. Hier, in der Gegend von Berbicaja, ist entschieden die geeignetste Stelle für eine zukünftige Niederlassung. Man hat dort an den Abhängen erhöhte, vom Strande zurückgezogene und äusserst windfreie Plätze. Auch würde ein aus der gedeckten Thalschlucht herabkommender Bach das nöthige Wasser liefern können. Noch weiter nach der Punta Parata zu gelangt man zum dritten Abschnitt, nämlich auf nackte Granitabhänge, unbewohnt und unbewohnbar, aber immerhin noch als Promenade für solche zu verwerthen, welche die stark tonisirende und stimulirende Wirkung der Seeluft benutzen wollen.

Der wesentlichste und constante Vorzug Ajaccio's der

Riviera gegenüber ist die durch den Granitboden bedingte fast absolute Staubfreiheit, so dass man auch bei bewegter Luft in der Regel eine Strandpromenade nicht zu scheuen braucht. Auch erscheint es gegen Nordost- und Ostwind etwas mehr windgeschützt wie Mentone und S. Remo. Nur darf man sich hiervon so wie auch von der Seltenheit der Niederschläge nicht zuviel versprechen. Auch in Ajaccio wechseln gute und schlechte Jahrgänge, und wer die beiden letzten Winter dort verlebte weiss davon zu erzählen. Während nämlich die Saison 1879/80 sich ungemein günstig gestaltete und Monate lang windstille Luft, wenig Niederschläge und fast wolkenloser Himmel vorherrschten, zeigte die letzte (1880/81) ein ganz entgegengesetztes Bild. Im Januar und bis Mitte Februar herrschten sogar Stürme vor, welche das Meer heftig bewegten und der Schifffahrt äusserst gefährlich wurden. Dabei fehlte es nicht an häufigen und starken Regengüssen. Diejenigen Kurgäste, welche der vorjährigen Erfahrung wegen Ajaccio von neuem aufgesucht hatten, waren deshalb ersichtlich in ihren Erwartungen getäuscht worden. In guten Wintern kann dagegen die Luftkur in ausgedehntestem Masse betrieben werden. Der Krankentag dauert von 9 bis 5, für leichtere Kranke von 8 bis 6 Uhr. Gegen Sonnenuntergang pflegt eine auffallende Temperaturherabsetzung einzutreten, welche $^1/_2$ bis 1 Stunde andauert. Am späten Abend ist dann oft die Luft wieder sehr mild und angenehm. Ausser dem Strandwege hat Ajaccio noch eine Menge von Promenaden aufzuweisen, besonders für den, der etwas steigen kann, ziemlich gut zu Fusse ist und sich so in der Lage befindet die überaus reizende Campagna aufzusuchen. Ein Vorwurf gegen Ajaccio betraf die Anstrengungen einer weiteren Reise und die mangelhafte Verpflegung im Orte. In beiden Beziehungen sind durch schnellsegelnde gute Schiffe und durch bessere Hotels bedeutende Fortschritte gemacht worden, und es ist vorauszusehen, dass nach Vollendung der Eisenbahn durch die Insel alle hierauf bezüglichen Klagen verstummen werden. Ein Uebelstand ist bis jetzt noch, dass gute Kuhmilch meist gar nicht zu haben ist. Etwas besser ist es mit der Ziegenmilch bestellt, doch ist auch diese nicht immer von gleicher Güte. Eine von Napoleon III. erbaute grossartige Wasserleitung aus dem Gravonefluss versorgt Ajaccio mit sehr reichlichem Trinkwasser. Leider ist dieselbe ungedeckt und deshalb von Verunreinigungen nicht genügend frei zu halten. Nach Regengüssen ist das Wasser öfters trübe und enthält einen Bodensatz. Wer zu Diarrhöen neigt muss das Trinkwasser mit Wein mischen.

Die Anzeigen und Gegenanzeigen für die relativ windstille, feuchtwarme und staubfreie Luft von Ajaccio sind bisher mehr theoretisch erörtert als durch praktische Erfahrungen festgestellt worden. Von einem Kurort, der im Verhältniss zu andern nur einen sehr schwachen Fremdenbesuch aufzuweisen hat, und der fast alljährlich den Arzt wechselt, sind empirische Beläge nicht zu erwarten. Als Indicationen hat man die skrophulöse Constitution, die phthisische Anlage, den trocknen Katarrh und das erste Stadium der Phthise reizbarer zu Entzündungen neigender Subjecte hervorgehoben, Contraindicationen bilden

Katarrhe mit profuser Secretion, Rheumatismus und Gicht und schon der weiteren Reise wegen alle erheblichen Schwächezustände. Im Vergleich mit der Riviera di Ponente ist der hohe Feuchtigkeitsgrad und die Staubfreiheit zu betonen, Venedig, Pau und Pisa gegenüber fällt der beträchtlich höhere Wärmegrad ins Gewicht. Kranke mit Larynx-Affectionen, die in Mentone und San Remo sich schlecht befunden hatten, sah Valentiner in Ajaccio sich bessern. Derselbe Autor hält dafür, dass Ajaccio im geeigneten Fall als eine Vorprobe auf Madeira in Aussicht genommen werden könne. Corsica besitzt eine grosse Zahl sehr kräftiger Mineralquellen, deren erfolgreiche Ausnutzung einer späteren Zeit vorbehalten bleiben muss. In einzelnen Krankheitsfällen werden der Eisensäuerling von Orezza, die unserem Schlangenbad sehr ähnlichen indifferenten Thermen von Calde niccia, ganz in der Nähe von Ajaccio (Temper. 35—40° C.), bei fortgesetzter Frühlingskur die Schwefelquellen von Guagno (51° warm), 63 Kilometer nördlich vom Kurort, als werthvolle Beihülfe in Frage kommen.

Ajaccio zählte im Winter 1866/67 erst einige Kurgäste, 1867/68 überwinterten schon gegen 100, 1868/69 aber 500 Fremde dort, worunter gegen 70 Deutsche. Der Kurort fing an sich auffallend schnell zu entwickeln, als der Krieg alle Hoffnungen der jungen Winterstation zerstörte. Gegenwärtig ist jeder Kurgast, auch der deutsche, einer guten Aufnahme sicher, und es ist zu erwarten, dass in wenigen Jahren durch Fertigstellung der Eisenbahn, durch noch bessere und häufigere Verbindung mit dem

Festlande und durch die Verwirklichung des Projekts verschiedene hochgelegene Alpenorte der Insel zu geeigneten Sommerfrischen einzurichten, die Frequenz eine sehr bedeutende werden wird. Das Kurpublikum der beiden letzten Jahrgänge (1879—81) bestand aus Dänen, Schweizern, Engländern, Americanern, Holländern und Deutschen, und ergab eine jährliche Frequenz von circa 250 Köpfen.

VI. Grossstädte Italiens.

Literatur. James Clark, Der Einfluss des Clima's auf chronische Krankheiten (S. 73, 77, 79) Weimar 1880. — J. F. Schouw, Tableau du climat et de la végétation de l'Italie. Copenhague 1839. — Carrière, Le climat de l'Italie (pag. 116—226, 341, 396, 469) Paris 1849. — Dr. Burgess, Das Clima von Italien, deutsch von Hagen (S. 77, 125, 177) Leipz. 1854. — Dr. Gigot-Suard, Des climats sous le rapport hygiénique et médical (pag. 275, 281, 306, 335, 357) Paris 1862. — Brocchi, Sullo stato fisico del suolo di Roma. 1820. — Le comte de Tournon, Etudes statistiques sur Rome et la partie occidentale des états Romains de 1810—1814. Paris 1830. — A. W. F. Schultz, Resultate aus meinen Beobachtungen in Rom über den täglichen Gang der meteorolog. Instrumente. Verhandl. der Gesellsch. für Erdkunde zu Berlin (III. S. 28) 1842. — Dr. Bérard, Topographie médicale de Rome (Journal des connaissances médic.-chirurg.) Nov. et. Dec. 1847, Janvier 1848. — Valentiner, Die Kranken-Hospitäler in Rom sowie die Sanitäts-Einrichtungen, climatischen und Salubritäts-Verhältnisse der Stadt. Berl. klin. Wochenschr. VII. (Nr. 27 u. ff.) 1870. — G. Taussig, Le climat Romain, son influence sur la santé et les maladies. Rome 1870. — Armand, Traité de climatologie générale du globe (pag. 354—439) 1873. — Dr. W. Erhardt, Ueber das Klima von Rom und den Winteraufenthalt daselbst. Berl. klin. Wochenschr. XII. (Nr. 40, 45 u. 46) 1875. — Dr. P. Balestra, L'igiene nella campagna e città di Roma. Roma 1875. — M. Lanzi e G. Terrigi (Dottori), La malaria ed il clima di Roma. Roma 1877. — G. Bacelli, La malaria di Roma. Roma 1878. — G. St. Ferrari, Meteorologia Romana (Oesterreich. Zeitschr. für Meteorologie Bd. XIV (S. 106) 1878. — Salvatore de Renzi, Topografia e statistica medica della Città di Napoli e del regno

Napoli 1845. — v. Orlich, Die Insel Ischia. Zeitschr. für Erdkunde II. (S. 363) 1854. — Dr. Diruf, Medicinische Briefe über Neapel. Deutsche Klinik Bd. XIII. (Nr. 23 ff.) 1861. — C. Emery, Ischia und die phlegräischen Thermen. Berl. klin. Wochenschr. (Nr. 5 u. 6) 1876.

Mit allen grossen Städten theilen die italienischen im Allgemeinen die Nachtheile, welche das dichte Beisammenwohnen der Menschen bezüglich der Reinheit der Luft mit sich bringt. Und doch besitzen einige unter ihnen, wie das staubfreie meerdurchzogene Venedig, wie Palermo und Catania mit ihrem lenzartigen Winter, Vorzüge, welche ihnen einen eigenen Platz in der Reihe der klimatischen Winterkurorte anweisen. Hinter diesen genannten stehen die übrigen grossen Städte Italiens in gesundheitlicher Beziehung zurück. Aber manche charakteristische Eigenschaften des südlichen Himmels sind auch ihnen nicht abzusprechen, in einigen aber werden die Grossartigkeit der Landschaft und die Wunder der Kunst, welche dort aufgespeichert sind, für einen Theil unserer Landsleute zu einer so unerschöpflichen Quelle reinsten Genusses, sie vermögen Andere in ihrem Berufe so allseitig zu fördern, dass auch mancher Kranke sich gedrungen, ja vielleicht geradezu genöthigt sieht, dort länger zu verweilen. Und auch für andere Berufsklassen wie gerade den Künstler kann aus persönlichen Gründen die Niederlassung in einer dieser Städte zur Lebensfrage werden. So ist es wohl angebracht auch diese Orte auf ihre klimatischen und sanitären Bedingungen zu prüfen.

Mailand.

Die Hauptstadt der Lombardei, unterm 45° 28′ nördlicher Breite und 233 Meter überm Meeresspiegel gelegen, ist mit ihren 262000 Einwohnern ein Ort, welcher den nach Süden Pilgernden oder von dort Zurückkehrenden mit so mancherlei Anziehungspunkten verlockend entgegentritt. Aber das ganze von Bergen umschlossene lombardische Gebiet hat ein vollständig continentales Klima. Im Sommer erreicht die Temperatur dieselbe Höhe wie auf Sicilien, im Winter sinkt sie unter das Niveau des unteren Rheingebietes. In der von Canälen durchzogenen Po-Ebene zwischen Alpen und Apennin gelegen, ist Mailand von keiner Seite her genügend windgeschützt. Nord, Nordost und Nordwest herrschen vor, und diese Winde, welche fast ausnahmslos höhere schneebedeckte Bergzüge berührt haben, führen der Stadt kältere Luftschichten zu. So ist die mittlere Wintertemperatur nur 1.9, das mittlere Minimum —1.9° C., das absolute Minimum zeigt sogar —17.2° C.! Die Zahl der jährlichen Schneetage erreicht die Ziffer 18, die Feuchtigkeit ist bedeutend. Alle für niedere Temperaturen und Witterungswechsel Empfängliche, insbesondere aber alle Brustkranke thun gut daran Mailand gänzlich zu meiden. An den anderen Punkten der Lombardei existiren ganz ähnliche Verhältnisse. Turin, 240 m., hat eine mittlere Jahrestemperatur (11.7°), welche noch um 1° niedriger ist wie sonst im Allgemeinen die der lombardischen Ebene und beispielsweise 4° C. niedriger ist wie die von Nizza.

Genua.

Das stolze Genua, unterm 44° 24′ nördlicher Breite gelegen, hat 130000 Einwohner, welche zumeist in engen, sonnelosen, übelriechenden Gassen wohnen. Wer freilich die Stadt vom Meerbusen aus betrachtet, wie sie sich so malerisch an den Abhängen emporbaut, oder wer nur den Hafen berührt, der spürt wenig von der schlechten verdorbenen Luft, welche die inneren Theile verpestet. Ueberdies ist dieses Labyrinth von Gassen durch seine steilen Wege dem Kranken kaum zugänglich. In den breiteren Strassen aber und am Hafen treiben heftige Winde ihr Spiel. Der nach Norden zu sich erhebende Apennin gewährt nämlich in seinen Schluchten den Nordwinden freien Durchlass und ein steter Wechsel zwischen ihnen und dem Südwind ist im Winter das Gewöhnliche. Ost und West gelten noch für die besseren Winde, weil sie wohl auf den wechselnden Feuchtigkeitsgehalt der Luft, aber weniger auf die Temperaturen influiren. So hat Genua zwar ein viel höheres Wärmemittel wie Mailand (8.1° C,), aber an starken und plötzlichen Differenzen der Temperatur giebt es ihm nichts nach. Die Luft ist meist weit feuchter als an der westlicheren Riviera; der Herbst, Winter und Frühling sind reich an Niederschlägen. Das Ende des Frühlings und der Sommersanfang sind Genua's gute Zeit; für Patienten jeder Art ist der Winter ein gefährlicher Aufenthalt. Aerzte: Dr. Breiting, Dr. Schetelig von Nervi (letzterer ist regelmässig mehrmals wöchentlich am Nachmittag in Genua; zu erfragen in der Farmacia Zerega, Piazza Carlo Felice).

Livorno.

Reise und Aufenthalt. Livorno ist von Florenz über Empoli 97 Kil. entfernt (Fahrzeit per Bahn 3 Stunden), von Pisa 18 Kil. (Fahrz. 1/2 Stunde), von Genua 186 Kil. (Fahrz. 6—8 St.), von Rom 333 Kil. (Fahrz. 8 1/2 St.). — Gasthöfe. Grand Hotel Anglo-Américain von Focacci, Via del Passeggio vor der Porta a Mare und in der Nähe der Seebade-Anstalten, ganz neu und mit einer ganzen Reihe von Südzimmern; Hot. du Nord, Piazza del Cantiere 2. Die andern Hotels befinden sich auf dem Corso Vittorio Emmanuele. Unter ihnen geniesst der Giappone seiner guten Küche wegen in ganz Italien eines vorzüglichen Rufes. — Privatwohnungen sind, den verschiedensten Ansprüchen genügend, in grosser Zahl zu finden. — Arzt. Dr. Schintz, Deutschschweizer, Via del Toro 1. — Badeanstalten. Squarci mit warmen und Seebädern; Warme Bäder in der Stadt: Via della Pace, Via dello Spalto u. a. m.; Die beliebtesten Anstalten für Seebäder sind die von Pancaldi und Palmieri. — Gottesdienst. Evangel. Kirche mit abwechselnd deutscher und französ. Predigt in der Via degli Scali degli Olandesi. — Consulate. Generalconsul des deutschen Reichs: Herr Niemack, Piazza Vitt. Emman.; Oesterreich-Ungarn: Herr Berlingieri, Via Bonaici; Schweiz: Herr Corradini, Scali dell' Ancore.

Livorno war noch gegen die Mitte des 13. Jahrhunderts ein Dorf. Jetzt ist es eine sehr belebte und nächst Genua wohl die wichtigste Hafen- und Handelsstadt Italiens mit 80000 Einwohnern, zugleich die Hauptstadt der gleichnamigen Provinz. Die vorhandenen meteorologischen Notizen sind zur Feststellung des Klimas ganz ungenügend. Schouw führt 2—3jährige Temperaturbeobachtungen an, von denen er aber selbst eingesteht, dass sie wenig Vertrauen verdienen, weil sie in einem nach Norden gelegenen Zimmer angestellt seien. In der That weichen ihre Resultate von den zu Florenz und Pisa gewonnenen so weit ab, dass man sie nicht benutzen kann. Burgess, Pessimist wie immer, tadelt die tiefe Lage der Stadt inmitten eines flachen Marschlandes. Er träumt von Schleichhändlern und Meuchelmördern und endigt mit einer Kirchhofs-Elegie. Livorno hat sicher ein sehr ähnliches Klima wie Pisa; es ist aber windreicher und wahrscheinlich noch feuchter. Besonders gilt die Nachtluft als sehr feucht. Da der grösste Theil der modernen Stadt sich aus vortrefflich gebauten Häusern zusammensetzt und das Trinkwasser recht gut ist, so fehlen epidemische Krankheiten und der allgemeine Gesundheitszustand ist überhaupt recht befriedigend. Bei der grossen Menge von Fremden, insbesondere auch von Deutschen, welche in der geschäftsreichen Stadt ihrem Berufe nachgehen, fehlt es bereits nicht an Erfahrungen, dass brustschwache Ankömmlinge aus dem Norden sich Jahre lang dort mit gutem Erfolge aufhielten, und es wäre sehr verdienstlich durch ein genaueres Studium der klimatologischen Eigenschaften Livorno's seinen therapeutischen Einfluss fester zu begrenzen.

Florenz.

Reise und Aufenthalt. Florenz ist von Rom 315 Kil. (Fahrzeit 8—11$^3/_4$ St.), von Venedig 293 Kil. (Fahrzeit 8$^1/_2$ St.), von Pisa über Empoli 79 über Pistoja 99 Kil. (Fahrzeit 2½ resp. 4½ St.) entfernt. — Gasthöfe und Pensionen. Unter der grossen Anzahl seien hier nur einige erwähnt, welche den Bedürfnissen deutscher Patienten am meisten entsprechen: Albergo di Roma, an der Piazza Sta. Maria Novella in der Nähe des Bahnhofes, ist Kranken als Absteigequartier zu empfehlen (gefällige deutsche Wirthsleute und gute Verpflegung); Città di Monaco, Besitzer Tautscher, sehr aufmerksamer Wirth, ganz deutsch; Hôtel et Pension Suisse (deutscher Wirth und deutsche Oefen); Pension Rodolfo, Via della Scala 2 (Wirth deutschsprechender Däne, von Dänen und Schweden viel besucht); Hôtel Washington, Lungarno nuovo 6 und Borgo Ognissanti in recht günstiger Lage u. a. m. — Wohnungen. Für den Winter hat die am rechten Arnoufer befindliche nach Süden schauende Seite des Lungarno für Kranke die geeignetsten Zimmer. Sonst sind die Sonnenseite des Domplatzes, die Piazza Sta. Maria Novella, die nach Südosten gerichtete Häuserreihe der Via Cavour und an der linken Arnoseite die Piazza Pitti empfehlenswerth. Im Frühjahr, wo es am Lungarno schon heiss wird, der Fluss die Luft verpestet und Mückenschwärme sich zeigen, verdienen die mit Bäumen bepflanzten Viali zwischen der Piazza Vittorio Emmanuele und der Piazza Cavour mit ihrem frischen Grün und ihrer reinen Luft den Vorzug. Für Wohn- und Schlafzimmer zahlt man durchschnittlich 50—60 Lire pro Monat. — Deutsche Aerzte: Dr. Bergeest, Via dei Serragli 3; Dr. von Coelln, Via del Sole 14; Dr. Edg. Kurz, Viale Principessa Margherita 58; Dr. Meyer (Augenarzt) Piazza Pitti 11. — Apotheke: Janssen, Via dei Fossi 10. — Badeanstalten. Papini, Via Vigna nuova 19 und Via di Parione 28; Peppini, Via S. S. Apostoli 16. — Krankenhaus. Villa Betania vor der Porta Romana auf der Strada del Poggio Imperiale mit 12 Krankenzimmern (I. Klasse 12, II. Klasse 6 Lire täglich für Kost, Arznei, Behandlung und Pflege) Arzt Dr. Bergeest. — Deutscher Consul. Herr Dr. jur. Hoffmann, Via Lamarmora 12.

Florenz, unterm 43° 46' nördlicher Breite und 72 Meter überm Meeresspiegel, hat 126000 Einwohner und liegt zu beiden Seiten des Arno, und zwar zum grössten Theil auf dessen rechtem Ufer. Gewöhnlich wasseram schwillt dieser Fluss zeitweise durch Regengüsse in bedenklicher Weise an. Im Norden, Osten und Süden ist die Stadt von Vorbergen der Apenninenkette umgeben; denn diese giebt im Nordwesten, in der Richtung von Pistoja, einen Ausläufer ab, welcher von Norden her die Stadt beschirmt, während eine andere Abzweigung, von Vallombrosa nach S. Casciano sich hinziehend, Florenz von Süden her deckt. Indessen ist dieses ganze Hügelland nicht hoch und nicht zusammenhängend genug, um einen wirklichen Windschutz zu gewähren. Die Niedrigkeit des Apenninenkammes zwischen Florenz und Bologna erklärt die Häufigkeit des Nord- und Nordostwindes, welche von den mit Schnee bedeckten Bergen eisige Winterkälte mit sich bringen. Auch giebt das wellige Terrain in der Nähe der Stadt leicht zu heftigen Windstössen aus den Bergschluchten Veranlassung. Der Ost und Süd werden durch Bergschutz am wirksamsten zurückgehalten, dem Südost gestattet das obere, dem Südwest das untere Arnothal freien Zutritt. In diesem beständigen Spiel der Winde ist plötzlicher Temperaturwechsel, dabei heisser Sommer und kalter Winter die Signatur des florentiner Klimas. Man hat im Winter sogar —11° C. beobachtet. Die mittlere Wintertemperatur ist nicht ganz ½°, die des Januar 1° C. niedriger wie die von Pisa. Die relative Feuchtigkeit wird im Mittel mit 74%, die jährliche Regenhöhe mit 937 Millimeter, die Zahl der jährlichen Regentage mit 114 angegeben. Schnee fällt in der Stadt selbst nur ausnahmsweise.

Die angenehmste Jahreszeit ist der Herbst (September und October), der November ist windreich, der December regnerisch. Besser gestaltet sich in der Regel der Januar, welcher schon einige schöne sonnige Tage bringen kann.

Aber die Unbeständigkeit des Wetters tritt immer wieder von neuem hervor, und steigert sich im März, der in dieser Beziehung unserem April gleicht. Die zweite Hälfte des April und Mai sind sehr angenehm; im Juni wird es recht warm, doch ist dieser Monat oft noch ganz behaglich. Dann kommt die überwarme Zeit: Juli, August bis Mitte September, welche als besonders drückend bei einfallendem Scirocco empfunden wird.

Meteorologische Tabelle[1]).

Florenz	Mittl. Temp.	Mittags-Temp.	Rel. Feucht.	Regenmenge	Regentage
Januar	5.3	6.3	76.5	96.5	9.7
Februar	6.7	9.2	72.2	48.6	6.5
März	9.5	12.6	65.0	97.8	10.0
April	13.8	17.0	59.3	83.0	8.2
Mai	18.2	21.0	57.6	62.5	8.6
Juni	22.2	24.5	55.8	75.5	6.9
Juli	25.4	27.8	49.3	43.7	4.0
August	23.9	27.3	54.9	77.2	5.7
Septbr.	20.9	23.2	60.2	77.5	6.7
Octbr.	15.2	17.9	67.0	135.2	10.5
Novbr.	9.4	12.0	71.5	113.8	10.3
Decbr.	6.3	8.7	74.9	164.3	10.7

Bronchialkatarrhe sind bei diesem häufigen und stürmischen Witterungswechsel sehr gewöhnlich und Brust-

---

[1]) Die Mittagstemperatur nach Schouw a. d. J. 1821—30, die übrigen Werthe a. d. Met. Ital., 9—12jähr. Mittel, nach Th. Fischer.

kranken jeder Art ist ein längerer Aufenthalt in Florenz deshalb geradezu zu untersagen. Im Uebrigen kommen Fieber und alle epidemischen Krankheiten sehr selten, Typhus nur in vereinzelten meist eingeschleppten Fällen vor, so dass Kranke, welche in Rom von der Malaria befallen wurden, zur Reconvalescenz mit Vortheil nach Florenz gehen können. Im Allgemeinen wird der erschlaffende Einfluss des Südens auf die Functionen der gastrischen Organe durch die bewegte den Stoffwechsel anspornende Luft von Florenz aufgehoben, so dass Nordländer hier ihren gesunden Appetit wiederfinden, den sie in Süditalien verloren hatten. Auch auf bestehende Diarrhöen und Dysenterien hat das Klima eine günstige Wirkung, wobei der toskanische Rothwein das Seinige thut. Mit Neapel theilt Florenz den Reiz seiner Umgebungen, deren Eindrücke das wunde Gemüth so überaus wohlthuend berühren. Im Uebrigen besteht zwischen beiden Orten ein wesentlicher Unterschied. In Neapel wirkt das Strandklima anfangs ebenfalls anregend auf viele Nervenkranke, aber diese Wirkung verliert sich bei weiterer Entfernung vom Meere, und die einschmeichelnde Milde des Südens spricht sich dann in einer wohlthuenden Erschlaffung aus, während in Florenz das anregende Bergklima ein stärkeres und anhaltenderes Reizmittel für das phlegmatische Temperament und die torpide Constitution bildet. Hat man doch den Charakter der Florentiner, die Lebhaftigkeit und Beweglichkeit ihres Geistes, die ruhelose Hast nach Neuerungen von Alters her (und neuere Schriftsteller wie Carrière haben es wiederholt) auf Rechnung dieser Veränderlichkeit des Klimas gesetzt, dessen Schwankungen sich im Geiste der Bevölkerung abspiegeln.

Unter den öffentlichen Promenaden ist der Garten Boboli, welcher freilich nur zweimal wöchentlich dem Publikum offen steht, der gesundeste, während die viel besuchten Cascine feucht und nebelig sind. In den düstersten Farben hat Burgess uns ausgemalt, wie höchst verderblich der Besuch der Gallerien von Florenz den Lungenkranken werden kann, wenn sie bald in der heissen und dumpfigen Tribuna bald in der eisigen Kirchenluft stundenlang verweilen.

Rom.

Reise und Aufenthalt. Die ungefähre Fahrzeit nach Rom beträgt von München 36, von Wien 41, von Berlin 58 Stunden. Von Neapel ist Rom 260 Kil. (Fahrzeit 7 Stunden), von Florenz 315 Kil. (Fahrz. 8 St.), von Livorno 324 Kil. (Fahrz. 8 $^1/_4$ St.), entfernt. — Kurzeit. Mitte October bis Ende Mai. — Gasthöfe und Pensionen giebt es selbstverständlich in sehr grosser Menge. Zu den bestgelegenen Hotels gehört das Hot. Molaro in der Nähe des Spanischen Platzes. Es liegt hoch u. frei u. hat gute Südzimmer. An der Piazza di Spagna selbst befindet sich das Hôt. d'Europe (gut aber theuer); Hôt. du Louvre u. Albergo Costanzi, beide in der Via S. Nicolo da Tolentino. Ein fast ausschliesslich von Deutschen bewohntes Haus ist das Hôt. garni d'Orient, Via del Tritone 6; auch Alibert, Vicolo d'Alibert, hat viel deutschen Zuspruch. Unter den Pensionen ist die der Madame Tellenbach, Piazza di Spagna 51 (10—12 L. tägl.) bei den deutschen Damen die beliebteste. — Privatwohnungen. Bei der Wahl derselben beherzige man was weiter unten über die Salubrität der verschiedenen Stadtviertel gesagt ist. Wer sicher sein will eine gute und gesunde Wohnung zu erlangen, ziehe unbedingt den Arzt darüber zu Rathe. Nur ein mit den lokalen Verhältnissen vollständig Vertrauter vermag hier den Schaden einer unpassenden Wahl abzuwenden. Nicht blos Südzimmer sondern auch trockene gut eingerichtete Häuser sind obligatorisch. Water-Closets sind allgemein, aber trotzdem giebt es gerade in den hochgelegenen Stadtgegenden manche Häuser, in welchem bei Scirocco die aufsteigenden Gase alle Räume erfüllen. — Aerzte. Deutsche: Dr. Erhardt, Mario de' Fiori 16 (Sprechstunde 2 bis 3 Uhr); Dr. v. Fleischl, Via Borgognona 82 (Sprechst. 2 bis 3 Uhr); Dr. Hoyer, Via Carozze 52; Dr. Wittmer, Via delle Quattro Fontane 17; Dr. Weber (im Sommer in Homburg) Via Sistina 86 (Sprechst. 2—3 Uhr); Prof. Dr. Zawerthal (Specialist für Krankheiten der Respirationsorgane) Fontanella di Borghese 46; Dr. v. Wendt (Deutschrusse) Via Condotti 56; Dr. Neuhaus-Zimmerly, Via della frezza 65; Dr. Dantone (Augenarzt) Piazza Monte Citorio 121. Italienische Aerzte: Ceccarello, Chirurg, Via del Corro 275; Manassei (Specialist für Hautkrankheiten u. Syphilis) Via Luccherini 9; Nardini, Via plebiscito 112; Prof. Pantaleoni, Via Ripetta 102. — Apotheken. Sinimberghi (accreditirt bei der deutschen, englischen u. amerikan. Botschaft) Via Condotti 65; Baker, Piazza di Spagna 41. 42. — Badeanstalten. Vicolo d'Alibert 1, Via Babuino 96, Via Repetta 116 u. a. m. — Gottesdienst. Evangelischer in deutscher Sprache im Palazzo Caffarelli. — Gesandtschaften. Deutsche im Palazzo Caffarelli, Oesterreichische im Palazzo Chigi, Schweizer Via della Stamperia 78.

Die Hauptstadt des Königreichs Italien, welche gegenwärtig 250000 Einwohner zählt, liegt unterm 41° 53′ nördlicher Breite und ist nur 22 Kil. vom Meere und ebensoweit von den Vorbergen des Apennin entfernt. Die Campagna (Agro Romano), in der Richtung von Osten nach Westen vom Apennin bis an das Mittelmeer reichend, ist nach Norden, Osten und Südosten halbkreisförmig von Bergen eingerahmt. Von Nordosten her tritt der Tiberfluss in die Stadt ein und theilt dieselbe in zwei sehr ungleiche Hälften, in eine weit grössere östliche, auf dem linken Ufer gelegene, und in eine verhältnissmässig sehr kleine westliche, welche sich an das rechte Tiberufer anlehnt. Die Hauptmasse der modernen Stadt, welche sich am linken Tiberufer ausbreitet, wird nach Osten zu von einer vom Monte Pincio, M. Quirinal und M. Viminal gebildeten Hügelreihe, nach Westen vom Monte Mario, der Vaticanshöhe und dem M. Gianioolo begrenzt. Diese beiden, nach Süden zu divergirenden Hügelzüge werden durch die Erhebungen des Monte Aventino, M. Palatino und M. Celio miteinander verbunden. So befindet sich das heutige Rom gewissermassen in einem nach Norden, nach der Porta del popolo hin sich zuspitzenden Dreieck, dessen Basis zwischen M. Esquilino und M. Aventino gelegen ist.

Der Boden, auf welchem Rom erbaut ist, besteht grösstentheils aus vulkanischem Tuff, der in seinem oberen Schichten erdig und porös, in seinen tieferen aber felsenhart und fast undurchlässig ist. In dem darunter liegenden Thon- und Mergellager lassen einzelne Kalkschichten auf einen Zusammenhang mit den Vorbergen des Apennin schliessen. In den tiefer gelegenen Stadttheilen (in der Tibernähe und in den Hügeleinschnitten) findet man als Untergrund schon wenige Fuss unter der Oberfläche undurchlässige Thon- und Mergellager, welche diese Gegenden fast ebenso sicher vor aufsteigender Feuchtigkeit sichern wie die auf Tuff stehenden Baulichkeiten der Hügel und Abhänge. Die mittlere Erhebung des Bodens der Stadt über dem Meeresspiegel ist 27 Meter. Der Hafen an der Ripetta hat nur 13, die Piazza del popolo 18—20, die Piazza di Spagna 21, die französische Akademie 48 Meter Erhebung; der höchste Punkt ist der Gipfel des Monte

Gianicolo mit 93 Meter. Die meteorologischen Beobachtungen werden an zwei Punkten, nämlich auf dem Observatorium des Collegio Romano (65.65 Meter Meereshöhe) und auf dem Observatorium des Capitols (60.96 Meter hoch) angestellt.

Rom ist in der Axe des Tiberufers von Nordosten wie von Südwesten her den Winden geöffnet und steht deshalb in der Hauptsache unter dem wechselnden Einfluss der kalten und trockenen Strömungen, welche über die Apenninen vordringen und der warmen und feuchten, welche vom Meeresufer frei über die Campagna streichend zwischem dem M. Capitolino und M. Gianicolo ungehindert eintreten. Die Scala der Häufigkeit der Winde im Laufe eines Jahres ist folgende: Nord 288, Süd 275, Nordost 172, Südwest, 165, Ost 144, West 140, Südost 41 und endlich Nordwest 31. Der reine Nordwind (Tramontana), unter welchem gewöhnlich noch der Nordnordost (Tramontana-Greco) verstanden wird, ist im Winter der gewöhnlichste. Er nimmt vom October bis zum December an Häufigkeit zu, von da an aber wieder ab, so dass er im Februar und März schon merklich seltener, im April und Mai aber nur noch ausnahmsweise auftritt. Die Tramontana ist fast stets trocken und mit heiterem Himmel, hohem Barometerstand sowie auch meist mit Fallen des Thermometers verbunden. Bei gelinder Stärke der Strömung ist sie vom schönsten Wetter begleitet und pflegt den Appetit und die Verdauung mässig stark anzuregen. Bei starkem Nord dagegen, der glücklicherweise nur selten einfällt, werden die Schleimhäute trocken und reizbar. Nächst dem Nord ist sein Gegner der Süd (Ostro), welcher meist mit dem Südost (dem eigentlichen Scirocco) und dem Südwest (Libeccio) als Scirocco bezeichnet wird, die gewöhnlichste Windrichtung. Er beherrscht besonders den October, wird dann weiter in den Winter hinein vom Ost und Nordost verdrängt, um im März sich ihnen gleichzustellen, im April aber von neuem die Herrschaft zu übernehmen. Ost und Nordost stehen dem Nord in ihrer Wirkung nahe. Fängt der Ostwind an Bestand zu gewinnen, so ist dies stets ein sicheres Zeichen, dass das Wetter sich ändert. Der Scirocco bringt bedeckten Himmel und feuchte Luft und hat häufig, besonders wenn er nach Westen abweicht, Regen im Gefolge. Er wirkt reizlindernd auf die Hyperämien der Schleimhäute insbesondere des Kehlkopfes; bei Manchen leiden dabei Appetit und Verdauung und die Gemüthsstimmung wird ängstlich wie bei Gewittern (Erhardt). Starke Süd- und Südostwinde führen bisweilen eine grosse Menge Staub und allerhand organische Substanzen mit sich.

Wie durchschnittlich überall ist der Januar der kälteste Monat, aber der Februar hat niedrigere Minima-Mittel aufzuweisen, denn diese betragen für den December 1.07, für den Januar 1.14 und für den Februar 0.15° C. Mit anderen Worten: im Februar kommen unter einer Reihe höher temperirter Tage als sie December und Januar aufzuweisen haben, einige ganz auffallend kalte Tage vor, Rückschläge, welche bei im Allgemeinen schon im Zunehmen begriffener Wärme den Kranken zu doppelter Vorsicht mahnen. Im Winter 1870/71 fiel das Thermometer

14 mal unter Null, im Winter 1868/69 kein einziges Mal (Erhardt). In kalten Wintern kommt es vor, dass man an höher gelegenen Plätzen, wie an der Fontana Trevi und auf der Piazza Barberini die Fontainen mit Eis bedeckt findet, doch ist dies immerhin selten. Ein Vergleich mit Neapel ergiebt, dass die Wintertemperatur Roms 1½°, die Frühlingstemperatur über 1°, die Herbsttemperatur über ½° niedriger ist als die Neapels.

Meteorologische Tabelle [1]).

Rom.	Mittlere Wärme	Relative Feuchtigk.	Regen-menge	Regentage
Januar	7.6	75	85.6	11.7
Februar	8.2	75	64.5	9.6
März	10.3	68	69.6	11.1
April	13.8	66	57.5	10.0
Mai	18.0	62	54.7	9.3
Juni	22.1	60	35.8	6.6
Juli	24.6	56	16.8	4.1
August	24.1	60	26.7	4.5
September	20.7	65	62.9	8.1
October	16.9	71	118.3	11.2
November	11.7	74	107.8	12.7
December	8.6	75	98.4	12.1

Die mittlere Barometerhöhe des Jahres beträgt 761.94 Mm., die der 8 Saisonmonate (October bis Ende Mai)

[1]) Mitgetheilt von Theob. Fischer a. a. O.

756.8 Mm.; die stärksten Barometerschwankungen fallen auf die Monate October bis April.

Die mittlere relative Feuchtigkeit der Luft ist 66.6, im Winter 74, im Sommer 57 %. Nach den Beobachtungen im Collegio Romano ist das Mittel sogar nur 57 %. Rom ist daher um etwas feuchter wie die Riviera, aber doch erheblich trockener wie Venedig oder Pisa.

Bewölkung und Niederschläge. Nach Erhardt waren unter den 245 Tagen der Saison (1. Oct. bis Ende Mai) 92 heitere und 81 fast heitere Tage, im Ganzen also deren 173, an denen man ausgehen konnte. Von den 72 Tagen mit bedecktem Himmel zeichnen sich diejenigen, an welchen Süd- oder Südostwind herrscht, durch milde und gleichmässige Temperatur aus. Das Jahr hat einen Regenfall von 748 Mm. Höhe mit 111 Regentagen. Die grösste Regenmenge fällt im October, sodann im November, von da an nimmt sie bis zum Februar ab. Die trockensten Monate sind Juli und August. Uebrigens zeigt der Regenfall im Winter eine grosse Unregelmässigkeit des Auftretens; gewöhnlich stellt er sich im Winter bei Südwinden, im Sommer bei Südwest ein, indessen ist ausnahmsweise auch der Nord von Regenschauern begleitet. Schneefall kommt durchschnittlich einmal im Winter vor, doch schmilzt der Schnee in der Regel schon ehe er den Boden berührt. Nebel sind selten.

An der Hand der langjährigen meteorologischen Beobachtungen lässt sich der Gang der Witterung im Laufe eines Jahres folgendermassen charakterisiren: Die beste

Zeit für den Fremden um in Rom einzutreffen ist die zweite Hälfte des October. In der ersten Hälfte dieses Monats sind Herbstregen noch sehr gewöhnlich; die Temperatur ist fortwährend recht angenehm und bleibt es bei mässigen Niederschlägen auch während des November. Weniger günstig gestaltet sich der December, wo Nord- und Südwinde miteinander kämpfen, heiterer und bedeckter Himmel, Regengüsse und Sonnenschein, niedere und mittlere Temperatur miteinander abwechseln. Ueberhaupt herrscht Unbeständigkeit in den ersten Winterwochen vor. Mit dem nun immer stärkeren Vorwiegen nördlicher Winde sinkt Wärme und Feuchtigkeit der Luft; es kommen die beiden kältesten Monate, Januar und Februar, welche fast ganz unter dem Einflusse der trockenen Nordwinde stehen. Doch greifen auch jetzt noch zwischendurch die Antagonisten und Seitenströmungen Platz, so dass man nicht an anhaltende Kälte zu denken hat. Ende Februar treten noch vereinzelte Kälterückfälle auf, aber sie werden immer seltener, je mehr die Sonne beim Herannahen des Märzmonats an Kraft gewinnt. Dieser ist wie überall im Süden windreich und häufig noch recht kühl, aber schon stellen sich als Frühlingsboten einige angenehme warme Tage ein, die dann während des ganzen April und bis Ende Mai gleichmässig andauern und Roms beste Zeit bedeuten. In den 4 Monaten Juni, Juli, August und Semptember, wo die Schattentemperatur selbst an hochgelegenen luftigen Plätzen 40° C. erreicht, ist der Aufenthalt in Rom weder angenehm noch gesund.

Die Salubrität Roms ist im Laufe der Jahrhunderte

eine sehr verschiedene gewesen, wie schon annäherungsweise die Bevölkerungsziffern erkennen lassen. Im Alterthume verdankte die Stadt ihren guten Gesundheitszustand dem ausgebreiteten System von Wasserleitungen und Abzugscanälen. Als aber Rom wiederholt in die Gewalt der Barbaren gerieth, und diese grossartigen Bauten dem Sturm der Belagerer und der wilden Zerstörungswuth ausgesetzt waren, da wurden die Aquaducte brüchig, die Dämme der Seen und die Kanäle löchrig, und die durch Auswanderung und Krieg gelichtete Bevölkerung war nicht mehr im Stande die Continuität dieses weitmaschigen Netzes wieder herzustellen. So ward der Boden der Stadt durchfeuchtet und mit Auswurfstoffen imprägnirt. Rom wurde schmutzig und ungesund, und der sonst überall lachende Agro Romano verwandelte sich in eine düstere Einöde. Pest und Fieber wütheten furchtbar, die Auswanderung trat hinzu, und so war die früher gegen 2 Millionen zählende Einwohnerschaft bei Beginn des 13. Jahrhunderts auf 33000 zusammengeschmolzen. Nicht ohne Grund klagte Papst Innocenz III. über die Kurzlebigkeit der Römer, welche nur selten das 40. Jahr erreichten. Alle Arbeiten, welche dann später unter Gregor IX., Sixtus IV. und besonders unter Paul V. zur Trockenlegung des Bodens unternommen wurden, so ungenügend sie auch verhältnissmässig waren, waren sofort von einer wesentlichen Verbesserung des öffentlichen Gesundheits-Zustandes begleitet (Bacelli). Zur Verhinderung der Tiber-Ueberschwemmungen wurden zu allen Zeiten viele Projecte entworfen, aber freilich kein einziges, welches dem beabsichtigten Zweck vollständig genügt hätte. Obgleich man nun bis heutigen Tages die Anstrengungen zur Verbesserung der hygienischen Bedingungen und zwar mit gutem Erfolge fortgesetzt hat, so spielen die Malaria-Fieber wegen ihres besonders im Hochsommer oft perniciösen Charakters und wegen ihres häufigen Vorkommens immer noch unter den in Rom vorkommenden Krankheiten die wichtigste Rolle. Für den Fremden ist es aber von grosser Bedeutung das nach Ort und Zeit so verschiedene Auftreten des Sumpffiebers zu kennen und sich mit den diätetischen Massregeln vertraut zu machen, welche Schutz gegen das Befallenwerden gewähren.

Die fruchtbarsten Keime findet die Malaria in der heute noch zum grössten Theil unbebaut daliegenden Campagna. Schrittweise verliert die Malaria an Terrain, je mehr man in den Bereich der gepflasterten Strassen gelangt und dem Mittelpunkt der Stadt sich nähert, aber durch Süd- und Südostwinde wird die Fieberluft bis in das Weichbild der Stadt getragen, trotzdem dort unbebaute Gegenden sich nicht vorfinden, und immer sind es wieder die weniger dicht belebten gegen Süd und Südost gelegenen Vorstädte, welche am meisten bedroht sind. Gerade umgekehrt wie in anderen grossen Städten sind in Rom das Centrum der Stadt und die dichtest bevölkerten Quartiere die gesundesten, während die peripherischen Theile, besonders im Süden der Stadt (welche schon im alten Rom verrufen waren) der Malaria weit mehr ausgesetzt sind. Doch giebt es auch von diesem Gesetz Ausnahmen. Es können frei gelegene Wohnungen recht gesund sein, wenn sie gegen Süden durch Bäume gedeckt sind wie z. B. die Abtei der Tre Fontane vor der Porta S. Paolo, früher ein unheimlicher und verödeter Fieberort, durch Eucalyptus-Pflanzungen vollständig assanirt wurde. Nächstdem sind die höchstgelegenen Wohnungen die gesundesten, weshalb der Monte Esquilino, der schon bei den Alten dicht bevölkert war, im neuen Rom eine Zukunft hat. Was nun die Jahreszeit anbetrifft, während welcher in Rom die Fieber herrschen, so sind die Monate Juli bis September bei weitem die schlimmsten, und zwar breitet sich die Epidemie immer weiter aus, je mehr man in den Juli hineinkommt, um Mitte August oder Anfang September ihren Höhepunkt zu erreichen. Ein regnerischer Sommer und häufiger Witterungswechsel steigern die Zahl der Erkrankungen, während ein trockener Sommer und heiterer Himmel sie vermindert. Der Juni zählt noch mit seltenen Ausnahmen zu den gesundesten Monaten. Aber auch ausserhalb dieser gewöhnlichen Fieberzeit kommen Malaria-Infectionen vor, so im Frühling und selbst im Winter, falls derselbe milde und reich an Niederschlägen ist.

Lanzi und Terrigi haben in einem Plan von Rom, welchen sie ihrer Schrift über die Malaria beifügten, versucht die verschiedenen Abstufungen der Salubrität bezüglich des Fiebers scharf zu begrenzen. Danach unterscheiden sie 5 verschiedene Regionen: 1. Quartiere, in welchen die Malaria zu keiner Jahreszeit vorkommt. Dieses Gebiet erstreckt sich von der Piazza del popolo südwärts bis zum Capitol und bis S. Pietro in Vincoli, reicht westwärts bis an den Tiber und östlich von der Via Babuino über den spanischen Platz durch die Via Sistina bis zum Quirinal und weiter durch die Via Consulta, Serpente und S. Lorenzo bis St. Maria Maggiore. Auf dem rechten Tiberufer gelten die nächste Umgebung der Peterskirche und die jenseits des Ponte rotto beginnende Via della Lungaretta und ihre benachbarten Parallelstrassen für fieberfrei. — 2. Quartiere, welche sonst ungesund waren, jetzt aber fast denselben Grad der Salubrität wie die erste Region beanspruchen können. Hierher gehören der westliche Abhang des Pincio, die Via Margutta und die östliche Häuserreihe der V. Babuino, welche fast fieberfrei sind, seitdem man den am Eingang in die Villa Borghese gelegenen Teich ausgetrocknet hat, und seitdem in den Gärten unterhalb des M. Pincio und der Via Margutta neue Gebäude aufgeführt wurden. In gleicher Lage befindet sich der grösste Theil des M. Viminale zwischen Piazza Barberini und Sta. Maria Maggiore einerseits und zwischen der Via Boschetto und V. Consulta bis zur Piazza delle Terme andrerseits. — 3. Quartiere, welche bisher im Sommer für ungesund galten, welche aber auf dem Wege sind einen höheren Grad von Salubrität zu erlangen. Es ist dies die östlich von dem eben genannten Stadttheil gelegene Gegend, welche vom Finanzministerium, der Via Palestro, Via Milazzo und südlich vom Bahnhof, den Bahnkörper quer überschreitend, von dem Viale Principessa Margherita, der V. Manzoni, V. Merulana und Gioberti umgrenzt wird. — 4. Quartiere, in welchen Gefahr vorhanden ist in der Zeit von Juli bis

September am Fieber zu erkranken. In diesen Bezirk fallen ein grosser Theil des M. Pincio (von der Porta del popolo bis zur Porta Pia), des M. Esquilino (Umgegend der Thermen des Titus), des M. Celio und Palatino und auf dem linken Ufer des M. Vaticano und M. Gianicolo. — 5. Quartiere, wo vom Juli bis September die grösste Zahl der Einwohner von der Malaria inficirt werden. Dieser nur schwach bevölkerte Theil der Stadt besteht aus der vom Colosseum zwischen Palatino und Celio sich hinziehenden Thalsenkung und dem ganzen von dem trüben Marrana-Bach durchflossenen Grenzbezirk an der Porta S. Giovanni, Porta S. Sebastiano und Porta S. Paolo bis zur Porta Portese jenseit des Tiber, wo er sich am rechten Ufer auf die ostwärts der Via di S. Francesco und der V. della Longara gelegenen Strassen fortsetzt.

Es ist also klar, dass man in einem sehr grossen Theile von Rom vom Fieber um so weniger zu fürchten hat, wenn man nur den Herbst, Winter und Frühling dort zubringt und die Monate Juli bis September vermeidet, und wenn man überdies eine trockene Wohnung besitzt. Da aber doch auch im Frühling und Herbst und selbst im Winter in einzelnen Stadttheilen Fieberfälle vorkommen, und bei jedweder Erkrankung ein gewisser Einfluss der Malaria sich geltend macht, so hat der Fremdling bei seinen Promenaden und Ausflügen zu jeder Jahreszeit Vorsichtsmassregeln zu treffen. Zunächst hat man sich davor zu hüten nach Sonnenuntergang an solchen Orten sich aufzuhalten, welche nachweislich der Malaria leicht zugänglich sind. Man vermeide dann die Gärten und Villen in der Umgegend vorzüglich im Süden der Stadt oder das Colosseum, besonders aber wenn ein kalter Wind geht oder wenn es kurz vorher geregnet hat. Auf keinen Fall setze man sich, denn im Gehen ist die Gefahr der Abendluft viel geringer. Auch abendliche Spazierfahrten im offenen Wagen sind nicht unbedenklich. Man beuge überhaupt jeder Erkältung vor, theils durch warme Bekleidung (wobei Flanell auf blosser Haut sehr zu empfehlen ist), theils indem man es vermeidet, sich schroffen Temperaturwechseln auszusetzen, besonders nicht, wenn man schwitzt. Wer eine Kirche oder Galerie besuchen will, thut stets besser den Hinweg im Wagen zurückzulegen und den Rückweg nach Hause zu Fusse zu machen. Das umgekehrte Verfahren kann leicht zu Erkältungen Veranlassung geben. Manche Gallerien sind während des ganzen Winters so kalt, dass ihr Besuch nur im Frühling oder Herbst stattfinden sollte. Einige Kirchen, wie St. Peter, S. Gesù, Sta. Maria della Minerva, besitzen ungewöhnlich dicke Wände und die Luft im Innern hat deshalb eine sehr constante Temperatur, bei andern und ganz besonders bei den Katakomben hat die eingeschlossene Luft einen kellerartigen Charakter und kann bei erwärmtem Körper dem plötzlich Eintretenden recht schädlich werden. Durch das Unterlassen wärmerer Bedeckung beim Hinaustreten aus dem Theater, durch Nasswerden der Füsse oder des Oberkörpers, durch Stillestehen an zugigen Orten, nachdem man vorher schnell gegangen war, hat schon so Mancher in Rom sich schwere Krankheit ja selbst den Tod zugezogen. Wer sich von der ausserordentlichen Bedeutung einer zufälligen Erkältung für das Befallenwerden vom Sumpffieber überzeugen will, der findet in den von Armand (a. a. O. pag. 399ff.) mitgetheilten Krankengeschichten den unumstösslichen Beweis. Es bedurfte nur des einmaligen Betretens eines kühlen oder zugigen Raumes bei erwärmter Haut, um sofort den Anfall hervorzurufen. Die Reizbarkeit der Haut ist eben in Rom noch eine ganz andere wie bei uns, wo Mancher ganz ungestraft plötzliche Abkühlungen vertragen kann oder höchstens mit einem Schnupfen oder leichten Rheumatismus davon kommt. Niemals schlafe man in Rom bei offenem oder auch nur halbgeöffnetem Fenster, mag die Luft draussen noch so schwül sein. Mässiger Weingenuss und eine leichte gute Kost gehören schliesslich ebenfalls zu den Prävcntivmitteln.

Nachdem sich bezüglich der Malaria durch die immer weiter fortschreitende Canalisation der Stadt, durch die wachsende Bevölkerung und durch zunehmende Reinlichkeit die Verhältnisse wesentlich gebessert haben, kann Rom Dank seinem relativ milden Klima und seinem später noch zu erwähnenden vortrefflichen Trinkwasser als eine gesunde Stadt bezeichnet werden. Die mittlere Mortalitätsziffer ist nach Balestra 22.6 °/oo (für Florenz 30.8, für Neapel 32 °/oo); sie übertrifft zwar immer noch die Geburtsziffer, aber dies hat darin seinen Grund, dass die Bevölkerung des Agro Romano mit ihren hohen Mortalitätsziffern mit in diese Berechnung hineingezogen wurde und dass sehr viel Cleriker und Fremde (und darunter wieder viele Schwächlinge) vorhanden sind. Die Cholera ist mehrmals in Rom aufgetreten, so in den Jahren 1864, 1865 und 1868, und es scheint, als ob die Zahl der Fälle zur Höhe der Intermittens-Epidemie in geradem Verhältniss stände (Valentiner). Abdominal-Typhus kommt in Rom epidemisch nicht vor, doch sind stets einzelne Fälle, welche gewöhnlich nur mit mässigen Hirnerscheinungen aber mit starker zu Blutungen neigender Darmaffection complicirt sind, in der Behandlung der Aerzte. Beim Typhus kann ein Zusammenhang mit der Malaria-Epidemie nicht constatirt werden. Es wird behauptet, dass der Typhus öfters von Neapel eingeschleppt würde. Diphtheritis wird selten beobachtet. Acute Erkrankungen der Athmungsorgane (Bronchitis, Pneumonie und Pleuritis) und rheumatische Fieber sind im Winter bei Eintritt der Tramontana und in den Uebergangsepochen recht häufig, dagegen scheinen die Pneumonien und Pleuritiden selten den Ausgang in Phthisis zu nehmen. Die Erscheinungen unter der Bevölkerung der Strassen und Plätze Roms, sagt Valentiner, welche auf zur Hektik führende Lungenleiden deuteten, sind gar nicht häufig und unter den Aerzten waltet die Ansicht vor, dass chronische Lungenkrankheiten in Rom seltener seien als in den grösseren Städten des Nordens. Keuchhusten ist ziemlich häufig, tritt aber viel milder auf wie im Norden. Die acuten Exantheme (Masern, Rötheln, Scharlach) nehmen in der Regel einen gutartigen Verlauf. Migräne, Hysterien, Epilepsie sah Tausig häufig, sehr selten dagegen Nierenentzündungen, Chorea, Paralysis agitans. Augenkrankheiten sind, wie auch sonst im Süden, in Rom sehr verbreitet; Scropheln und Chlorose trifft man seltener wie in anderen Städten Italiens.

Die bisher mitgetheilten klimatischen und sanitären Bedingungen ergeben Roms Stellung als klimatischer Winterkurort. Mit der Riviera verglichen ist Rom etwas windstiller aber beträchtlich kühler. Der Kranke hat in Rom weniger von Staub und insbesondere nicht von Kalkstaub zu leiden. Die sicilianischen Kurorte, wenn auch erheblich wärmer, sind den Winden weit mehr exponirt als Rom. In Bezug auf die Feuchtigkeit steht es der Riviera di Ponente sehr nahe. Die mässig tonisirende Eigenschaft des römischen Klimas bedingt den günstigen Effect auf die skrophulöse Anlage und auf die Chlorose. Und doch ist der Charakter des römischen Klimas keineswegs ein so stark irritirender, dass nicht auch eine Schonung der Kräfte stattfände. Wenigstens findet man, dass zarte schwächliche Kinder sowohl wie Greise sich dort auffallend wohl befinden. Bei gehöriger Vorsicht kommen auch Katarrhe der Luftwege zur Heilung. Schon J. Clark hatte sich dahin ausgesprochen, dass für Kranke mit chronischer Bronchitis der Aufenthalt in Rom recht günstig sei. „Es sind mir, sagt Erhardt, in meiner 30jährigen Erfahrung in Rom zahlreiche Fälle vorgekommen, wo langjährige Bronchiten, chronische Pneumonien, und Lungenphthisen in früheren und mittleren Stadien zum Stillstand, zu dauernder Besserung und selbst zur Heilung gelangten, besonders nach mehrjährigem Aufenthalt, sei es dass die Sommer im Norden oder in Italien zugebracht wurden."

Besonders wohlthätig zeigte sich dabei der Wechsel zwischen dem römischen Winter und hochgelegenen Sommerplätzen. Nervöse Individuen sowie überhaupt alle sensible Naturen haben unter den schroffen Sprüngen, welche die zweite Hälfte des Winters auszeichnen, viel zu leiden. Tausig stellt Neigung zu Apoplexien, Schlaflosigkeit, Schwindel, Asthma und Neigung zu Wechselfieber als Gegenanzeigen für Rom auf.

Unter den Vorzügen Roms ist der Reichthum und die Güte seines Trinkwassers nicht der geringste. Die 4 Hauptquellen sind die Trevi, die Felice, die Marcia (Marzia) und die Paola, letztere gewöhnlich nur als Brauchwasser benutzt. Ausserdem existiren eine Menge kleinerer Quellen wie die Lancisi, Grillo, S. Giorgio, Velabro etc. Das Wasser aller dieser Quellen, so klar und wohlschmeckend es ist, hat einen Uebelstand: es hat viel kohlensauren Kalk und ruft, in grösseren Massen genossen, leicht Obstructionen hervor. Ja es scheint keine Frage, dass das Trinkwasser Roms die Ursache der dort so häufig vorkommenden Blasensteine ist. Rheumatische und Gichtische und vorzüglich mit Neigung zur Steinbildung Behaftete thun jedenfalls gut im Genusse des Trinkwassers vorsichtig zu sein und noch besser durch Erhitzen die erdigen Bestandtheile zum grössten Theil zu entfernen. Das Wasser der Trevi hat den geringsten Kalkgehalt, das der Marcia dagegen den bedeutendsten.

In der nächsten Umgebung von Rom entspringen auch einige Mineralquellen, darunter folgende drei: 1. Acqua acetosa (Acqua fredda acidula gazosa) ausserhalb der Porta

Flaminia in der Nähe des Ponte molle, ein alkalischer Säuerling mit Spuren von Lithium, Jod und Brom, welcher als erfrischendes Getränk stark in Aufnahme ist; 2. Acqua Santa vor der Porta S. Giovanni auf der Via Appia nuova im Thale der Nymphe Egeria. Es ist dies ein erdig—muriatischer Eisensäuerling, welcher zu Trink- und Badekuren benutzt wird und eines besonderen Rufes bei Hautkrankheiten geniesst; 3. Drei Sauerbrunnen finden sich beisammen in der bereits erwähnten Abtei der Tre Fontane.

Die Kost ist in Rom durch Reichthum an Gemüsen (Artischocken, Spargel, grüne Erbsen, grüne Bohnen etc.) und Fleischsorten sehr mannichfaltig. Trichinose kennt man nicht, doch gebietet die Rücksicht auf möglicherweise auftretende Verdauungsstörungen Vorsicht im Genusse von zuviel gesalzenen und geräucherten Fleisch so wie von Käse. Der vulkanische Boden, besonders der für Luft und Wasser durchlässige, ist dem Weinbau sehr dienlich. Die Weine von Frascati, Marino, Albano, Velletri, Zagarolo sind recht schmackhaft, weniger gut ist der von Tivoli. Berühmte Weine, welche in grösserer Entfernung von Rom gewonnen werden, sind die von Orvieto und Monte Fiascone. Im Allgemeinen thut man am besten den Wein mit einer gleichen Quantität Wasser zu mischen. Was die Heizung anbetrifft, so ist in Rom der Gebrauch der Kamine allgemein; sie genügen meist um dem Zimmer dic nöthige Wärme (15—18° C.) zu spenden. Man hüte sich wohl zu früh im Herbst mit Heizen anzufangen und zu hohe Wärme zu erzeugen. Der Braciere (Kohlenbecken), bei den Einheimischen so sehr beliebt, ist natürlich abzulehnen. Besondere Vorsicht bezüglich warmer Kleidungsstück ist nothwendig, wenn Jemand, wie dies öfter vorkommt, im Januar oder Februar von einem wärmeren Platz, z. B. von der Riviera her, in Rom eintrifft.

Als Promenade sind für den ganzen Winter die Anlagen des Monte Pincio von unberechenbarem Werth; die Villa Pamphilj ist dem Südwinde ausgesetzt, die Villa Borghese ist tief, kühl und feucht gelegen. Zu Abendspaziergängen oder selbst zum Sitzen im Freien ist bei zweckmässiger Bekleidung die Piazza Colonna gänzlich ungefährlich. Der eigentliche Krankentag dauert von 11 bis 3, höchstens von 10—4 Uhr. Selbst bei scharfer Tramontana herrscht um diese Zeit auf dem Pincio an einzelnen Stellen, z. B. von der Akademie bis zur ersten Palme, Windstille; Schwächlinge müssen ihre Promenaden zunächst auf den Corso, auf die Piazza del popolo oder die Piazza di Spagna und auf die Stunden von 11—12 Uhr beschränken.

Die mächtigen und so nachhaltigen Eindrücke, wie sie hier der geschichtliche Hintergrund, die Fülle der Kunstschätze, der Reiz der Campagna und das buntschillernde sociale Leben auf jeden Fremden hervorbringen, sind von nicht zu unterschätzender Bedeutung für viele Kranke. Diese müssen freilich den so ausserordentlich anregenden Umgebungen gegenüber Mass zu halten wissen; aber man braucht keine Galerie zu besuchen und kann doch in Rom aus den sichtlichen Erinnerungen einer grossartigen Vergangenheit und aus dem lachenden Volksleben der Gegenwart sich Quellen wohlthuender noch lange nachwirkender Genüsse eröffnen. So Mancher, dem in den Pensionen anderer Winterstationen das Leben eine Last zu sein schien, fühlt sich hier in seiner Stimmung mächtig gehoben, und er braucht beim Abschiede nicht von der Fontana Trevi zu kosten, um eine stete Sehnsucht nach der ewigen Stadt zu empfinden.

Wer auch den nächsten Winter in Rom zu bleiben gedenkt, wird sich nach einer nahe gelegenen Sommerfrische umsehen. In den Apenninen giebt es noch keine Höhenkurorte nach schweizer Art, man muss mit den kühleren Plätzen des Albaner und Sabiner Gebirges sich begnügen. In den Albaner Bergen sind hier Albano (380 Meter überm Meer) mit seinen reizenden Seen, Frascati mit seinen üppigen Wäldern die geeignetsten Orte, während im Sabiner Gebirge Tivoli mit seinen berühmten Cascaden, Subiaco im Rosenschmuck seiner Klostergärten und Palestrina an malerischer Berglehne am meisten zu einer Villegiatur geeignet sind. Hier herrschen auch während des Sommers die Nordwinde vor. Will man aber der Sommerhitze an einem Seebadeorte ausweichen, so lockt uns Ischia oder La Spezia, von andern Badeorten treffen wir Nocera (erdige Quellen zwischen Foligno und Ancona), Montecatini (einfache Kochsalzquellen in der Nähe von Pistoja) und Lucca (erdiges Thermalwasser) in nicht zu weiter Entfernung. Wer ohne einen der schweizer Alpenpässe zu überschreiten nach einem höher gelegenen Asyl strebt, findet im Monte Generoso bei Lugano den geeignetsten Punkt.

Neapel und seine Umgebungen.

Reise und Aufenthalt. Von Rom (260 Kil. Entfernung) beträgt die Fahrzeit auf der Eisenbahn 7—10 Stunden. Von Florenz braucht man mit dem Treno diretto (775 Kil. Entfernung) 17 $^3/_4$ St., von Bologna über Ancona und Foggia (725 Kil.) 18 $^3/_4$ St. Wer eine mehrtägige Seefahrt nicht zu scheuen hat, kann sich von Marseille oder Genua oder auch mit circa 30stündiger Fahrt von Livorno nach Neapel einschiffen. Kurzeit: 15. October bis 15. Mai. — Gasthöfe. Einer steigenden Beliebtheit erfreuen sich gegenwärtig die am Corso Vittorio Emmanuele und dem anstossenden Rione Amadeo gelegenen Gasthöfe. Oberhalb der Häusermasse und des Strassenqualms haben sie manche Vorzüge aber auch für Patienten ihre Nachtheile. Den kalten Winden stark ausgesetzt, müssen sie für den Winter sehr dicke Mauern und vorzüglich gut schliessende Fenster und Thüren haben, was nicht bei allen der Fall ist. Wer hier wohnen will muss gut steigen können; auch sind die abwärts führenden directen Verbindungsgassen ziemlich unheimlich. Gegen das früher bei den Fremden beliebteste Quartier am Strande, Strada Sta. Lucia und Riviera di Chiaja, sind allmälig immer mehr Zweifel laut geworden, welche sich grösstentheils auf die Nähe der dort mündenden Cloaken beziehen. Hier bestehen zwischen den verschiedenen Häusern bemerkenswerthe Unterschiede; auch ist hier ebenfalls auf die mehr oder weniger genügende Erwärmung durch Mauern und Verschluss zu achten. Drittens kommen die mehr im Innern der Stadt gelegenen Gasthöfe in Betracht. Vom Standpunkt der Hygiene und mit Rücksicht auf Kranke können nur folgende Hotels in Frage kommen: 1. Auf der Höhe H. Bristol, Pension Britannique, H. Nobile, H. Casalta; 2. am Strande H. Gran Bretagna, H. de Russie, H. de Rome (besonders geeignet für Solche, welche das Treppensteigen vermeiden müssen); 3. in der Stadt H. de Genève. — Privatwohnungen. Bei der Wahl des Stadttheils beachte man, was weiter unten über die klimatische Bedeutung der einzelnen Gegenden gesagt ist. Süd- oder Südostlage der Zimmer ist Nothwendigkeit. Ist das Erdgeschoss, weil nicht genügend trocken, im Allgemeinen zu vermeiden, so trifft der Vorwurf der Feuchtigkeit oft auch das oberste Stockwerk wegen Durchlässigkeit des mit Puzzolanerde oder Asphalt hergestellten Daches und der allzu dünnen Wände. Man lasse sich also nicht durch eine schöne Aussicht oder eine offene Terrasse und durch den billigen Preis (selbst wenn man das Treppensteigen nicht zu scheuen hat) dazu verlocken, ein derartiges unter dem Dach befindliches Quartier zu beziehen. Enge Höfe und hinter dem Hause ansteigendes Terrain bedingen ebenfalls öfters feuchte Zimmerluft. — Speisehäuser (Trattorie) finden sich in allen Stadttheilen, und sie genügen den verschiedensten Ansprüchen. Man beherzige was oben in den „Rathschlägen für Winterkurgäste“ über die Lebensweise im Süden gesagt ist. — Die Kosten eines Aufenthaltes in Neapel belaufen sich bei mässigen Ansprüchen auf 8—10 L. pro Tag. — Deutsche Aerzte. Professor Dr. Schrön, Corso Vittorio Emanuele 152 (Palazzo Montemiletto) Sprechst. 9—10 u. 2—3 Uhr; Prof. Dr. Cantani, Str. Fuoriporta Medina 23; Dr. Obenaus, Str. Monte di Dio 14 a Pizzofalcone; Dr. Malbranc, Ospedale Internazionale. — Deutsche Apotheke. Berncastel, Largo S. Francesco di Paola 7. — Badeanstalten. Bagni della Pace, Strada della Pace 16 u. 18; Bagni del Chiatamone, gegenüber dem Castel dell' Ovo; Stabilimento idroterapeutico Partenopeo (Dr. Paoni) Strada Cavallerizza a Chiaja 47; Seebäder am Posilip. — Krankenhäuser. 1. Ospedale Internazionale für Fremde jeder Nation und ohne Unterschied der Religion. Vico stretto ai Miracoli (I. Classe 15, II. Classe 6 Lire täglich) Arzt Dr. Malbranc. 2. Deutsch-evangelische Gemeinde-Anstalt für Kranke (Ospedale tedesco) Capella vecchia 18; Arzt Dr. Obenaus.

Neapel, mit 450000 Einwohnern die grösste Stadt Italiens, liegt unterm 40° 51′ nördlicher Breite im nordöstlichen Winkel des gleichnamigen Golfes. Die Stadt hat die ungefähre Form eines Dreiecks, dessen in der Richtung von Südwest nach Nordost hinlaufende breite Basis vom Ufer des Golfes gebildet wird, während seine nördliche Spitze nach Capodimonte zu gerichtet ist. Die wichtigste Verkehrsader Neapels, die Strada di Roma (früher Toledo genannt), mit ihrer nördlichen und südlichen Verlängerung von Capodimonte bis zur Piazza del plebiscito und bis ans Meer reichend, theilt dieses Dreieck in 2 Hälften, eine ebene und eine bergige. Die östlich vom Toledo gelegene ebene Region wird von einem Gewirr enger Gassen durchzogen und erstreckt sich weit in das Land hinein bis an den Fuss des Vesuv und bis gegen Portici. Die westwärts gelegene bergige Region dagegen besteht aus einem mit stattlichen Gebäuden bedeckten Ufersaum (Mergellina, Chiaja, Sta. Lucia), dem eigentlichen Fremdenviertel und lehnt sich weiter nördlich an den Fuss des Castel S. Elmo. Von diesem Kastell geht ein Bergrücken aus, welcher sich über die Festung Pizzofalcone bis zum Castel dell' Ovo vorschiebt. Beide Theile von Neapel bilden also selbst wieder jeder ein Dreieck, dessen Seitenlinie mit der des andern am Toledo zusammenstösst. Das Eine dieser beiden Dreiecke hat das Gestade des Golfes von der Margellina bis zum Castel dell' Ovo, das andere die Fortsetzung desselben bis zur Spiaggia della Marinella zur Basis. Die Aussenseite des einen südwestlichen Dreiecks wird von einem Bergzug gebildet, der als Posilip dicht am Meere beginnend sich gegen S. Elmo und Capodimonte hin fortsetzt, während die Aussenseite des anderen östlichen Dreiecks zwischen Capodimonte und Portici hinläuft. Ein scheinbar ansehnlicher, in Wirklichkeit als Windschutz ungenügender Bergwall umgiebt das Becken von Neapel. Im Norden erhebt sich zwar jenseits der als Terra di Lavoro (Campagna felice) bekannten üppigen Ebene über 2000 Meter hoch der mächtige Bergrücken des Monte Matese. Aber er ist über 50 Kilometer von der Stadt entfernt und südlich von ihm zwischen Monte Trebulani und Tifati dringen durch das Volturnothal kalte Winde vor und erreichen Neapel. Oft sind diese Berge gleich dem nordöstlich gelegenen Taburno und dem Vesuv mit Schnee bedeckt und beeinflussen dadurch das Klima.

Der südwestliche Stadttheil steht nun allerdings gegen Norden unter dem Schutz des Posilip, während die Höhen von S. Elmo und Capodimonte die östlicheren Viertel gegen die Nord- und Nordwestwinde einigermassen sicher stellen. Dagegen liegt gegen Nordosten zwischen Capodimonte und Capo Chino die Stadt gegen die Campagna hin offen. Im Osten schiebt sich der Monte Somma vor und auch in der Richtung gegen den Vesuv und die Berge von Castellamare besteht ein ziemlich wirksamer Windschutz. Es ergiebt sich aus dieser Darstellung, dass der Nordost, der West und Südwest die Stadt frei bestreichen können. Aber auch für den Südost und den Nordwest sind bei stärkerem Andrange die mässigen und ziemlich isolirten Erhebungen keine zuverlässige Schutzwehr. Für den westlichen Theil Neapels ist der Maëstro ein böser Gast. Er ist zwar nicht so trocken wie der Mistral des südlichen Frankreichs aber weil feuchter für das Gefühl um so kälter nnd oft ebenso stürmisch. Er fegt häufig genug, nachdem er an dem nördlichen Golfufer über die phlegräischen Felder dahinbrausend die Höhe des Posilip gewonnen hat, ohne irgend welchen Widerstand zu finden, mit ganzer Gewalt über den Quai der Margellina dahin bis zur Lucia und zwar am stürmischsten an den engen Durchgängen von Chiatamone; er setzt die Wellen des Golfs in Bewegung und dringt sogar bis S. Elmo vor. Hier bricht sich seine Kraft, so dass die südöstlich vom Kastell gelegenen Strassen vor seinen Angriffen geschützt sind. Dieser landinnere Theil der Bergregion hat schon mehr von Südost-, Süd- und Südwestwinden zu leiden.

Diese sind es nun, welche dem ganzen östlichen Theil Neapels, zunächst aber dem vom Maëstro verschonten östlichen Theil des Litorale sein besonderes Gepräge verleihen. An der Biegung des Quais von Sta. Lucia erlischt die Kraft des Maëstro; am Eingang in den Toledo fühlt man ihn nicht mehr. Bezüglich der directen Abkühlung der Luft durch den Nordwest übt der Posilip auf diese Stadtgegend einen so günstigen Einfluss aus, dass der ganze Ostquai um einen Grad wärmer ist als der entsprechende Uferstrich der Bergregion von Neapel. Der Südwest, welcher das ganze Gestade des Golfes gleichmässig trifft, macht sich auch an diesem Abschnitt bemerkbar. Er umwölkt den Himmel und artet nicht ganz selten in förmlichen Sturm aus, doch hat er nicht die schwächende Wirkung des Scirocco. Günstiger ist in dieser Hinsicht das vom Meer entferntere Quartier gestellt. So werden die ziemlich breiten Strassen, welche sich dem Castel nuovo gegenüber öffnen und durch mehrere Häuserreihen vom Meere getrennt sind, von den Südwinden nur indirect beeinflusst, so dass sie sich bezüglich der Temperatur derselben Vortheile erfreuen wie der Quai ohne den Unbilden des Südwest ausgesetzt zu sein. Süd und Südost gelangen vom Porto Mercantile her über die Strada del Piliero und weiter über die Piazza del Municipio an das südliche Ende der Strada di Roma; sie haben beide eine erschlaffende Wirkung. Der schönste und gesundeste Theil der östlichen Zone ist aber derjenige, welcher zwischen dem nördlichen Ende der Strada di Roma (Toledo) und der durch den Capo di Chino begrenzten Campagna gelegen ist. Dort sind die Strassen breit und luftig, dort die Südwinde weniger heftig und weniger feucht, und der frische und trockene Nordost übt einen vermittelnden Einfluss aus, wenn auch bisweilen Spuren des Kampfes mit seinem Gegner sich in heftigeren atmosphärischen Erschütterungen zu erkennen geben. Ein günstiger Wind für den Golf ist ferner der reine West, denn er pflegt im Winter die Temperatur zu erhöhen, im Sommer aber sie herabzusetzen, Süd- und Südost dagegen verbreiten, wie schon erwähnt, stets eine feuchte Wärme, welche die psychische und physische Energie herabstimmen.

Der häufige Kampf zwischen Süd- und Nordwinden und ganz besonders des Maëstro mit dem Scirocco bewirkt grosse Unbeständigkeit in den Wärmeverhältnissen und vorzüglich ist der Wechsel zwischen feuchter Kälte und feuchter Wärme sehr empfindlich, doch wollen Viele nicht zugeben, dass die Temperatursprünge an den einzelnen Tagen sehr bedeutend wären, obgleich Clark das gerade Gegentheil behauptet und Rom in dieser Beziehung für bevorzugt hält. De Renzi beruft sich sogar darauf, dass die Temperatur-Differenz zwischen den Wärmemitteln des kältesten und des heissesten Monats, Januar und Juli, nur 16° C. betrage, also geringer sei wie in irgend einer anderen Stadt Italiens. In der kältesten Winterzeit hat man einige Male ein Minimum von —5° C. beobachtet, im Hochsommer ein Maximum von 38° C. Die Schwankung zwischen absolutem Maximum und Minimum des Luftdrucks (Mittel 754.69 Mm.) wird mit 40 Mm. angegeben. Der Feuchtigkeitsgehalt der Luft ist in Neapel selbstverständ-

Meteorologische Tabelle.

Neapel.	Wärme[1])	Bewölkung[2]) ganz heiter	halb heiter	Trübe Tage	Relative Feuchtigkeit[3])	Regenmenge[4])	Regentage[5])
Dec.	9.9	4.5	16.6	9.9	74.4	112.1	10.4
Jan.	9.0	4.3	16.8	10.0	75.3	95.0	10.5
Febr.	9.9	2.3	17.1	8.5	74.8	67.2	8.0
März	11.5	3.5	18.9	8.6	72.3	81.8	10.3
April	14.6	2.5	19.6	8.3	69.2	59.2	6.9
Mai	19.1	4.3	20.4	6.4	64.7	42.5	6.5
Juni	22.4	7.1	20.8	2.1	69.2	39.6	5.3
Juli	25.1	9.1	20.9	1.0	64.2	22.2	2.7
Aug.	24.7	7.7	22.1	1.1	65.7	32.3	4.7
Sept.	22.3	5.4	20.8	4.0	68.2	63.0	4.8
Oct.	17.6	7.0	19.4	4.6	73.7	133.8	11.2
Nov.	12.7	3.4	16.1	10.4	73.0	147.9	12.1
Winter	8.9	11.1	50.5	28.4	74.8	274.3	28.9
Frühling	14.2	10.3	58.9	25.3	67.7	183.5	23.7
Sommer	23.2	23.9	63.8	4.2	66.4	94.1	12.7
Herbst	16.7	15.8	56.3	19.0	71.6	344.7	28.1
Jahr	15.7	61.1	229.5	76.9	70.4	896.6	93.4

lich von der Herrschaft der Winde abhängig. Beim Wehen der Süd- und Westwinde nimmt die Luft eine beträchtliche Menge von Wasserdampf auf, welcher bei einfallendem

[1]) 11jähr. Beobacht., Meteorol. Ital., u. zwar Mittel der Beobacht. auf Capodimonte u. auf dem Observat. der Universität (nach Theob. Fischer); [2]) 20jähr. Beob. nach de Renzi; — [3]) 7jähr. Beob. auf Capodimonte; [4]) 12jähr. Beobacht. auf d. Un. Obs.; [5]) 9jähr. Beob. auf Capodimonte (nach Th. Fischer).

Nord sich verdichtet und Niederschläge veranlasst. Das Mittel der relativen Feuchtigkeit während der Wintersaison ist 73, wonach Neapel feuchter wie Catania aber weniger feucht wie Palermo sein würde.

Neapel ist reich an Niederschlägen. Die von de Renzi angegebene Regenhöhe von 750 Mm. ist zu niedrig gemessen, sie erreicht vielmehr nach neueren Messungen 897 Mm. Die regnerischsten Monate sind October und November. Zu dieser Zeit kommen wolkenbruchartige mehrere Tage anhaltende Regengüsse vor, wie sie Carrière geschildert hat. Eine genaue Beobachtung des Zustandes der Bewölkung, wonach nur der 6. Theil der Tage ganz heiter, unter circa 5 Tagen aber ein trüber zu finden ist, stört das Bild, welches sich unsere Phantasie von dem ewig klaren Himmel Campaniens entworfen hat. Freilich sind die heiteren und selbst die halbheiteren Tage oft von glänzender Schönheit. Nebel fehlt in Neapel fast vollständig. Schneefall kommt in den Strassen der Stadt ziemlich selten vor. Es können Jahre vergehen, wo man nichts davon bemerkt, und noch seltener ist es, dass der Schnee länger wie einen Tag den Boden bedeckt. Bei Winterregen in der Niederung zeigt der Vesuv öfters einen mit Schnee bedeckten Gipfel.

Von dem Einfluss der vulkanischen Thätigkeit des Vesuv auf die Atmosphäre ist bei den Schriftstellern vielfach die Rede, und Manche glauben, dass ein solcher nicht etwa bloss zur Zeit einer Eruption, sondern auch ausserhalb derselben sich geltend mache. Theils sollen die dem vulkanischen Boden entströmenden Gase, theils das Freiwerden der Electricität in den Luftschichten (worauf man auch die Häufigkeit der Stürme schieben will) Beachtung verdienen. Gewitter ereignen sich durchschnittlich 15mal jährlich und sie sind wie gewöhnlich im Süden, im Winter etwas häufiger wie zur Sommerszeit.

Im Laufe der Monate gestaltet sich die Witterung folgendermassen. Der Herbstanfang ist für Neapel eine noch ziemlich warme aber nicht unangenehme Zeit. Das Wärmemittel des September beträgt 22° C. Auf kurzdauernden mässig starken Regenfall folgt bald wieder heiterer Himmel. Die erste Hälfte des October zeigt gewöhnlich noch denselben Charakter, in der zweiten Hälfte gewinnen die nördlichen Winde allmälig die Oberhand; es tritt eine deutliche Abkühlung (Wärmemittel 15° C.) hervor und die Herbstregen beginnen. Der November (13° C.) bildet mit dem Schluss des October die regenreichste Periode. Im December (10° C.) erfolgt ein Nachlass der Niederschläge und bei einfallendem Nord treten einzelne schöne Tage auf. Der Januar, bei deutlich vorherrschendem Nord wie überall auch hier der kälteste Monat (9° C.), hat noch weniger Regen wie der December. Im Februar (10° C.) gewinnen die Südwinde wieder an Frequenz, dabei mässige Niederschläge. Der März (11.5° C.) gleicht unserem deutschen April, er ist hochgradig unbeständig, der April dagegen (15° C.) ist Campaniens Wonnemonat, schön wie unser Mai es leider nicht immer ist, und auch der Mai (19° C.) ist bei vorwiegend heiterem Himmel noch recht angenehm. Es folgen nun die 3 heissesten Monate Neapels: der Juni (22°), der Juli (25°) und der August (24° C.) mit sehr beständiger

Witterung und vorwiegend heiterem Himmel. Der fast täglich von 12 Uhr Mittags bis 4 Uhr Nachmittags wehende Seewind verleiht der heissesten Tageszeit erfrischende Kühle. Dies ist ein grosser Vorzug des Sommers von Neapel vor dem von Florenz und Rom. Man hat wohl einmal ein Wärme-Maximum von 38° C. beobachtet, durchschnittlich gehören Temperaturen von 32—35° C. schon zu den schnell wieder verschwindenden Seltenheiten. Ausserdem bietet der Golf, wie wir sehen werden, zahlreiche kühlere zu Sommerfrischen geeignete Plätze.

Der Gesundheitszustand der Einwohner Neapels steht schon bis zu einem gewissen Grade unter dem Einflusse des Südens: Krankheiten der Athmungsorgane sind seltener, Krankheiten des Verdauungsapparates häufiger wie bei uns im Norden. Die Mortalitätsziffer ist 1 : 32 d. h. 31.2 pro Mille. Die oft schroffen Witterungswechsel (wie Einige meinen auch die electrischen Spannungsverhältnisse der Luft) bewirken leicht im Organismus einen gewissen Grad von Aufregung, welcher bei Vernachlässigung aller Hygiene, bei groben Diätfehlern und dem sehr gewöhnlichen Missbrauch mit Aderlässen leicht acuten Krankheiten einen chronischen Character giebt. Epidemische und endemische Krankheiten sind im Verhältniss zu andern Grossstädten in Neapel selten. Wechselfieber treten nur ganz vereinzelt und dann meist als eingeschleppte Fälle auf. Während 8 Jahre sah Diruf nur eine einzige unbedeutende Typhus-Epidemie. In neuerer Zeit zeigt sich dem Anschein nach der Typhus mit grösserer Energie, wenn auch die heftigeren Fälle sporadischer Natur sind und nur die leichteren, zur Klasse der gastrisch-nervösen und gastrisch-rheumatischen Fieber gerechneten Krankheiten eine grössere epidemische Verbreitung zeigen. Die Cholera herrschte 1854 in grossem Umfange und forderte zahlreiche Opfer. Im folgenden Jahre trat sie von neuem aber in milderer Form auf. Diruf widerspricht mit Entschiedenheit der von anderen Aerzten geäusserten Ansicht, als ob Lungentuberkulose in Neapel häufig vorkomme. Es rühre dieselbe davon her, dass fasst jeder chronische Katarrh in Neapel mit der Diagnose „Tise“ behaftet werde. Sehr verbreitet ist auch der Glaube an die Contagiosität der Phthise. Renzi giebt die Mortalität an Phthise für das Ospedale degl' Incurabile bei gesicherter Diagnose mit 5 Procent, für ganz Neapel (wobei muthmasslich viel chronische Katarrhe mitunter laufen) mit 10 Procent an, wonach sich das lokale Mortalitätsverhältniss dem allgemeinen (14.3 %) und besonders der Mortalität in anderen grossen Städten gegenüber (Paris 15 %) recht gühstig stellte. Die acuten Krankheiten der Athmungsorgane (Pneumonie, Pleuritis) behalten nach Diruf meist einen milden Charakter und zeigen selten die Tendenz umfangreiche Veränderungen in den erkrankten Organen hervorzurufen. Croup ist selten und verläuft nur ausnahmsweise ungünstig; Keuchhusten tritt sehr milde auf und complicirt sich höchst selten mit Lungenentzündung. Bronchialkatarrhe und flüchtige Rheumatismen sind als Erkältungskrankheiten gerade so häufig wie bei uns. Alle Kinderkrankheiten verlaufen durchschnittlich leicht und gefahrlos; Scharlach und Masern machen ihre verschiedenen Stadien meist ohne hohes Fieber durch und endigen in Genesung ohne die bei uns so gewöhnlichen schlimmen Nachkrankheiten im Gefolge zu haben. Das nicht seltene Vorkommen von Skropheln, Rhachitis und Chlorose schiebt Renzi lediglich auf das weitverbreitete Proletariat und auf die kärgliche und unzweckmässige Lebensweise. Unter den wohlhabenden Klassen führt üppiges Leben und das Dolce far niente sehr gewöhnlich zu Hämorrhois und Gicht, wohl auch zu Apoplexien. Dyscrasien und chronische Hautkrankheiten heilen leichter als dies bei uns der Fall ist. Contagiöse Augenkrankheiten sind wie überall im Süden häufig.

Ueber den Zusammenhang der Witterung mit dem Auftreten von Krankheiten macht Renzi noch folgende Bemerkungen: Löst innerhalb weniger Stunden Nord den Süd ab, oder ist die Atmosphäre längere Zeit hindurch anhaltend kalt und trocken, so entstehen leicht entzündliche Zustände in den Respirationsorganen, findet das Umgekehrte statt, so erscheinen Affectionen der Leber und Congestionen zum Gehirn. Im Frühjahr sind die Barometerschwankungen eines Tages oft enorm gross: dann kommt es leicht zu Apoplexien. Steigt und fällt in Folge mehrmals stürmisch wechselnder Winde Barometer und Thermometer, so herrschen gastrische Reizzustände, Congestionen zur Brust, rheumatische und gichtische Affectionen vor.

Bei Erörterung der Frage, von welcher Art der Einfluss des Klimas Neapels auf Kranke sei, die sich einige Zeit dort aufhalten, müssen wir die verschiedene Bedeutung der einzelnen Stadtgegenden näher in Betracht ziehen. Im Allgemeinen kann sich Niemand der auf der Unbeständigkeit der klimatischen Factoren beruhenden excitirenden Wirkung des Klimas ganz entziehen. Reizbare Kranke leiden leicht an Schlaflosigkeit, besonders während des Scirocco und verfallen in einen mehr oder weniger hohen Grad von Exaltation. Carrière berichtet über Fälle von Gehirnleiden, bei welchen die bereits vorhandene Unruhe des Kranken sich so stark vermehrte, dass sie zum Selbstmord getrieben wurden, während phlegmatische Naturen, manche Nervenkranke und insbesondere apathische Melancholiker sich auffallend wohl befanden. Für diese bildet die über jede Beschreibung erhabene Schönheit der Natur im Verein mit der klimatischen Eigenthümlichkeit ein wohlthuendes Reizmittel. Mit gleichem Vortheil können torpide Subjecte (Scrophulöse, Chlorotische, reizlose chronische Neurosen, schmerzfreie Paralytiker und mancherlei Geschwächte und Reconvalescenten) den Winter in Neapel verleben. Diese Klasse der Kranken können auch ohne Nachtheile befürchten zu müssen ihre Wohnung in der Nähe des Strandes von der Strada Lucia bis zur Mergellina hin nehmen. Für alle anderen Kranken und für alle reizbaren Naturen ist dagegen dieser von Fremden so gern aufgesuchte wind- und staubreiche Theil der Stadt als Aufenthalt nicht zu empfehlen. Selbst die Riviera di Chiaja, welche zwar weniger vom Wind aber immerhin vom Staub bedeutend belästigt wird, ist hier zu vermeiden. Der ganze Ufersaum von der Marinella bis zur Mergellina ist erfahrungsgemäss ungünstig bei Phthise und chronischem Rheumatismus. Bei den stürmischen Veränderungen in der Atmosphäre, welche hier so empfindlich bemerkt werden, nimmt die Phthise leicht einen acuten Charakter an; ebenso wachsen die Schmerzen der Rheumatiker und werden unerträglich. Die Frage, ob überhaupt Krankheiten des respiratorischen Apparats und welche Stadien und Formen derselben mit Vortheil in Neapel behandelt werden könnten, ist öfters aufgeworfen worden. Clark, dessen Urtheil über Neapel sehr oberflächlich ist, räth überhaupt ganz davon ab, Brustkranke und zwar wegen der Inconstanz des Klimas nach Neapel zu schicken. Personen, die „an allgemeiner Schwäche und Störung der Constitution ohne irgendwie hervorstechendes örtliches Leiden“ laborirten, könnten den Winter in Neapel zubringen. Wer mehr Erholung und Erheiterung als örtliche Behandlung nöthig habe, findet bei der Heiterkeit des Himmels in der interessanten Umgebung seine Rechnung. Ziemlich unbestimmt aber keineswegs geradezu ablehnend spricht sicht Carrière aus. Er hat das gerechtfertigte Bedenken, dass viele Phthisiker der Veränderlichkeit der Witterung nicht gewachsen seien, dass sie demnach, zur Zurückgezogenheit und Unthätigkeit verdammt, ihren Zustand nur verschlimmern möchten, aber er empfiehlt andrerseits wieder das Stadtviertel vom nördlichen Ende des Toledo bis nach dem Capo di Chino deshalb, weil hier acute Krankheiten selten seien und Brustkrankheiten sich besserten. Hier seien breite schöne Strassen, welche vom Nordost ventilirt würden, einem Wind, der im Vergleich mit dem Südost, Süd und Südwest nur eine Nebenrolle spiele. Hier träten alle atmosphärischen Bedingungen

(Temperatur, Winde, Feuchtigkeit) in gemässigter Form auf, und von häufigem Witterungswechsel sei wenig zu bemerken. Auch Renzi lobt dieselbe Stadtgegend. Er hält die Foria, den Largo delle Pigne (jetzt Piazza Cavour) aber auch den Toledo, die Strada Medina und selbst den Largo di Castello (jetzt Piazza del Municipio) als geeignet für alle reizbare Kranke und chronische Brustkranke, und er verweist Tuberkulöse geradezu an die äussere Foria nach Capo di Chino hinauf (also nach Ottocalli, S. Efreno Vecchio etc.); die Abhänge vom Capo di Monte aber solle man, und zwar am meisten im Frühling, zu grosser Feuchtigkeit wegen vermeiden. Diruf fasst seine Beobachtungen und Erfahrungen über den Nutzen, welchen sich Kranke von dem neapolitanischen Klima versprechen dürfen, dahin zusammen, dass insbesondere solche Brustkranke dort sich wohl fühlen würden, bei welchen neben dem Lungenleiden hämorrhoidale Disposition bestehe, indem gerade während des dortigen Aufenthaltes sehr leicht Hämorrhoidalblutungen einträten und zwar oft nach vorausgegangener langer Unterbrechung dieser Ausscheidung, ein Umstand, welcher dann günstig auf das bestehende Brustleiden zurückwirke, Lungenblutungen, neue Entzündungen und Tuberkelnachschübe sah Diruf selten. Für Tuberkulöse im 1. und 2. Stadium der Krankheit, bei welchen weder Complication mit Leberleiden oder Darmkatarrhen noch eine allzugrosse Reizbarkeit des Nervensystems bestehe, sei der Aufenthalt in der Regel günstig. Chronischen Bronchialkatarrh sah Diruf sich erheblich bessern und oft ganz verschwinden. Bei Lungenemphysem und Herzleiden sei der Aufenthalt weniger direct günstig, doch könne hier im Einzelfalle unter Umständen ein milder Winter gute Dienste thun. Unterleibskranke mit Verdauungsschwäche befänden sich schlecht in Neapel. Diruf hält ebenfalls die ganze Strandgegend, weil wind- und staubreich, für Phthisiker und Rheumatiker für unzuträglich. Er empfiehlt besonders die nördlich der Chiaja stadteinwärts gelegenen Parallelstrassen wie Maria in Portico, S. Teresa etc. Zu kleineren Promenaden dienen hier in windstiller Stunde die Anlagen des Boschetto zu beiden Seiten des Acquario, bei ungünstiger Witterung gestattet die halbkreisförmige Halle der Piazza del Plebiscito den Aufenthalt in frischer Luft.

Das Leben in Neapel verlangt vom Fremden gewisse Rücksichten auf die Gesundheit. Von den mannichfaltigen Gerichten an Fischen, Fleischspeisen und Gemüsen, die uns geboten werden, sind die einfachen den zusammengesetzten vorzuziehen. Der Neapolitaner hält sich im Sommer mehr an vegetabilische, im Winter mehr an animalische Kost, und begnügt sich mit 2 täglichen Mahlzeiten. Für das zarte Jugendalter und wo es auf Hebung der Kräfte ankommt, ist diese Regel natürlich nicht massgebend. Saftige Gemüse und Früchte geniesse man im Sommer mit Mass, um nicht Diarrhöen hervorzurufen. Der Süden beschränkt von selbst den Appetit, aber diese Wirkung des Klimas tritt erst allmälig ein und so kommt es gerade in den ersten Wochen des Aufenthaltes in Neapel häufiger vor, dass Fremde mit Austern, Seefischen, Mehlspeisen, Früchten und Käse den Magen überladen. Da es wiederholt sich ereignete, dass Fremde, welche in Neapel am Typhus erkrankten, sich erinnern kurz vorher ziemlich viel Austern gegessen zu haben, so scheint es, als ob gewisse Austern, welche den in der Nähe der Cloakenmündung befindlichen Bänken entnommen wurden, besonders schädlich sind. Man trinke nur wenig leichten unvermischten Wein; im Sommer sei man mit dem Genuss von Spirituosen, von Caffee und Thee recht vorsichtig. Der Neapolitaner liebt es sehr Congestivzuständen, ja selbst den Folgen des Schrecks, sofort mit Aderlässen oder Abführmitteln (Ol. Ricini, Magnes. carbon.) zu begegnen; der verständige Kranke wird sich am besten durch Mässigkeit in Speise und Trank davor zu schützen wissen. Unter den Wasserleitungen ist eine, die Acqua de Leone di Posilipo an der Mergellina, welche ein zwar weiches aber sehr gutes und gesundes Wasser liefert. Alle übrigen Leitungen (Acqua della Marinella, Quaquiglia, S. Pietro Martire etc.) geben Wasser von zweifelhafter Güte. Der starke Temperaturwechsel im Laufe eines Tages und vorzüglich die stets nach Sonnenuntergang eintretende oft von Thaufall begleitete merkliche Abkühlung mahnen dringend zur Vorsicht in der Kleidung. Wollene Unterkleider und das Mitnehmen des Plaids, Ueberrockes oder Mantels, wenn man erst nach Sonnenuntergang nach Hause zurückkehrt, sind hier geboten. Man achte sehr auf genügend warme Bedeckung im Bett, weil sonst leicht Erkältungen und gastrische Störungen die Folgen sind.

Aus dem Vorgebirge Pizzofalcone entspringend treten 4 Mineralquellen dicht am Meeresufer zu Tage, deren

Wasser mehr oder weniger Schwefelwasserstoff enthält und daher nach faulen Eiern riecht. Zwei davon, die Acqua solfurea antica und die Acqua solfurea nuova sind schwache Kochsalz- und kalkhaltige Schwefelwässer und werden gegen Stuhlverstopfung, Gelbsucht, Gallensteine und Skropheln empfohlen, die anderen beiden: Acqua ferrata und Acqua acidula enthalten etwas Eisen und werden bei Chlorose und Schwächezuständen angewendet. Alle werden von den Neapolitanern theils an der Quelle selbst theils im Hause in grossen Mengen verbraucht.

Wer Jahr und Tag in Neapel verbleibt wird auf eine geeignete Sommerfrische Bedacht nehmen müssen. Die wohlhabenden Neapolitaner lieben es Frühling und Herbst am westlichen oder nördlichen Fuss des Vesuvs zuzubringen, in S. Giorgio, Portici, Resina, Torre del Greco oder in Somma, Pollena etc., für den eigentlichen Sommer aber ist die Sorrentinische Halbinsel, sind vorzugsweise Castellamare und Sorrent mit Recht die bei weitem beliebtesten Plätze im Umkreise des Golfs.

Castellamare mit 28000 Einwohnern steht gegen Süden und Südosten unterm Schutz des Campanischen Apennin, welcher in den Ausläufern des Monte Angelo (1524 Meter) bis dicht an die Stadt herantritt und dessen Abhänge mit dichten Kastanienbäumen besetzt sind. Brise und Bergwind tauschen sich hier lebhaft aus und mässigen die Sommerhitze so weit, dass mitten in den Hundstagen nur die Octobertemperatur Neapels herrscht; nur die Abendstunden sind häufig recht warm. Dazu nun die Seebäder, mehrere Mineralquellen und gute Verpflegung.

Gegen Epidemien, welche in Neapel herrschten, hat Castellamare öfters den Fürsten Schutz gewährt. Hier erbaute Carl von Anjou die Villa, welche er Casa sana nannte und in welcher König Robert Gesundheit suchte und fand. Hier hat auch Ferdinand I. von Bourbon sich jenes Schloss errichtet, dessen Namen schon die Heilkraft dieses paradiesischen Ortes verkündet: Qui si sana! Der Nordwind, welcher den Ort trifft, ist kein reiner Seewind, sondern bestreicht zum Theil die Küstengegend und wird darum in Castellamare trockener empfunden wie in Sorrent. Der über den Golf andringende dampfreiche Nordwest stösst auf die hinter Castellamare sich erhebenden bewaldeten Hügel und darum sind Nebel und Niederschläge bei vorherrschenden Nordwinden nicht selten. Im Winter ist daher auch die Luft hochgradig feucht, vom Juni bis Anfang October dagegen vorwiegend trocken. Renzi empfiehlt das tonisirende Sommerklima dieses Ortes gegen eine ganze Reihe von Krankheiten: Chlorose, chronische Magen- und Darmkatarrhe, Haemorrhois, chronische Rheumatismen und Gicht, Hypochondrie und Hysterie, chronische Neurosen etc. Die 8 dort entspringenden Mineralquellen sind alkalisch — muriatische Säuerlinge von 14—18 ° C. Sie wirken gelind eröffnend und können bei chronischen Magen- und Darmkatarrhen gute Dienste leisten. Einige unter ihnen (Acqua ferrata del Pozzillo und Ferrata nuova) enthalten neben doppelt kohlensaurem Natron und Kochsalz noch etwas Eisen und werden deshalb hauptsächlich bei Verdauungsschwäche und Blutarmuth in Gebrauch genommen.

Auch die zwischen Castellamare und Sorrento liegenden Ortschaften **Vico**, **Meta** und **Carotto** können als Sommerfrischen benutzt werden. Die ganze Gegend ist hier ein Garten voller Oliven und Nussbäume und mit Weinbergen eingefasst. Höher hinauf erheben sich ächte Kastanien und majestätische Eichen.

Sorrento, ein Städtchen mit 7500 Einwohnern, ist die klimatisch bevorzugteste Sommerstation der Neapolitaner. Im Südwesten erhebt sich schützend das Gebirge von Massa, im Süden zieht sich vom Monte S. Angelo bis zur Punta di Campanella ein continuirlicher Bergzug hin, östlich wird die bis gegen Meta sich erstreckende fruchtbare Ebene durch das Gebirge von Vico begrenzt. Ueberall ein hügeliges fruchtbares Terrain, dessen Boden wie der Hauptzug des Gebirges aus Kalkstein besteht. So wird Sorrento nur von Nordwinden berührt und erfreut sich deshalb eines angenehm kühlen Sommerklimas.

La Cava liegt auf dem Schienenweg zwischen Torre dell' Annunziata und Salerno, 45 Kilometer von Neapel, von wo es in 2 Stunden zu erreichen ist. Ihm fehlt die Nähe des Meeres, welche den Orten an der Nordseite der Sorrentiner Halbinsel ihre Kühle verleiht, allein dafür ist es frisch durch seine Hochlage und ähnelt am meisten den klimatischen Sommerkurorten unserer deutschen Berge. Hauptsächlich gilt dies von dem von Laubwäldern umgebenen an das Kloster La Trinità della Cava sich anlehnenden Corpo di Cava, wo man von Mitte Juli bis Ende August eine höchst angenehme und gesunde Villegiatur machen kann.

Salerno, von Neapel mittelst Eisenbahn 2 Stunden und 20 Minuten entfernt, eine Stadt von 25000 Einwohnern, liegt an der nordöstlichen Ecke des gleichnamigen Golfes. Carrière hat es sich sehr angelegen sein lassen dem Klima dieses Ortes, welcher früher wegen seines heiteren Himmels und seiner gesunden Luft einen besonderen Ruf hatte, zu neuem Ansehen zu verhelfen. Salerno ist von Bergen umschlossen; seine Häuser steigen an einem Abhange in die Höhe. Nach Nordwesten steht die Stadt unter dem Schutz des Campanischen Apennins, der ihren Golf von dem Neapels trennt, und dies bewirkt, dass der Nordwest hier abgeschwächter und trockner auftritt als an den Ufern des jenseitigen Beckens. Von dem eigentlichen Nord wird die Stadt häufiger berührt, und so wird denn auch die mittlere Temperatur um $1^1/_2{}^0$ C. niedriger angenommen wie die von Neapel. Weniger Feuchtigkeit und mehr helle Tage scheint Salerno zu besitzen, doch stützt sich diese Angabe Carrière's keineswegs auf exacte Beobachtungen. Die wesentlich erfrischende tonische Wirkung des Winterklimas von Salerno soll sich nach diesem Schriftsteller auch in dem Aussehen der Bevölkerung zu erkennen geben, bei welcher nichts von der im Süden so häufig bemerkbaren icterischen Hautfärbung bemerkbar sei. Von der Malaria, durch welche die nahe Ebene von Pästum so sehr verrufen ist, bleibe Salerno verschont. Die relative Milde des Klimas beruhe auf der geringen Kraft der Nordwinde und Neapel gegenüber auf dem Ausfallen stürmischer Veränderungen in der Atmosphäre. Ohne das Zwischenstadium eines Frühlings gehe der Winter ziemlich direct in den heissen und feuchten Sommer über. Für Phthisiker, meint Carrière, passe Salerno als Winteraufenthalt nicht, sehr gut dagegen für die chronischen Katarrhe reizloser Subjecte, für pleuritische Ausschwitzungen mit chronischem Verlauf, für Leute mit träger Verdauung, für alle durch Knochenleiden oder Gewebsstörungen unterhaltenen offenen Wunden, endlich für alle Nervenleidende, bei welchen eine excitirende Therapie Vortheile verspreche. Im Sommer sei die Uebersiedlung nach Sorrento zu empfehlen. Die Wohnungen auf der mittleren Höhe des Abhanges mit dem Blick auf das Meer und auf die Ebene von Pästum sind die günstigsten.

Eine scheinbar sehr günstige Lage, der Riviera di Ponente vergleichbar, besitzen die nach Süden schauenden Küstenorte des Golfes von Salerno: Majori, Minori, Atrani und Amalfi. Aber sie sind sämmtlich den Nordwinden stark ausgesetzt, welche längs der dort sich öffnenden Flussthäler herandringen.

Capri, das liebliche Eiland, für den Touristen so hochinteressant durch seine historischen Erinnerungen wie durch den Reiz seiner Landschaft und seiner Grotten, ist klimatisch ohne Bedeutung. Von den Winden gepeitscht kann es nur von solchen Reconvalescenten oder Erholungsbedürftigen zu längerem Aufenthalt benutzt werden, welche gegen den schroffen Witterungswechsel gänzlich abgehärtet sind, wie sie hochgradige Hitze und scharfe Zugwinde hervorrufen, und auch dann wird man nur von Ende Mai bis Anfang October auf der Insel zubringen können. Dass es auf Capri keinen einzigen ebenen Spaziergang giebt, dass man vielmehr überall klettern muss, ist ebenfalls in Anschlag zu bringen.

Die Insel **Ischia** besitzt in Casamicciola, einem Dorfe mit 4000 Einwohner, welches unweit des Meeres in einem hübschen Thale gelegen ist, eine beachtenswerthe Sommerstation. Gegen die Südwinde schützt der im Rücken der Stadt sich erhebende Monte Epomeo, dem Nordwind, auch dem schlimmen Maëstro, liegt die Meeresküste vollständig offen. Das Klima ist daher auch im Winter unleidlich, von Mitte April bis in den September aber von angenehmer Frische. Renzi schiebt das stark anregende Klima nicht bloss auf die lebhaft bewegte Atmosphäre, sondern will auch die mit vulkanischen Ausdünstungen geschwängerte Luft mit in Rechnung gebracht wissen. Es sei dasselbe gefährlich für alle Kranke, bei denen man Congestionen zu befürchten habe, und man dürfe deshalb plethorische, zur Apoplexie Neigende nicht dorthin schicken. Eine wesentliche Unterstützung finden manche Kranke hier in den 38—78° C. warmen indifferenten Thermen, deren wichtigste die Acqua del Gurgitello ist. Die Badezeit dauert von Anfang Mai bis Ende August. Skrophulöse und atonische Nervenkranke werden Luft und Bäder am besten vertragen; Cantani räth Diabetikern ihren Sommeraufenthalt auf Ischia zu nehmen. Ein deutscher Arzt, Dr. Reitemeyer, hält sich jetzt während der Saison in Casamicciola auf [1]).

[1]) Verf. war 6 Wochen nach dem Erdbeben vom 4. März 1881 auf Ischia. Von der furchtbaren Zerstörung, welche Casamicciola dadurch erlitt, ist es schwer sich einen Begriff zu machen, und es wird Jahre dauern, ehe die Spuren dieses Ereignisses verwischt sind.

VII. Küsten-Gegend und Inseln des Adriatischen Meeres.

Literatur. Zeitschrift der Oesterreich. Gesellschaft für Meteorologie Bd. I Nr. 14. 15 (J. Prettner, die Bora), Bd. II. Nr. 5 (Lorenz, über die Bora), Bd. II. S. 501 (Bucchich, über Lesina), Bd. IX S. 154 (Triest), Bd. XI S. 282 (Corfu). — Theob. Fischer in Petermann's Mittheil. Ergänzungsheft 58 S. 35, 48, 54, 61 (Bora, Triest, Lesina, Corfu). — Franz Petter, Dalmatien in seinen verschiedenen Beziehungen 1857. — Dr. v. Goracuchi, die Adria unn ihre Küsten. 1863. — Dr. J. R. Lorenz, Dritter Bericht der ständigen Commission für die Adria 1873. — Lorenz und Rothe, Lehrb. der Klimatologie S. 413 (Karstländer) 1874. — Freiherr v. Czoernig, über Görz. Vierteljahrschr. für Klimatologie I. S. 301. — Freiherr v. Czoernig, Görz Oesterreichs Nizza Bd. II: Die Stadt Görz als climatischer Curort. Wien 1874. — Taussig, Venedig von Seiten seiner klimatischen Verhältnisse. 1847. — Joseph, Venedig als Winteraufenthalt für Brustleidende. Breslau 1856. — Dr. H. Boettcher, Zur Kenntniss der Winterkurorte, insbesondere Venedigs. Berl. klin. Wochenschr. (Nr. 49) 1864. — Dr. Alfred Kurz, Venedig als klimatischer Kurort. Deutsche Medicin. Wochenschr. VII Nr. 3 1881. — Frankl, Wiener Medic. Wochenschr. (XI 17. Lesina) 1861. — Prof. Unger, Lesina als Kurort und das Klima von Lesina. Wiener medicin. Wochenschr. (18. Jahrg. S. 863, 975 u. 991) 1868. — Carlo Botta, Storia naturale e medica dell' isola di Corfù. 2. ediz. 1823. — J. Hennen, Sketches of the medical topography of the Mediterranean (Corfu pag. 141—255) 1830. — Unger, Wissenschaftliche Ergebnisse einer Reise in Griechenland und den ionischen Inseln (mit Karte von Corfu) 1862. — Landerer, Ueber die klimatischen Verhältnisse der ionischen Inseln, insbesondere der Insel Corfu. Archiv für

Balneologie (I. S. 334) 1862. — Carrière, L'Union (Corfu Nr. 102—112) 1863. — Dr. W. Winternitz (K. k. Corvettenarzt), Eine Skizze über die klimatischen Verhältnisse von Corfu. 1864. — Dr. v. Haurowitz, Erinnerungen an Corfu im Sommer 1869. 1870. — E. Haeckel, Corfu. Deutsche Rundschau (S. 478) 1877. — H. Reimer, Corfu. Im neuen Reich (S. 845) 1880.

Das Gebiet des Adriatischen Meeres, westwärts von der Apenninenkette, ostwärts von den dalmatischen und albanischen Gebirgen eingefasst und im Norden bis an den Fuss der Ostalpen reichend, steht in klimatischer Beziehung wesentlich unter dem Einfluss des Wechsels zwischen den nördlichen oder Binnenwinden und den südlichen oder Seewinden. Unter den von Norden her Küsten und Meere bestreichenden Winden ist der verrufenste die Bora. Dieser trockene und kalte Wind erhebt sich in der Gegend von Adelsberg auf dem dürren vegetationslosen Bergrücken des Karstes und stürzt sich von hier, anfangs als Nord, später als Nordost, zuletzt in Ostnordost übergehend, nach dem Meere hin. War vorher heiteres Wetter gewesen, so verkünden leichte flockige Federwolken über den nördlichen Bergen den Schiffern den plötzlichen oft schon wenige Minuten später erfolgenden Ausbruch des Sturmes. Nicht gleichmässig wie der stetige Nordost (Greco disteso) sondern in einzelnen heftigen Stössen (Reffoli, Reffiche) braust er über Land und Meer, entwurzelt die Bäume, reisst Menschen und Thiere nieder und wird der Schifffahrt im höchsten Grade gefährlich. Die Bora ist hauptsächlich ein Wintergast. Im October kündigt sie sich an, November und December sind von ihr am meisten heimgesucht. Im Januar wird sie seltener, im Februar und März nimmt sie wieder an Häufigkeit zu. Zuweilen zeigt sie sich noch im April, in den Sommermonaten dagegen ist sie selten und niemals heftig. Hat dieser schlimme Wind einmal Platz gegriffen, so dauert er mindestens einen, sehr oft 3, an der istrisch-dalmatischen Küste (Triest, Fiume, Zeng) aber gar nicht selten 10—15 Tage an. Früh von 8—10 Uhr und Abends ist der Borasturm in der Regel am heftigsten; bleiben diese Anschwellungen seiner Stärke aus, so ist sein Erlöschen nahe. Dieses erfolgt dann in immer schwächer werdenden Stössen. Geringere Grade dieses Windes pflegt man Borino oder Boretta zu nennen. Besonders häufig und heftig überfällt die Bora Triest, den Quarnero und die ganze dalmatische Küste, wo sie weit heftiger wüthet als an der westlichen; denn nach Westen zu, schon bei Grado und mehr noch in Venedig, ist wenig davon zu spüren. Sind im Winter die Küstengebirge ganz mit Schnee bedeckt, so tritt die Bora nicht ein, schmilzt dieser Schnee schnell bei heiterem Himmel, so ist sie sofort zu bemerken. Fällt die Bora in schrägem Absturz auf die Oberfläche des Meeres, so aspirirt sie von dem im Windschatten gelegenen Theil des Meeresspiegels Wasser; es trennen sich Wassertheilchen los, welche eine Art von Staubwolke bilden, die unter dem Namen „Fumarea“ bekannt ist. Der unter dem Einfluss der Bora entwölkte Himmel bleibt auch nach dem Aufhören des Windes meist noch mehrere Tage lang heiter.

Der Antagonist der Bora ist der Scirocco, aber derselbe unterscheidet sich wesentlich von jenem trockenen und heissen Wüstenwind, den man in Sicilien und selbst noch in Rom unter diesem Namen versteht und der so unangenehme Empfindungen hervorruft. Der Scirocco der Adria ist der reine regenbringende Aequatorialstrom (Theob. Fischer); er ist also ein meistentheils mit Wärme und Feuchtigkeit geschwängerter Wind, der eigentlich aus Südost, aber auch aus Süd oder auch wohl aus Südwest bläst und dann den reinen Gegensatz zum Nordwest (Maëstro) bildet. Als Vorboten zeigen sich plötzliche Windstille, Verdüsterung der Atmosphäre durch Dünste, die sich verdichten, dann das Auftreten grosser dunkler Haufenwolken, endlich Regengüsse. Er weht im Winter durchschnittlich jeden zweiten Tag und dauert bisweilen eine ganze Woche und länger an. Seine Hauptzeit ist Ende September bis Ende December. Im October tritt er öfter mit ungewöhnlicher Gewalt auf, sonst ist er im Allgemeinen und besonders im Verhältniss zur Bora nicht sehr heftig. Gegen das Ende des Herbstes geräth des Scirocco ziemlich häufig mit anderen Winden in Conflict, dann sind massige und lang andauernde Niederschläge die Folge. Was diese anderen Winde im adriatischen Bezirk anbelangt, so sind naturgemäss der West, der Südwest ja sogar der reine Süd mehr oder weniger Landwinde. Im südlichen Theil des adriatischen Meeres tritt auch ein stürmischer und zur Winterszeit feuchter und kalter Ostwind (die Levantera) auf. Nach Goracuchi wehten an der dalmatischen Küste unter 1259 Tagen der Scirocco 410, die Borá 259, der Nordwest 140, der Ost 110, der Süd 80, der Südwest 80, der West 60, der Nord (Tramontana) 70, andere Intermedialwinde 50 mal.

Im Allgemeinen ist also die Adria ein sehr windreiches Gebiet. Die heftige Wirkung der beiden Hauptwinde (Bora und Scirocco) bedingt, dass auch in diesen Breiten guter Windschutz die nothwendige Voraussetzung einer klimatischen Station sein muss. Die Wärmeverhältnisse sind bei einem Gebiet, welches sich über fast 5 Breitengrade (45° 30′—40°) erstreckt, um so verschiedener, als im Winter auch der erwärmende Einfluss der Meeresoberfläche von Norden nach Süden eine wesentliche Steigerung erfährt. Die Oberfläche des Adriatischen Meeres ist im Jahresmittel überall wärmer wie die Luft; sie beträgt im Mittel 15° C., ihr Maximum ist 32.5, das Minimum 3.75° C. Nur von April bis Ende August sinkt die Seewärme unter die Luftwärme, in den übrigen Monaten ist sie beträchtlich höher. Bei Triest beträgt die Meereswärme während des Winters 9.5°, bei Corfu 13.5° C. In einzelnen Wintern z. B. in dem des Jahres 859 ist allerdings ausnahmsweise im nördlichsten Theil des Adriatischen Meeres die Wassertemperatur so weit gefallen, dass der Golf zwischen Triest und Venedig zufror (Theob. Fischer).

Meteorologische Tabelle.

Adria.	Triest	Görz	Venedig	Lesina	Corfu
Jahresmittel	14.4	12.5	13.7	13.2	17.7
Wintermittel	5.5	3.7	4.1	8.0	10.7
Absol. Max.	37.5	34.8	—	29.1	38.1
Absol. Min.	—11.9	—8.5	—8.9	—5.7	—2.6

Triest.

Triest unterm 45° 39′ nördlicher Breite mit über 70000 Einwohnern und mit einem sehr regen Hafenverkehr, liegt unmittelbar am Fusse des Karstes, der sich im Nordosten der Stadt erhebt. Steigt man auf der belebten Kunststrasse, welche im Rücken der Stadt auf die Vorberge des Karstes führt, zur Optschina hinauf, so hat man einen überraschend schönen Blick auf Stadt und Hafen. So einladend ist an einem schönen windstillen Tag dieses Bild, selbst mitten im Winter, dass man sich nur schwer davon trennen kann. Aber leider sind solcher Tage nicht gar zu viele; leicht ändert sich die Scene, und mit unwiderstehlicher Gewalt dringt der eisige Luftstrom der Bora, Staub aufwirbelnd und bis ins Mark durchkältend, in die Strassen der Stadt. Nach Goracuchi, der sich sehr entschieden zu Gunsten des Klimas von Triest ausgesprochen hat, soll die Bora (worunter er alle stärkeren Winde des Nordostquadranten zählt) im October 4, im November und December je 5, im Januar 6, im Februar 8, im März 3, im April 2mal, während der ganzen Saison also nur 29mal vorkommen. Dieser Schriftsteller behauptet, dass die Bora gegenwärtig einen viel milderen Charakter angenommen als wie sie ihn noch vor 50 Jahren besessen habe, dass sie jetzt selten länger wie 3 Tage andauere und durchaus nicht ungünstig auf den Gesundheitszustand einwirke, wie schon die Menge hochbetagter Greise beweise. Aber die bei weitem günstigere Jahreszeit ist für Triest jedenfalls der Sommer, wo man der Stadt ihre Bedeutung als Seebad zugestehen mag, ohne darum den grossen Uebelstand zu verkennen, der im Winter durch die Bora existirt. Dem Einfluss dieses unheimlichen Windes wird sich Niemand, der im Winter dem Luftgenuss nachgeht, absichtlich aussetzen.

Görz.

Reise und Aufenthalt. Von Triest beträgt die Entfernung bis Görz auf der Eisenbahn 57 Kilometer (Fahrzeit 2 St. 8 Min. bis $2\frac{1}{2}$ St.), von Venedig 172 Kil. (Fahrz. $5\frac{1}{4}$—$7\frac{1}{2}$ St.); von Wien über Graz und ohne Triest zu berühren (welches man bei Nabresina links liegen lässt) erreicht man Görz per Eilzug in $16\frac{1}{2}$ Stunden, von Wien über Pontafel und Udine braucht man $15\frac{1}{2}$ St. — Gasthöfe und Pensionen. Hôtel de la Poste, gegenüber dem Theater, deutsches Haus mit guten Zimmern, Restaurant im Erdgeschoss; Angelo d'oro, italienisch, wegen seiner guten Küche berühmt; Tre Corone; Leone d'Oro (die Zimmer in diesen Gasthöfen kosten 80 Kr. bis 1 Fl. täglich. — Privatwohnungen mit Südzimmern giebt es in ziemlicher Anzahl. Die Häuser haben alle nur sehr dünne Mauern und kühlen deshalb leicht aus. Villen mit Gärten sind mehr als 20 vorhanden. Der Preis eines einzelnen Zimmers bei Familien beträgt 12—20 Fl., einer ganzen möblirten Villa 100—300 Fl. monatlich. Es hat sich ein Comité aus den angesehensten Einwohnern und einigen Herren von Triest gebildet, um eine grössere Hotel-Pension zu erbauen. Die Pläne sind fertig, der Normalanschlag beträgt 300000 Fl. und man hofft bald mit dem Bau beginnen zu können. — Kurvorstand: Hr. Dr. jur. Deperis, Via del Municipio 42. Hierher wende man sich auch bei Abschliessung eines Miethscontractes. — Aerzte. Dr. Arone, Dr. Maurowich, Dr. Perco u. A. Sämmtliche Aerzte sprechen deutsch. — Apotheken sind 4 vorhanden. — Badeanstalt in der Via dei bagni mit Warmwasser-, russischen Dampfbädern und einem Schwimmbassin.

Das in der Richtung von Nordwest nach Südost sich erstreckende öde Karstgebirge ist nach Nordosten zu durch das Wippachthal von einer ihm parallel laufenden bewaldeten Gebirgskette, dem Tarnowaner Walde, getrennt. Dieser erhebt sich bis 800 Meter, ist also noch 120 Meter höher als der Karst. Nachdem die Wippach, zwischen beiden Gebirgszügen westwärts fliessend, die Ebene gewonnen hat, ergiesst sie sich in den von Norden vom Terglou her kommenden Isonzo. Etwa 5 Kilometer nördlich von dieser Einmündung unweit des linken Ufers des Isonzo liegt unterm 45° 56' nörlicher Breite in einer fruchtbaren Ebene, welche sich zwischen Karst und Tarnowaner Wald ausdehnt, 94 Meter überm Meeresspiegel, die Stadt Görz mit 19408 Einwohnern. (Es ist dies die Volkszählung vom 31. December 1880. Es waren darunter 13485 Italiener, 3438 Slaven und 1335 Deutsche). Ihre Entfernung vom adriatischen Meere beträgt etwa 22 Kilometer, aber da dieser ganze Küstenstrich von der friaulischen Ebene eingenommen wird, welche sich ohne Erhebungen in sanftem Abfall bis an den Strand hinzieht, so ist der Einfluss der See auf das Klima von Görz nicht unbedeutend. Während die Südwinde und insbesondere der Südwest ungehindert gegen das Weichbild der Stadt vordringen können, ist die Campagna gegen West, Nord und Ost amphitheatralisch von einem Halbkreis von Bergen umgeben, welche einen mehr oder weniger sicheren Windschutz gewähren. Gerade im Norden befinden sich als südliche Ausläufer der Julischen Alpen der St. Valentinsberg (560 Meter hoch) und der Monte Santo. Zwischen beiden öffnet sich bei Salcano das Thal des Isonzo, aus welchem der Nordwind in das Görzer Becken eindringt, aber da das Flussthal hier aus seiner bisher südöstlichen Richtung in eine südwestliche übergeht, so kann der Thalwind wenigstens nicht direct die Stadt berühren und wird dadurch in seiner Stärke einigermassen gebrochen. Westlich vom Valentinsberg zieht sich nach Südwesten am rechten Ufer des Isonzo eine unter dem Namen Coglio bekannte Hügelreihe bis zum Calvarienberge hin und bis zur friaulischen Ebene, weiterhin sind es die Julischen Alpen, welche gegen Nordost einen gewissen Schutz gewähren. Oestlich vom Monte Santo schliesst sich gegen Nordost und Ost das Tarnowaner Waldgebirge an, welches wieder weiter südöstlich an den Karst sich anlehnt. Die wichtigste Frage für Görz als Winterkurort ist nun die: Welchen Windschutz gewähren diese gegen Nordost sich erhebenden Berge, wie weit sind sie im Stande die Stadt vor jenen Borastürmen zu bewahren, welche den Aufenthalt in Triest für Kranke unmöglich machen? Die genaue Beobachtung der Windrichtung und Windstärke ergiebt, dass der Nordost, Ostnordost, Südost, Süd und Südwest die vorherrschenden Winde sind, dass aber der Nordost alle anderen an Häufigkeit bei weitem übertrifft. Es scheint dies indessen darauf zu beruhen, dass dieser Wind localer Natur ist, und dass seine Entstehung in den Temperatur-Unterschieden zwischen dem Isonzothal und den im Nordosten von Görz liegenden Bergen zu suchen ist. Deshalb pflegt der Nordost zur Winterszeit nur früh und Abends und dann nur in schwächerem Grade zu wehen. Während die Bora, hier der ausgeprägte Ostnordost, vom Karst aus ihre Hauptrichtung nach Triest, Fiume und Zeng hin nimmt, befindet sich Görz an der äusseren Grenze dieses Windstriches und wird deshalb nur in schwächerem Grade in Mitleidenschaft gezogen wie die istrisch-dalmatische Küste. Nordost gehört in Görz zu den Seltenheiten. Südost und Süd sind gewöhnlich von Regen begleitet, aber es giebt auch einen trockenen Südost, der wahrscheinlich nichts weiter ist wie ein von der Karstkette reflectirter oder von den östlich und südöstlich der Stadt befindlichen Hügeln abgeleiteter Nordost; denn zur selben Zeit dieses trockenen Nordosts pflegt in Triest sich die Bora bemerklich zu machen[1]). Der Südwest zeigt sich häufiger im October und März, sonst nur in den Sommermonaten. Man kann vom 1. October bis 30. April 212 windige und 75 windstille Tage rechnen.

Görz ist also im Allgemeinen recht windreich, aber Stürme kommen sehr selten vor, häufiger schon eine ziemlich kräftige Bora; die meisten Winde, von denen der Ort berührt wird, gehören zu den schwächeren.

Auf die Wärmeverhältnisse ist der Umstand, dass Görz nach Süden hin ganz frei liegt, nach allen anderen Richtungen von einem Bergwall umsäumt ist, von sichtlichem Einfluss. Durchschnittlich fällt das Thermometer während des Winters nur an 11 Tagen unter —3° C. v. Czoernig, der die Verhältnisse des Kurortes nach allen Seiten mit dem grössten Fleisse durchforscht hat, hat auch Tabellen über die Temperaturschwankungen zwischen Maximis und Minimis aufgestellt, aus welchen hervorgeht, dass die durchschnittliche Schwankung für die Wintermonate 13.2° C. beträgt, dass also immerhin eine ziemliche Aequabilität

[1]) Vogrich, Vierteljahrschr. für Klimatologie I. S. 303.

der Temperatur vorhanden ist. Eine ähnliche Gleichmässigkeit ergiebt der Stand des Barometers, dessen Schwankungen (Jahresmittel 753.35) in den Monatsmitteln sehr unbedeutend sind. Die Maxima und Minima des Luftdrucks zeigten während der Wintermonate Differenzen von 24—34 Millimetern. Mit 72 Procent relativer Feuchtigkeit ist das Winterklima von Görz als mässig feucht zu bezeichnen. Nebeltage giebt es etwa 10 im Jahre, doch zeigt sich der Nebel gewöhnlich nur in den frühen Morgenstunden. Der Kurort ist regenreich; er hat im Laufe der Saison 81 Tage mit Niederschlägen mit einer Regenhöhe von 841 Millimetern aufzuweisen, doch kommen in dieser Beziehung in den einzelnen Jahrgängen bedeutende Differenzen vor. Schnee ist selten und verschwindet bald wieder vom Erdboden. Im Jahre 1871 hatte man 9 Schneetage, 1870 und 1872 waren ganz schneefrei. Bezüglich der Bewölkung sind der November und nächstdem der Februar die ungünstigsten Monate. Nach v. Czoernig zählt die Saison 46 ganz trübe, 64 trübe, 49 halbtrübe und 53 heitere Tage.

Recapituliren wir das bisher Gesagte, so haben wir in Görz eine Winterstation, welche halb und halb ein Seeklima, hohen Luftdruck und durch den zwischen Berg und Meer hin und her wogenden Luftstrom eine vorzüglich reine Luft besitzt. In Betreff seiner Wärmeverhältnisse und seiner Erhebung überm Meeresspiegel steht es mit Arco auf einer Stufe. Auch die auf der Ebene zwischen Gardasee und Schlossberg herrschenden Winde und der durchschnittliche Stand der relativen Feuchtigkeit gestatten eine Parallele zwischen Arco und Görz. Durch die maritimen Einflüsse tritt der Kurort mit dem benachbarten gleichwarmen Venedig in klimatische Verwandtschaft. Abgesehen von einzelnen heftigen Borastössen ist die Luft nur mässig bewegt. Der Scirocco hat hier die dem ganzen Adriagebiet zukommende höhere Feuchtigkeit und mildere Intensität und sein Einfluss ist daher nur von untergeordneter Bedeutung. Auf dem stetigen Wechselverhältniss zwischen dem warmen und feuchten Südwest und dem trocknen und kalten Nordost beruht der ziemlich hohe Feuchtigkeitsgehalt der Luft und die zahlreichen Niederschläge. Der Krankentag wird in den Wintermonaten von 11—3 Uhr bemessen werden können.

Meteorologische Tabelle (v. Czoernig) 1870—77.

Görz.	Oct.	Nov.	Dec.	Jan.	Febr.	März	April
Mittl. Temp.	13.0	7.4	4.0	3.4	3.8	7.6	12.5
Temp. um 2 Uhr	16.4	10.2	6.3	5.8	7.0	11.3	16.2
Relat. Feucht.	78	77	74	73	70	64	66
Regenmenge	184	145	146	106	62	93	105
Regentage	12.5	12.6	11.1	10.3	8.6	9.4	13.1
Schneetage	—	0.1	1.1	1.3	0.6	0.5	0.1
Heitere Tage	8	4	11	10	7	6	7
Halbtrübe Tage	7	4	3	7	6	10	12
Trübe Tage	12	11	10	6	6	10	9
Ganz trübe T.	4	11	7	8	9	5	2

Die Mittheilungen über den Gesundheitszustand der Eingeborenen sprechen zu Gunsten des Klimas. v. Czoernig rechnet auf 1000 Menschen 27 jährlich Gestorbene, was die sehr niedere Mortalitätsziffer von 1 : 37 ergeben würde, und führt an, dass von 1000 Gestorbenen 239 ein Alter von über 60 Jahren erreichten. Die Kindersterblichkeit soll im Verhältniss zu anderen Städten gering sein. Gelinde Cholera-Epidemien hatte Görz 1855 und 1876, seitdem nicht wieder.

Für chronische Kranke kann ein Winteraufenthalt an diesem Orte von Nutzen sein, vorausgesetzt, dass sie den Eindrücken einer wenn auch nicht stürmisch doch vielfach bewegten Atmosphäre gewachsen sind. Skrophulöse oder rhachitische Kinder von torpidem Habitus können hier mit Vortheil die Luftkur gebrauchen, Kranken mit trockenem chronischen Katarrh selbst mit Complication von Emphysem entspricht die relativ niedere Lage und die mässig feuchte Luft. Auch für die chronische Phthise kann in einzelnen Fällen Gutes erwartet werden. Reconvalescenten vom Typhus, von entzündlichen Processen der Pleura und Lunge, Kranke mit chronischen Störungen in den gastrischen Organen und viele Nervenkranke werden in Görz in genügendem Masse dem Luftgenuss nachgehen können. Alle acuten Entzündungen des Kehlkopfes, der Lunge, Neigungen zu Blutungen, bestehendes Fieber, Empfindlichkeit der Haut müssen als Gegenanzeigen gelten. Von den bei v. Czoernig aufgestellten Indicationen erscheinen einige bedenklich, so die Empfehlung bei Rheumatismus und Gicht, bei Bright'scher Nierenerkrankung und endlich auch bei dem Malariasiechthum, da etwa 7 Procent der im Krankenhause für Männer Behandelten am Wechselfieber litten.

Der wesentliche Untergrund des Görzer Gebietes ist Sandsteingeröll und verwitterter Sandstein, und darauf beruht das schnelle Einsickern der Niederschläge und die für Fussgänger so günstige Trockne der Wege, darauf freilich auch die von den Winden hin und her getriebenen Staubmassen. Das Trinkwasser wird in einer Leitung von der östlichen Abdachung des Monte Santo zugeführt und ist vortrefflich, für das Brauchwasser dient eine dem Bette des Isonzo entnommene Wasserleitung. Die Weinkultur ist in der ganzen Campagna weit verbreitet. Unter dem Einfluss des lauen Südwindes gedeihen in Görz die meisten derjenigen Kulturpflanzen, die wir im südlichen Abschnitt des adriatischen Meeres antreffen: die essbare Kastanie, die Feige, die Granate, die Olive. Im Frühjahr und Herbst gewähren deshalb die grünen Hügel ringsumher ein freundliches Bild; dann erscheint Görz besonders dazu geeignet die dem Süden Zueilenden oder von dort zurückkehrenden für einige Zeit festzuhalten. Aber auch mitten im Winter schläft die Vegetation nicht ganz, und man ist überrascht durch die Menge immergrüner Gewächse, durch die hohen Magnolien und die üppige Fülle des Laurocerasus in den öffentlichen und Privatgärten. Im Februar treibt dann der Mandelbaum seine Blüthen, und nun stehen bald, fünf Wochen früher wie diesseits der Alpen, alle Gewächse im Frühlingsschmucke vor uns.

Venedig.

Reise und Aufenthalt. Venedig ist von Triest auf der Eisenbahn 229 Kilometer entfernt (Fahrzeit 7½ St.). Mit dem Lloyddampfer, welcher 3mal wöchentlich (Dienstag, Donnerstag u. Sonnabend), aber nur Nachts, von Triest nach Venedig geht, braucht man 6 Stunden. Wer den in Wien um 7 Uhr früh über Pontafel-Udine führenden Eilzug benutzt, ist Abends 11 Uhr 35 Min., also nach 16½ St. in Venedig. Will man gemächlicher reisen, so findet man in Villach (Post) eine gute Zwischenstation zwischen Wien u. Venedig. Von München aus erreicht man über Verona Venedig in 20—22 St., von Bozen aus ist man in 10¼ St. dort. Gutes Nachtquartier findet man auf dieser Route in Innsbruck (Europäischer Hof, Tiroler Hof), Bozen (Hôtel Victoria am Bahnhof, Kaiserkrone in der Stadt) und auch in Verona (Albergo Cola an der Riva di S. Lorenzo). — Kurzeit. Anfang October bis Ende Mai. In der Regel ist der Maimonat noch nicht zu warm, bisweilen macht sich aber der Scirocco um diese Zeit schon so fühlbar, dass der Patient dann besser thut den Kurort zu verlassen. — Gasthöfe und Pensionen. Von den am Canale grande gelegenen Hotels sind mehrere als Absteigequartier empfehlenswerth. Luna, in unmittelbarer Nähe des Marcusplatzes hat eine günstige Lage u. zeichnet sich durch Reinlichkeit aus; Città di Monaco (deutscher Wirth u. deutsche Bedienung); Hôtel Italie (Besitzer Bauer u. Grünwald), bei den Touristen über Gebühr beliebt, ist klimatisch nicht besonders günstig gelegen u. bietet Kranken nicht die nöthigen Bedingungen; Hotel Britannia (Barbesi) und Grand Hôtel New-York haben einen weniger zweckentsprechenden Zugang, doch ist letzteres durch besondere Reinlichkeit ausgezeichnet. Auf dem Marcusplatz selbst können das Hotel S. Marco u. das weniger gut situirte Hôtel Bellevue in Frage kommen. Auf der Riva degli Schiavoni befindet sich das splendid gehaltene Hôtel Danieli mit Dépendance, ferner Hôt. Beaurivage und Hôt. d'Angleterre (beide von der russischen u. englischen Aristokratie bevorzugt) und schliesslich das Hot. Aurora unter deutscher Leitung mit deutscher Küche u. deutscher Bedienung. Dieses Haus hat in letzter Zeit mit Recht einen grossen Aufschwung genommen u. ist Patienten, welche auf einen längeren Aufenthalt bei guter Pflege und in günstigster Lage reflectiren besonders zu empfehlen (Zimmer zu 2 Lire, ganze Pension zu 8 Lire pro Tag). — Privatwohnungen. An der Riva degli Schiavoni, dem unbedingt günstigsten Platze für Kranke, wenigstens für Lungenkranke, ist die

Auswahl der Zimmer nicht bedeutend. Zwischen der 2. und 3. Brücke (Ponte della pietà) von Sottoportico S. Zaccaria an sind möblirte Zimmer zu haben in Nr. 4136, 4688, 4186, 4160, 4156. Letztere Hausnummer ist den anderen bei weitem vorzuziehen, und ist überhaupt, was innere Einrichtung betrifft, die beste Privatwohnung an der ganzen Riva. Zwischen der 6. u. 7. Brücke (Ponte dell' Arsenale u. P. della Veneta Marina) hat die Riva bereits eine so starke Biegung nach Südost gemacht, dass der Nordost, von den Häusern abgehalten, hier weniger fühlbar ist als an dem der Piazetta nahe liegenden Theil des Ufers. Hier wäre also die Lage eine besonders günstige, und es sind daselbst (Campo e Fondamento S. Bagio) auch einige Wohnungen (so in Nr. 2140) zu vermiethen. Leider sind dieselben nur dürftig ausgestattet und wenig einladend. Weniger angenehm als an der Riva sind die Wohnungen an den Fondamenta alle Zattere. Man ist dem Nordost dort mehr exponirt und kann nur mit Umständen zum Marcusplatze gelangen. Im Uebrigen ist die Lage dort sehr sonnig, gesund und still, und man hat daselbst hübsche Wohnungen, theilweise mit guten Oefen und Fenstern und mit niedlichen kleinen Hausgärten, eingerichtet. Für nervöse Patienten, die stille Wohnungen nehmen müssen, sind die Fondamenta alle Zattere der geeignetste Ort. An der Riva und am Marcusplatz zahlt man für ein Zimmer durchschnittlich monatlich 50 - 100 Lire, an den Zattere kosten 2 gut möblirte Zimmer 30—40 L. pro Monat. In den Seitengassen, auch ganz in der Nähe der Riva oder des Marcusplatzes, hier z. B. All' Orologio (in der sehr belebten Merceria), Scatti (Calle di Ridotti), Leon Bianco (in der Nähe des Marcusplatzes) etc. kann man von 1 L. 35 C. bis 1 L. 50 C. an ein anständiges Zimmer haben. Wer das Treppensteigen nicht scheut, thut wegen der zeitweise auftretenden üblen Ausdünstungen aus den Kanälen hier gut, hochgelegene Zimmer zu wählen. Gewöhnlich hat man kleine, steinerne, mit Holz zu heizende Oefen. Leerstehende Zimmer werden noch häufig durch ein weisses Blatt Papier am Fenster oder Fensterladen bezeichnet. Man miethet schriftlich auf 1 Monat, pränumerando zahlbar und zwar ausdrücklich ohne jede Nebenausgabe (tutto compreso). Auf sonnige Lage, auf gut zu lüftende Wohn- und Schlafzimmer (keine Alkoven), auf brauchbare Oefen, festschliessende Fenster und auf Teppiche ist sorgsam beim Miethen der Wohnung zu achten, weil nicht alle Zimmer diesen ganz nothwendigen Bedingungen entsprechen. — Speisehäuser und Cafés: Im Allgemeinen ist dem Patienten, der noch nicht an italienische Kost gewöhnt ist, anzurathen bei der deutschen Küche zu bleiben, und hier sind nächst den erwähnten Hotels (worunter wieder das Hot. Aurora wegen seiner guten nahrhaften deutschen Küche hervorzuheben ist) 2 deutsche Restaurants anzuführen: der Restaurant Bauer, in unmittelbarer Nähe des Hot. Bauer gelegen, und der Restaurant Dreher hinter dem Marcusplatz (Eingang unter den alten Procuratien); in beiden Wiener Bier u. viel deutsche Gäste. Von den italienischen Restaurants sind die gesuchtesten und durch Reinheit der Speisen hervorragenden: Cavaletto und Gallo, beide in der Nähe des Marcusplatzes (Calle S. Gallo, Eingang ebenfalls unter den alten Procuratien), Città di Firenze unweit des Marcusplatzes in der Calle del Traghetto (S. Moisè). Der Cafè Giardino Reale ist wegen der sehr günstigen schon frühzeitig warmen Lage, nicht aber wegen der Güte der Speisewirthschaft erwähnenswerth. Als gute Weine sind der Vino nero di Conegliano, der Rifosco di Friaul u. der Cypernwein zu nennen, deren mässiger Genuss bei kühler Witterung dem Patienten gute Dienste leistet. — Aerzte: Deutsche Aerzte sind Dr. A. Kurz, Calle Fiubera (S. Marco, Ponte dei Ferali) 951 u. Dr. Keppler, Campo S. Maurizio 2608 (Frauenarzt u. Chirurg); unter der Menge der italienischen Aerzte sind Minnich, Richetti und Lewi zu nennen, welche deutsch sprechen. — Hydrotherapeutisches, electrisches und pneumatisches Institut der Doctoren Tecchio u. Franchi, S. Gallo im Palazzo Orseoli in der Nähe des Marcusplatzes. — Apotheken. Farmacia Zampironi in S. Moisè, Farm. Ancillo S. Luca 3801. — Badeanstalten. Warme Bäder in allen grösseren Hotels, ferner bei Chitarin (alla Salute sul can. grande) und Fumiani fratelli (S. Benedetto calle Benzon sul can. grande) Süsswasser-, Salzwasser- und Schwefelbäder; Dampfbad im Hot. Victoria am Can. S. Luca (vom Marcusplatz durch die Gasse Frezzeria) auch mit medicamentösen Dämpfen, 3 Lire; das Seebad am Lido (Arzt San.-Rath Dr. Lewi) ist vom Mai bis zum November geöffnet. Die mittlere Temperatur des Seewassers am Strande ist in den Monaten Mai, Juni, September u. October 21—24° C., im Juli u. August 25—27° C. Im Hochsommer alle Viertelstunden sonst alle halbe St. oder auch nur stündlich geht von der Riva ein Dampfschiff in 1/4 St. Fahrzeit zum Lido. (Preis eines Bades incl. Hin- u. Rückfahrt 1 1/2 L.). — Gottesdienst. Evangel. Sonntags um 12 1/2 U. auf Campo S. Apostoli, Scuola dell' Angelo Custode; Englischer Sonntags 11 1/2 U., Pal. Contarini S. Trovaso. — Deutsches Consulat: S. Benedetto, calle Contarini, Pal. Cavalli 3978, Herr Fiers.

Im nordwestlichen Theil des adriatischen Meeres befindet sich eine nach Westen in das Land sanft einschneidende 40 Kil. lange und 15 Kil. breite Bucht, welche durch die grosse Zahl der früher hier einmündenden Flüsse versandet, und durch eine Reihe langgestreckter schmaler Inseln, dem sogenannten Lido, (gleichsam die Sehne des Bogens bildend) von der offenen See getrennt ist. In diesen flachen Meeresgrund ergiesst sich zwischen die Inseln hindurch in 8 Pforten, von denen die für Schiffe zugänglichen der Porto di Lido und Porto di Malamocco heissen, das Meerwasser, während er vom Lande her mit süssem Wasser getränkt wird. An den seichtesten Stellen kaum oder gar nicht vom Wasser bedeckt, hat die Fläche, mit Seepflanzen überwuchert, ein sumpfiges Ansehen und daher ihren Namen die Lagunen erhalten. Zur Zeit der Ebbe sieht man, wie die Lagunen von zahlreichen Kanälen durchfurcht sind, zwischen denen hier und da Sandbänke inselartig hervortreten, bei der Flut aber wird das Niveau dieser Wasserstrassen überschritten, nur noch Pfähle bezeichnen ihren Lauf, und eine einzige grosse Fläche dehnt sich vor uns aus, welche bei Stürmen sogar ein dem bewegten Ocean ähnliches Aussehen gewinnt.

Inmitten dieses mehr oder minder seichten Wasserspiegels unterm 45° 27′ n. Br. liegt Venedig. Vier Kilometer lang ist die Brücke, welche, ein grossartiger Bau, uns über die Lagunen fort zur Stadt führt. Auf Sandbänken erbaut, ringsum von Meerwasser umgeben und von 147 Canälen anstatt der Strassen durchzogen, droht ihr vom Lande wie vom Meere Gefahr, und nur durch gewaltige Anstrengungen wird sie künstlich in ihrer wunderbaren Lage erhalten. Mit enormen Kosten hat man, um die Versandung der Lagunen zu verhindern, die Ableitung der Flüsse, die sich zwischen Piave und Po in das adriatische Meer ergiessen, bewerkstelligt. Nur ein Arm der Brenta mischt sein süsses Wasser mit dem Salzwasser der Lagunen. Und um Venedig vor den Stürmen des adriatischen Meeres und seine Häfen vor der Versandung durch die Fluth zu schützen, hat man den vor den Lagunen lagernden Inseln durch allerhand Mauerwerk (murazzi) und durch Dämme stärkeren Halt gegeben. Ebbe und Fluth verändern den Stand des Wassers, welches die Mauern der Häuser bespült, etwa um $1/2$ Meter; wenn aber von Süden her der Scirocco die Wassermasse des adriatischen Meeres vor sich her treibt, so kommt es vor, dass das Kanalwasser um 2 Meter steigt und die Plätze Venedigs für kurze Zeit überschwemmt. So gleicht die Stadt mit ihren 130000 Einwohnern einem riesenhaften Schiff, welches vor Anker liegt. Sie athmet nicht nur in der Atmosphäre des Oceans, ihre Verkehrsadern sind auch nicht staubige Strassen, in denen anderswo das Leben grosser Städte voll Unruhe circulirt, sondern grössere und kleinere Kanäle, auf denen schwarze Gondeln geräuschlos dahinziehen.

Venedig hat die Gestalt eines unregelmässigen Vierecks, dessen Hauptausdehnung von Westen nach Osten geht. Es hat also eine lange Nord- und Südseite, eine kürzere West- und noch kürzere Ostseite. Die Westseite, in deren Mitte sich der Bahnhof befindet, wird hier vom Canal grande durchbrochen. Dieser zieht sich nun S förmig mitten durch die Stadt, und ist ungefähr in der Hälfte seines Verlaufs von der Hauptbrücke Venedigs, Ponte di Rialto, überspannt. Er mündet in der Mitte der langgestreckten Südseite, welcher die Inseln La Giudecca und die kleinere S. Giorgio Maggiore, durch einen sehr breiten Kanal von der übrigen Stadt getrennt, gegenüber liegen. Nicht weit ostwärts von dieser südlichen Ausmündungsstelle des Canal grande berührt ein rechtwinkliger freier Platz, die Piazetta, mit seiner Schmalseite das Ufer, und führt uns nördlich unmittelbar auf den Markusplatz. Hier in der Nähe dieses weltberühmten Platzes concentrirt sich nicht nur das Leben der Touristen, welche die Schönheit Venedigs nur flüchtig geniessen wollen, auch der Leidende, der die Wintermonate hier verleben will, schlägt in dieser Gegend seine Wohnstätte auf. Die östliche Hälfte der Südseite von der Piazzetta bis zu den öffentlichen Gärten (Giardini pubblici) und bis zur äussersten Ostspitze (Punta della Motta) bildet nämlich einen halbmondförmigen Einschnitt, dessen nach Süden gerichtetes Ufer, Riva degli Schiavoni, die in klimatischer Beziehung bevorzugtesten, ja fast die einzig brauchbaren Krankenwohnungen enthält.

Der freie Zutritt der Winde bedingt es, dass der grösste Theil der Stadt als Krankenasyl nicht zu benutzen ist. Die Venetischen, Carnischen, Julischen Alpen, welche im Norden Venedig in weitem Umkreise umspannen, sind allzuweit entfernt, um einen wirksamen Schutz gegen die eisigen Nordwinde zu gewähren, die sich fast täglich bemerkbar machen. Nur die Stadt selbst mit ihrem dichten Knäuel von 15000 hochragenden Häusern setzt dem Winde einen Damm entgegen und lässt die Südseite (Riva degli

Schiavoni und Fondamenta delle Zattere) im Vollgenuss der Sonnenwärme. Die Nordwinde, besonders der Nordost herrschen während der 4 kalten Monate vor. Dieser letztere, vom Karst herkommend, berührt die Stadt theils als stetige Strömung (Greco disteso), theils als Fallwind, wo er dann in gewaltigen, periodischen Stössen trockene Kälte verbreitet (Bora). Oft springen die Nordwinde in Ostwinde über. Diese tragen wesentlich dazu bei, die Nachtheile, welche der Stadt durch die üblen Ausdünstungen der Kanäle erwachsen würden, aufzuheben oder zu verringern. Manchmal löst der regenbringende Südwind (Scirocco) den Nordwind plötzlich ab, und im März und April, wo er die Herrschaft gewinnt, verkümmert er häufig die Promenaden der Kranken.

Ausserdem ist Venedig dem regelmässigen Spiel der See- und Landwinde ausgesetzt. Der von Nord oder Nordost kommende kühle Landwind führt Abends die Schiffe aus dem Hafen, und überdauert die Nacht bis gegen Morgen. Dann trifft der Strahl der Sonne das Ufer, die erwärmten Luftschichten steigen empor, und die untere Lage der Seeluft drängt von Süden her dem Lande zu. In der Regel ist dieser Wind recht angenehm, und ihm ist es zu verdanken, dass die Kranken selbst im Winter meist nach 9 oder 10 Uhr in das Freie gehen und bis gegen Sonnenuntergang daselbst verweilen können. An recht warmen Tagen bringt dieses Windes wegen der Besuch des Lido die Gefahr einer Erkältung mit sich. Man hat es als eine der schlimmsten Seiten Venedigs hervorgehoben, dass die Piazzetta und selbst die Riva, Stellen, die man so oft zu passiren habe, nie ganz windstill seien, ein Vorwurf, den bereits H. Boettcher auf sein richtiges Mass zurückgeführt hat. An stark windigen Tagen bleibt die Piazzetta nicht verschont, und der Kranke thut dann besser vom Markusplatz auf anderen Wegen (durch den Hof des Dogenpalastes oder über die Piazzetta dei leoni durch die Calle Canonica, Ruga Guffa Sta. Apollonia und Calle delle Rasse) die windstillere Riva zu erreichen. Im Allgemeinen ist es mit den Winden überhaupt nicht schlimm, und die Riva würde unbestritten eine der vorzüglichsten Winterpromenaden sein, wenn nicht die sieben hochgewölbten Brücken, von denen sie unterbrochen wird, theils indem sie dem Spaziergänger das Steigen zumuthen, theils indem sie von den überbrückten Canälen her einen kalten Luftzug aus Norden zulassen, ihren Werth beeinträchtigten. Wer indessen nicht etwa in erhitztem Zustande und ohne wärmere Bekleidung an diesen Stellen verweilt, der wird wenig dadurch gestört werden.

Meteorologische Tabelle.

Nach den Beobachtungen im Seminario patriarcale mitgetheilt von Dr. Kurz.

Venedig.	Oct.	Nov.	Dec.	Jan.	Febr.	März	April
Mittl. Temp.[1])	14.97	8.12	3.94	2.64	4.54	7.96	13.38
Rel. Feuchtgk.[2])	79.8	79.2	79.7	83.9	81.3	76.4	75.0
Regenmenge[3])	88.76	77.42	49.27	37.59	38.60	49.16	53.94
Regentage[4])	9.1	7.1	5.1	5.4	5.0	5.3	7.7

[1]) Aus den Jahren 1836—75; [2]) a. d. J. 1856—65; [3]) a. 40 Jahren; [4]) a. 19 Jahren.

Die mittlere Wintertemperatur von Venedig ist nur $1^1/_2$ resp. 2^0 höher als die von Montreux oder Meran und fordert von dem Kranken ebenfalls die Sonnenstrahlen emsig aufzufangen. Von Wichtigkeit ist es, dass die Differenzen in den Tagesstunden, also zwischen der Temperatur am Morgen, Mittag und Abend geringer sind als an den beiden eben genannten Kurorten. Boettcher lieferte in Betreff Merans durch folgende Zusammenstellung hierfür den Beweis.

Therm.	November 1863.				December 1863.			
n. Celsius	früh	Mitt.	Ab.	Mittel	früh	Mitt.	Ab.	Mittel
Meran	4.75	8.45	5.21	5.89	–1.65	4.74	0.06	1.05
Venedig	6.91	9.64	8.01	8.25	0.46	4.55	2.35	2.45
	Januar 1864.				Februar 1864.			
Meran	–1.29	3.11	0.41	0.74	1.70	7.34	3.76	4.26
Venedig	0.64	3.31	1.61	1.85	3.15	6.15	4.39	4.51

Auch kommt in Betracht, dass das Seminario patriarcale, an welchem die regelmässigen Beobachtungen gemacht werden, an einer scharf vorspringenden Ecke liegt (gerade da, wo der Canale grande mit dem C. della Giudecca zusammenstösst) und daher den Luftströmungen stark exponirt ist. Frost ist sehr selten; doch waren vom 6. bis 24. Januar 1819 die Lagunen fest zugefroren und im Winter 1879/80 war einen ganzen Monat hindurch Treibeis im Canale grande.

Die geringe fast verschwindende Erhebung der Stadt über den Spiegel des Meeres (die barometrischen Beobachtungen werden 17 Meter über demselben vorgenommen) erklärt die hohe Ziffer für den Luftdruck, welche im Jahresmittel 760.07 Mm. beträgt und deren tägliche Schwankung sich auf 2.23 Mm. berechnet.

Dass die relative Feuchtigkeit eine hohe sein muss, ist bei der Lage der Stadt begreiflich. Joseph giebt den Mittelwerth nach 16jähriger hygrometrischer Beobachtung auf 88 an, während er nach unserer Tabelle nur 75.73 % sein würde. Die Feuchtigkeit erreicht ihren höchsten Stand im Januar (83.9) und Februar (81.3), bleibt im October, November und December auf der Höhe von circa 80 und geht dann im Frühjahr bis auf 76, im Sommer aber bis auf 66.8 herab. Auf jeden Fall zählt das Klima von Venedig neben dem von Pau und Pisa zu den feuchteren.

Die Menge des Niederschlages so wie die Zahl der Schnee- und Regentage ist eine beschränkte; ihr Maximum fällt auf den October. Nach 19jähriger Berechnung kommen auf die Zeit vom 1. October bis letzten April 50 Tage mit Niederschlägen, darunter 5.6 Schneetage. Für dieselbe Zeit betrug nach 5jähriger Beobachtung die Regenmenge 369.17 Millimeter. Der Schnee pflegt in der Regel an demselben oder am nächsten Tage wieder zu verschwinden. Die Zahl der heiteren Tage ist eine bedeutend überwiegende, und es kann Venedig in dieser Beziehung mit anderen Luftkurorten erfolgreich concurriren. Nebel ist eine seltene Erscheinung.

Dass Staub und Geräusch von Wagen in Venedig nicht existiren, ist ein nicht zu verachtender Vorzug, aber dafür hat der Mangel festen Grund und Bodens einen grossen Uebelstand im Gefolge — schlechtes Trinkwasser. Im Sommer geradezu ungeniessbar, ist es auch im Winter unschmackhaft. Auf Schiffen herbeigeführtes Flusswasser und zumeist das von den Dächern herablaufende Regenwasser wird in Cisternen (pozzi) gesammelt, nachdem es vorher durch Sand filtrirt wurde. Das Wasser aus den am Markusplatz im palazzo ducale und reale befindlichen pozzi gilt noch für das beste. Man kühlt es wohl durch Eis und benimmt ihm durch Zusatz von Wein, von Limonien- oder Orangensaft seinen faden Geschmack, man trinkt gutes Wiener Bier, der Italiener schwarzen Kaffee, wer aber diese Zusätze und Surrogate aus einem oder dem anderen Grunde nicht vertragen kann, und auf den Genuss eines frischen wohlschmeckenden Quellwassers hingewiesen oder daran gewöhnt ist, der befindet sich in Venedig allerdings in einer üblen Lage. Das Zweckmässigste ist es noch, sich einen Eisenschwamm- oder Kohlen-Filter zu halten, wodurch, wenn kein wohlschmeckendes Quellwasser, so doch ein ganz trinkbares und wenigstens gesundes Wasser erzielt wird. Die Annahme, dass das Trinkwasser in Venedig ungesund sein müsse ist insofern nicht zutreffend, als filtrirtes Regenwasser an und für sich der Gesundheit keineswegs schädlich ist. Wenn nach längeren Regentagen eine Springfluth eintritt, so kommt allerdings eine Vermischung mit Salzwasser vor, der man dann durch sorgfältige Leerung und Reinigung der Pozzi abzuhelfen sucht. Die Grösse der Stadt hat die Annehmlichkeit, dass alle Lebensmittel reichlich und besser als an kleinen Kurorten zu haben sind, und wer hierzu noch an der Riva oder an den Zattere eine comfortable Wohnung ausfindig zu machen weiss, der kann in Venedig höchst angenehm und verhältnissmässig billig leben. Hier hat man den ganzen Tag Sonne, ist vor den Ausdünstungen der Canäle sicher, die zeitweise die Luft verpesten, und kann, ohne eine Gondel zu besteigen, seine Wohnung zu Fuss verlassen, und seine Promenade bei angenehmem Wetter bis zu den Giardini pubblici ausdehnen. Dabei hat man aus seinem Fenster den Blick auf das reiche stetig wechselnde Leben des Quai's, auf dem alle Trachten und alle Nationen durcheinander wogen und auf die stille Fluth, auf welcher unzählige Gondeln hin und her gleiten. Die jetzigen politischen Zustände sind zwar noch keineswegs befriedigend, aber der Antagonismus zwischen Deutschen und Italienern hat sein Ende erreicht, und der Verkehr zwischen beiden Nationen ist ungezwungener und freundlicher geworden. Je mehr Jemand von der Sprache versteht, desto wohler wird er sich fühlen. Die ersten unangenehmen Eindrücke, welche die Unsolidität des geschäftlichen Verkehrs dem daran nicht gewöhnten Deutschen erregt, sind bald überwunden, und wer nur 1 oder 2 Monate in Italien lebt, der wird an der naiven Intelligenz dieses Volkes bald mehr Behagen finden als an dem Wesen des in seiner Nationaleitelkeit befangenen Franzosen.

Die Sterblichkeitsziffer Venedigs, 25.3 : 1000, ist günstiger als die von Italien im Allgemeinen. Die Angaben über den Charakter der häufigsten Krankheiten sind sehr wenig übereinstimmend und dürfen nur mit Vorsicht aufgenommen werden. So viel scheint indessen fest zu stehen, dass die behauptete Häufigkeit des Wechselfiebers nur einzelne Inseln der Lagunen betrifft, nicht aber Venedig selbst, welches sogar malariafrei sein soll. Typhus ist als endemische Krankheit selten, und pflegt man die in der Fremdencolonie im Frühjahr auftretenden Fälle als eingeschleppte (Neapel) anzusehen. Die Diphteritis so wie alle anderen contagiösen Krankheiten treten nur leichtgradig auf. Wenn die Kindersterblichkeit trotzdem gross ist, so ist zu bedenken, dass das Proletariat in Venedig kolossal ist, und dass fast alle Einwohner in engen, schmutzigen, übelriechenden Gassen wohnen, so dass ohne die Seeatmosphäre die Sterblichkeit gewiss grösser und epidemische Verheerungen häufiger sein würden. Deshalb ist auch Skrophulose und Lungenschwindsucht unter der armen Bevölkerung Venedigs häufig, während diese Krankheiten unter den wohlhabenden Klassen seltener vorkommen als in anderen grossen Städten. Entzündungen der Lunge und Pleura nehmen einen weniger acuten Charakter an als dies bei uns der Fall zu sein pflegt. Dass das Klima Venedigs einen erschlaffenden, dem sanguinischen Temperament widerstrebenden Einfluss ausübe, scheinen schon die Alten gewusst zu haben, die, wie Strabo erzählt, den Gladiatoren die Gegend zwischen Ravenna und Aquilina anempfahlen, um ruhiges Blut und das dem Fechter nöthige Phlegma zu gewinnen. Es fällt einem in der That auf, wie wenig jugendlich kräftigen frisch aufgeschossenen Gestalten man auf der Strasse begegnet, so dass die Behauptung, dass der Vegetationsprocess hier weniger energisch vor sich gehe, daran eine Stütze findet. Bei einem so ausgesprochen feuchtwarmen Klima ist Skrophulösen, Chlorotischen, solchen Kranken, welche an passiven Hyperämien leiden, der Aufenthalt in Venedig nicht zu empfehlen. Dass die Skrophulose in Venedig selten sei, ist geradezu eine Unwahrheit, es findet und zwar aus den oben angedeuteten Ursachen das Gegentheil statt trotz des jod- und bromhaltigen Seewassers, dessen heilkräftige Wirkung man zu rühmen pflegte. Hämorrhoidalleiden sind in Venedig sogar bei jugendlichen Personen sehr gewöhnlich. Die starke Verbreitung nervöser Irritation, hysterischer und consulsivischer Zustände hat man auf den übertriebenen Genuss des schwarzen Kaffees zu schieben gesucht, während die klimatische Eigenthümlichkeit auch hier die hauptsächlichste Schuld trägt. Was Venedig einem chronischen Kranken aus dem Norden im Winter gewährt, ist eine um circa 4° wärmere und in ihren Temperaturverhältnissen sehr constante Luft, welche nur wenig bewegt ist, so dass er fast täglich von 10 spätestens von 11—3 Uhr mit Behagen im Freien zubringen kann. Diese Luft ist dabei feucht und steht unter hohem atmosphärischen Druck, so dass sie bei entzündlichen Zuständen besser vertragen wird als die der trockenen und höher gelegenen Orte. Die Sekretion der Bronchialschleimhaut vermehrt sich, und manche Kranke mit chronischer Bronchitis befinden sich dabei sehr wohl und bessern sich auffallend, ebenso haben chronische Pneumonien mit Neigung zu Recidiven gute Aussichten. Ein Nachtheil des Klimas von Venedig, der durch den hohen Feuchtigkeitsgrad der Luft bedingt ist, besteht darin, dass allerhand Rheumatismen vor allem der Gelenkrheumatismus sehr allgemein verbreitet sind. Die Temperatur-Differenzen der einzelnen Jahrgänge sind erheblich und erklären so das warme Lob mancher Beobachter, während ein Anderer (Schneider) wiederum sich zu einem förmlichen Anathem über den Winter Venedigs hinreissen lässt. An der Riva steigert der Anprall der Sonnenstrahlen in guten Jahren die Temperatur schon im Februar zu einer Höhe, welche die Mittagszeit gefährlich macht, um so mehr als im Anfang des Frühjahrs Bronchialkatarrhe epidemisch herrschen. Dagegen sind dann die Abende weniger kalt als an anderen Orten, und zu Congestionen Geneigte können nun ihre Promenaden auf die Nachmittagsstunden von 3—5 Uhr verlegen. Die Promenade der Kranken bleibt, was wohl zu beachten ist, immerhin nur eine sehr beschränkte, vom Markusplatz über die Riva bis zu den Giardini pubblici und allenfalls an den Fondamenta delle Zattere bis zum Campo di Marte. Und doch sind die Bilder vergangener Herrlichkeit und modernen venetianischen Wesens, die auf diesem kleinen Raum an uns vorüberziehen, so originell und mannichfaltig, dass sie den Fremden wohl Monate lang zu fesseln vermögen. Auf längeres Fahren in der Gondel werden sich nur Wenige einlassen dürfen, da für diese passive Bewegung auf den zugigen schattigen Canälen oder auf der bewegten Lagune der Winter Venedigs nicht warm genug ist. An windstillen warmen Tagen sind die Giardini pubblici und der Lido das Ziel einer angenehmen Gondelfahrt, und in guten Wintern wird der Kranke an diesen herrlichen Plätzen wiederholt sich erquicken. Wer einen ungünstigen Winter trifft, hat wenigstens den Vortheil, seinen Wohnsitz mit Leichtigkeit gegen einen anderen vertauschen zu können.

Wer einen wärmeren Aufenthaltsort sucht, für den ist Genua in 14 Stunden und von dort die Stationen der Riviera in Kurzem zu erreichen. Auch ist Pisa nur 12 Stunden entfernt, und als lebhafte Station für die Dampfschifffahrt bietet Venedig die beste Gelegenheit zu guter Stunde und bei günstiger See die Reise nach Sicilien oder Aegypten anzutreten.

Es giebt kaum einen zweiten Kurort, der eine so scrupulöse Selbstbeobachtung und Selbstbeherrschung des Patienten erforderte, wie Venedig. Grosse Abstände zwischen Sonnen- und Schatten-Temperatur, zwischen Windstille und bewegter Luft liegen in Venedig oft nur wenige Schritte von einander und müssen durch mehr oder minder warme Bekleidung ausgeglichen werden. Nur willensstarke Naturen werden der Versuchung zur Unzeit die kühlen Räume der Kirchen und Galerien zu besuchen und die offenen Gondeln zu betreten, oder sich abendlichen Vergnügungen anzuschliessen, widerstehen können. Dabei ist eine Einschränkung in der Diät erforderlich und ein genaues Masshalten; denn das Klima duldet keine zu kräftige Ernährung, der Zustand des Kranken keine zu starke Enthaltsamkeit.

Lesina.

Reise und Aufenthalt. An jedem Sonnabend Vormittag 10 Uhr geht ein Lloyddampfer von Triest nach Lesina. Derselbe hält sich aber in Pola 3, in Lussinpicciolo $^1/_4$, in Selve $^1/_2$, in Zara 3, in Zara vecchia $^1/_4$, in Sebenico 12 $^1/_2$, in Spalato 2 $^1/_4$, in Milnà $^1/_2$ Stunde auf und braucht daher von Triest bis Lesina 54 $^1/_2$ St.; man kann auch von Triest um 10 Uhr Vormittags mit dem Dampfboot nur bis Zara fahren, welches man in 22 $^1/_2$ St., also andern Tags 8 $^1/_2$ Uhr früh, erreicht. Von hier geht man im Wagen nach Spalato, übernachtet dort und fährt am nächsten Tage Mittag in 4 Stunden nach Lesina. — Gasthöfe und Unterkunft. Das für Kurgäste bestimmte Hotel ist klimatisch ungünstig gelegen; es sieht gegen Norden und besitzt gegen die Nordwinde keinen Windschutz. Ausserdem existirt ein Kursalon mit sehr einfacher Ausstattung. Alle sonstigen Einrichtungen zur Aufnahme von Kurgästen sind noch ganz primitiv und wenig einladend.

Die dalmatische Insel Lesina liegt unterm 43° 11′ nördlicher Breite. Nach Norden gegen Spalato zu trennen sie 2 andere Inseln, Brazza und das kleine Eiland Solta, vom Festlande. Gen Süden, dem adriatischen Meere zu, lagern sich die Inseln Lissa, Torcola, Curzola und Sabbioncello. Die Insel hat ihre grösste Ausdehnung, 70 Kilometer, von Westen nach Osten, während sie in der Richtung von Norden nach Süden nur sehr schmal ist und nirgends mehr wie 6 Kilometer Breite besitzt. Diese langgestreckte schmale Form hat ihr den Namen gegeben: Pfriem, Schusterahle (lesina). Ihre 13000 Einwohner vertheilen sich auf die 3 Städte Lesina (3000 Einw.), Citta vecchia und Gelsa und auf 13 kleinere Ortschaften. Mitten durch die Insel zieht ein nach Süden steil abfallender zum Theil über 600 Meter hoher Gebirgskamm, der sich aus Kreide und Nummulitenkalk aufbaut. Er bildet die

Grundlage der ganzen Insel, welche den Feldbau nur da zulässt, wo sich Schichten thonigen Mergels aufgelagert vorfinden. Dieser Gebirgszug, dessen höchste Spitze der Monte S. Nicolo (630 Meter hoch) ist, endet östlich in das langgestreckte Vorgebirge S. Giorgio, westlich in die Punta Pellegrini. Dieses westliche Ende ist durch die tiefeinschneidende Bucht von Citta vecchia in 2 Lappen getheilt. Hier ist der flachste und zugleich fruchtbarste Theil der Insel. Die gleichnamige Hauptstadt liegt mit ihrem Hafen am westlichen Theile der Südseite und ist amphitheatralisch von kahlen Bergen umgeben, an welchen zwischen weithin duftendem Salbei die Aloe in die Höhe kriecht. Unmittelbar hinter der Stadt liegt das spanische Fort und über diesem das Fort Napoléon, jetzt S. Nicolo. Am nördlichen Ende der Stadt befindet sich das Fort S. Veneranda, am südlichen das Fort S. Andrea und das Franziskanerkloster Maria delle Grazie, wohin ein wahrer Wald von Johannisbrodbäumen sich ausdehnt. Gleich vom Hafen gelangt man auf den Hauptplatz, der hufeisenförmig ein nach dem Meer zu geöffnetes Viereck darstellt. Die dem Ufer gegenüberliegende Seite dieses Platzes nimmt die Domkirche und der bischöfliche Palast ein. Alle Strassen sind mit Quadersteinen gepflastert.

Nach Unger gewähren die im Rücken der Stadt sich erhebenden Berge einen bedeutenden Windschutz gegen die Bora, während der Scirocco an dem directen Bestreichen der Wohnungen durch einen Bergvorsprung und durch die kleine Insel Galischnik einigermassen gehindert wird. In der Wärmeentwicklung steht Lesina mit der Riviera di

Ponente auf einer Stufe und bedeutend hinter Corfu zurück, aber man rühmt Corfu gegenüber die grössere Gleichmässigkeit der Temperatur, weil hier keine mit Schnee

Meteorologische Tabelle [1]).

Lesina.	Oct.	Nov.	Dec.	Jan.	Febr.	März	April
Mittl. Temp. n. C.	18.4	13.5	9.9	8.8	9.2	11.1	14.6
Durchschn. Max.	24.7	19.9	16.0	14.5	15.4	17.0	21.4
Absol. Max.	30.0	22.7	17.6	16.4	17.9	18.5	23.7
Durchschn. Min.	10.1	5.0	1.2	0.7	2.4	3.5	7.0
Absol. Min.	6.2	—0.3	—2.5	—7.1	—1.2	0.0	2.0
Relat. Feuchtigk.	71.2	72.2	70.0	68.1	70.3	67.0	66.3
Regenmenge	100	129	92	62	65	70	46

bedeckten Berge sich in der Nähe befänden. Indessen wird die Insel vom Kampf zwischen Bora und Scirocco ebenfalls berührt, und unsere Tabelle ergiebt, dass im Januar Temperaturabfälle vorkommen, welche das mittlere Minimum um 3° C. niedriger erscheinen lassen wie das von Corfu. An Feuchtigkeit steht Lesina bedeutend gegen Venedig und Corfu zurück und ebenso bezüglich der Niederschläge. Diese Trockenheit ist die Folge der gänzlichen Entholzung der Insel, welche im Sommer die vollständigste Dürre veranlasst. Mangelt es doch heutzutage in solchem Masse an Brennholz, dass zur Heizung der Backöfen Myrthensträucher herhalten müssen. Die Herbst-

[1]) Nach Lorenz u. Rothe (Klimatologie S. 425). Temp. nach 16jähr., relat. Feuchtigk. nach 11jähr., Regenmenge nach 12jähr. Beobacht.

regen pflegen die Vegetation von neuem zu beleben; dann blühen die Aepfel-, Orangen- und Citronenbäume zum zweiten Male, bis die erste strenge Kälte ihre Blüthen tödtet. Auf October und November rechnet Unger nur je 7 Regentage, diese allerdings mit massigen Niederschlägen, so dass die ausgetrockneten Giessbäche dann anschwellen. Schneefall findet nicht statt.

Die Insel hat für gewöhnlich keinen Bach aufzuweisen und die Brunnen (pozzi) enthalten nur schwach salziges Wasser. Ausserdem hat man Cisternen mit filtrirtem Regenwasser, so die städtische, die des Platzcommandanten, die beiden des Fort Espaniol u. a. m. Trotz dieser Wasserarmuth ist die Vegetation üppig. In den Gärten gedeihen Orangen und Citronen und die Feigen von Lesina sind besonders berühmt; der Oelbaum ist selten aber ausser zahlreichen Johannisbrod- und Mastixbäumen kommen auch Dattelpalmen vor. Der Wein von Lesina ist von gelber oder rother Farbe (sogenannter Prosecco) und schmeckt süss und aromatisch. Sehr beliebt ist auch der Vino di Spiaggia, der auf den südlichen Abhängen von Lesina und Brazza wächst. In grösster Menge findet sich der Rosmarin, aus dessen duftender Blüthe ein wohlriechendes Wasser (Acqua Regina), dem kölnischen sehr ähnlich gewonnen wird. Aus den Blättern dieses Strauches bereitet man das Oleum Rosmarini, welches auch unter dem Namen Oleum Anthos in den Handel kommt. Dem Honig verleiht diese üppige Fülle des Rosmarins ein feines Arom und einen eigenthümlichen Beigeschmack, so dass dieser Miele di Rosmarino sich eines besonderen Rufes erfreut.

Zu Seebädern und seiner süssen Trauben wegen zur Traubenkur hat man Lesina schon lange benutzt. Seit 1868 hat man den Plan aufgenommen eine Winterstation dort einzurichten, und zwar stellte man den Palazzo communale einer zu diesem Zweck gebildeten Actien-Gesellschaft zur Verfügung. An Lebensmitteln für Kurgäste fehlt es nicht: Austern, Seefische, junge Ziegen, Hammel, Lämmer sind im Ueberfluss vorhanden, dazu der vortreffliche Wein. Obgleich man auch zur Zeit der grössten Kälte den Mangel an Oefen nicht vermisst haben will, kann doch Lesina in Bezug auf Unterkunft mit den anderen Kurorten des Südens nicht concurriren, und die Bewohner, theils Italiener, theils Slaven, sind noch wenig auf Fremdenbesuch eingerichtet. Man rühmt besonders die beruhigende Wirkung des Klimas, so dass auch bei Solchen fester Schlaf sich einstelle, welche an mangelnder Nachtruhe zu leiden hätten.

Corfu.

Reise und Aufenthalt. Man erreicht Corfu entweder von Triest oder von Brindisi aus. Von Triest ist Corfu 478, von Brindisi 116 Seemeilen entfernt. Von Triest geht im Winter der Lloyddampfer Freitag zur Mittagsstunde ab und kommt nach 53 Stunden also in der Regel Sonntag Nachmittag 5 Uhr in Corfu an. Der Fahrpreis ist in I. Kajüte 56 in II. 41 Fl. in Gold, also 112 resp. 82 Mark. Die Schiffe des Lloyd sind bekanntermassen recht gut, die Abfahrt geschieht genau zur festgesetzten Stunde und man hat nicht nöthig in Triest sich einschiffen zu lassen, sondern man kann vom Hafendamm aus direct das Schiff besteigen. Von Brindisi geht jeden Freitag um Mitternacht der von Fiume eintreffende Lloyddampfer in 12—14 Stunden nach Corfu. Fahrpreis in I. Kajüte 15 in II. Kajüte 10½ Fl. in Gold. Die Abfahrt ist indessen wegen verspäteten Eintreffens der Schiffe sehr unbestimmt (Verf. hat in Brindisi einen vollen Tag warten müssen). Ausserdem geht jeden Sonntag um Mitternacht ein Dampfer der italienischen Gesellschaft Florio ebenfalls in circa 13 Stunden von Brindisi nach Corfu. Fahrpreis in I. Kajüte 37½ Lire, in II. Kajüte 26 Lire in Gold. Vergleicht man beide Wege mit einander, so hat man von Triest aus eine um 40 Stunden längere Seefahrt, dagegen setzt Brindisi eine weit längere Eisenbahnfahrt voraus. Von Bologna z. B. hat man noch 19 Stunden in einer Tour zu fahren (Fahrpreis in I. Klasse 86, in II. Kl. 60 Lire). Manche Eisenbahnzüge gehen nicht bis zum Hafen von Brindisi, sondern halten bei der Bahnstation, welche nur 10 Minuten vom Hafen entfernt ist. (Wagen für 50 Cent., Nachts 1 Lira sind vorräthig). Gute Unterkunft findet man in Brindisi im Gran Albergo delle Indie Orientali und allenfalls auch im Alb. d'Europa. — Geld auf Corfu. Mit Fremden wird auf Corfu nur in Franken gehandelt und thut man gut sich darüber zu verständigen, ob Gold, Silber oder Papier gemeint ist. In den Gasthöfen nimmt man in der Regel ohne weiteres griechisches Papiergeld, welches man sich am zweckmässigsten im Comptoir des Herrn Fels einwechselt. Die officielle Rechnungsmünze ist die Drachme zu 100 Lepta (wovon 112 gleich einer neuen Drachme oder 1 Frank sind), welche dem umlaufenden Metall- und Papiergeld zu Grunde gelegt wird. Auf den ionischen Inseln haben nur die Noten der Jonian Bank gesetzlichen Kurs. — Ankunft im Hafen. Man darf aus der Zudringlichkeit und Prellsucht der Hafenbevölkerung keinen Schluss auf die Inselbewohner im Allgemeinen ziehen. Am besten thut man einem Commissionär der Hotels, die sich gewöhnlich, sobald das Schiff im Hafen liegt, melden, die Ausschiffung zu überlassen. — Gasthöfe und Pensionen der Stadt Corfu. Das Hôtel d'Angleterre et Belle Venise (Eigenthümer Gebrüder Gazzi) und das Hotel St. George (Eigenthümer Mazzuchi) haben beide freundliche Zimmer und sind gut gehalten. Deutsche ziehen meist das Hotel der Gebr. Gazzi vor. Die Pension incl. Zimmer beträgt 10 Frank pro Tag, bei längerem Aufenthalt bis auf etwa 8 Fr. ermässigte Preise. Die Kost besteht in Frühstück (Thee oder Kafe), ein Gabelfrühstück um 12 Uhr, die Hauptmahlzeit um 6 Uhr und ist sehr reichlich und gut. Bei Ausflügen kann man sich das zweite Frühstück als Provision mitgeben lassen. Die Betten lassen wegen ihrer harten Wollmatratzen theilweise zu wünschen übrig. Den Landwein

(Vino di Corfù), ziemlich feurig und etwas hart (1 Fr. die Flasche) mische man mit Wasser, die anderen griechischen Weine sind nicht viel besser, aber wesentlich theurer (2—4 Fr.); die übrigen Gasthöfe (Hôtel du Club, Hôt. de la Ville, Hôt. de Constantinople etc.) sind Kurgästen kaum zu empfehlen. Gutes Bier trifft man auf der Calle dei Mercanti ganz in der Nähe der Hotels (einheimisches Bier $^1/_2$, Wiener Bier $1^1/_2$ Fr. die Flasche). — Privatwohnungen, für Kranke passend, existiren leider noch nicht in genügender Menge und Ausstattung. — Aerzte. Dr. Politi (spricht gut französisch u. italienisch), Dr. Neranzi, Dr. Cirigotti. Apotheken. Collas, Lavorono. Badeanstalten: in den beiden besseren Hotels. — Deutscher Consul: Herr M. Fels.

Die Insel Corfu liegt am Eingange aus dem adriatischen in das ionische Meer zwischen dem 39. und 40. Grad nördlicher Breite. Ihre Hauptstadt befindet sich etwa $1^1/_2$ Grad südlicher wie Neapel und Constantinopel. Der Canal von Corfu, welcher ihr östliches Ufer von dem gegenüberliegenden Festland von Epirus trennt, ist im Norden kaum 3 Kilometer breit, erweitert sich in der Mitte bis auf 22 Kilometer und verengt sich an der Südspitze der Insel, dem Capo bianco, wieder bis auf 10 Kilometer. Ist das Schiff von Norden her in diesen Canal eingefahren, so gewährt er das Ansehen eines von allen Seiten von Bergen eingeschlossenen Alpsees. An ihrem Nordrande ist die Insel 30 Kilometer, also gerade 4 deutsche Meilen, breit; dann verjüngt sie sich allmälig bis zu ihrem Südcap. Ihre grösste Längenausdehnung, welche von Nordwest nach Südost geht, beträgt 65 Kilometer. Sie umfasst ungefähr 13 Quadratmeilen und hat gegen 120 Ortschaften mit 72000 Einwohnern. So ist die Insel gross genug, um zu weiteren Ausflügen über das Land Gelegenheit zu bieten. Der durchweg gebirgige Boden hat als geologische Grundlage den Kalkstein und weist 2 höhere Gebirgszüge auf. Der eine, im Norden, streicht von West nach Ost und gleicht, von Süden her betrachtet, einer fortlaufenden Mauer, auf welcher symmetrisch im Osten und Westen je eine höhere Spitze thurmartig hervortritt. Die westliche dieser Bergspitzen heisst Pantaleone, die östliche, mit 946 Meter der grösste Berg der ganzen Insel, ist der San Salvatore, griechisch Pantokrator (der Allbeherrscher). Dieser Bergzug ist für die Hauptstadt ein vorzüglicher Windschutz gegen die Nordwinde. Ein zweiter Gebirgszug erhebt sich im Süden der Hauptstadt, und dieser nimmt seine Richtung von Nord nach Süd. Sein höchster Gipfel ist der Monte Deca, der Zehnheiligenberg (580 Meter); er schützt die Stadt einigermassen gegen die Gewalt der Südwinde. Der beide Gebirgszüge verbindende westliche Uferrand der Insel stellt ebenfalls eine Erhebungslinie dar, so dass er mit jenen zusammen eine Art von Hufeisen bildet, welches gegen Osten, nach dem Canal zu, sich öffnet. Nimmt man nun die jenseits des Canals liegenden Berge von Epirus hinzu, so scheint die Stadt auf einem allseitig geschützten Terrain sich zu befinden. Dieses in solcher Weise eingegerahmte Mittelland der Insel, auch Mezzo genannt, ist ihr werthvollster Bezirk, denn nördlich vom Salvatore und südlich vom Deca treffen wir nur ziemlich vegetationsarme, theilweise sumpfige und schwach bevölkerte Landstrecken. Das ganze Land aber innerhalb dieser Bergketten gleicht einem Garten von wunderbarer Schönheit, dessen Grundton vom Oelbaum aber in einer nirgend sonst zu findenden Pracht der Entfaltung gebildet wird, der aber ausserdem eine lange Reihe schöner Gewächse: Cypressen, die baumartige Erica, Myrthen, Pistazien, Lorbeer und viele andere mehr aufzuweisen hat. Wer hier im Frühjahr verweilt, dem ist es nicht zu verdenken, wenn er in diesem grünenden und blühenden Eilande ein Paradies zu finden glaubt.

Meteorologische Tabelle [1]).

Corfu.	Oct.	Nov.	Dec.	Jan.	Febr.	März	April
Mittlere Temp.	19.8	15.2	11.6	10.2	10.3	11.9	15.6
Mittleres Max.	27.2	22.1	18.8	17.0	16.3	19.3	23.2
Mittleres Min.	13.3	7.5	3.9	3.1	3.8	4.9	8.7
Differenz	13.9	14.6	14.9	13.9	12.5	14.4	14.5
Mitt. d. Luftdr.	763.3	761.6	762.9	762.5	762.5	760.3	760.6
Rel. Feuchtigk.	75	77	79	79	79	73	74
Regenmenge	143	249	233	208	126	115	72
Regentage	10.9	15.1	13.6	13.6	11.3	10.3	8.5
Gewitter	4.2	6.2	4.4	5.3	4.0	2.5	2.8

Wie gestaltet sich nun aber das Klima der Stadt Corfu und ihrer Umgebungen im Laufe des Winters? Wir sahen wie die Stadt nur nach Süd und Südost vollständig frei liegt, vorzugsweise aber gegen Norden eines wirksamen Windschutzes geniesst. Von der eigentlichen Bora, welche schon bei Ragusa und Cattaro sich weit weniger bemerklich macht, ist in Corfu nichts mehr zu spüren. Wenn der S. Salvatore raucht, d. h. wenn eine Wolke an seinem

[1]) Zeitschr. der österreich. Gesellsch. f. Meteorolog. XI. S. 282; Temp. Mittel aus 16 Jahren, mittl. Extreme, Feuchtigk. u. Luftdruck a. 11 J., Regenmenge a. 12, Gewitter a. 5 Jahren.

Gipfel aufsteigt, so ist dies ein sicheres Zeichen des bevorstehenden Nordwests (Maëstro). Dieser Wind ist aber auf Corfu niemals besonders kalt, er pflegt nur gutes Wetter zu bringen und reinigt die Luft in wohlthuender Weise. Im Sommer, wo er sich regelmässig gegen 2 Uhr Nachmittags aufmacht, ist er angenehm erfrischend. Eine schneidende Kälte verursacht dagegen im Winter der Nord und mehr noch der Nordost. Dieser über die Schneeberge von Epirus streichende Wind wird neunmal im Winter beobachtet und darunter viermal allein im Januar, aber auch in den übrigen Monaten kommt er einige Male vor. Er ruft leicht Lungenkatarrhe hervor, beseitigt dagegen die bei einem vorhergegangenen Scirocco aufgetretenen Krankheitssymptome. Der Scirocco, der im Monte Deca nur eine sehr ungenügende Schranke findet, ist Corfu's allerhäufigster Wind. Ist er hier auch nicht von jenem versengenden Hauch begleitet, welcher den sicilianischen Scirocco kennzeichnet, so wirkt er doch durch feuchte Wärme unangenehm erschlaffend. Appetitlosigkeit, Kopfschmerz, Schwindel, Abgeschlagenheit machen sich während seiner Herrschaft bemerkbar. Es treten dann leicht gastrische Störungen auf, Asthmatische fühlen sich hochgradig beklommen, und selbst der Gesunde hat ein Gefühl der Beengung; Wunden und Geschwüre nehmen nach Hennen's Erfahrungen eine geradezu schlechte Beschaffenheit an.

Eine südöstliche Brise entspringt aus dem Golf von Arta bei Prevesa und zeigt sich mit täglicher Regelmässigkeit bald nach Sonnenaufgang. Sie hält bis fast zur Mittagszeit an; gegen 3 Uhr Nachmittags folgt ihr dann ein Landwind, welcher bis zum Abend dauert. Nur ein Orkan, der sich auf hohem Meere erhebt, bringt eine Aenderung in dieser sonst ganz regelmässig auftretenden Luftströmung hervor. Im Frühling und Herbst ist auch der Südwest nicht selten, der bald kalt bald warm auftritt und oft Bewölkung und Regen im Gefolge hat. Selten, etwa 20 mal jährlich, ist der eigentliche Westwind (Zephyr). Als richtige Seebrise theilt er Temperatur und Feuchtigkeit des Meeres, bisweilen auch Nebel, dem Landinnern mit, ist also im Sommer ein relativ kühler, im Winter ein relativ warmer Wind. Noch seltener sind directe Süd- und Ostwinde, die sich dann mehr oder weniger dem Scirocco nähern. Der directe Ost (Levante) ist trocken und erfrischend im Sommer, oft stürmisch und kalt im Winter. Im Allgemeinen sind die südlichen Winde vorherrschend (183 mal jährlich); nächstdem sind die Nordwinde die häufigsten (97 mal). Im Herbst und Winter sind die Südwinde mächtiger, während sich im Frühling und Sommer das Verhältniss umdreht (Winternitz). Der freieste Zutritt der Winde findet von der Seite des Canals her statt und die einmal in demselben in Bewegung gesetzte Luftsäule gewinnt innerhalb der Bergwände an Spannung und Schnelligkeit des Laufes. Hennen sagt, dass die Corfioten deshalb den Canal mit einem Blaserohr zu vergleichen pflegten, dessen Mundstück sehr enge und gewunden sei, das sich in der Mitte erweitere und an seinem Ende wieder verschmälere. Es ist daher auch oft gar nicht zu entscheiden, woher der Wind eigentlich seinen Ursprung hat.

Corfu hat, wofür seine Vegetation ein beredtes Zeugniss abgiebt, ein warmes Winterklima. Schon gegen Ende Januar oder Anfang Februar ist die Wärme oft so hoch, dass dann Hyacinthen, Rosen und Mandelbäume blühen. Im März herrscht vollständiger Frühling mit einem bezaubernden Blumenteppich, im April reifen die Kirschen. Höchst selten sinkt im Januar das Thermometer auf Null oder etwas darunter, aber nach den herrschenden Winden wechseln die Thermometerstände oft sehr rasch und so häufig, dass auf eine eben noch lästige Wärme sehr empfindliche Kälte folgen kann. Solche Temperatursenkungen sind besonders häufig im Februar, wenn West oder Südwest urplötzlich in Nord oder Nordost umspringen. Im März sind wieder die Differenzen zwischen Tages- und Nachttemperatur oft sehr bedeutend. Ebenso stark schwankend ist im Laufe des Winters und Frühlings, am meisten in den Monaten Januar, Februar und März, der Stand des Barometers. Die Feuchtigkeit der Luft ist ziemlich hoch und nähert sich der von Ajaccio. Im Gebiete der Winterregen gelegen hat Corfu die grösste Menge seiner Niederschläge in der Zeit vom October bis März. Am häufigsten tritt während des Scirocco reichlicher warmer Regen ein, aber auch beim Umschlagen des Scirocco in Nordost und in Begleitung der sehr häufigen und heftigen Gewitter kommen plötzliche bisweilen 24 Stunden anhaltende Regengüsse vor. Mit solchen heftigen Niederschlägen verbinden sich im November und December wohl auch Nebel, welche dann die ganze Insel auf 3—4 Tage einhüllen. Schnee fällt auf Corfu selten und schmilzt stets sehr bald wieder, aber auf den albanischen Bergen tritt stets im November Schneefall ein, und diese bleiben dann bis in den Mai hinein mit Schnee bedeckt. Hennen sah im Februar 1822 auf dem Salvatore 12 Tage lang stellenweise Schnee liegen. Auf die Herabsetzung der Temperatur sind die Schneefelder auf den Höhen von Epirus nicht ohne Einfluss.

Forschen wir nach dem Gesundheitszustand der Eingeborenen, so sehen wir, dass auf Corfu selbst Sümpfe und Moräste existiren, welche zu Malariaheerden werden können, und dass ausserdem der auf dem albanischen Ufer gelegene See von Bucintro zum epidemischen Auftreten von Intermittens Veranlassung giebt. Die Orte Ipso, Govino, Benizze, Mesonghi und andere mehr und in der näheren Umgebung der Stadt der südlich gelegene District von der Vorstadt Castrades bis zum Porto vecchio sind die am meisten betroffenen und August und September ist die gefürchtetste Fieberzeit. Sehr selten ist im Herbst der Typhus. Mit dem Vorrücken des Winters verlieren sich die Wechselfieber und es zeigen sich Pneumonien, Pleuriten und Rheumatismen. Im Frühjahr werden häufig Bronchiten und Lungenkatarrhe beobachtet, welche dann im Sommer den gastrisch-biliösen Fiebern und der Ruhr Platz machen. Eingeweidewürmer sind unter den Corfioten sehr verbreitet. Hennen constatirt im Allgemeinen das nicht häufige Vorkommen der Phthise und erblickt darin eine Bestätigung der Ansicht, dass hektische Krankheiten überall in demselben Masse zurücktreten, wie die Malariafieber an Ausdehnung gewännen.

Die Unzuverlässigkeit der meteorologischen Verhältnisse ist es, welche Hennen dazu bestimmt haben, ein so abfälliges Urtheil über die Insel auszusprechen. „Das Klima von Corfu, sagt dieser Schriftsteller, ist weit davon entfernt gut zu sein besonders im Sommer und Herbst; es ist jederzeit äusserst veränderlich und bestenfalls in gesundheitlicher Beziehung unendlich viel weniger werth als das des italienischen Festlandes". Er stützt diese Ansicht auf seine eigene mehrjährige Erfahrung, denn man könne aus den Veränderungen des Thermometers und Barometers allein durchaus kein klares Bild über den Witterungswechsel gewinnen, wie er dem Gefühle sich oft genug zu erkennen gebe. Winternitz schliesst sich zwar im Allgemeinen diesem Urtheile an, aber meint doch, dass wenn auch heftige Sprünge in den klimatischen Factoren sehr gewöhnlich seien, in manchen Jahren alle Jahreszeiten sich durch milde Witterung auszeichneten, und dass bei vorsichtigem Verhalten und unter ärztlicher Leitung Kranke das ganze Jahr mit Vortheil auf der Insel verweilen könnten. Der klimatisch günstigst gelegene Theil ist unbedingt der südliche Abhang der nördlichen Bergkette und zwar in seinem westlichsten Abschnitt, also die Gegend von Paleocastrizza. Dort befindet sich ein ziemlich grosses gegen Ost- und Nordostwinde geschütztes Mönchskloster mit guter Gelegenheit zu Seebädern. Indessen wird der Fremde durch den grösseren Comfort der Hauptstadt und durch das Interesse, welches sie als lebhafte Zwischenstation für Morgen- und Abendland bei Jedem hervorruft, sich stets dorthin gezogen fühlen und nicht leicht geneigt sein sich nach anderen Plätzen umzusehen.

Die Stadt Corfu, unterm 39° 37′ nördlicher Breite gelegen, zählt 25000 Einwohner und befindet sich auf einer in den Canal vorspringenden vielfach eingebuchteten felsigen Landzunge, an deren Spitze auf steil ansteigendem Felsen die alte Festung (Fortezza vecchia) gelegen ist. Dieser Fels ist durch einen nach beiden Seiten in das Meer sich öffnenden Canal von der Stadt getrennt. Ein grosser freier Platz, die Esplanade, trennt die Fortezza vecchia von der Stadt; er ist an seiner Westseite von einer Reihe von Häusern eingefasst, unter welchen auch die beiden grossen Hotels sich befinden. Die innere Stadt, welche sich zwischen Hafen und Esplanade ausdehnt, besteht grösstentheils aus einem Labyrinth enger Gassen und gleicht darin allen alten italienischen Städten. Südwärts setzt sich die Esplanade in die mit Bäumen bepflanzte Strada nuova fort, welche am Strande hin bis zur Vorstadt Castrades führt und die eigentliche Promenade der Bewohner bildet. Weiterhin gelangt man auf dieser Strasse an Gemüse-, Obst- und Weingärten vorbei, welche mit der Riesenaloe oder dem Opuntius-Cactus eingefasst sind, und dann zu einer mit dem Fuss das Meer berührenden Anhöhe. Sie trägt die Villa des Königs Georg und bildet einen zeitweise dem Publikum geöffneten Park voll der herrlichsten subtropischen Gewächse. Will man seine Wanderung weiter ausdehnen, so betritt man die unermessliche Olivenwaldung, den Reichthum der Insel. Während der Fusswanderer nirgends auf störende Hecken oder Zäune stösst, sondern überall querwaldein über Thal und Hügel die anmuthigsten Pfade einschlagen kann (und zwar ohne dabei durch Landstreicher irgendwie gefährdet zu sein), findet der auf passive Bewegung Angewiesene ein Netz vortrefflicher, von den Engländern angelegter Landstrassen vor, auf denen er die schönsten Punkte der Insel bequemstens besuchen kann.

Wie sich die Insel Corfu in Betreff ihrer landschaftlichen Scenerie nur mit dem campanischen Golf vergleichen lässt, wie sie dem Naturfreunde in der That ganz ähnliche unbeschreibliche Genüsse bietet, so steht sie auch in ihrer Bedeutung als klimatischer Winterkurort Neapel am nächsten. Hier wie dort unter fast gleichem Breitengrade ein milder feuchtwarmer Winter, aber hier wie dort auch hochgradig unbeständige Witterung und der anregende Einfluss des hin und her wogenden Luftmeeres. Für alle empfindliche zu Rheumatismen und Katarrhen leicht disponirte Kranke ist der Aufenthalt bedenklich und nur mit Vorsicht zu benutzen. Bei chronischen Katarrhen und beginnender Phthise ist auch der so unangenehme Kalkstaub in Rechnung zu bringen. Für reizbare Nervenkranke sind die Stadtwohnungen nicht ruhig genug, denn in Bezug auf das fast unaufhörliche Glockenläuten hat Corfu kaum seines Gleichen, im Strassenlärm wetteifert es mit den lebhaftesten italienischen Städten. Wer in der Vorstadt Castrades eine Wohnung aufzutreiben vermag wird stiller wohnen und geniesst noch den Vorzug den herrlichen Park der Villa Reale ganz in der Nähe zu haben. Wer weniger anfällig ist, der kann freilich die Luftkur mit den grossartigsten Eindrücken für das Auge verbinden, denn wohin er sich wendet, überall treffen ihn neue unerwartete

Genüsse. Hat man Neapel als das Eldorado der Melancholiker bezeichnet, so verdient Corfu diesen Namen um nichts weniger. An guter Kost in reicher Auswahl steht Corfu Neapel nicht nach, bezüglich des Trinkwassers übertrifft es Neapel bei weitem. An guten Tagen lässt sich der Luftgenuss von früher Morgenstunde bis zum Sonnenuntergang fortsetzen. Gegen die Unbilden plötzlichen Witterungswechsels schütze man sich durch wollene Unterkleider und durch mitzunehmende Tücher oder Mäntel. Im März, April, Mai und September nach Sonnenuntergang im Freien zu verweilen ist gefährlich theils wegen des reichlichen Thaufalls, theils wegen der zu dieser Zeit nahenden Landbrisen, welche die über dem See von Bucintro lagernde Malarialuft in Bewegung setzen und der Stadt zuführen.

VIII. Sicilien.

Literatur. Theobald Fischer, Beiträge zur physischen Geographie der Mittelmeerländer besonders Siciliens. Leipz. 1876. — La Porta, Nota sulle osservazioni meteorolog. eseguite nell' osservatorio della università di Catania. 1870. — Reyer, Catania als klimatischer Kurort. Jahrb. für Balneologie etc. I. pag. 154. 1872. — Dr. Joris, Catania als klimatischer Winter-Curort. Wien 1873. — Dr. C. Veraguth, Catania als klimatischer Wintercurort. Stuttg. 1878. — Ughetti, il Clima di Catania. Palermo 1879. — R. v. Vivenot, Palermo und seine Bedeutung als klimatischer Curort. Erlangen 1860. — R. v. Vivenot, Ueber eine eigenthümliche Trübung des Himmels in Sicilien und deren Beziehung zum Scirocco. Zeitschr. dei Oesterreich. Gesellsch. für Meteorologie I. Nr. 8 u. 9. 1866. — Major, Palermo. Deutsche Klinik 1869. Nr. 47. — P. Tacchini, Ueber das Clima Palermo's, deutsch von Ohlsen. Deutsche Klinik 1871. Monatsbl. für Statistik Nr. 1 u. 3. — San.-Rath Dr. Valentiner (zur Kenntniss und Würdigung der südlichen Winter-Kurorte) III. Die klimatischen Kurorte Siciliens. Berl. klin. Wochenschr. Nr. 24. 1881.

Die Insel Sicilien, zwischen dem 36° 40′ und 38° 18′ nördlicher Breite gelagen, ist gleich Corsica ein durch und durch gebirgiges Land. Aber Lage und Aufbau der Bergketten ist hier ein wesentlich anderer. Parallel der Nordküste der Insel zieht sich eine als Nebrodisches weiterhin als Madonisches Gebirge bekannte Kette bis zum Monte Salvatore (1910 Meter) fort. Von ihr aus senkt sich das

Terrain, den wichtigsten Flüssen ihren Lauf vorzeichnend, nach Südwesten, dem afrikanischen Meere zu. Für die nach der Ostküste stattfindende Senkung liegt die Wasserscheide in der Gegend von Castrogiovanni. Neben diesem der Apenninenformation angehörigen Gebirge erheben sich einzelne gesonderte Bergmassen von ganz oder theilweise vulkanischem Gefüge, unter denen der Aetna und der Monte Lauro uns besonders interessiren. Im Vergleich mit der Riviera bedingt die um 6 Grad dem Aequator genäherte Lage eine Wärmezunahme, welche beispielsweise der Ostbucht von Mentone (dem wärmsten Punkt der ligurischen Küste) gegenüber für den Winter Palermo's 2° C. beträgt. Unter den Winden spielt, wie wir sehen werden, der Scirocco eine wichtige Rolle. An der Ostküste tritt er als Südost und Ostsüdost auf und zwar oft so stürmisch, dass zum Schaden der Vegetation Salztheile des Meerwassers weit landeinwärts geschleudert werden. Er ist an dieser Küste nicht gerade besonders trocken und heiss, zuweilen sogar von sparsamen Regengüssen begleitet. Anders verhält es sich an der Nordküste, wo der Scirocco sengend und brennend als der echte heisse und trockene Wüstenwind über das Land streicht. Was die Feuchtigkeit anbetrifft, so kommt der Charakter des Inselklimas, modificirt durch die Stellung der Berge und der Windrichtung, an der sicilianischen Küste zur Geltung. Bezüglich der Niederschläge ist Regenmangel in der warmen, Regenüberfluss in der kühlen Zeit das allgemeine Gesetz. In der Nähe des Aetna ist durch die Verwüstung der Wälder Regen eine immer seltnere Erscheinung und die

Eigenthümlichkeit des Inselklimas tritt hier mehr und mehr in den Hintergrund. Noch vor 50 Jahren, sagt Theobald Fischer, kamen an der Ostküste auf den Mai 3, auf den September 6 Regentage, jetzt auf denselben Monat nur je einer. Die Tageslänge ist auf Sicilien bereits auffallend constanter als bei uns: der längste Tag hat nur 14 Stunden und 46 Minuten. Wie auf Corsica giebt auch auf Sicilien die sehr verschiedene Erhebung des Erdbodens über dem Meeresspiegel zu klimatischen Differenzen Veranlassung. Man rechnet für Sicilien auf je 135 Meter Erhebung eine Temperaturabnahme von einem Grad. Theob. Fischer unterscheidet 3 Zonen. Die erste, die Seezone, reicht von der Küste bis auf 500 Meter Erhebung (Jahrestemp. 18—16°, Wintertemp. 12—40° C.). Sie ist die Region der Agrumen, der Dattel- und Zwergpalmen. Schnee fällt hier selten und bleibt bis auf 200 Meter hinab niemals, bis zu 500 Meter hinab höchstens stundenlang liegen. Die zweite Zone, die der immergrünen Gewächse, reicht bis zu 1000 Meter Höhe (Jahrestemp. 16—10°, Wintertemperatur 10—3° C.); die dritte endlich, die der sommergrünen Laubwälder und Coniferen, erhebt sich von 1000 Meter an weiter aufwärts. Durch die socialen Zustände auf der Insel ist die Ausnutzung dieser verschiedenen Klimate zu Kurzwecken noch weniger möglich wie auf Corsica. Nur an einigen Punkten der Ostküste und zu Palermo sind die socialen Bedingungen erfüllt, welche man behufs einer erfolgreichen Kur für den Winteraufenthalt beanspruchen muss.

Messina,

die lebhafteste Handelsstadt Siciliens mit 70000 Einwohnern, ist in stetem Seeverkehr mit Marseille, Genua und Neapel. Von letzterer Stadt dauert die Fahrt per Dampfboot 16—20 Stunden, von Reggio im Anschluss an die calabrischen Eisenbahnen nur eine Stunde. Wegen ihrer vortrefflichen Hilfsmittel zur Unterkunft und Verpflegung Fremder wäre die Stadt recht gut zur klimatischen Station geeignet, wenn nicht der Windschutz ein gar zu unvollkommener wäre. Gegen Westen lehnt sich Messina an die Peloritanischen Berge, aus denen sich gegen Nordnordost der 609 Meter hohe Monte Cicci erhebt, gegen Osten gewähren die Calabrischen Berge eine gewisse Deckung, aber nach Nord und Süd öffnet sich die Meerenge und gestattet von beiden Seiten den scharf an die Stadt vorbeistreichenden Winden freien Durchzug. v. Vivenot rechnete Messina mit 12 jährlichen Schneefallstagen zu den rauhesten Plätzen Siciliens. Pest und Cholera fanden früher hier bekanntlich einen sehr fruchtbaren Boden. Die Mortalität wird mit 29.4 pro Mille (1 : 35) angegeben und der durchschnittliche Gesundheitszustand als günstig geschildert.

Acireale.

Reise und Aufenthalt. Acireale ist auf der Eisenbahn von Messina 81 Kil. (2 St. 11 Min. bis 3 St. 10 Min. Fahrzeit) entfernt, von Catania (14 Kil.) erreicht man es in einer halben Stunde. — Gasthof. Grand' Albergo dei Bagni schräg gegenüber vom Bahnhof und ganz in der Nähe des Bade-Etablissements. Grosses dreistöckiges Gebäude, im stumpfen Winkel gebogen, mit einem nach Süden und einem anderen nach Osten schauenden Flügel u. Aussicht über das Meer; auf jedem etwa 14 Vorderzimmer. Die Rückseite bietet die Aussicht auf den Aetna. Garten hinterm Hause. Die Wohnzimmer haben hölzerne Fussböden, Kamine und einige sogar Oefen. Im Erdgeschoss grössere Gesellschaftsräume. Vollständ. Pension 8—15 L. tägl. — Privatwohnungen. Dieselben sind bis jetzt noch nicht so eingerichtet, dass sie mit dem Grand' Albergo concurriren könnten. Indessen wird bereits der Versuch gemacht, sich auf Fremdenwohnungen einzurichten. — Badeanstalt. Die 5 Minuten vom Hotel entfernten in einem hübschen bis an das Meer vorspringenden Garten gelegenen Terme di S. Venere (Lauquelle, Schwefel-Kochsalzwasser mit etwas Jod) sind das besteingerichtete Bad auf ganz Sicilien (Mineralbad 2, Dampfbad 2 $^1/_2$ L.).

Acireale ist eine wohlhabende Stadt mit 24000 Einwohnern, welche auf einer vom Strande aus steil emporstrebenden etwa 160 Meter hohen Lavamasse sich ausbreitet. Die Lage hat grosse Aehnlichkeit mit der von Catania. Nur ist der Aetna dem Orte noch näher gerückt, der sich so gleichsam zwischen Berg und Meer eingeklemmt befindet. Ich bemerkte Abends gegen Sonnenuntergang einen sehr kalten Luftstrom, der von den Schneefeldern des Aetna meerwärts zog. Die Luft ist jedenfalls reiner wie in Catania, die übrigen klimatischen Vorgänge werden die gleichen sein. Die Mortalität ist für Acireale eine sehr geringe; sie beträgt, allerdings mit Einschluss der umliegenden Dörfer nur 19.9 pro Mille. Die Lage des Hotels ist für solche, welche die Seenähe gut vertragen können, sehr geeignet. Wer sich nicht auf weite Promenaden einlassen kann findet theils in dem hinter dem Gasthof befindlichen Garten, theils in dem nur 5 Minuten entfernten

Giardino pubblico dei Bagni die beste Gelegenheit zum Luftgenuss. Entlegener aber durch imposante Blicke nach dem Aetna und nach dem Meer ausgezeichnet ist der am nördlichen Stadtrande befindliche Garten der Villa Belvedere. Im Winter 1879/80 fand ich im Grand Hotel etwa 10 Wintergäste (Deutsche und Dänen), aber es ist vorauszusehen, dass, falls ein deutscher Arzt dort festen Fuss fassen sollte, Acireale sehr bald Catania überflügelt haben wird.

Catania.

Reise und Aufenthalt. Catania steht in regelmässiger Dampfschiffverbindung mit Marseille, Genua und Neapel. Von Neapel aus berühren viele von den nach Syracus, Ancona und Constantinopel bestimmten Schiffen Messina und Catania. Nächstdem vermitteln die italienischen Postdampfer fünfmal wöchentlich den Verkehr zwischen Neapel und Messina. Bei directer Fahrt brauchen diese Boote circa 19 Stunden bis Messina. Andere laufen längs der Küste und landen in Paolo, Pizzo und Reggio, wodurch sich die Fahrt von Neapel bis Messina auf 32 St. verlängert (I. Pl. 38 $^1/_2$ L. incl. Beköstigung, II. Pl. 22 $^1/_2$ L. excl. Beköstigung). In Messina findet der Kurgast das deutsche Hotel La Vittoria, wo er gut übernachten kann. Von hier ist Catania noch 95 Kil. entfernt und per Eisenbahn in 2 $^1/_2$—3 $^1/_2$ St. zu erreichen. Kranke, welche die Seefahrt sehr zu scheuen haben, können auf dem Landwege bis Reggio gehen. Sehr beschwerlich und für Kranke wegen mangelhafter Gasthöfe ungeeignet ist die Route Foggia-Bari-Taranto-Reggio. Kürzer aber ebenfalls wenig empfehlenswerth ist die Verbindung zwischen Neapel und Reggio über Metaponte. Erst nach Vollendung der über Paolo und Monteleone führenden Küstenbahn wird eine annehmbare Festland-Verbindung hergestellt werden. Von Palermo bis Catania dauert die Eisenbahnfahrt 13 $^3/_4$ Stunden. — Kurzeit: Von Mitte November bis Ende März. October u. häufig auch die erste Hälfte des November fallen noch in die klimatisch ungünstige Regenzeit. — Gasthöfe u. Pensionen. Das für Kurgäste einzig mögliche Hotel ist der Grand' Albergo di Catania (Besitzer Ragusa). Es hat gegen 100 theilweise elegante mit Teppichen u. Balkonen versehene Zimmer (meist mit Einrichtung für portative Oefen), wovon etwas über die Hälfte gegen Süden liegen. Geräumiger Garten zu beiden Seiten des Hauses (Pension 11—12 L. u. mehr). Das zweite grössere Hotel, Albergo centrale, ist ein vollständig italienisches Haus, welches an der Piazza della università, in der verkehrsreichsten Gegend der Stadt, mit der Front nach Westen gelegen ist. Zimmer mit Teppichen belegt aber ohne Heizvorrichtung. Die wesentlichen Vorzüge des Grand' Albergo durch sonnigere Zimmer, Heizvorrichtungen, deutsche Bedienung und durch seinen Garten, werden durch die etwas billigere Pension des Albergo centrale (8—9 L. tägl.) nicht aufgewogen. Von den sonstigen Hotels ist höchstens noch der Alb. di Malta wegen seiner vollen Lage nach Süden und der Nähe der Marina zu nennen. Hier existiren aber weder Teppiche noch Heizvorrichtungen, und die im Parterre befindliche Douane macht den Aufenthalt durch Geräusch, Gestank und Fliegen unleidlich. Tüchtiges Handeln ist hier Nothwendigkeit. — Privatwohnungen. Man sieht zwar häufig Zettel mit der einladenden Aufschrift: „casa mobigliata, stanze mob., si loca", aber selten sind es Südzimmer, und nirgends sind Teppiche und noch weniger Heizvorrichtungen vorhanden. Die Nähe des Giardino Bellini würde für eine Wohnung von Werth sein. Von dem Besitzer des Gr. Albergo wird ¼ St. von der Stadt zwischen dem Borgo und Cefali eine für Kurgäste bestimmte Villa erbaut. Nicht möblirte grössere Wohnungen und leidlich möblirte Villen (diese für etwa 5000 L. pro Saison) sind eher aufzutreiben, doch muss man sich selbst danach umthun. — Speisehäuser. Trattoria di villa nuova mit etwas Morgensonne und recht reinlich; Giovanni Perricone, Strada Lincoln 245. Alle übrigen Restaurants taugen nicht viel. — Cafés. Das beste ist das Café di Sicilia am Domplatz; es hat die Morgensonne. — Deutsche oder schweizer Aerzte halten sich bisweilen den Winter über in Catania auf, doch hat kein einziger längere Jahre dort ausgehalten. — Apotheken, Die beste ist die von Spadaro Grossi in der Strada Garibaldi 32. — Badeanstalten. Von den bestehenden, die in kalten nicht heizbaren Räumen eingerichtet sind, ist keine einzige dem Krankenbedürfniss genügend. — Lesekabinet mit französ. u. italien. Zeitungen im Palazzo della Prefettura. — Postamt hinter dem Palazzo S. Giuliano in der Nähe des Universitätsplatzes; Telegraphenamt mit Tag- und Nachtdienst Piazza del Duomo 3. — Consulate. Deutscher Consul: Herr Giuseppe Peratoner, Strada Garibaldi 57.

Catania liegt an einem weiten aber flachen Hafen, in der Mitte der östlichen Inselküste unterm 37° 30 nördl. Br., und ist mit 85000 Einwohnern nächst Palermo die grösste Stadt auf Sicilien. Der überaus fruchtbare Piano di Catania (Campi Leontini) dehnt sich vom Fusse des Aetna südwärts bis zum Flüsschen Simeto aus. Durch die Nähe dieses 3313 Meter hohen Vulkans gewinnt die Stadt, der der Berg schon so oft verhängnissvoll wurde, einen wirksamen Schutz gegen die nördlichen Winde. Aeltere und neuere Eruptionen, von vorchristlicher Zeit her bis auf das Jahr 1669, haben die Stadt in schwarze Lavafelder gebettet. Die Hauptstrasse, deren untere Hälfte Strada Stersicorea, deren obere Str. Etnea heisst, läuft in ihrer Verlängerung bis Nicolosi gerade fort dem Aetna entgegen und wird von einer Reihe von Querstrassen, von denen der Corso und die Strada dei quattro Cantoni die bedeutendsten sind, im rechten Winkel geschnitten. Die Strassen sind mit Lava gepflastert und reinlich gehalten, besonders die Hauptstrassen. Die Gasbeleuchtung ist sogar sehr gut, so dass die Stadt im Allgemeinen im Vergleich mit anderen italienischen Städten ein aristokratisches Ansehen besitzt. Catania hat indessen nur sehr wenige für Kranke geeignete Spazierwege und Aufenthaltsplätze. Zu nennen sind: 1. die Villa Bellini, ein wohlgepflegter, sonniger, windgeschützter, mit hölzernen Bänken versehener Garten an der Strada Etnea mit schöner Aussicht auf den Aetna und über die Stadt; 2. die Villa Pacini, auch Marina genannt, die ebenfalls gute sonnige Sitzplätze hat, in deren Nähe aber zur Zeit der Ebbe durch den am Meeresufer sich ansammelnden Cloakeninhalt die übelsten Gerüche bemerkbar werden. Wem es darauf ankommt die Seeluft in vollen Zügen zu athmen, dem bietet hierzu die sauber angelegte und mit Bäumen bepflanzte Piazza dei Martiri gute Gelegenheit. Zu Partien ausserhalb der Stadt empfiehlt sich am meisten die Landstrasse nach Nicolosi, sonst eignen sich hierfür auch die Wege, welche an die Lavagründe von Misterbianco und an die Ognina führen. Die öffentliche Sicherheit in Stadt und Umgegend ist wie auf der ganzen Ostküste Siciliens vollständig befriedigend. Von der Wärmeentwicklung auf dieser Lavadecke und der Fruchtbarkeit des auf der verwitterten Schicht erzeugten Humus legt die üppige Vegetation Zeugniss ab. Zwischen den Weinbergen, deren feuriges Product berühmt ist, gedeihen hier auf kräftigem Stamm der Feigenbaum, der Johannisbrodbaum, Mandeln und Agrumen in ungewöhnlich schönen Exemplaren.

Gegen die eigentlichen Nordwinde ist der Kurort durch die ganze Breite des Aetna gedeckt. Um so häufiger sind mässige Strömungen und zeitweise auch starke Stösse aus den andern Himmelsgegenden, so dass die Luft fast immer etwas bewegt ist. Im September herrschen Ost und Südost vor, im November Südsüdost und Südwest. Nordost ist selten, Nordwest und West, welche Feuchtigkeit und Regen bringen, ziemlich häufig. Im Allgemeinen sind vom October bis Februar West und Südwest die vorherrschenden Winde. Der Scirocco zeigt sich etwa siebenmal im Jahre, aber niemals im November, December und Januar. Dazu kommt der Land- und Seewind, welche sich an den seltenen Tagen, wo im Uebrigen Windstille herrscht, am deutlichsten bemerkbar machen. Das meteorologische Observatorium befindet sich in dem Universitätsgebäude 31 Meter überm Meeresspiegel.

Meteorologische Tabelle.

Catania.	Oct.	Nov.	Dec.	Jan.	Febr.	März	April
Mittl. Temp.[1]	20.3	15.4	12.1	10.9	11.5	12.9	15.5
Mittags-Temp.[2]	20.6	15.6	12.7	12.0	12.3	14.9	16.9
Rel. Feuchtgk.[3]	64.5	68.7	77.5	74.2	75.0	75.8	69.2
Regenmenge[4]	79.0	67.6	99.3	63.4	26.5	53.9	31.4
Regentage[5]	6	8	7	7	4	6	4
heitere Tage[6]	15.5	13.9	14.8	14.7	15.1	14.1	15.9
halbheitere T.[7]	11.0	10.9	11.2	10.3	9.1	10.9	10.9

Ein Herabgehen des Thermometers unter Null kommt in Catania nicht vor. Die Temperatur steigt täglich von ihrem niedrigsten Standpunkt, nämlich $^1/_2$—$1^1/_2$ Stunde vor Sonnenaufgang, langsam bis Mittag, dann aber rasch bis 2 Uhr, wo sie ihre höchste Höhe erreicht. Warme Kleidung und Feuerung sind in Catania nicht zu entbehren; erstere um die starken Differenzen zwischen Sonnen- und

[1]) Nach Theob. Fischer a. 10 J. — [2]) Vierjähr. Beob. v. Bolthausen. — [3]) A. d. 3 J. 1871—72, Mittags 12 Uhr. — [4]) a. 12 [5]) a. 17 Jahren nach Th. Fischer. — [6]) u. [7]) a. d. J. 1867—78.

Schatten-Temperatur zu vermitteln, und diese um die kühlen Morgen- und Abendstunden ungefährdet zu überdauern. Die mittlere tägliche Temperaturschwankung beträgt nach Theob. Fischer im Jahre 8.7° C. also fast 2° mehr als in Palermo. März und April erfordern durch häufige Sprünge der Temperatur, besonders in den Frühstunden und Abends, die äusserste Vorsicht des Kranken. Man hat behauptet, und man findet diese Ansicht in den meisten Büchern vertreten, Catania habe eine 4° höhere Temperatur wie Palermo. Dies hängt, wie Major bereits zur Evidenz bewiesen hat, von der viel höheren Sommertemperatur Catanias ab, die schon im Mai den Kranken nicht mehr duldet und womit sich das Jahresmittel um so viel erhöht. Die mittlere Temperatur der 3 Wintermonate ist für Palermo sowohl wie für Catania 11.5°. Da sich Catania nur durchschnittlich 30 Meter überm Meeresspiegel befindet, so steht es unter starkem Luftdruck. Starke Schwankungen des Barometers, im Winter gewöhnlicher als im Sommer, pflegen den Eintritt heftigerer Winde anzudeuten. In Bezug auf die Feuchtigkeit der Luft steht Catania nur wenig hinter Palermo zurück. Auch hier sind die äussersten Extreme, besonders sehr grosse Dampfarmuth, selten, im Durchschnitt aber ist ein ziemlich hoher Grad von Feuchtigkeit vorhanden. Was die Niederschläge anbetrifft, so sind Schnee und Nebel in Catania unbekannt. Selten nur sieht man über dem Meere einen Nebelschleier, der bei Sonnenaufgang sich zertheilt. Starker Thaufall nach Sonnenuntergang ist sehr gewöhnlich. Nicht allzu selten finden äusserst ergiebige Regengüsse (förmliche Wolkenbrüche) statt, an Zahl der Regentage steht es aber bedeutend gegen Palermo zurück, und hierin scheint mir der einzige Vorzug der Schwesterstation gegenüber zu liegen. Wenn in Palermo Mittags die Brise die kühle Luft vom Meere gegen die stark erwärmten Wände des nahen Bergringes herantreibt und die über der Conca d'oro schwebenden Wasserdämpfe zum Niederschlag bringt, so sind dies lokale Eigenthümlichkeiten, welche in Catania fehlen, und welche dort ein erhebliches Mehr an Regentagen zu Wege bringen. Die jährliche Regenmenge von Catania ist sehr ungleich. Von Mitte April bis Ende September herrscht fast absolute Regenlosigkeit. Die Frage, welcher von beiden Kurorten windiger sei, wird vielfach discutirt; schliesslich hat in dieser Beziehung der eine dem andern nichts vorzuwerfen, da wohl beide gleichviel vom Winde zu leiden haben.

Die Mortalitätsziffer wird aus den 11 Jahren 1868—78 mit 33.5 pro Mille angegeben. Unter den vorkommenden Krankheiten hat die Cholera eine traurige Berühmtheit erlangt. Als sie im Jahre 1837 auftrat, hatte Catania 60000 Einwohner, von denen die Hälfte vor der Seuche flüchtete. Von den Zurückgebliebenen starben 10000, also der dritte Theil. So gross war die allgemeine Bestürzung, dass Niemand mehr die Todten beerdigte. Die Malaria, welche sich in der weiten Ebene südwärts der Stadt entwickelt, macht sich im Winter nur in der südlichen Vorstadt in beschränkter Weise bemerkbar. Ueber die sonstigen Gesundheitsverhältnisse herrscht noch viel Dunkel. Der flache Meeresgrund des Hafens, auf dem aller Unrath der Stadt sich anhäuft, mag die Entstehung miasmatischer Krankheiten mitunter begünstigen. Das in zum Theil stundenlangen Leitungen der Stadt zugeführte Trinkwasser ist nicht durchgängig von gleicher Güte, vielmehr öfters durch organische Beimischungen verunreinigt. Das beste Wasser ist das des Amenano, welches sehr reichlich neben dem Domplatz hervorquillt und von den Wasserhändlern in die Häuser gebracht wird. Auch kann das Wasser von Paternò, ein Eisensäuerling, als Getränk benutzt werden. Die gewöhnliche Milch ist Ziegenmilch. Die Landweine (Vino del bosco, V. terraforte) sind kräftig und werden von den meisten Patienten am vortheilhaftesten mit Wasser gemischt genossen. Es wäre verdienstlich, sich nach besseren Plätzen in der Umgegend zur Etablirung eines Kurorts umzusehen. Man hat Taormina vorgeschlagen, was aber wahrscheinlich zu windig ist. Vielleicht wäre Nicolosi, am südlichen Abhange des Aetna 690 Meter hoch gelegen (auf das schon Vivenot aufmerksam machte) einer näheren Beachtung werth. Am meisten scheint aber Acireale dazu berufen zu sein Catania den Rang abzulaufen.

Unter sehr ähnlichen Wärme-, Luftdrucks- und Feuchtigkeitsbedingungen befindlich, besteht die wesentlichste Differenz zwischen den beiden wichtigsten Winterstationen Siciliens in ihren örtlichen und socialen Verhältnissen. Palermo hat noch mehr Fremdenverkehr, die Gasthäuser sind dort also noch leichter überfüllt und der Kurgast ist dann unter Umständen noch schlimmer daran, als in Catania, während Palermo andrerseits durch die Freundlichkeit seiner Umgebung und durch den Reiz seiner Spaziergänge im entschiedenen Vortheil ist. Die Länge des Krankentages und die Fülle neuer überraschender Eindrücke, welche er hervorruft, geben dem sicilianischen Winter noch eine besondere Bedeutung als Heilmittel gegen Neurosen, die in unserer Stubenluft keine Aenderung in Aussicht stellen. Je weniger der Kranke in solchen Fällen nöthig hat, der bewegten Luft aus dem Wege zu gehen, je ungenirter er sich dem Luftgenuss hingeben darf, um so glänzender wird der Erfolg sein. In Rücksicht auf gute für Kurgäste, und nur für diese, eingerichtete Pensionen kann sich Sicilien mit den nördlichen Mittelmeerstationen bis jetzt noch nicht ganz messen, obgleich in den letzten Jahren in dieser Beziehung bedeutende Fortschritte gemacht wurden.

Syracus.

Der auf die Insel Ortygia zusammengeschrumpfte Rest der einst so hochberühmten mächtigen Stadt beherbergt noch 22000 Einwohner. Die Lage der alten Stadt kann keineswegs als eine besonders geschützte bezeichnet werden. Die Ausläufer des westwärts gelegenen Monte Lauro (985 Meter) umspannen zwar das Thal des Anapo, aber der Zwischenraum bis zur Strandnähe ist doch zu gross, und die Hügel, in welchen die Latomien sich befinden, sind zu niedrig, als dass von einem wirksamen Windschutz die Rede sein kann. Wäre das Klima günstiger, es wäre wohl nicht daran zu zweifeln, dass hier eine neue Stadt entstanden wäre. Ausserdem sind für Leidende die Unterkunftsverhältnisse in den beiden höchst mittelmässigen Hotels ausserordentlich ungenügend. Dennoch hat J. Schulze das Project einer Winterstation in Syracus ins Auge gefasst, wobei ihm die windstillen Promenaden in den Steinbrüchen als besonders werthvoll erschienen sein mögen. Indessen lauten die von J. Schulze mitgetheilten meteorologischen Werthe nichts weniger wie besonders günstig. So waren z. B. von October bis April 67 Regentage (in Catania 42). Ich schliesse, indem ich das Urtheil v. Vivenot's wiedergebe: „Ein längeres Verweilen in dem seiner fiebererzeugenden Malaria wegen berüchtigten Syracus äussert schon häufig auf Gesunde nachtheilige Folgen; es dürfte mithin überflüssig erscheinen noch weitere Gründe für dessen Unzweckmässigkeit als Aufenthaltsort für Kranke anzuführen.“

Palermo.

Reise und Aufenthalt. Wer eine lange Seefahrt nicht scheut oder vielleicht Gründe hat ihr den Vorzug zu geben, kann sich von Marseille oder Genua aus nach Palermo einschiffen. Die grosse Mehrzahl der Reisenden wird stets den Landweg bis Neapel einschlagen, und von hier aus die Ueberfahrt vornehmen. Zwischen Neapel und Palermo ist jetzt tägliche Dampfschiff-Verbindung in circa 17 $^1/_2$ Stunde (I. Pl. 40, II. Pl. 25 Lire). Die Schiffe gehen meist 5 Uhr Nachmittags ab u. treffen am anderen Vormittag gegen 10 $^1/_2$ Uhr in Palermo ein. Wer die Seefahrt absolut nicht vertragen kann, muss den weiten Umweg über Metaponto, Reggio und Catania machen. — Kurzeit von Mitte November bis April. — Hotels und Pensionen. Hotel Trinacria, in der Via Butera, mit der Hauptfront nach Osten, schön gelegen und elegant eingerichtet. Durch die Nähe des Meeres befindet sich dieser Gasthof in ziemlich feuchter und bewegter Atmosphäre und wird zeitweise von den Ausdünstungen berührt, welche dadurch entstehen, dass der Inhalt sämmtlicher Senkgruben sich in der Nähe in das Meer ergiesst. Pension mit annehmbarem Zimmer kaum unter 15 L.; Hôtel des Palmes steht mit dem Hot. Trinacria unter derselben Direction (Ragusa). Dasselbe befindet sich im Palazzo Ingham und ist ein für Kranke ganz vorzüglich eingerichtetes Sanatorium. Nach Süden hat es 15 Zimmer mit Ofenheizung, aus welchen man auf eine zur Hälfte überdachte Terrasse gelangen kann. Palmenhaus. Durch die Strasse ist dieses Hotel von dem prachtvollen, für die Pensionäre reservirten, windstillen Garten getrennt. (Pension etwas höher als in der Trinacria); Hôtel de France, beim Giardino Garibaldi an der Piazza Marina in gut geschützter Lage. Die nach Süden gelegenen Zimmer gehen auf eine Seitengasse und haben keine Aussicht, sind aber dennoch vorzuziehen. Eiserne Oefen werden auf Verlangen bewilligt (Pension im Hôt. de France etwas wohlfeiler wie im Hot. Trinacria, doch muss man accordiren). Italienische Hotels 2. Ranges sind: Alb. Centrale (Corso Vitt. Emman. 355), Italia (Piazza Marina 60); Pension Lehn, Via Lincoln 83 gegenüber dem botanischen Garten, deutsch (10—12 L. tägl.); Pension Suisse, 2. Ranges aber billig und mit ausreichender Beköstigung. — Privatwohnungen. Die sonnigsten u. bestgelegenen im nordwestlichen Theile der Stadt (1 möblirtes Zimmer 50—80 L. monatlich). Im Allgemeinen sind sie sehr knapp und man muss in ihnen entweder eigene Haushaltung führen, oder sich Mittags (oft gerade zur Regenzeit) in ein Hotel begeben. Am meisten Windschutz aber neben viel Feuchtigkeit existirt ausserhalb der Stadt in den Villen der Olivuzza. — Speisehäuser u. Cafés. Café-Restaurant Lincoln, Via Vittor. Emman., bei den Deutschen mit Recht sehr beliebt; Villa di Roma, ebenfalls auf der Via Vittor. Emman. — Deutsche Aerzte: Dr. Berlin, Via S. Sebastiano 30; Dr. Ohlsen. — Apotheken. Gelobt wird die von Caputo, Via Vittor. Emman. 107, 109. — Badeanstalt für warme u. kalte Bäder auf der Via Quattro Aprile 7, Seebäder bei Acqua Santa und am Stradone del Borgo. — Gottesdienst. Evangelischer in italienischer Sprache Sonntags 11 Uhr, Vicolo Paternò Nr. 18, I., englischer in der englischen Kapelle, Via Cavour. — Erziehungsinstitut, deutsches, von Elisa Wild, Via Macqueda 280. — Postamt auf der Piazza Bologni, geöffnet v. früh 8 bis Ab. 9 Uhr. Nicht recommandirte Briefe von und nach Sicilien gehen häufig verloren; Telegraphenamt Via Macqueda 226, Tages- u. Nachtdienst. — Consulate. Deutsches Reich: Herr Julius Schumacher. Oesterreich-Ungarn: Herr J. Florio; Schweiz: Herr J. C. Hirzel.

An der nördlichen Küste Siciliens, und zwar in ihrem westlichen Drittel, befindet sich der in einer Weite von 15 Kilometern nach Nordosten geöffnete Golf von Palermo. Der nördliche Arm der fast rechtwinkligen Bucht reicht bis an die nackten Felsenmassen des Monte Pellegrino, der östliche erstreckt sich bis zum Cap Zafarana. In der Tiefe des Ausschnittes unterm 38° 7′ nördl. Breite gelegen, ist Palermo mit 220000 Einwohnern die grösste Stadt der Insel. Sie ist in einer Ebene erbaut, welche durch das Zurücktreten des Meeres von dem Fusse der im Rücken der Stadt sich erhebenden Gebirgszüge allmälig sich gebildet hat, und welche wegen ihrer ausnehmenden Fruchtbarkeit den Namen der „Goldmuschel“ (Conca d'oro) erhielt. Hufeisenförmig wird diese Ebene und mit ihr die Stadt von Bergen so weit umspannt, dass sie nur gegen Osten frei in das weite Meer hinausblickt. Im Norden in allernächster Nähe der Stadt erhebt sich der 650 Meter hohe östlich bis dicht an das Meeresufer vorspringende Monte Pellegrino. Der schmale Rücken dieses Berges senkt sich nach Osten ziemlich steil zum Meeresufer, nach Westen dagegen fällt er in eine Ebene ab (Pianura dei Colli), welche die nördliche Fortsetzung der Conca d'oro bildet. Diese Ebene zieht sich im Rücken des M. Pellegrino bis zum M. Gallo hin, einem Berge, welcher die Campagna von Palermo nach Norden hin abschliesst.

Aber der M. Gallo steht weder mit dem M. Pellegrino noch mit dem die Ebene und Stadt nach Westen zu schützenden Gebirgszug in engerem Zusammenhang. Zwischen Gallo und Pellegrino führt eine breite Schlucht in die Bucht von Mondello, eine engere westlich vom Gallo in die Bucht von Sferracavallo. Ferner hat die von Norden nach Süden ziehende Bergkette die Schluchten von Renna und von Taggia aufzuweisen, und endlich befindet sich noch im Süden des Cap Zafarana, wo der Mongerbino in steilem Abfall den Höhencirkel schliesst, jene erhebliche Senkung, in welcher die Bahnlinie nach Termini verläuft. Diese orographischen Verhältnisse sind natürlich für den Zutritt der Winde von wesentlicher Bedeutung.

Der Häusergrund der Stadt steigt allmälig von der Marina aus bis zu einer Erhebung von 30 Metern empor. Palermo ist in der Form eines Oblongum erbaut, dessen schmale Seite das Meer berührt, und wird durch 2 den Mittelpunkt der Stadt rechtwinklig kreuzende Strassen in 4 ziemlich gleich grosse kleinere Vierecke getheilt. Diese beiden Strassen, nämlich der Corso Vittorio Emmanuele (Toledo) und die Via Macqueda, bilden das Centrum des geselligen und gewerbthätigen Lebens und haben die meisten wohnlichen, grösstentheils 2—3 Stock hohen Häuser aufzuweisen. Die grösseren Strassen sind gut gepflastert und werden hinreichend mit Wasser besprengt. Palermo hat einen wesentlichen Vorzug vor Catania: es ist ausgezeichnet durch seine schönen Promenaden und durch seine herrlichen dem Fremden zugänglichen Gärten. An grösstentheils ebenen näheren und weiteren

Spaziergängen ist ein Ueberfluss vorhanden, so nach dem Giardino Inglese, nach der Marina di porta felice, nach der Flora, nach der Villa Giulia und V. Butera, nach dem Kloster Sta. Maria di Gesù, nach dem Lustschloss La Favorita etc. Zu loben ist ferner noch das Trinkwasser, welches in steinernen Aquaducten von den umgebenden Bergen in reichem Masse zur Stadt strömt, und überall frisch, in besseren Wohnungen auch in den oberen Stockwerken, zu haben ist. Bei Neigung zu Diarrhoeen mische man es mit Rothwein.

Meteorologische Tabelle.

Palermo.	Oct.	Nov.	Dec.	Jan.	Febr.	März	April
Temp.-Mittel [1]	19.30	15.55	12.34	10.91	11.15	12.46	14.88
Temp. 12 U.M. [2]	21.32	16.10	14.10	13.73	13.66	15.76	17.20
Rel. Feuchtgk. [3]	74	74	78	77	76	75	74
Regentage [4]	9.6	11.0	14.2	13.4	12.1	11.6	7.7
Regenhöhe [5]	74.8	77.4	83.6	70.2	657.	71.7	42 7

Aus der Lage Palermos ergiebt sich, dass die nach allgemeinen Gesetzen den Ort treffenden Winde durch die lokalen Verhältnisse wesentlich modificirt werden. Der Westsüdwest, also der Landwind, ist der vom October bis März vorherrschende. Neben ihm zeigt sich der Nordwest, während im September und im April der Nordost stärker hervortritt; Südsüdost, Südost und Ostsüdost

[1]) Beobacht. des königl. Observator. a. d. J. 1791—1868. — [2]) A. d. J. 1867 u. 68. — [3]) 1854—69. — [4]) u. [5]) nach Tacchini aus 61 Jahren (1806—67).

sind höchst selten. Bei normalem Wetter, d. h. wenn nicht etwa aus entfernteren Gegenden vordringende Stürme in ungewöhnlicher Weise influiren, oder falls nicht bedeckter Himmel die höhere Erwärmung des Landes verhindert, stellt sich vorwiegend am Tage zwischen 10 und 4 Uhr der Seewind, gegen Abend und bei Nacht der Landwind ein, den dann die Segelschiffe zum Auslaufen benutzen. Von Mittag bis Nachmittags gegen 3 Uhr ist die Intensität des Windes stets am deutlichsten (Tacchini). Der Scirocco tritt etwa 12mal im Laufe eines Jahres und zwar ganz unabhängig von der Jahreszeit und ganz urplötzlich am häufigsten aber bei Südwest und Südsüdwest auf. Dadurch unterscheidet er sich von den Scirocco Catania's, der gewöhnlich aus Südost kommt und viel feuchter ist als der einem Saharawind vergleichbare Scirocco Palermo's. In der Regel gehen ihm einige Wirbelwindstösse voraus, welchen unter schnellem Sinken des Barometers und der Feuchtigkeit und bedeutendem Steigen des Thermometers der heisse Wind auf dem Fusse folgt. Selten dauert er über 2 Tage, oft nur wenige Stunden, aber er erfüllt die Luft mit Staub und bisweilen mit einem höchst feinen röthlichen Sand, der ihr dann eine eigenthümliche dunkele Färbung (caligine) verleiht. Die erschlaffende und deprimirende Wirkung des Scirocco soll nach Smith[1]) gerade in Palermo höchst intensiv sein und oft stärker hervortreten als an irgend einem Orte Italiens, ja sogar stärker als in Afrika. Windstille herrscht also in Palermo überhaupt selten, und eher noch am frühen

[1]) Madden a. a. O. pag. 340.

Morgen als Abends. Am meisten gegen die Winde geschützt ist, wie bereits erwähnt wurde, die Olivuzza. Die grosse Auswahl schöner Spazierwege nach allen Seiten erleichtert das Aufsuchen windstiller Plätze.

Das Wärmemittel Palermos für die 3 Wintermonate (11.5° C.) ist noch höher als das Ajaccios, und die Differenz zwischen dem relativen Maximum und Minimum der einzelnen Wintermonate bewegt sich nur zwischen 5 und 6°. Das Minimum der Temperatur fällt auf den 23. Januar, das Maximum auf den 8. August. An Tagen mit bedecktem Himmel beobachtete Theob. Fischer, dass die Temperatur nur um 1½° C. schwankte. Wir haben es also mit einer Winterstation zu thun, bei der die Höhe und die Constanz der Temperatur als wichtige Thatsachen in Anschlag zu bringen sind. Hierbei spielen die die Stadt umschliessenden kahlen Felsen, welche die Sonnenstrahlen concentriren und reflectiren, und nicht minder der unter der Gluth des Südens stehende Ocean eine wesentliche Rolle. Die Erwärmung durch die Sonnenstrahlen ist schon so erheblich, dass man mitten im Winter in der Sonne schon 25° und darüber haben kann, und dass, wer grelle Temperaturabstände fürchten muss, gut thut nach Sitte der Eingeborenen im Schatten spazieren zu gehen, sonst aber jedenfalls sich mit einem Sonnenschirm zu bewaffnen. Bei schwachen Augen erfordert das blendende Sonnenlicht dunkelgefärbte Augengläser.

Nach Cacciatore's genauen Messungen aus den Jahren 1827—36 erhält sich die Temperatur des Meeres bei Palermo während des ganzen Winters um 1—3½°

höher als die der Luft. So bildet das Meer einen beständigen Regulator der Wärme und trägt dazu bei, die Differenzen zwischen heissester und kältester Jahreszeit herabzusetzen.

Der mittlere Luftdruck beträgt für die Saison in Palermo 754.4 Mm.; die täglichen Schwankungen in den Wintermonaten belaufen sich auf 4.0—4.2 Mm.; im Sommer sind sie unbedeutender.

Das Klima Palermos ist theils wegen der directen Nähe des Meeres und der intensiveren Seebrise, theils dadurch, dass auch die weiterher kommenden Winde das Meer bestreichen, theils endlich durch häufige Niederschläge und durch den Quellenreichthum der Goldmuschelebene ein vorherrschend feuchtes. Dabei kommen aber sehr hohe Feuchtigkeitsgrade hier ebenso wenig vor wie grosse Trockenheit. Nicht wie an der Riviera schwankt in Palermo die Feuchtigkeit zwischen bedeutenden Extremen, sondern sie hält sich mit grosser Constanz auf einer mässigen Höhe (75.4 im Mittel für die Saison). Die Maxima und Minima des einzelnen Monats liegen also ziemlich nahe beieinander. In die Mittagsstunden fällt stets das Minimum der Feuchtigkeit, die abendliche Steigerung erreicht dann gegen 9 Uhr ihr Maximum.

Im subtropischen Regengebiet gelegen hat Palermo meinen regenaren Sommer und einen regenreichen Winter. Im Juni-Juli oder Juli-August ist die Zahl der Regentage oft so gering, dass man fast von Regenlosigkeit sprechen kann. Dagegen regnet es dann während des Winters fast einen Tag um den andern, und besonders ist die Mittagszeit zwischen 12 und 3 Uhr durch Regengüsse berüchtigt. Indessen bieten die einzelnen Jahrgänge grosse Differenzen, so dass man etwa die Hälfte der Jahre als regnerisch, die andere Hälfte als trocken bezeichnen kann. In jedem Winter kommen auch 2—3 Schneetage vor, doch vergeht der Schnee entweder schon in der Luft oder in kürzester Zeit am Erdboden. Die naheliegenden Berge bedecken sich etwa 11mal im Winter mit Schnee. Ein bemerkenswerthes Resultat der starken Durchfeuchtung des Erdbodens ist die fast vollständige Staubfreiheit Palermos.

Palermo übertrifft demnach die südfranzösischen und italienischen Kurorte der Riviera an Gleichmässigkeit im Gange und an Höhe der Temperatur. Das Temperatur-Plus von ungefähr 2° C., welches der Winter Palermos dem der Riviera gegenüber besitzt, genügt, um hier dem Patienten die Möglichkeit zu verschaffen grossentheils seine Spaziergänge im Schatten vorzunehmen und so den starken Differenzen zwischen Sonnen- und Schattentemperatur auszuweichen. Mit Rücksicht auf den hohen Stand der Feuchtigkeit und den massenhaften Regenfall nähert Palermo sich Pisa. Ausserdem ist es hochgradig windig, insbesondere aber dem Nordwest und Südwest mehr als die meisten anderen Kurorte ausgesetzt.

Das Mortalitätsverhältniss ist 1 : 34 also 29.4 pro Mille. Die Stadt zeigt schon annähernd den der tropischen Zone eigenen Krankheitscharakter. Unterleibsleiden überwiegen numerisch erheblich die Lungenkrankheiten. Augenkrankheiten sind des blendenden Sonnenlichtes wegen häufig. Rheumatismen und Katarrhe sind die gewöhnlichen Krankheiten des Frühjahrs und Herbstes. Eine furchtbare Cholera-Epidemie, an welcher 15 proc. der Einwohnerschaft zu Grunde gingen, verheerte 1837 die Stadt. Apoplexien sind eine häufige Todesursache. Als Fieberheerd ist besonders der Alluvialboden des nördlichen Abschnittes der Conca d'oro, also die pianura dei colli, verrufen. Trotzdem in der Olivuzza ein eigenes Hospital mit 36 Betten für Phthisische existirt, in welchem jährlich durchschnittlich 111 Aufnahmen stattfinden, bestreiten Vivenot, Major u. A. das häufige Vorkommen der Schwindsucht. So oft man Kachektischen mit wachsbleichen Gesichtern und skorbutischen Affectionen begegnet, so selten, behaupten diese Schriftsteller, stosse man auf Individuen mit phthisischem Habitus; das Krankenhaus in der Olivuzza recrutire sich aus ganz Sicilien, und man schicke die Kranken gern dorthin, weil man sich vor Ansteckung fürchte.

Die Indicationen für Palermo sind annähernd dieselben wie die für Venedig oder für Pisa, wenn auch diese Orte viel kühler und auch windstiller sind. Patienten mit chronischer Laryngitis und chronischem Bronchialkatarrh werden bei sehr vorsichtigem Verhalten mit Vortheil in Palermo überwintern; auch bei beginnender Phthise ohne begleitendes Fieber mag man sich noch Vortheile versprechen. Erschöpfte Kranke, zu Störungen in den gastrischen Organen oder in den Nieren Geneigte wird man die weite und immerhin beschwerliche Reise nicht antreten lassen, um so weniger als der Kranke, dem eine gute, heizbare Wohnung unumgänglich nothwendig ist, trotz der Grösse der Stadt nicht sicher ist dieselbe zu finden.

IX. Die Pyrenäen-Halbinsel.

Litteratur. Martinez y Montes, Topografia medica de la ciudad de Malaga. Madrid 1852. — M. Willkomm, Die Strand- und Steppengebiete der iberischen Halbinsel. Leipz. 1852. — Francis, M. D., Change of Climate (pag. 1 bis 260). London 1853. — v. Minutoli, Die klimatischen Verhältnisse von Spanien. Zeitschr. für Erdkunde IV S. 283. Berlin 1855. — Lee, E., Spain and its climates. London 1860. — Gigot-Suard, Dr., Des climats sous le rapport hygiénique et médical (pag. 509—560) Paris 1862. — R. E. Scoresby-Jackson, Medical Climatology (pag. 448 bis 472) London 1862. — Ed. Cazenave, Du climat de l'Espagne sous le rapport médical. Paris 1863. — Th. M. Madden, M. D., On change of climate (pag. 70—186) London 1864. — Stricker, Malaga und Gibraltar. Virchow's Archiv 1867 pag. 617. Berlin. — Makower, Malaga als klimatischer Kurort. Deutsche Klinik, Monatsbl. für Statistik. Nr. 5. Berlin 1872. — Das Klima von Madrid. Oesterreich. Zeitschr. für Meteorologie Bd. VIII S. 183. Wien 1873. — Das Klima von Murcia, ebendaselbst Bd. IX. S. 6. 1874. — Dr. Jul. Sander, Bericht aus Malaga. Vierteljahrschr. für Klimatologie S. 219. Leipz. 1876. — Dr. Gust. Hellmann, Feuchtigkeit und Bewölkung auf der iberischen Halbinsel. Niederländ. meteorolog. Jahrb. für 1876. Utrecht 1877 (in der Oesterreich. Zeitschr. für Meteorol. XIII S. 286).

Die Pyrenäen-Halbinsel erstreckt sich vom 43° 47′ bis zum 36° 2′ nördlicher Breite. Man sollte meinen, dass auf diesem mächtigen Ländercomplex, der bis in das subtropische Gebiet hinüberreicht, so gut wie in Italien eine ganze Reihe von Plätzen zu finden sein müssten, welche sich für die Bewohner Nordeuropa's zu klimatischen Winterkurorten eigneten. Und doch ist dies keineswegs der Fall, und zwar aus Gründen, die uns sofort in die Augen springen, wenn wir die orographischen Verhältnisse der langgestreckten Apenninen-Halbinsel mit denen der iberischen in Vergleich stellen. Hier nämlich stellt die compacte trapezoide Ländermasse ein rings von Gebirgsketten eingerahmtes Tafelland dar. Der umfangreiche bis gegen die Küsten hin ausgedehnte Kern desselben besitzt damit alle Eigenschaften des continentalen Klimas, welches sich um so mehr dem Steppenklima nähert, als hier die Entwaldung in geradezu beispielloser Weise um sich gegriffen hat. Man hat eine Eintheilung in verschiedene klimatische Regionen versucht. Berghaus nahm deren 3, Manuel Rico y Sinobas 5, Cazenave 7 an. Für unseren praktischen Zweck genügt es die continentale Zone, als deren hervorragendster Vertreter die Hauptstadt Spaniens sich kennzeichnet, der Strandzone entgegenzustellen. Madrid und Lissabon beanspruchen als Centren des öffentlichen Lebens und Verkehrs sowohl wie als Durchgangspunkte für Reisende nach Malaga und Madeira Berücksichtigung. Als günstigste Lage ist das ausgedehnte maritime Gebiet zu bezeichnen, welches sich vom Cap de Creux bis Cadix erstreckt. Politische und sociale Zustände schliessen hier aber alle kleineren Orte aus, und von den grösseren werden wir auf drei reducirt, welche in der That das Prädikat klimatischer Kurorte verdienen, auf Malaga und in zweiter und dritter Linie auf Valencia uud Alicante.

Die Halbinsel hat einen eigenthümlichen Landwind, den „Terral", der vom centralen Plateau nach allen Richtungen hin weht, in **Malaga** z. B., wie wir sehen werden, als Nordwest sich bemerklich macht. Ausserdem spielen 2 auswärtige Wüstenwinde eine Rolle: der Leste und der Leveche (Solano). Der Leste, den wir am deutlichsten auf **Madeira** begegnen, ist ein Ostwind, der Leveche, der wie der Scirocco von Südost bis Südwest schwankt, ist wie dieser ein staubführender, trockenheisser, versengender Wind von hochgradig erschlaffender Wirkung. Er trifft am stärksten Almeria und bestreicht den Küstensaum in einer Breite von etwa 70 Kilometern bis zu einer Linie, welche etwa durch die Städte Anteguerra, Granada, Lorca, Murcia bezeichnet wird (Theob. Fischer).

Madrid, unterm 40° 24' nördlicher Breite, hat 350000 Einwohner. Auf einem sterilen von allen Seiten den Winden ausgesetzten Plateau gelegen, ist es mit 655 Meter Erhebung überm Meeresspiegel die höchstgelegene Grossstadt Europa's. Der Nordost, an der etwa 50 Kilometer entfernten mit Schnee bedeckten Guadarramakette hinstreichend, überfällt oft plötzlich die Stadt und liegt hier mit dem Südwest in stetem Kampfe. Das continentale Klima markirt sich durch einen glühend heissen Sommer und durch einen empfindlich kalten Winter. Nur im Frühling und Herbst tritt vorübergehend eine angenehmere Zeit ein. Vergleicht man die Temperatur von Madrid mit der des um 1 Grad südlicher gelegenen Valencia, so findet man eine bedeutende Differenz. Das Wärmemittel Valencia's ist für das Jahr 17.4°, für den December 11.1°, das von

Madrid dagegen für das Jahr 13.5°, für den December 5.0°, für die 3 Wintermonate 5.3° C. Schnee und Frost, welche schon Anfang November sich einstellen können, sind im Laufe des Winters keine ungewöhnlichen Erscheinungen. Im December und Januar bietet das Wasserbassin des Buen-Retiro gar nicht selten Gelegenheit zum Schlittschuhlaufen. Rasche Wärmeschwankungen von 20—30° C. zeigen sich während aller Jahreszeiten und dies ist es hauptsächlich was für Patienten den Aufenthalt in Madrid so höchst bedenklich macht. Im November, December und März treten unregelmässige Schwankungen des Barometers von über 22 Mm. auf. Dazu kommt der schnell wechselnde Saturationsgrad der Luft, denn die im Mittel hohe Feuchtigkeit (81%) kann plötzlich auf 35% sinken, und die stetig mässig bewegte Atmosphäre. Von 84.5 jährlichen Regentagen fallen 26.2 auf die 3 Wintermonate. Bei diesem fortwährenden Wechsel in den klimatischen Factoren nehmen alle Krankheiten und insbesondere die Phthise einen acuten Charakter an. Cazenave will hierauf auch die überraschend grosse Anzahl Augenleidender und Blinder geschoben wissen. Die hochgradige Gefahr, welche der dortige Aufenthalt für den Ankömmling mit sich bringt, wird am deutlichsten durch das alte spanische Sprichwort bezeichnet: die Luft von Madrid blase kein Licht aus, aber sie tödte den Menschen.

Lissabon. Die Hauptstadt Portugal's liegt unterm 38° 43 nördlicher Breite und hat 300000 Einwohner. Ihre Häuser nehmen theils die Ufer des Golfs ein, theils steigen sie zwischen 3 grossen und 4 kleinen Hügeln amphitheatralisch in die Höhe. Die Wintertemperatur ist bedeutend höher wie die von Madrid (10.4° C.), die relative Feuchtigkeit des Winters ist 79%, die Regenmenge in den einzelnen Jahrgängen sehr schwankend, im Allgemeinen aber bedeutend (Regentage im Jahre 111.4, im Winter 39.7). Auch in Lissabon ist indessen schneller Witterungswechsel sehr gewöhnlich, und die hierüber gemachten Erfahrungen sind wohl jedenfalls der Grund, dass von der früher vorhandenen Beliebtheit des Ortes bei den Engländern gegenwärtig nicht viel mehr zu merken ist. Berühmt ist die Güte des durch den Aquaduct von Alcantara herbeigeführten Trinkwassers.

Wir wenden uns jetzt der Ostküste der Halbinsel zu, indem wir von Nordosten gegen Südwesten fortschreiten.

Barcelona, die Hauptstadt der Provinz Cataluña und die bedeutendste Handelsstadt Spaniens mit 250000 Einwohnern liegt unterm 41° 20′ nördlicher Breite. Sie ist nach Westen durch den Hügel von Montjuich geschützt, gegen Norden treten die Hügel sehr weit zurück, nach Süd und Südost aber ist sie dem Meer zu geöffnet. Die mittlere Wintertemperatur ist 9.8° C. Selten sinkt das Thermometer auf den Gefrierpunkt. Francis berechnet 69 jährliche Regentage. Die englischen Schriftsteller wie Bennet, Madden, Jackson, Lee sprechen sich insgesammt mehr oder weniger ungünstig über das Winterklima von Barcelona aus. Es sei durch den Wechsel von kaltem Nordost und heissem Süd sehr veränderlich und dabei trocken und irritirend; überdies sei der Hafen versumpft und die Krankenhäuser seien mit Phthisikern überfüllt.

Tarragona, die durch ihre Monumente aus der Römerzeit hochberühmte Festung (20000 Einwohner) befindet sich unterm 41° 10′ nördl. Breite und zwar in prächtiger Lage auf einem steil gegen das Meer abfallenden Kalkfelsen und am Eingange in eine gegen Norden von einem Bergwall geschützte fruchtbare, reich bevölkerte Ebene. Von allen Schriftstellern, besonders von Francis, wegen seiner landschaftlichen Schönheit hoch gepriesen, hat Tarragona ein ebenso veränderliches Klima wie Barcelona.

Valencia del Cid unterm 39° 28′ nördl. Breite mit 120000 Einwohnern ist etwa 3 Kilometer vom Meere entfernt und liegt am rechten Ufer des fünfmal überbrückten Guadalaviar. Das Bett dieses Flusses ist ausser nach heftigen Regengüssen trocken. Nach Norden und Westen ist die Stadt durch einen Halbkreis von Bergen geschützt, nach Süden und Osten gegen das Meer zu offen. Die mittleren Monatstemperaturen sind folgende: Oct. 19.2, Nov. 14.4, Dec. 11.1, Jan. 10.4, Febr. 12.8, März 13.2, April 15.4° C. Die mittlere Wintertemperatur ist demnach 11.4°, Temperaturen unter Null kommen nicht vor, Schnee ist so gut wie unbekannt. Die relative Feuchtigkeit des Winters ist sehr niedrig (66%), Regentage hat das Jahr im fünfjährigen Durchschnitt nur 38, zumeist bei Ostwind. Abendlicher Thaufall ist sehr gewöhnlich; Gewitter sind häufig. Valencia ist ausgezeichnet durch seinen meist heiteren Himmel. Das Trinkwasser der Brunnen ist sehr stark gypshaltig. Im Frühjahr und Sommer ruft der in der Huerta in grossem Massstabe betriebene Reisbau Feuchtigkeit und Malaria hervor. Hierzu tritt noch der bedenkliche Umstand, dass südlich in geringer Entfernung von der Stadt ein Küstensee (Albufera) sich befindet, dessen mit dem Meere correspondirende Wassermasse zur Regenzeit das umliegende Land überschwemmt und zu Effluvien Veranlassung giebt, welche der Südwind der Stadt zutreibt. Gastrische Fieber und Dysenterien sind die vorherrschenden Krankheiten, Phthise ist dagegen in Valencia nicht sehr häufig. Ueber die Bedeutung der Stadt als klimatischer Kurort gehen die Ansichten ausserordentlich weit auseinander. Während Hoskins und Ford das Klima Valencia's für besser halten wie das von Italien, speciell wie das von Nizza oder Pisa, Francis es für die späteren Herbst- und Wintermonate empfohlen wissen will, so bezweifelt dies Lee und noch ungünstiger spricht sich Madden aus. Das dortige Klima sei so wandelbar, dass trotz der paradiesischen Vegetation, trotz der Palmen und Bananen der Huerta Brustkranke davor zu warnen seien [1]).

Alicante, unterm 38° 18′ nördl. Breite, hat 22000 Einwohner und ist einer der wichtigsten Handelshäfen Spaniens. Gegen Norden steht es unter dem Windschutz einer hohen Bergkette, welche den weiten Golf im Bogen umschliesst. Nur gegen Süden nach dem Meere zu offen, gleicht die Bucht derjenigen von Valencia. Nur der Südwind hat freien Zutritt, die übrigen Winde treten nur sehr

[1]) Cazenave spöttelt über Gigot-Suard, welcher aus mangelnder Autopsie dem Klima Valencia's wegen seiner Trockenheit einen irritirenden Charakter beimesse. Er selbst wisse aus eigener Erfahrung, dass das Klima feucht sei, erschlaffend wirke und sich dem von Pisa und Rom (?) nähere. Das ist trotz der eigenen Erfahrung entschieden unrichtig.

abgeschwächt auf. Die mittlere Wintertemperatur beträgt fast 12° C., das Wärme-Minimum ist im Mittel + 6° C. Alicante ist aber nicht nur wärmer sondern auch trockner wie Valencia, und zwar resultirt der geringere Feuchtigkeitsgehalt der Luft weniger aus dem Einfluss trockener Winde wie in der Provence und an der Riviera als vielmehr aus den sehr unbedeutenden Niederschlagsmengen. Nur die Brisen erhöhen vorübergehend den Saturationsgrad der Luft. Man hat aus 5 Jahren die Zahl der jährlichen Regentage einschliesslich der nächtlichen und auch der winzigsten Niederschläge auf nur 45 berechnet, Andere sprechen sogar nur von 24 Regentagen im Laufe des Jahres. Die jährliche Regenmenge wird mit 177 Mm. angegeben. Nachts findet häufig sehr ergiebiger Thaufall statt. Schnee ist äussert selten, bisweilen lagert indessen Schnee auf den entfernteren Bergen; dann bringt der Landwind Morgens Kälte, die bei höherem Stand der Sonne und dem Einfallen der Brisen einer gleichmässig schönen Witterung weicht. In Wirklichkeit, meint Francis, wird man wenige Wintertage finden, an welchen selbst den schwächlichsten Patienten ein Spaziergang zu verbieten wäre. Die Umgegend trägt neben Cerealien, Maulbeerbäume, Feigen, Oliven, Agrumen und Palmen. Bekanntlich hat der Wein von Alicante (Fondello) einen grossen Ruf. Die Stadt besteht aus einem älteren Bergviertel und einem modernen Strandquartier. Als die beste Gegend gilt die unter dem Schutz des Schlossberges befindliche, wo auch die besten Wohnungen für Fremde gelegen sind. Da wegen Wassermangels nach beiden Seiten hin keine

Reisfelder existiren und auch keine Sümpfe zu finden sind, so werden die sanitären Bedingungen als sehr günstig bezeichnet. Nervenkrankheiten sind vorherrschend, Apoplexie und Hysterie sind häufig. Leichtere Grade von Diarrhöe und Dysenterie herrschen zu gewissen Jahreszeiten, chronischer Rheumatismus und Bronchialkatarrh zeigen sich unter den Einheimischen als Folge unpassenden Verhaltens, Wechselfieber nur vereinzelt in solchen Wintern, wo es ausnahmsweise stärker regnet. Schwindsucht ist in Alicante keineswegs unbekannt. Nach Francis sollen unter den Gestorbenen $^1/_{15}$ Phthisiker sein (sonst im Allgemeinen $^1/_7$). Die Krankheit soll sich häufig mit Hämoptöe in Folge eines heissen trockenen Windes einleiten. Aus dem Angeführten ergeben sich die Indicationen für diese trocken-warme Bucht. Alicante passt nur für reizbedürftige Kranke, für solche mit torpiden Skropheln, mit atonischen Schleimflüssen, mit feuchtem Asthma und Bronchorrhöe, mit pleuritischen Ausschwitzungen älteren Datums, endlich bei vorsichtigem Verhalten für Rheuma und Albuminurie. Von den Phthisikern werden nur ganz reizlose fieberfreie Fälle chronischen Verlaufs sich mit Vortheil dort aufhalten.

Elche, eine Stadt von 20000 Einwohnern und von ganz orientalischem Ansehen, liegt unterm 38° 15′ nördl. Breite von Dattelpalmwäldern umgeben, nur wenig südlich von Alicante aber etwa 10 Kilometer landeinwärts. Es gilt für noch wärmer und trockner als Alicante, als dessen Concurrent es von Einigen hingestellt wurde.

Murcia, unterm 37° 59′ nördl. Breite, ist eine Stadt

von 90000 Einwohnern, welche auf einem 130 Meter hohen Plateau am unteren Laufe des Segura, 64 Kilometer von der Küstenstadt Cartagena entfernt, gelegen ist. Es ist wohl der trockenste und regenärmste Ort der ganzen Ostküste, berühmt durch die fast ununterbrochene Heiterkeit seines Himmels („el reino serenissimo"). Im Winter herrschen trockene Nordost- und Nordwestwinde vor, im Frühling gewinnt der Ostwind die Oberhand. Aber dieser ist wegen der grösseren Entfernung der Stadt von der Küste weniger feucht wie in Valencia und Alicante. Der März ist durch den um diese Zeit eintretenden Südost (Solano) oft hochgradig stürmisch. Die mittlere Wintertemperatur ist nach Beobachtungen aus den Jahren 1863—67 10.1° C., die relative Feuchtigkeit beträgt für die Zeit vom 1. Dec. bis Ende Februar 66.7% mit nur 18 Regentagen. Cazenave behauptet sogar, Regen sei hier so selten, dass bisweilen ein ganzes Jahr lang kein Tropfen fiele. Schnee ist vollständig unbekannt. Heisse trockene Luft und Veränderlichkeit in der Atmosphäre zeichnen Murcia aus und lassen seinen klimatischen Werth als sehr zweifelhaft erscheinen.

Mit **Almeria**, unterm 36° 50′ nördl. Breite, treten wir an die Südküste Spaniens. Diese befestigte Hafenstadt mit 22000 Einwohnern liegt in einer breiten, gut bewässerten Thalfläche am Südabhange der Sierra d'Enir und ist gegen Nord- und Nordwestwinde gut geschützt. Süd und Südwest wiegen sehr entschieden vor. Die mittlere Wintertemperatur beträgt etwa 13° C. Frost und Schnee sind gänzlich unbekannt. Nach Francis fällt sogar die Temperatur selten bis auf 10° C. Dieser Schriftsteller lobt die klare, trockne und ruhige Luft und hält das Klima Almeria's für eines der gesundesten in ganz Andalusien. Ausser Augen- und Hautkrankheiten (letztere auf die fast ausschliessliche Fischnahrung und den Missbrauch der Spirituosa zu schieben) kämen endemische Krankheiten nicht vor. Nach Madden, der auch hier den Pessimisten nicht verleugnet, hat Almeria annähernd dasselbe Klima wie Valencia, sei aber wegen seines harten Trinkwassers noch ungeeigneter als jenes zum Krankenasyl.

Malaga.

Reise und Aufenthalt. Hinreise. Man kann den See- oder Landweg einschlagen. 1. Zur See. Wer die Seereise nicht zu scheuen hat, kann sich von England oder Frankreich aus einschiffen. Von Southampton kann man im Postdampfer (I. Caj. 9 Pf. Sterl.) in circa 5—6 Tagen nach Gibraltar, von hier per Schiff in 6—12 St. nach Malaga kommen. Ferner fahren 3mal monatlich den 1., 11. und 21. die grossen und comfortablen Boote der ligne péninsulaire von Havre über Lissabon, Cadix, Gibraltar nach Malaga (von Paris auf diesem Wege über Havre 190 fr.; Agenten in Paris: Mrs. Mathieu & Cie., Boulev. de Strassbourg 32). Von Marseille aus fahren 3mal wöchentlich in 3—4 Tagen gute Schiffe der marokkanischen Gesellschaft direct nach Gibraltar (von hier nach Malaga braucht man noch 6—12 St.). Wem es auf geringen Comfort und eine längere Seereise nicht ankommt, der kann auf einem spanischen Dampfer in etwa 8 Tagen auf einer Küstenfahrt, bei welcher mindestens in Barcelona, Alicante und Cartagena angelegt wird, Malaga erreichen. — 2. Zu Lande. Von Paris bis Malaga ohne Aufenthalt in 72 St. Vor längerem Aufenthalt in Madrid sind Brustleidende wegen des dortigen sehr ungünstigen Klimas dringend zu warnen. Die Route Lyon-Perpignan-Gerona ist aus verschiedenen Gründen durchaus zu widerrathen. — Einen Pass braucht man in Spanien so wenig wie in Italien. Das spanische Münzsystem ist seit 1871 auf französischem Fusse. Die Münzeinheit ist die Peseta = 1 Franc; sie hat 100 Centimes (früher rechnete man nach Maravedis, von denen 34 auf einen Real gingen). — Hotels und Pensionen. Es ist in Malaga allgemeine Sitte, dass der Fremde in dem Hause, wo er absteigt, er bleibe kurz oder lange, Pension nehme. Das eigentliche Hotel (Fondas) nimmt nach diesem Modus auch Durchreisende auf, die Casa de pupilos nur stehende Pensionäre und zwar zu bedeutend niedrigeren Preisen, dabei aber auch mit vollständig spanischer Küche d. h. mit sehr fetter und sehr gewürzter Kost, wie sie dem Nordländer selten behagt und dienlich ist. Auf der Alameda befinden sich 2 grosse Hotels: Fonda (Hotel) Victoria und F. de la Alameda (8—20 Pesetas pro Tag). In diesem sind jetzt durch einen bedeutenden Neubau eine Menge sehr gut gelegener Wohnungen entstanden. In den Casas de pupilos beträgt die Pension nur 5—6 P., so z. B. in der von den Deutschen frequentirten unmittelbar an der See gelegenen Fonda Madrid. — Die schwache Seite Malagas ist der Mangel an Comfort in den Hotels und Pensionen. Mit Kaminen versehene Zimmer gehören zu den Ausnahmen; als einzige Heizvorrichtung hat man für gewöhnlich nur Kohlenbecken (braseros); die Fussböden sind, wie gewöhnlich im Süden, mit Backsteinen gepflastert und werden mit Teppichen belegt. Gute nach Süden gelegene Zimmer sind daher für den Kurgast die erste und unerlässliche Bedingung. Die bestgelegenen Strassen sind die cortina del muelle und die Alameda, letztere den Landwinden bedeutend ausgesetzt. Die Kost der Tables d'hôte ist für schwache Magen meist nicht berechnet. Südfrüchte, Chokolade, kräftige Weine sind in vorzüglicher Güte vorhanden. — Deutscher Arzt: Dr. Bundsen. Consul des deutschen Reichs: Herr Adolf Pries.

Malaga liegt an der Südküste der spanischen Halbinsel unterm 36° 43′ nördl. Br. in einer vom Cap de los Cantales im Osten bis zum alten Thurm von Pimentel ungefähr 13 Kilometer weit nach Süden geöffneten Bucht. In ihrem westlichen Drittel wird die Stadt vom Flussthal des Guadalmedina durchbrochen, welcher, wie der Paglione in Nizza, für gewöhnlich trocken ist und nur dazu bestimmt zu sein scheint, allen Unrath der Stadt in sein flaches und sandiges Bett aufzunehmen. Bisweilen aber durch Schneeschmelzen im Hochgebirge oder durch die in den benachbarten Sierras ausbrechenden Stürme verwandelt er sich urplötzlich in einen reissenden Strom und richtet dann häufig bedeutenden Schaden an. Malaga, welches über 100000 Einwohner zählt, zerfällt in einen alten und in einen erst in den letzten 3 Decennien neu erbauten Stadttheil. Jener enthält meist nur krumme, enge und übelriechende Gassen, welche sich eine arabische Physiognomie bewahrt haben, dieser dagegen breite Strassen in modernem Geschmack, welche sich nach dem Quai hinziehen und das von den Fremden bevorzugte Stadtviertel von Alameda bilden. Hier kommt auch der lebhafte Handel der Stadt zur Erscheinung, indem die Früchte des Landes: Rosinen, Feigen, Orangenschalen, Oel, Wein und Cochenille hier verpackt und verladen werden.

Die Randgebirge, welche die andalusischen Hochebnen nach Süden begrenzen und sich hier und da in secundären Ausläufern dem Meeresufer nähern, umschliessen (hauptsächlich in der Sierra Tejada und S. de Antequera bis westlich zur S. de Mijas und S. de Estepana) in weitem Halbkreise die Bucht von Malaga. Durch sie ist die Stadt hauptsächlich gegen die reinen Nordwinde geschützt. Dagegen dringt von Nordwesten her der Wind durch einen tiefen Einschnitt, welcher den zackigen Felswall der S. de Antequera bis tief hinab spaltet, durch das sogenannte Eselsmaul (boco del Asno) mit ziemlich ungehinderter Kraft in die Bucht von Malaga. Durch seine intensive trockene Kälte beschränkt dieser Wind (Terral) nach Art des Mistral im Winter die Zahl der Ausgehtage. Er ruft nach Lee eine Aufregung und Unbehaglichkeit im Organismus hervor, welche von Gesunden wie Kranken peinlich empfunden wird. Martinez y Montes schreibt der excitirenden Wirkung des Terral sogar einen Einfluss auf die Zunahme der Verbrechen zu. Auch von Westen her bestreicht ein Landwind (Ponente) häufig als Vorläufer des Nordwest den Kurort, während über See der Südwest, Süd, Südost und Ost (Levante) sich geltend machen. Von den Seewinden kühlt der Ost als Seebrise die Sommerhitze und bringt im Winter Feuchtigkeit und niedere Temperatur. Weniger kalt ist der meist im Frühling und Sommer auftretende Südost. Der Südwind (Scirocco), im Sommer heiss und von deprimirender Wirkung, ist im Laufe des Winters äusserst selten. Häufiger ist der Südwest (Leveche), welcher im Winter oft Kälte und Regen bringt und so häufig von Sturm begleitet ist, dass er bei den Seeleuten unter dem Namen „Vendabal“ in besonderem Verruf steht. Im Allgemeinen ist also Malaga unter dem Antagonismus der See- und Landwinde windreich, und zwar haben im Frühling und Sommer die Seewinde, im Herbst und Winter die Landwinde das Uebergewicht.

Was die Wärmeverhältnisse Malagas anbetrifft, so sehen wir, dass die mittlere Wintertemperatur 12.4° C. beträgt und dass das Temperaturmittel des kältesten Monats (Januar) immer noch über 11° ist. An den kältesten Wintertagen geht die Temperatur bis auf + 7 bis 8° C. herunter, aber niemals sinkt das Thermometer bis auf den Gefrierpunkt; und obgleich die Abstände zwischen Sonnen-

Meteorologische Tabelle.

Malaga	Oct.	Nov.	Dec.	Jan.	Febr.	März	April
Temp.-Mittel.[1])	19.86	16.36	12.63	11.73	12.76	14.86	17.61
Mitt. der Max.[2])	23.9	20.5	16.9	15.3	17.0	18.5	—
Mitt. der Min.[3])	16.3	13.6	10.2	9.4	10.5	12.2	—
Regentage[4])	2.8	2.8	3.8	4.3	4.0	3.7	3.4

und Schattentemperatur sehr bedeutend sind, und desshalb warme Bekleidung zur Nothwendigkeit machen, so sind die Schwankungen im Laufe eines Tages doch nur sehr unbedeutend. Aus Thermometer-Beobachtungen, welche Bundsen in den Jahren 1870 und 71 um 8½, 2½ und 8½ Uhr anstellte, geht hervor, dass die Differenz zwischen der heissen Nachmittagsstunde und den Morgen- und Abendstunden im Mittel während des ganzen Winters nur 2° beträgt. Dadurch ist es denn auch möglich, dass, wenn nicht etwa der Terral weht, der Krankentag bis in den Abend hinein ausgedehnt werden kann.

Malaga steht in Folge seiner geringen Erhebung über den Meeresspiegel unter starkem atmosphärischen Druck; nach Martinez sind die Schwankungen des Barometers an den einzelnen Tagen und im Monatsmittel nur unbedeutend. Sie werden umfangreicher, wenn Seewinde in Landwinde umschlagen, oder wenn Stürme im Anzuge sind.

---

[1]) 9jähr. Beob. nach Martinez y Montes um 7, 12 u. 5 U. Ab. Eine letzte Beob. zwischen 8 u. 10 U. Ab. (wie sie sonst gewöhnlich ist) würde dieses Mittel herabdrücken. — [2]) u. [3]) nach Martinez y Montes 1837—48. — [4]) Aus 9 Jahren nach Martinez y Montes.

Hygrometrische Beobachtungen existiren bis jetzt noch nicht, doch weist Alles darauf hin, dass Malaga nur eine sehr geringe Feuchtigkeits-Entwicklung zulässt. Abgesehen von dem Vorherrschen trockener Winde ist hierbei die baumlose Umgegend massgebend. Die Verwüstung der Wälder, womit an Spanien überhaupt so viel gesündigt worden ist, ist auch auf das Klima von Malaga nicht ohne Einfluss geblieben. Es ist unmöglich längere Zeit in Malaga zu verweilen, sagt Lee, ohne den austrocknenden, stimulirenden Charakter des Klimas zu bemerken. Schwämme und Handtücher, welche man eben erst benutzte, sind in Folge der starken Evaporation sofort wieder trocken. Von den spanischen, englischen und französischen Schriftstellern ist auf die hochgradige Trockenheit einstimmig hingewiesen worden. Dagegen finde ich, dass diese für den Kurort geradezu charakteristische Eigenschaft in der deutschen klimatologischen Literatur nirgends genügend betont ist. Sigmund[1]) zählt Malaga zweimal zu den Kurorten mit beständiger Feuchtigkeit, während er an einer andern Stelle seines Buchs seine Trockenheit hervorhebt. Starker nächtlicher Thaufall tritt bis zu einem gewissen Grade stellvertretend für die mangelnden Niederschläge ein. Im Laufe der ganzen Saison regnet es etwa 25, im Laufe des ganzen Jahres 39 mal, und die Menge des fallenden Regens ist so unbedeutend, dass sie sofort von dem heissen und trockenen Boden wieder aufgesaugt wird. Nebeltage kamen in 9 Jahren nur 16 mal vor.

Was nun die Morbidität betrifft, so hat Malaga die

[1]) Südliche klimatische Curorte, 3. Aufl., S. 42, 77 u. 340.

Cholera einige Male gesehen, das letzte Mal 1860. Gelbes Fieber trat 1821 zum letzten Male auf. Nach der reichen Erfahrung Bundsen's kommt Typhus in Malaga nur sporadisch vor. Die acuten Exantheme sah dieser Beobachter nur in einzelnen leichten Epidemien auftreten. Nach ihm erreicht die Lungenschwindsucht nicht im Entferntesten die Frequenz der nördlichen Länder. Akuter Gelenkrheumatismus ist höchst selten. In der ärmeren Klasse herrscht einigermassen die Skrophulose. Im Sommer ist Neigung zu Darmaffectionen vorhanden, aber ohne dass dieselben den dysenterischen Charakter annehmen. Es ist in der That zu verwundern, und spricht für die vortrefflichen klimatischen Verhältnisse Malagas, dass die Bevölkerung einer Stadt, in der anhaltend so grobe Verstösse gegen die öffentliche Hygiene begangen werden, nicht von ansteckenden Krankheiten decimirt wird. Man bedenke nur, dass die Wohnungen der Armen hochgradig überfüllt sind, dass eine Reinigung der Strassen und Abzugskanäle so gut wie gar nicht existirt, und dass das fast immer trockene Bett des Guadalmedina, geradezu gesagt, als öffentlicher Abtritt dient. In den letzten 5 Jahren hat übrigens Malaga einige hygienische Vortheile errungen. Es sind eine Anzahl grösserer Nonnenklöster, die mitten in der Stadt lagen, niedergerissen und durch breite Strassen und Plätze ersetzt worden. Es ist ferner vor einigen Jahren eine Wasserleitung angelegt worden, welche die Stadt reichlich mit gutem Trinkwasser versorgt. Ein weiterer hiermit zusammenhängender Vortheil ist die häufige Besprengung der Strassen und die dadurch erreichte Beseitigung des unerträglichen Staubes, durch welchen Malaga früher mit Recht verrufen war. Die Zahl der Verkrüppelten und Blinden, die dem Fremden auf seinen Spaziergängen als Bettler entgegentreten, ist colossal und erinnert an die Zustände des Orient. Auf die grosse Zahl Hochbejahrter in Malaga hat Francis aufmerksam gemacht. Unter den 1957 Todesfällen eines Jahres (wobei 861 Kinder unter 5 Jahren) befanden sich 348, die ein Alter über 60 Jahre erreicht hatten und unter diesen wieder 118, die über 70, 61, die über 80, 25, die über 90 und 10, die über 100 Jahre alt geworden waren.

Malaga hat also ein vortreffliches trocken-warmes Klima. Die Gleichmässigkeit der Temperatur im Laufe der Tagesstunden und der meist heitere Himmel gestatten die Winterluftkur in ausgedehntestem Masse. Der kalte Nordwest bedingt Pausen in den regelmässigen Promenaden der Kranken und verweist sie auf das Zimmer. In den sehr mässigen Einrichtungen der Wohnungen tritt nun die Schattenseite Malagas sofort hervor. Fiebernde Kranke, solche mit ausgesprochener Neigung zu Haemoptoë passen nicht für Malaga, wohl aber die chronische Infiltration mit reichlicher Bronchialsecretion und mit geringer Pulsaufregung. Die bedeutende Trockenheit des Klimas lässt sich noch für mancherlei Krankheitszustände ausbeuten. Englische Aerzte schicken häufig Kranke mit chronischen Nierenleiden nach Malaga, und Bundsen beobachtete öfters in solchen Fällen eine sehr günstige Wirkung. Ein Kurort, der ohne jede Reklame und trotz der allerungünstigsten politischen Verhältnisse alljährlich eine wachsende Anzahl von Kurgästen aus Deutschland und England zu sehen pflegt, verdient unsere volle Beachtung um so mehr, als seine Mängel in besseren Zeitläuften sich unschwer beseitigen lassen. Als Sommerfrische kann das 686 Meter hoch am Nordabhange der Sierra Nevada gelegene Granada (80000 Einw.) mit seinen vortrefflichen Promenaden und Parkanlagen in Aussicht genommen werden.

Anhangsweise sei hier noch der Balearischen Inseln gedacht (Ibiza, Mallorca, Menorca), welche neuerdings besonders von Carrière als zukünftige Winterstationen hervorgehoben wurden. Palma, die Hauptstadt Mallorca's (45000 Einw.) mit einer mittleren Temperatur von 11.6° C. bietet noch am ersten Aussicht auf eine zweckmässige Unterkunft der Fremden.

X. Winterstationen in Nord-Afrika.

Literatur. I. Algerien: A. v. Schönberg, Skizze über Algier in medicin. Rücksicht. Kopenhagen 1837. — Bonnafont, Géographie médicale d'Alger et de ses environs. Paris 1839. — Mahlmann, Ueber die Temperatur von Algier. Monatsber. der Gesellsch. für Erdkunde (III. S. 130). Berlin 1842. — Helfft, Das Klima und die Bodenbeschaffenheit Algeriens. Zeitschr. für Erdkunde V. S. 383. Berlin 1855. — Mitchell, Alger, son climat et sa valeur curative. Paris 1857. — Pr. de Pietra Santa, Du climat d'Alger dans les affections chroniques de la poitrine. Paris 1860. — Helfft, Das Klima Algeriens und der dortige Winteraufenthalt. Deutsche Klinik No. 36 ff. Berlin 1862. — Tuschek, Mittheilungen aus Algier. Bayer. ärztl. Intellig.-Bl. No. 16 ff. München 1864. — O. Schneider, Der klimatische Curort Algier. Dresden 1869. — Dr. Feuillet, La Phthisie en Algérie. Alger 1874. — Dr. E. Landowski, L'Algérie au point de vue climatothérapique dans les affections consomptives. Paris 1878. — Dr. E. Landowski, Contribution à l'étude du climat algérien. Paris 1879.

II. Madeira: J. Clark, Der Einfluss des Klimas auf die Verhinderung und Heilung der chronischen Krankheiten. A. d. Engl. Weimar 1830 (pag. 111 ff.). — K. Mittermaier, Madeira und seine Bedeutung als Heilungsort. Heidelb. 1855. — Schacht, Ueber Funchal auf Madeira. Berlin 1857 (Zeitschr. für allg. Erdkunde). — Barral, le climat de Madère etc., traduit du Portugais. Paris 1858. — Bahr und Mittermaier, Einwirkung Madeiras auf Brustkranke. Deutsche Klin. 1861, No. 1 22. — K. Mittermaier, Ueber Madeira. Zeitschr. der Gesellsch. der Aerzte. Wien 1861. — v. Hochstetter, Madeira. Ein Vortrag. Wien 1861. — Rob. White and Johnson, Madeira its climate and scenery. Edinb. 1861. — R. Schultze, Zur Klimatologie der Insel Madeira. Schwerin 1862. — R. Schultze, Die Insel Madeira. Aufenthalt des Kranken und Heilung der Tuberkulose daselbst. Stuttgart 1864. — Dührssen, Ueber Ursachen und Heilung der Lungentuberkulose nach Beobacht. auf Madeira. Berlin 1866. — Dr. Jul. Goldschmidt, Das Klima von Madeira. Vierteljahrschr. für Klimatologie I. S. 341—354. Leipz. 1876. — Dr. Fischer, Der Winter auf Madeira. Corresp.-Bl. für Schweizer Aerzte X. No. 16. Basel 1880. — Dr. J. Goldschmidt, Madère étudié comme station d'hiver. Paris 1880. — J. M. Rendell, Concise handbook of the island of Madeira. London 1881.

III. Aegypten: Pruner, Die Krankheiten des Orients. Erlangen 1847. — Griesinger, Ueber die Krankheiten Aegyptens. Archiv für physiolog. Heilkunde 1853 u. 1854. — Nitzsch, Aegyptens Klima und sein Einfluss auf Leidende. Deutsche Klinik No. 48. Berlin 1856. — Reyer, Klima Aegyptens. Wochenbl. der Gesellsch. der Wiener Aerzte, No. 40. Wien 1856. — Helfft, Das Klima von Aegypten. Zeitschr. für Erdkunde. Neue Folge II. S. 564. Berlin 1857. — Uhle, Der Winter in Oberägypten als klimatisches Heilmittel. Leipz. 1858. — Rullmann, Die bisherigen Erfahrungen über das Klima von Aegypten. Archiv für physiolog. Heilkunde. Leipz. 1859. — Rullmann, Das Klima Aegyptens. Deutsche Klinik. Monatsbl. für Statistik No. 4. Berlin 1859. — W. Reil, Aegypten als Winteraufenthalt für Kranke. Braunschweig 1859. — Donald Dalrymple, M. D., Meteorological and medical observations on the climate of Egypt with practical hints for invalid travellers. London 1861. — W. Reil, Bericht über die Wirkungen des Klimas von Aegypten auf Brustkranke. Virchow's Archiv Bd. 24 pag. 33. Berlin 1862. — A. v. Kremer, Aegypten, Forschungen über Land und Volk. 2 Thc. Leipz. 1863. — R. Hartmann, Naturgeschichtlich-medicinische Skizze der Nilländer. Berlin 1865. — R. Hartmann, Reiseerinnerungen aus Nord-Ost-Afrika. Berliner klinische Wochenschr. IV. No. 2ff. Berlin 1867. — John Patterson, M. D., Egypt and the Nil considered as a winter resort for pulmonary and other invalids. London 1867. — Flora, Beiträge zur Klimatologie von Kairo. Leipz. 1870. — Stephan, Das heutige Aegypten. Leipz. 1872. — Dr. J. Hann, Das Klima von Kairo. Zeitschr. der Oesterreich. Gesellsch. für Meteorol. VII. No. 5 u. XII. S. 93. Wien 1872 u. 1877. — Dr. W. Reil, Die Schwefelthermen von Hélouan bei Cairo in Aegypten und Hélouan als Sanatorium für Brustkranke. Cairo 1874. — Dr. W. Jordan, Physische Geographie und Meteorologie der Lybischen Wüste. Cassel 1876. — K. Baedeker, Aegypten. Leipz. 1877. — Theob. Fischer, Studien über das Klima der Mittelmeerländer in Petermann's Mittheil. Ergänzungsheft No. 58. Gotha 1879. — San.-R. Dr. Valentiner, Zur Kenntniss und Würdigung der südl. Winter-Kurorte (II. Kairo mit dem Nil). Berl. klin. Wochenschr. XVII. No. 37. 1880. — Dr. Fr. Engel, Die klimatischen Verhältnisse des Schwefelbades und Kurortes Hélouan bei Cairo. Oesterreich. Badezeit. X. No. 14ff. Wien 1881. — H. J. Meyer, Der Orient. Bd. I: Aegypten. Leipz. 1881.

Die Benutzung der Winterstationen im nördlichen Afrika macht zunächst eine längere Seereise unvermeidlich. Diese entführt den Kurgast auf lange unbestimmte Zeit seinem Vaterlande und seiner Familie und erschwert erheblich den Verkehr mit der Heimath. Und das nicht allein: Der Kranke muss viele ihm liebgewordene Gewohnheiten seiner physischen und geistigen Existenz aufopfern und suchen sich in die ihm fremde Art orientalischer Verhältnisse einzuleben. Dagegen garantiren ihm diese Stationen einen entschieden warmen Winteraufenthalt, denn das Temperaturmittel der 3 Wintermonate bewegt sich hier von 13.5° aufwärts bis auf 16° C. und darüber. Das sind die Gesichtspunkte, welche eine Zusammengehörigkeit dieser Stationen begründen, andere aber lassen eine grosse Verschiedenheit zwischen ihnen hervortreten. Sie werden uns u. A. zeigen, dass zwischen Funchal und Kairo Algier eine vermittelnde Stellung einnimmt. Hier sei nur daran erinnert, dass während der 3 Wintermonate in Kairo 9, in Algier 21, in Funchal 31 Regentage das Gewöhnliche sind; im Uebrigen verweisen wir auf die folgende genauere Darstellung der einzelnen Gebiete.

Algerien.

Reise und Aufenthalt. Die Kurzeit ist Anfang November bis Ende April. In der ersten Hälfte des October ist die Hitze in Algier noch zu gross, in der zweiten fällt viel Regen. Der April ist noch sehr günstig. — Hinreise. Die beste Route nach Marseille, auch bezüglich der Zwischenstationen, geht von Frankfurt a/M. über Basel, Genf u. Lyon; sonst kann man auch den Weg von Frankfurt über Strassburg u. Besançon nach Lyon wählen. Der Umweg vom nördlichen Deutschland über Paris kürzt die Fahrzeit im Verhältniss zu den sehr erheblich höheren Kosten nur unbedeutend. Von Basel über Genf nach Marseille dauert mit Benutzung des Nachtzuges zwischen Lyon u. Marseille die Fahrt nur 23 $^1/_2$ Stunde. Alle durchgehenden Coupés zwischen Lyon u. Marseille sind im Winter geheizt u. kann der Einzelne für diese Nachtfahrt die Coupés-Fauteuils-Lits ($^1/_3$ Zuschlag zum Billet I. Kl.), 2 od. 3 Personen aber sehr zweckmässig die Coupés-Lits benutzen (für diese werden 4 Plätze berechnet). Wer sich über die neuesten Veränderungen im Gange der französischen Eisenbahnen u. Schiffe orientiren will, findet das Nähere im „Guide officiel des Voyageurs", Paris chez Chaix & Cie. (1 Fr. 50 Cent.). Für den Aufenthalt in Marseille sind die an der Cannebière prolongée gelegenen Gasthöfe (Hôt. de Noailles, Gr. Hôt. de Marseille, Hôt. du Louvre et de la Paix u. das bescheidenere aber recht gute Hôt. du petit Louvre), weil in der Nähe der Bureaux der Dampfschiffe, am meisten zu empfehlen. In Marseille wird das Elixir Roche contre le mal de mer für 5 Fr. die Flasche ausgeboten. Es enthält als wesentlichen Bestandtheil Chloralhydrat in unbestimmter Dosis u. ist vor dessen Gebrauch zu warnen. Die besten Dampfer zwischen Marseille u. Algier sind die seit 1. Juli 1880 im Gange befindlichen der Compagnie générale transatlantique (Abgang v. Marseille Dienst. u. Sonnab. um 5 U. Ab.), sodann die der Messageries maritimes (Abf. Sonnab. Ab. 5 U.) u. der Compagnie Valéry (Abf. Dienst. u. Sonnab. Ab. 5 U.). Alle 3 Gesellschaften machen die Ueberfahrt in circa 35 St. u. haben dieselben Preise (I. Pl. 80, II. Pl. 60 Fr. incl. Beköstigung). Ausserdem fahren noch folgende Gesellschaften: die Société générale des transports maritimes, jeden Sonnabend 8 U. früh (I. Pl. 66, II. Pl. 40 Fr.), die Comp. de navigation mixte jeden Donnerstag Mittags (I. Pl. 55, II. Pl. 40 Fr.), Fahrzeit 45 St. und die Messageries Algériennes maritimes jeden Dienstag Nachmitt. 5 U. (50 Fr.). Damen allein sind nur die Schiffe der 3 erstgenannten Gesellschaften zu empfehlen. Man thut stets gut nicht eher seinen Platz zu nehmen, als bis man des Wetters einigermassen sicher ist. Wer den Wunsch hat, die Seefahrt so viel wie möglich zu umgehen, fährt mit der Eisenbahn von Avignon über Narbonne nach Perpignan und weiter an der spanischen Ostküste entlang über Barcelona und Valencia bis nach Carthagena. Von hier kann man mit dem von Marseille ankommenden Valéry-Dampfer nach Oran gehen, was eine nur 8—10stündige Seefahrt erfordert (I. Pl. 47, II. Pl. 35 Fr.). — Gasthöfe u. Pensionen. In Algier selbst: Hôt. d'Orient, die Directrice, Mad. Schott, eine Elsässerin, spricht deutsch (Pension von 450 Fr. pro Monat an); H. de l'Oasis (Pension mit Z. in I. Etage 15, in II. u. III. Et. 12 Fr. tägl.): H. de Genève (Pension in I. Et. tägl. 12 Fr., in II. u. III. Et. monatl. 330 Fr.). Diese 3 Gasthöfe befinden sich sämmtlich in der Nähe des Bahnhofs und Hafens in prachtvoller Lage und mit Aussichten auf das Meer. H. de la Régence, place du gouvernement (keine Pension, Z. in II. u. III. Et. mit dem Blick aufs Meer 5 Fr., Déjeuner 3, Diner 5 Fr.). H. de France, Hotel 2. Ranges mit recht guter Küche aber weniger guten Zimmern. In Mustapha supérieur: Hôtel Zammit (Preise wie in den Hotels 1. Ranges in Algier). — Chambres garnies: sind zahlreich vorhanden. Gute sonnige Lage haben Place du gouvernement, Place Malakoff, Place de Chartres, Place Bresson, Rue Rovigo etc. Man miethet pro Monat oder pro Saison (1 Z. mit Cabinet 50—70 Fr. monatl., bisweilen findet man auch Kost für 100—150 Fr. pro Monat). — Maisons de santé. In Algier selbst: Dr. Feuillet; in Mustapha supérieur (wohin alle Viertelstunde 1 Omnibus): 1. Thurgar, $^1/_2$ St. von der Stadt in gesunder Lage (Pension 10—12 Fr. pro Tag); 2. Institut sanitaire Algérien des Dr. Edw. Landowski (spricht deutsch). Diese Anstalt liegt in $^3/_4$ St. Fahrzeit Entfernung von Algier (Wagen 2 Fr. 50 Cent.), 1 Kil. vom Meer, 50 Meter überm Meeresspiegel auf einer sanft abschüssigen Hügellehne und in prachtvoller Umgebung. Gegen Nord- und Westwind vollständig geschützt, ist sie mit allen erdenklichen Hülfsmitteln der Therapie ausgestattet; Bäder, Inhalationen, Gymnastik, sogar eine „Koumysserie" (Pension einschliessl. Z., ärztliche Behandlung, Wäsche, Bäder etc. für 1 Person monatl. 1000 Fr., für jede zweite Person in demselben Z. nur 200 Fr. pro Monat mehr). — Appartements und Villen: Grössere Wohnungen bezahlt man mit 150 bis 200 Fr. pro Monat. Familien miethen am besten ein Landhaus in der Umgegend für 300—400 Fr. monatl. Die bestgelegenen befinden sich in der Mustapha supérieur, auch in der Vorstadt Isly. Die Umgegend der Stadt ist stellenweise den Winden sehr ausgesetzt und hat dann auch niedrigere Temperaturen. So befinden sich in St. Eugène viele schöne Villen, aber das Klima ist wegen der stets bewegten Luft dort für viele Kranke zu irritirend. — Die Heizung geschieht durchgängig durch Kamine, in welchen man Kohlen oder Olivenholz brennt. — Aerzte: Deutsch sprechende: Dr. Bruch, Dr. Gros (beides Elsässer), Dr. Spielmann, Dr. Landowski. Französische: Dr. Feuillet (Maire von Algier), Dr. Bertherand, Dr. Trollard. — Badeanstalten: Nach abendländischer Art: Bains Parisiens (rue Bab-el-Oued); Bains Français (rue du Soudan); bains du Bazard (rue de Chartres). Nach maurischer Art, ähnlich unseren römisch-irischen: Bains Maures (rue de Nemours 8 und rue de l'Etat-Major 2). — Consulat: deutscher Consul Hr. Dr. Fröbel. — Deutscher Gottesdienst: Hr. Pastor Müller (rampe Valée 27) hält alle 14 Tage Nachmitt. 2 Uhr deutsche Predigt. — Post und Telegraph (Boulevard de la République). Briefe nach Europa fast täglich, mindestens 4 mal wöchentl., Telegramme nach Deutschland kosten für jedes Wort 35 Cent. —

Das französische Algerien ist ein weites Gebiet, das sich vom Kaiserreich Marocco bis zum Königreich Tunis erstreckt. Im Norden vom mittelländischen Meere bespült, wird es in seiner Mitte, parallel der Küste, vom Atlasgebirge durchschnitten. Ohne feste Grenzen reicht es im Süden an die grosse Wüste. Der kleine Atlas öffnet sich nach Norden zwischen einzelnen zurückweichenden höheren Bergspitzen theils in tiefen Schluchten, theils in breiten, fruchtbaren Thalebenen. Eine solche, die Metidja, dehnt sich auch im Rücken von Algier aus und wird von den Sahelhügeln, welche eine Höhe von 150—400 Metern erreichen, eingefasst. Ein halbkreisförmiger Ausschnitt, im Osten begrenzt durch das Cap Matifou, im Westen durch die Pointe-Pescade bildet die Bai von Algier. Die Hauptstadt Algier mit 49000 Einwohnern liegt unter dem 36° 47' nördl. Br., also fast in gleicher Linie mit Malaga und nur wenig südlicher als Catania und Palermo. Das Terrain, auf welchem die Stadt erbaut ist, fällt bis zum Meere ab, so dass vom Ufer aus die Häuser an die Berglehne gleichsam angeklebt zu sein scheinen. Die Baulichkeiten erstrecken sich längs des Ufers von der Porte d'Isly bis zum Thore Bab-el-Oued auf einem Gebiet von etwa 1600 Meter; je mehr man aber nach dem alten Fort von Casbah, circa 150 Meter überm Meeresspiegel, emporsteigt, um so mehr verschmälert sich die Ausdehnung der Stadt, so dass sie die Form eines Dreiecks annimmt, dessen Basis der Strand bildet. Das obere Quartier stellt den arabischen, das untere den europäischen Theil der Stadt dar. Die Rampe Rovigo, Rue de la Lyre, Rue Bruce und Rue Bab-el-Oued bilden etwa die Grenzlinie zwischen beiden Quartieren. An den beiden Enden befinden sich die hübschen Faubourgs St. Eugène und Mustapha; die hügelige Umgegend wird durch zahlreiche Villen im maurischen Stil, welche inmitten ihrer Gärten liegen, anmuthig belebt. Mit der Aussicht auf das Meer verbindet sich der Blick auf die östliche Spitze des Sahel, auf den alten Hafen von Rusgunium und die entfernten Hochgebirgsspitzen des Djurdjura. Die Sahelberge sind eine Tertiärbildung und die hier vorkommenden Fossile sind die Conchylien des mittelländischen Meeres. In Algier selbst ist der Boden sandig und durchlässig. Die Vegetation ist diejenige Spaniens und des südlichen Frankreichs. Wir finden wie dort den Oelbaum, den Orangenbaum, die Feige, den Jahannisbrodbaum, den Granatbaum, den Lorbeer etc. Sodann werden die Baumwollenstaude, die Zwergpalme, Tabak und alle Cerealien in grossem Maassstabe cultivirt und exportirt, ein Beweis für die ungewöhnliche Fruchtbarkeit dieses Küstenstrichs.

Es wurde bereits erwähnt, dass der Bergwall, welcher Algier gegen die Landwinde schützt, hier und da Durchlässe hat, welche den Wüstenwinden den Zutritt gestatten. Im Ganzen herrschen die Seewinde vor, und zwar ist der Westnordwest von allen Winden der häufigste; er tritt bisweilen als Sturm auf und wird oft von Regen begleitet. Die Brise fängt in der Regel gegen 10 Uhr Vormittags an sich bemerklich zu machen. Im Winter sind reine Westwinde sehr gewöhnlich; im Sommer werden diese von Nord- und Nordostwinden abgelöst. Der Südwest (Scirocco oder Wüstenwind) ist im Sommer bei weitem am häufigsten, kommt aber auch bisweilen im Winter vor. Neben seiner trockenen Schwüle besitzt er die Eigenschaft einen feinen Staub von rothgelber Farbe mit sich zu führen, vor dem man sich nirgends schützen kann.

Temperatur-Tabelle.

Algier.	Oct.	Nov.	Dec.	Jan.	Febr.	März	April
Maxima [1])	27.7	24.0	21.6	20.1	18.8	19.4	21.6
Minima [2])	18.9	18.4	14.9	12.4	12.6	13.8	16.3
Mittlere Temp. [3])	22.21	17.90	14.89	13.91	14.17	15.23	17.50
Regenmenge [4])	37.7	116.0	140.8	112.6	109.4	81.9	64.3
Regentage [5])	5.8	8.7	8.0	7.4	5.7	5.1	3.5

[1]) und [2]) Die mittl. Temp. der Max. und Min. ist aus den 5 Jahren 1837—41 von Mitchell berechnet. — [3]) Aus 33 Jahren. — [4]) Nach Dove a. 30 J., [5]) nach demselben a. 10 J.

Die kältesten Monate Januar und Februar besitzen immer noch ein Temperaturmittel von 14° C. Nach Messungen der Wärme zu verschiedenen Tagesstunden, also z. B. um 7, 1 und 5½ Uhr (Helfft), scheinen die Thermometerschwankungen im Laufe des Tages unbedeutend zu sein. Trotzdem kommen öfters plötzlich und ganz unvorbereitet in den Nachmittagstunden Temperatursenkungen vor, welche dem Kranken sehr verderblich werden können. „Während der anscheinend ruhigsten und schönsten Wintertage, sagt Pietra-Santa, wurden wir auf unserm Spaziergange über die Place du gouvernement Nachmittags zwischen 4 und 5 Uhr plötzlich von so heftiger mehr oder weniger feuchten Kälte berührt, dass wir genöthigt waren, uns wärmer zu kleiden. War es etwas windig oder der Himmel trübe, so mussten wir uns in den innern Theil der Stadt unter die Arkaden zurückziehen. Zwei Stunden später fand man auf demselben Platz die Temperatur des Tagesmittels.“ [1]) Ferner ist der ausserordentlich grosse Abstand (20° und darüber) zwischen dem Maximum in der Sonne und der gleichzeitigen Schattentemperatur eine häufige Quelle von Erkältungen, sobald die Kranken nicht durch vorsichtige Wahl ihrer Bekleidung diesem Umstande Rechnung tragen. Das Mittel des Luftdrucks, aus 22 Jahren berechnet, beträgt 762.32 Mm. Die Nordwinde

[1]) Wenn Schnepp (climats de l'Afrique septentr. pag. 245) sagt: „nous recommanderons, d'une manière tout à fait exceptionelle, le climat d'Alger pour l'égalité et l'uniformité de sa température quotidienne et mensuelle“, so dürfte diese Ansicht nach obiger Darstellung nicht ganz stichhaltig sein.

pflegen Steigen, die Westwinde Fallen des Barometers hervorzurufen. Ueber die Schwankungen im Barometerstand sind sehr abweichende Ansichten laut geworden. Während Mitchell angiebt, dass das Barometer sich nur zwischen 765.33 und 754.33 bewege und also schon den tropischen Charakter wahrnehmen liesse, insofern plötzliche bedeutende Schwankungen gar nicht vorkämen, behauptet Gigot Suard (der sich im Wesentlichen auf die Mittheilungen Pietra-Santa's stützt) gerade im Gegentheil, dass der Luftdruck in Algier während des Winters häufig sehr bedeutende Differenzen erkennen lasse. Ein ähnliche Unsicherheit besteht noch bezüglich der Feuchtigkeit. Während Mitchell das Klima mit grosser Entschiedenheit für trocken und stärkend erklärt, weisen andere dem Kurort seinen Platz zwischen Aegypten und Madeira an, oder stellen ihn sogar noch mehr zu den feuchten Stationen. Für die letztere Ansicht hat man hauptsächlich die reichlichen Niederschläge in Rechnung gebracht, welche nach längerer Beobachtung keineswegs so häufig vorkommen, wie früher angegeben wurde, denn die Saison (1. Oct. bis ult. April) hat nur 45 Regentage. Die jährliche Regenhöhe beträgt 754.5 Mm. und hiervon kommt auf die Monate November-April ein Regenfall von 662.7 Mm. Platzregen von kurzer Dauer, selbst förmliche Wolkenbrüche kommen öfters vor. Derartige Niederschläge erfolgen gern Nachmittags gegen 5 Uhr, zur Zeit wo die Temperatur des Landes unter diejenige der Meeresfläche zurücksinkt. In keiner Zeit ist der Regen von langer Dauer, er wird immer wieder durch sonnige regenlose Tage unterbrochen

(Schneider). Die Regenhöhe beträgt im Winter 433, im Frühling 195, im Sommer nur 22, im Herbst 254 Mm. Schnee kommt in Algier alle 7 Jahre einmal vor; für gewöhnlich existirt er nur für längere Zeit auf den Höhen des Atlas. Nebel sind sehr selten und ebenso ist abendlicher Thau nicht häufig.

Auch der Gesundheitszustand von Algier hat sehr verschiedenen Auffassungen unterlegen. Nach der Eroberung Algiers bemerkten die Franzosen bald eine sehr bedeutende Sterblichkeit in der Armee und unter den Colonisten. Von nun an wurde die Salubrität des Klimas von Algerien eine Streitfrage. Man constatirte, dass der Boden von Algier zu miasmatischen Krankheiten disponire, dass die Zahl der Wechselfieberanfälle und Darmentzündungen dort weit bedeutender ist, als in Frankreich. Die Campagna hat aber ihren Fiebercharakter fast vollständig verloren, seitdem massenhafte Anpflanzungen des Fieberheilbaums (Eucalyptus globulus) den Boden ausgetrocknet, die Luft gereinigt und zahlreichen Schatten gespendet haben. So ist das früher verrufene Boufarik eine der gesundesten Städte der Mitidja geworden, so ist die Umgegend der Maison Carrée entsumpft und in einen Park verwandelt worden, und so giebt es jetzt fast kein Landhaus, das nicht sein Eucalyptus-Wäldchen besässe. In der Hauptstadt selbst bildet allerdings das Labyrinth enger, sonnenarmer, schmutziger Gassen für die Mehrzahl der Bevölkerung einen gesundheitsgefährlichen Aufenthalt und zwar vorwiegend im Sommer, während die gesund gelegenen Vorstädte und frei stehenden Villen im Winter gewiss nicht den Vorwurf ungesunder Wohnstätten verdienen. Pietra-Santa hat festgestellt, dass in Algier unter 1000 Menschen 2.9 an Phthise zu Grunde gehen, und dass unter 100 Todesfällen 1864 17.9 und 1865 sogar 26.3 Phthisiker waren. Nach manchen vorausgegangenen viel zu günstigen Darstellungen ist dieses Verhältniss aus einer 8jährigen fleissigen Beobachtung gewonnen, und ist es damit bewiesen, dass die Zahl der Phthisiker unter den Einheimischen in Algier der für diese Krankheit im Allgemeinen gültigen Proportion (3 : 1000) sehr nahe kommt. Ebenso zweifellos ist aber ferner, dass die aus den Tropen nach Algier Eingewanderten, besonders die Neger, in weit grösserer Anzahl ein Opfer der Krankheit werden, und dass andererseits die Nordländer sich in geringerer Gefahr befinden phthisisch zu werden. Ein warmer Fürsprecher Algiers ist Feuillet, welcher, aus einer phthisischen Familie stammend und selbst bereits krank, als Militärarzt nach Algerien ging, und dort trotz aller Strapazen gesund wurde. Mitbegründer der Société de climatologie d'Alger (welche den Präsidenten der Republik für ihre Zwecke zu gewinnen wusste), suchte er die Statistik Pietra Santa's durch ein umfangreiches das ganze Algerien umfassendes Material zu entkräften. Dass sich für die höchst dünn bevölkerten agricolen Districte an den Abhängen des Atlas viel günstigere Zahlen ergeben, versteht sich von selbst, aber auch für die Stadt Algier will Feuillet die Zahl der Todesfälle an Phthise bis auf 12 oder 13 Proc. reducirt wissen. Maurin berechnet, dass in Algier von 15 Todesfällen einmal

Phthisis die Ursache sei (in Paris einmal unter 5, in London unter 8).

Der gewöhnliche Krankentag dauert von 10 bis gegen 3 Uhr, wird aber durch plötzliche Regengüsse und Temperaturherabsetzungen nicht selten gekürzt, und seine Ausnutzung leidet ausserdem noch dadurch, dass es in unmittelbarer Nähe Algiers an passenden Spaziergängen fehlt. In der Stadt selbst dient als solcher der von Platanen eingefasste Gouvernementsplatz mit seinen an 3 Seiten herumlaufenden Arkaden und dem freien Blick über's Meer; er ist gross, cementirt und nach jedem Regen sofort wieder trocken. Aber auch der prachtvolle Boulevard de la République, die Place de la République und der Jardin Marengo verdienen Erwähnung. Ausserdem bieten die von Algier in nordwestlicher Richtung bis St. Eugène, in südöstlicher zum Jardin d'Essai und bis Hussein Dey von früh bis Abends gehenden Wagen der Pferdebahn sowie zahlreiche Omnibusse sehr bequeme Gelegenheit zu den interessantesten Streifzügen in die Umgegend von Algier. Wer sich auf grössere Ausflüge wegen der in der weitern Umgebung vorkommenden klimatischen Ungleichheiten nicht einlassen kann und also gezwungen ist, sich im engeren Kreise zu bewegen, der wird in der Betrachtung des Treibens der verschiedenen so interessanten Nationalitäten (Kabylen, Mauren, Beduinen, Neger etc.) genug geistige Anregung empfangen. Unter den Kurgästen befinden sich dort jährlich etwa 500 Engländer und Americaner, nächstdem gegen 100 Deutsche, einige Dänen, Schweden und Holländer und verhältnissmässig wenig Franzosen. Der

Aufenthalt in Algier wird im Ganzen nur einer beschränkten Anzahl unserer Kranken zu gute kommen können. Pauly, ein ebenso nüchterner und einsichtsvoller Beobachter wie gründlicher Kenner des dortigen Klimas, formulirt sein Urtheil über dasselbe folgendermassen: Ein Nordländer im ersten Stadium der Phthise kann sich während der Wintermonate mit gutem Erfolg in Algier aufhalten, vorausgesetzt, dass er reich genug ist, um stets und in jeder Beziehung nach seinem Behagen zu leben. Tuberkulöse, welche auf den Bureaux, in den Ateliers, in den städtischen Schulen Stubenluft athmen müssen, gehen in Algerien schnell zu Grunde. Wer auf gute Wohnungen und auf ein bewegtes an Abwechslung reiches Leben Gewicht legt, und wer einer stets unruhigen Atmosphäre gegenüber nicht allzu anfällig ist, der wird in der von Land- und Seewinden lebhaft ventilirten, reinen und warmen Luft sich wohl befinden, und im geeigneten Falle katarrhalische Beschwerden sich mindern sehen. Kranke, welche fiebern, welche an Störungen in den gastrischen Organen oder an Leber- oder Nierenkrankheiten leiden, würden nur zu ihrem Schaden den Kurort besuchen. Schwerkranken ist es am meisten zu empfehlen sich in das durch seine günstige Lage wie durch seine vorzüglichen Einrichtungen in gleicher Weise ausgezeichnete Landowski'sche Sanatorium (siehe oben) aufnehmen zu lassen.

Madeira.

Reise und Aufenthalt. Kurzeit. Madeira hat keine auf gewisse Monate beschränkte Kurperiode; man kann das ganze Jahr dort verweilen, und wer einmal die Insel betritt, sollte sich gleich mindestens auf einen Aufenthalt von $1^1/_2$ Jahren vorbereiten. Die Abreise muss unbedingt während der guten Jahreszeit d. h. spätstens Ende September angetreten werden, so dass die Ankunft in Funchal Mitte October erfolgt. Selbst frühere Ankunft ist vielen Kranken sehr rathsam. In anderen Fällen, sobald nur eine dringende Indication besteht, kann die Reise auch im Frühjahr ausgeführt werden. Im Winter von Deutschland nach Madeira aufzubrechen, ist ein Unternehmen, das sehr sorgfältige Erwägung verdient. Manchem ist die Zeit der Aequinoctien der Stürme wegen entschieden abzurathen. — Hinreise. Der deutsche Kurgast, der sein Ziel schnell erreichen will, benutzt am besten die Linie Vlissingen-Queenborough oder Ostende-Dover nach London. Ein Mal regelmässig, häufig auch zweimal in der Woche laufen die Dampfer der beiden Cap-Linien Madeira an. Die einen, der Union-Steam-Ship Company angehörig, gehen alle 14 Tage Donnerstags von Southampton, Freitags von Plymouth ab (nunmehr hat die Union-Company auch eine directe gute Verbindung zwischen Hamburg und dem Cap, Madeira berührend, einmal monatlich, hergestellt, Agent R. Carl in Hamburg), die andern, der Donald Currie and Comp.'s Colonial-Mail-Steam-Ship Company gehörig, 14tägig des Dienstags Morgen von London und Freitags von Dartmouth ab. Die Dampfer beider Linien sind grosse, prachtvoll eingerichtete, raschgehende Schiffe, welche bei einigermassen gutem Wetter die Strecke von 1250 Seemeilen zwischen Südengland und Madeira in $3^3/_4$—$4^1/_2$ Tagen zurücklegen. Anfragen und recht frühzeitige Bestellung der Plätze richte man für die Union-Linie am besten nach London, 18 Leadenhell Street (Agenturen: J. H. Bachmann, Bremen; T. Schottenfels & Co., Frankfurt a./M.; R. Carl, Hamburg; Schneebeli & Co., Basel; Kennedy & Hunter, Antwerpen; de Vries & Co., Amsterdam; Kuyper, van Zam & Smeer, Rotterdam), für die Donald Currie Linie nach London, 3 u. 4 Fenchurch Street (Agenturen: C. Hugo, Hamburg; F. G. Reinhold, Danzig; E. & G. Hay, Königsberg; F. Huger, Antwerpen; C. Comeldes & Söhne, Rotterdam; Colgaardt & Bruinier, Amsterdam; C. K. Hansen, Copenhagen). Der Preis für einen Platz in erster Cabine beträgt 12 £ 12 sh. (250 Mark). Retourbillets mit 6wöchentlicher event. längerer Gültigkeitsdauer gewähren 10% Ermässigung,

Kinder bezahlen 1/2, 1/3 oder 1/4 je nach dem Alter. Uebrigens sind diese Gesellschaften so wie fast alle andern noch zu erwähnenden gern bereit Familien von über 4 Personen einen entsprechenden Rabatt zu gewähren. — Von Liverpool nach Madeira geht jeden Sonnabend ein Dampfer ab, der jedoch zur Zurücklegung der 1430 Seemeilen betragenden Strecke eine volle Woche gebraucht. Die Schiffe sind ziemlich gut für Passagiere eingerichtet; sie gehören den beiden Gesellschaften: African-Steam-Ship Company (Adresse: Mr. Alexander Sinclair, 31 James Street, Liverpool oder Afric. St. Sh. Comp., 21 Street St. Helens, London) und British and African-Steam-Ship Company (Adr.: Messrs. Elder, Dempster & Co., 48 Castle Street, Liverpool oder Messrs. J. A. Malcolm & Co., 5 Crosby Square, London). Beide Linien lassen gemeinschaftlich am 5. jeden Monats einen ihrer Dampfer von Hamburg abgehen (Agent: Otto Löwenthal in Hamburg, Stubbenhuk 21). Preis für einen Platz I. Cab. ab Liverpool oder Hamburg £ 15 (300 Mark). — Eine regelmässige und sehr empfehlenswerthe directe Verbindung mit dem Continente unterhalten die Dampfer der Messrs. Lambort and Holt (Adr.: 21 Water Street Liverpool, Agent: C. Hugo, Hamburg), am 6., 16. u. 26. jeden Monats von London und 5 Tage später von Antwerpen abgehend. Preis I. Cab. £ 15. — Findet sich eine genügende Anzahl Passagiere zusammen, so lässt der norddeutsche Lloyd in Bremen einen oder mehrere der südamerikan. Fahrt angehörige Dampfer im Herbst Madeira anlaufen. Näheres auf Anfrage bei der Direction des Lloyd in Bremen oder in den Annoncen vieler deutscher Zeitungen. Preis I. Cab. ab Bremen 440 Mark, ab Antwerpen 400 M., ab Bordeaux 300 M. Die Ueberfahrtszeit dieser prachtvollen für Deutsche allen anderen vorzuziehenden Dampfer beträgt von Bremen aus 8 Tage. — Auch die Hamburger Dampfschifffahrts-Gesellschaft Kosmos (Adresse: Knoehr u. Burchard, Hamburg) versteht sich gern im Herbst dazu bei geeigneter Passagierzahl ein- oder mehrmals Madeira anzulaufen. — Von Frankreich aus besteht von Bordeaux, Hâvre und Cherbourg her eine directe, von Marseille her eine durch häufiges Anlaufen spanischer Häfen unterbrochene Verbindung mit Lissabon. Kranken kann man diese Marseiller Route nicht empfehlen. Von Bordeaux gehen die grossen und vorzüglich eingerichteten Dampfer der Messageries maritimes d. 5. und 20. jeden Monats, die der Pacific Linie alle 14 Tage (Ueberfahrt in 2 1/2 Tag, Preis in I. Cl. 200, in II. Cl. 150 Frcs.). Von Cherbourg aus gehen die Tags vorher von Southampton ausgelaufenen Dampfer der Royal Mail den 10. jeden Monats nach Lissabon, von Hâvre fährt am 1., 10., 15. und 25. jeden

Monats ein Dampfer der Ligne péninsulaire in 4—5 Tagen (Preis I. Kl. ab Paris 200 Frcs.). — Zuweilen gehen im Spätherbst die vortrefflichen Dampfer der Compagnie transatlantique (Rue Halévy 5, Paris) oder der Pacific Linie (31 James Street Liverpool oder Messrs. N. Griffith, Tate & Co., 5 u. 7 Fenchurch Street London), falls sich eine genügende Anzahl von Passagieren findet, in directer Fahrt von Bordeaux nach Madeira. Von Deutschland aus nach Lissabon fahren den 1., 4. und 18. jeden Monats von Hamburg die guten und empfehlenswerthen Schiffe der Hamburg-Südamerikan. Gesellschaft (Ueberfahrt 5 bis 6 Tage, Preis der Ueberfahrt in I. Cab. 180, in II. Cab. 120 M.). Bei dieser wie bei allen genannten Gesellschaften frage man frühzeitig wegen Abfahrtszeit und Platz an und sichere sich letzteren baldmöglichst. Wer in Lissabon verbleibt, findet im Hotel Central einen sehr guten Gasthof mit deutscher Bedienung. Die Landreise nach Lissabon ist für Kranke sehr beschwerlich. Von Bordeaux nach Madrid (25 Stunden) findet man wohl Schlafwagen, aber von Madrid nach Lissabon (36 Stunden) keinerlei Comfort und unterwegs keine einzige empfehlenswerthe Station zur Unterbrechung der zweimaligen Nachtfahrt. — Von Lissabon nach Madeira empfiehlt sich besonders der den 20. jeden Monats abgehende portugies. Dampfer „Luso“, welcher die 535 Seemeilen in 50—54 St. zurücklegt (Preis I. Cab. £ 6; Adresse: Mr. Germano Serrao Arnaud, caes do Sodre, Lissabon), Am 5. jeden Monats geht ein anderer portugies. Postdampfer, der jedoch an Comfort, Reinlichkeit und Raschheit weit hinter dem Luso zurücksteht (Preis £ 6, Ueberfahrt 3 Tage, Agentur: Mr. Ernesto George, rua do Ferregial do Cima 4). Nicht selten läuft einer der oben genannten Lamport and Holt Dampfer Lissabon an. — Um kurz zu recapituliren, so ist die directe Linie via Southampton-Plymouth oder London-Dartmouth die rascheste (circa 6—7 Tage von Deutschland aus), diejenige von einem deutschen Hafen aus für Deutsche, wenn auch minder rasch, doch weit bequemer. Die Reise per Lloyd- oder Kosmos-Dampfer ist fast so theuer wie die Reise per Capdampfer von England ab, weniger theuer aber langsamer ist die Reise per African Steamer von Hamburg aus. Billig, verhältnissmässig rasch und sehr comfortabel ist die Ueberfahrt in einem Lamport and Holt Dampfer von Antwerpen aus. Die Reise via Lissabon wird durch den oft unvermeidlichen Aufenthalt daselbst vertheuert. Die Kosten der ganzen Reise betragen für die Einzelperson in I. Classe per Capdampfer circa 500 M., per Liverpooldampfer ca. 400 M., per Lloyd ab Bremen ca. 450—500 M., mit dem African Dampfer von Hamburg ab 300—350 Mark (je nach der Eisenbahnfahrt bis Bremen oder Hamburg), mit deutschem Dampfer von Hamburg nach Lissabon und von da mit portugies. Dampfer nach Madeira ca. 350—400 Mark und ebensoviel via Bordeaux-Lissabon.

Ankunft, Quarantaine, Pass, Zoll. Die Capdampfer werden zu jeder Zeit, also auch des Nachts visitirt, weshalb der Ankömmling darauf gefasst sein muss das Schiff sofort zu verlassen, nachdem es freie Pratique erhalten hat. Andere Dampfer werden nach 10 Uhr Abends nicht mehr visitirt. Sobald ein Dampfer freigelassen ist, erscheinen unter wüstem Geschrei die Bootsleute mit ihren Booten. Man erwarte geduldig die Diener der verschiedenen Hotels oder deren Besitzer, welche regelmässig an Bord kommen, und nehme ihre Hülfe bei Miethung eines Boots oder bei der Visitirung im Zollhause in Anspruch. Letztere ist keineswegs strenge u. erstreckt sich hauptsächlich auf Tabak, von dem man nicht mehr als $^1/_2$ Kilo mit seinem Passagiergut mitbringen darf; für grössere Mengen, selbst wenn man sie declarirt, muss eine Strafe bezahlt werden. Uebrigens kann man jedes beliebige Quantum Tabak oder Cigarren via Lissabon von Deutschland aus beziehen. Kommt man spät an, so kann man am folgenden Tage sein Gepäck mit Musse auf dem Zollhause visitiren lassen. Sollte Quarantäne für Madeira angeordnet sein (das letzte Mal fand solche 1866 wegen der damals in Europa herrschenden Cholera statt), so würde man, falls Lissabon „frei" ist, gut daran thun, dieselbe in Lissabon abzuhalten, da die hier zu diesem Zwecke bestimmten Gebäulichkeiten aus verschiedenen Ursachen nicht eröffnet werden. Uebrigens ist das Quarantänegebäude in Lissabon, wenn auch in gesunder Lage, so doch in einer Weise gehalten, dass Brustkranken der Aufenthalt daselbst sehr schädlich werden könnte. — Pässe werden von den Behörden zu Funchal nicht verlangt, können aber als Legitimation nützlich sein.

Geldwährung auf Madeira. Seit 1879 besitzt Madeira dieselbe Währung wie das portugiesische Festland. Die Einheitsmünze ist der Real, der jedoch nicht existirt sondern als angenommener Theilwerth der Milreis = 1000 Reis = $4^1/_2$ Reichsmark gilt. Kupfer- und Silbermünzen sind portugies. Gepräges, die Goldmünzen fast ausschliesslich engl. Sovereigns, von denen einer $4^1/_2$ Milreis werth ist. Andere Silber- und Goldmünzen haben auf Madeira keinen Curs und man verliert daran namhaft. An engl. Banknoten büsst man ca. $1—1^1/_2$ Procent ein. Um Geld aufzunehmen, lässt man sich am besten Wechsel auf London kommen, Creditbriefe in englischem Gold sind bequemer aber theurer. — Banquiers auf Madeira: Messrs. Krohn Brothers & Co. und Messrs. Blandy Brothers & Co.

Hotels und Pensionen. Das deutsche Hotel Hortas (früher Hot. Schlaaff) wird von den allen deutschen Besuchern wohlbekannten und in trefflicher Erinnerung stehenden Senhor Francisco Nunes geleitet. Derselbe spricht geläufig deutsch und ist bereit auf Anfragen Auskunft zu ertheilen. In vortrefflicher Lage bietet dieses Hotel mit seinen geräumigen Südzimmern, ausgezeichneter Küche und zweckmässigen Gartenanlagen allen Kranken einen in jeder Beziehung empfehlenswerthen Aufenthalt. Auf einer Anhöhe in freier, sehr gesunder Lage befindet sich das Hotel Santa Clara, dicht am Meere das Royal Edinburgh Hotel und besonders geschützt mit sehr schönem Garten das Carmo Hotel (früher Miles Hotel). Diese 3 Hotels und das Hotel Hortas nehmen gleichen Rang ein, die letzteren sind in englischer Weise geleitet. (Auskunft ertheilt für Santa Clara und Edinburgh Hotel Mr. William Reid, für Carmo H. Mr. R. G. Falkner.) Die Verpflegung ist in allen Hotels eine vorzügliche, der Pensionspreis ist für 4 Wochen (Zimmer, 3 tägl. Mahlzeiten u. Bedienung) 60 Milreis = 270 Mark, bei grösseren Zimmern höhere Preise. Auf der Westseite der Stadt befindet sich in guter Lage ein englisches Pensionat (Mr. Jones) mit gleichen Preisen. Ausserdem existiren in Funchal mehrere portugies. Hotels mit billigeren Preisen aber auch mit für Kranke unzureichenden Einrichtungen. Für die Frühjahrsmonate oder als vorübergehende Luftveränderung findet der Kranke ein gutes Unterkommen in Santa Cruz, einem kleinen Städtchen 4 Stunden östlich von Funchal, im Sommer wird häufig, falls sich eine genügende Anzahl von Personen zusammenfindet, von einem der Hotelbesitzer ein hochgelegenes Landhaus als Hotel eröffnet. Im Norden der Insel existirt in Santa Anna ca. 320 Meter ü. d. M. für bescheidene Ansprüche ein gesund gelegenes Hotel. — Quintas. Familien finden eine Reihe günstig gelegener und gut eingerichteter Villen, sogen. Quintas. Der Preis schwankt von 50 Pf. St. bis 100 u. 200 für die Wintersaison von 7 bis 9 Monaten. Die Häuser sind vollständig ausgestattet und hat der Miether nur für Silbergeräthe, Tisch-, Bett- u. Küchenutensilien zu sorgen. Diese Gegenstände sind leihweise nur zu hohem Preise zu beschaffen und werden deshalb am besten gleich von Hause mitgebracht. Man zahlt dafür keinen Eingangszoll, sobald man einen Revers ausstellt, dass nach 18 Monaten sämmtliche Gegenstände durch den Zoll zurückgehen. Einzelne möblirte Zimmer mit Verpflegung ausserhalb des Hauses sind nicht zu bekommen. Hölzerne Fussböden, gute Betten, überhaupt aber grosse Sauberkeit sind allgemein. Häufig finden einzelne Personen oder kleinere Familien bei hier ansässigen oder nur vorübergehend sich aufhaltenden Familien zweckmässige Aufnahme mit etwas billigeren Preisen als im Hotel. — Kosten des Aufenthaltes. Neben der Ausgabe für Wohnung und Verpflegung erwächst eine solche noch für Fortbewegungsmittel. Des unebenen Terrains wegen muss der Kranke für weitere Ausflüge sich verschiedener Transportmittel bedienen, nämlich entweder der Reitpferde (32—35 Milreis monatl.), des Hammoks (2 Träger mit Hängematte pro Monat 22—24 Milreis), der von Ochsen gezogenen Schlittendroschken (quarro's) oder endlich der mit einem Segeldach versehenen Boote. Durch die Ausgaben hierfür wird das Leben erheblich vertheuert; doch können Kranke sich auf den Garten ihres Hotels oder ihrer Quinta sowie die nächstliegenden ebenen oder nicht allzu steilen Spazierwege beschränken. Wer sich eines Pferdes oder Hammoks auf den Monat bedient, dessen Gesammtkosten werden sich auf 400—550 Mark stellen. — Kleidung u. Wäsche. Auch nach Madeira hat der Pat. wollene Unterkleider in verschiedener Dicke mitzunehmen, ebenso einen deutschen Winteranzug. Die Hemden seien am besten aus Baumwolle (Shirting) gefertigt. Kleidungsstücke, besonders Wolle u. Flanell, sind in Madeira verhältnissmässig theuer, daher in genügendem Masse von Hause mitzubringen. Gewaschen wird auf Madeira sehr gut (pro Dutzend durch die Bank 300—400 Reis), doch wird die Wäsche durch Aufschlagen auf Steine stark angegriffen. — Dienstboten (Köche, Hausmädchen etc.) sind höchst zuverlässig und ehrlich, die meisten sprechen englisch. Die Köche verstehen sich fast ausnahmslos nur auf englische Küche. — Deutsche Aerzte. Dr. Julius Goldschmidt (seit 1866 auf Madeira ansässig u. mit allen Verhältnissen des Landes u. Klimas vertraut), Prof. Dr. Paul Langerhans. — Apotheken. Dieselben sind gut eingerichtet. In der botica dos dois amigos findet sich ein reicher Vorrath von Droguen u. Medicamenten; auch wird dort nach der Pharmacopoea Germanica dispensirt. Einige der haltbarsten Mineralwässer sind stets vorräthig. — Post und Telegraph; Paketbeförderung. Madeira gehört zum Weltpostverein. Briefe u. Zeitungen werden am raschesten über England befördert und sollen in Deutschland (mit der Aufschrift via England) so aufgegeben werden, dass sie Donnerstag früh in London eintreffen, d. h. rechtzeitig für die Donnerstag Abend von London abgehende Cappost. Die Post ist gut verwaltet, Sendungen werden dem Empfänger durch Boten zugestellt. Voraussendungen können poste restante oder an Eines der Hotels, den Consul oder Arzt zur einstweiligen Aufbewahrung dirigirt werden. Madeira steht durch das Kabel der Brasilianischen Telegraphen-Gesellschaft mit dem Continent in Verbindung. Ein Wort nach Deutschland kostet via Falmouth 475 Reis =

2 M. 10 Pf., via Spanien 385 Reis = 1 M. 70 Pf.; Pakete und Kisten expedire man von Deutschland aus entweder via Liverpool per african. Westküstendampfer oder via London mit den Madeira anlaufenden Frachtdampfern der Messrs. Forwood Brothers & Co., Queen Insurance buildings, 60 Gracechurch Street. Die Capdampfer nehmen keine Fracht nach Madeira an. — Bildungs- und Unterhaltungsmittel. Eine Buchhandlung existirt auf Madeira nicht, daher man sich mit literarischen Bedürfnissen vorher zu versehen hat. Zur event. Erlernung der portugies. Sprache empfehlen sich Phil. Anstett, Anleit. zur Erlernung der portugies. Sprache (Ollendorfs Methode) Frankf. a. M. 1863 und Boesche, Handwörterbuch der deutschen und portug. Sprache, Hamburg. Für Sprach-, Musik- u. Zeichenunterricht ist hinlänglich gut gesorgt. Eine deutsche Bibliothek wurde i. J. 1868 durch Dr. Goldschmidt begründet und umfasst 1800 Bde. zumeist Geschichte, Belletristik, auch wissenschaftl. Werke in populärer Darstellung (Jahresbeitrag 3 ½ Milreis). Die für Einheimische und Fremde bestimmten commercial rooms gewähren den Kranken einen vorzüglichen, in der Nähe des Meeres gelegenen, vor Winden geschützten Aufenthalt; es liegen dort zahlreiche Zeitungen, darunter mehrere deutsche, auf. Der englische Club ist Fremden leicht zugänglich, ebenso der portugiesische; der letztere veranstaltet im Winter einige Bälle. Seit 1879 gastirt im Winter eine italienische Operngesellschaft; in Kurzem wird ein grosser Garten dem Publikum geöffnet werden. Schliesslich muss betont werden, dass auf Madeira Kranke wie Gesunde auf manche gewohnte Vergnügungen verzichten und sich an ein ruhiges fast ländliches Leben gewöhnen müssen. — Consulate. Für das deutsche Reich u. die Schweiz: Herr Dr. jur. Georg Friedrich Sattler, Chef des Wein- u. Bankgeschäfts Krohn Brothers & Co.; für Oesterreich-Ungarn: Herr Carlos di Bianchi; für die Niederlande: Herr W. ten Brock; für Schweden u. Norwegen: Herr G. Welsh.

Die Madeira-Gruppe umfasst ausser der Hauptinsel noch die viel kleinere Insel Porto Santo, 38 Kilometer nordöstlich von Madeira (1500 Einwohner), und die 3 südlich gelegenen Desertas, welche, eine Reihe von Klippen bildend, fast vegetationslos und unbewohnt sind. Die portugiesische Insel Madeira hat einen Flächeninhalt von 14 Quadratmeilen und ist dicht bevölkert, denn sie beherbergt

125000 Einwohner. Von Osten nach Westen lang gestreckt, besitzt sie in dieser Richtung eine Ausdehnung von etwa 60, von Norden nach Süden nur eine Breite von 22 Kilometern. Ohne Vorland erhebt sich das Eiland als ein vulkanisches aus Tuff mit festem Basaltüberzuge gebildetes Felsengebirge steil aus den Fluthen. In seiner westöstlichen Länge wird es von einem etwa 1600 Meter hohen Gebirgsstock durchzogen, der die ganze Südküste und insbesondere die Hauptstadt Funchal (unterm 32° 28′ nördl. Breite) vor Nordwinden schützt. Diese, die hauptsächlich gesuchte Winterresidenz der Fremden, hat 21000, mit der Landbevölkerung der nahen Umgegend 30000 Einwohner und ist Sitz des Gouvernements und eines römisch-katholischen Bischofs. Von der afrikanischen Küste 560 Kilometer entfernt, und unmittelbar am Meere amphitheatralisch aufgebaut, besitzt die Stadt den ausgeprägten Charakter des Inselklimas: geringe Schwankungen der Temperatur und mässige Feuchtigkeit. Sie ist unregelmässig gebaut; nur im untern am Strande belegenen Theil, der Geschäftsgegend, stehen die Häuser nahe an einander, in einiger Entfernung vom Strande, höher hinauf und seitwärts gewinnen die Wohnlichkeiten eine isolirtere Stellung, und von einer zur andern füllen Mauern die Zwischenräume. Die schmalen Strassen der unteren Stadt sind ohne Trottoirs, aber mit kleinen abgerundeten Geröllsteinen sauber gepflastert, und bieten nach jedem Regen schnell wieder trockene Wege. Das Gehen wird durch die spitzen, an vielen Stellen durch die Schlitten blank geschliffenen Steine zumal bei feuchter Witterung und steilen Strassen ziemlich mühevoll. Neben den Fussgängern bewegen sich in ihnen die Träger der Hängematten, seltener der Palankins (Tragsitze), so wie von Ochsen gezogen die quarro's, jene mächtigen auf Schlittengestellen befestigten Kutschkasten. Drei Bergströme (Ribeiras) wenden sich in tief ausgegrabenen Felsbetten und aus jäher Höhe von Norden her der Stadt zu. Aber den grössten Theil des Jahres über völlig oder fast trocken, gewinnen sie nur nach den stärksten Regengüssen des Winters und alsdann meist nur auf wenige Stunden, selten auf einige Tage, ein stattliches, wasserreiches Ansehen. Trotzdem die ganze Insel fast nur aus hervorragenden Felsenspitzen und tiefen Schluchten besteht, ist sie von zahlreichen wenn auch oft recht steilen Reit- und Fusswegen durchzogen, welche auf der Höhe der Terrasse das weitverbreitete System der Wasserleitungen (Levada's) zu begleiten pflegen. In der Stadt und am Strande giebt es zwei schattige Plätze (Praça's). Einen angenehmen ebenen und schattigen Spaziergang bietet östlich der Stadt die Praça academica; doch wird gerade hier die Luft durch die Abfälle des nahen Fischmarkts, durch ein Petroleumlager, durch eine Kohlenniederlage für Dampfer und die Unreinlichkeit des ärmsten Stadttheils verdorben. Die früher oft gehörte Klage über den Mangel eines längeren guten Weges in nächster Nähe der Stadt ist nach Anlage des westwärts nahe dem Ufer nach dem Fischerdorfe Cama de Lobos zu sich erstreckenden und alljährlich verlängerten, sanft ansteigenden, ungepflasterten „neuen Weges“ (caminho novo, new road) nicht mehr berechtigt. In der Nähe des Hauptlandungsplatzes werden die demnächst zu eröffnenden neuen Gartenanlagen Kranken einen guten Aufenthalt im Freien gewähren. Für weitere Entfernungen bedingt die Steilheit der Wege allerdings, dass der Kranke zu einem der zahlreichen Transportmittel seine Zuflucht nehme. Auf diese Weise kann er in westlicher Richtung seine Excursionen über den Caminho novo hinaus nach dem durch seine Aussicht berühmten Felsen Cabo Girão und noch weiter nach Campanario (1000 Meter) fortsetzen, oder er kann nordwärts die hinter der Stadt aufsteigende Bergwand hinanreiten, wo er bald an der vorzugsweise so genannten Levada, etwa 200 Meter ü. M. einen ebenen Spaziergang antrifft, oder wo er höher hinanreitend 700 Meter ü. M. die von den Seeleuten hochverehrte Bergkirche, Nostra Senhora do Monte, mit herrlicher Aussicht über Meer und Land besuchen kann. Eine der interessantesten weiteren Partien auf der durch ihre pittoresken Thalschluchten berühmten Insel bildet der Besuch der Ribeira dos Soccoridos und des Curral das Freiras, jenes ziemlich im Mittelpunkt der Insel gelegenen einstigen Hauptvulkans und heute noch ausgezeichnet durch seine kraterförmige Bildung.

Schon in Funchal selbst erheben sich die Wohnungen an den Abhängen der Berge bis zu 200 Meter Höhe überm Meere und sind desshalb von verschiedener klimatischer Bedeutung. Ausserhalb der Stadt steigen die Wohngebäude bald bis zu 600 Meter und befinden sich häufig in einer Atmosphäre, die zwar reiner und frischer als die Funchals aber auch schon 1 bis 3° kälter ist. Kalte Luftströmungen aus den Bergschluchten beeinträchtigen leicht den Werth der Landhäuser als Aufenthaltsort für Kranke. Eine weitere Rücksicht erfordert die Bildung der Wolken und Nebel, wovon noch später (siehe „Niederschläge") die Rede sein wird. Während die Nordküste Madeiras vorzugsweise im Waldschmucke der ächten Kastanie und des Lorbeers prangt, hat auf dem Stufenbau der südlichen Abhänge von Alters her der Weinbau sich ausgebreitet und seinen Produkten einen Weltruf gesichert. Im Jahre 1852 aber erlitt die Kultur der Rebe durch die in wenigen Jahren über die ganze Insel sich ausbreitende Traubenkrankheit (Oidium Tuckeri) die härtesten Schläge, von denen sie sich erst zu erholen anfing, als zu Beginn der 60er Jahre im Schwefel ein untrügliches Gegenmittel gefunden ward. Nachdem es schon den Anschein gewonnen hatte, als ob der Anbau des Zuckerrohrs den der Rebe vollständig verdrängen würde, kehrte man zu diesem zurück, bezog hauptsächlich rheinische und amerikanische Pflanzen und erzielte bald einen jährlichen Maximalertrag von circa 9000 Pipes Wein (gegen 25000 vor Ausbruch der Krankheit). Nach der langen Bodenschonung sind die letzten Weinernten verhältnissmässig reichliche, und ist deren Product dem der besten früheren Jahrgänge gleichzustellen. Das Oidium ist indessen immer noch vorhanden und kann nur durch ausgiebige häufig wiederholte Schwefelung in seiner Entwickelung aufgehalten werden. Seit 1872 hat sich auch Phylloxera vastatrix gezeigt und einigen Schaden angerichtet, der indessen durch den Ertrag der Neuanpflanzungen mehr als ausgeglichen worden ist. Unter den Körnerpflanzen spielt der Mais die Hauptrolle; im Allgemeinen aber genügt der Anbau der Getreidefrüchte, der Kartoffel und Batate dem Bedürfniss nach vegetabilischer Nahrung nicht, das vielmehr durch Zufuhr von Marocco und Nordamerika her befriedigt werden muss.

An Bäumen, Sträuchern und Zierpflanzen besitzt Madeira einen überreichen Schatz. Neben einigen schattengebenden Allée-Bäumen unserer Heimath, wie Platanen und Eichen, und neben einem unerschöpflichen Flor unserer wohlriehenden Blumen gedeihen die immergrünen Gewächse Südeuropas und eine Unzahl tropischer Pflanzen, welche den wohlgepflegten Gärten mit ihrem Blüthenduft, mit ihrem Farbenreichthum und mit ihren schmackhaften Früchten eine paradiesische Pracht verleihen.

Fast Alles, was Madeira an Thieren besitzt, selbst Ratten, Mäuse und Frösche (letztere sogar absichtlich durch den Grafen Carvalhal) ist von aussen her importirt worden. Dass es keine Schlangen dort giebt, überhaupt ausser einer Spinnenart kein giftiges Thier und dass auch die abscheulichen Moskitos auf der Insel nicht bekannt sind, ist keine geringe Annehmlichkeit für den Fremden.

Für den nordischen Winterkurgast ist es nicht unwesentlich, dass wegen der grösseren Nähe des Aequators Aufgang und Untergang der Sonne weniger variiren als bei uns, dass also die Wintertage länger, die Sommertage kürzer sind als in unserm Norden. Am meisten aber lockt unsere Kranken der Ruf des gleichmässig warmen Winters, den die Insel von jeher geniesst. Und in der That ist die Temperatur Madeiras so geringen Schwankungen

Meteorologische Tabelle [1]).

Funchal.	Mittl. Temp.	Tägl. Schwankung d. Wärme	Luftdruck	Relative Feuchtigkeit	Bewölkung	Regenmenge	Regentage	Gewitter
Dec.	16.5	5.0	763.4	71	5.1	128	11.7	2.0
Jan.	15.9	5.0	764.9	72	5.1	97	10.9	0.7
Febr.	15.9	5.3	763.8	69	4.4	95	8.3	0.9
März	15.9	5.0	761.5	67	4.7	87	10.3	1.1
April	17.1	4.8	762.1	67	4.5	51	6.9	0.1
Mai	18.1	4.5	762.3	68	5.2	27	6.4	0.0
Juni	20.1	4.3	763.8	70	5.0	13	2.4	0.0
Juli	21.9	4.7	763.8	71	4.3	1	1.0	0.0
Aug.	22.7	4.9	762.7	69	3.4	2	1.0	0.0
Sept.	22.4	5.2	762.8	68	4.2	28	3.6	0.1
Oct.	20.7	4.8	762.8	67	4.1	41	6.9	0.3
Nov.	18.4	4.8	762.3	71	5.4	143	11.1	1.3

unterworfen, dass keine andere Winterstation auch nur annähernd hierin concurriren kann; denn wie der hohe Gebirgskamm den Kurort vor der Kälte des Nordens schützt, so bewahrt ihn das stets bewegte und gleichmässig kühle Meer vor tropischer Hitze. Man bedenke nur, dass die Differenz zwischen dem kältesten und wärmsten Monat im Mittel nur 6.8^0 beträgt. Ebenso bedeutungsvoll ist die ge-

[1]) Nach 8jähr. Beobacht. (1865—72) aus den Annaes do Observat. do Infante D. Louiz mitgetheilt in der Oesterreich. Zeitschr. f. Meteorol. XI. S. 202.

ringe Temperaturschwankung innerhalb 24 Stunden. Dieselbe beschränkt sich selbst in der kältesten Zeit auf 6°, und für das Jahr berechnet ist die Durchschnittsdifferenz zwischen höchster uud niedrigster Wärme innerhalb 24 Stunden nur 5.3° d. h. nur halb so gross als wir sie an den südfranzösischen Kurorten finden. Noch unbedeutender sind die Differenzen während der Spazierzeit der Kranken, also von Morgens 9 bis Abends 6 Uhr. Während dieser Stunden beträgt die Temperaturschwankung im December 3.4, im Januar 3.5, im Februar 3.3, im März 2.7, im April 3.5, im Mai 2.2°, eine Constanz, wie sie kein anderes zu Heilzwecken benutztes Klima aufzuweisen hat. Die kältesten Monate, Januar und Februar, sind mit 15.9° C. über 7° wärmer als die Riviera, während der August, der wärmste Monat, mit 22.7° wieder um 3° kühler ist als in Nizza oder Mentone. Als kälteste Temperatur bei Nacht notirte Mittermaier + 9.3°, als kälteste Tagestemperatur Dührssen + 11°. Madeira hat also erwiesenermaassen nach nordischen Begriffen keinen Winter und erlaubt durch die ausserordentliche Constanz seiner Wärmeverhältnisse den Luftgenuss im allerausgedehntesten Masse.

Funchal hat insofern ein windiges Klima als fast tagtäglich eine Bewegung in der Luft stattfindet. Aber von kalten Strömungen aus Nord, Nordost und Nordwest hat es unter dem Schutze des Hochgebirges nur ausnahmsweise zu leiden. Die Bewegung in der Luft ist überhaupt sehr selten so heftig, dass sie das Befinden der Kranken beeinflusste, während sie andererseits des Gute hat, dass sie eine excessive Wärme verhindert. Der vorherrschende

Winter-Wind ist der Nordwind, der zwar direct die unterm Schutze der Bergkette im Windschatten befindliche Stadt nicht treffen kann, der aber als abgelenkter Nordwest und im Kampfe mit dem Südwest sich öfter bemerklich macht; weit seltener und unter sich etwa gleich häufig stellen sich Ost und West, am seltensten der Südwind ein. Meistens sind die nördlichen Winde von schönem klaren Wetter begleitet. Ost und Südost haben nur ausnahmsweise starke Regengüsse, meistentheils gutes Wetter im Gefolge. Nach Süden und weiter nach Südwest fortschreitend gewinnen die Winde an Feuchtigkeit und sind mit häufigen Niederschlägen verbunden. Ein Wind, der viel von sich reden gemacht hat, ist der Leste, ein aus der afrikanischen Wüste stammender trockener und warmer Ostsüdost, der bisweilen einen feinen rothen Staub, selbst Insecten oder kleine Vögel mit sich führt. Jahre lang oft ganz fehlend, wird er zeitweise häufiger, und zwar zumeist im Sommer, beobachtet; er hält dann 2—6 Tage an und ist so trocken, dass die relative Feuchtigkeit in Funchal bis unter 20 Proc. sinkt, Möbel Sprünge bekommen und Oberhaut und Schleimhäute schnell trocken werden. Trotzdem soll er aber ohne nachtheiligen Einfluss auf das Wohlbefinden der Kranken sein. Der Seewind und Landwind endlich wehen sehr regelmässig. Der Seewind (Imbate) erhebt sich früh zwischen 8 und 9 Uhr, erreicht Nachmittags seine grösste Stärke und endet gegen 4 Uhr. Nach mehrstündiger vollständiger Ruhe erhebt sich gegen 8 Uhr Abends der Landwind (Terral), der die Schiffe aus dem Hafen führt. Im Allgemeinen wird der Seewind in Madeira besser vertragen als an der Riviera. Dass der Kranke wegen der Stärke oder Kälte des Windes seine Spaziergänge unterbrechen muss, kommt nach Mittermaier etwa 8mal im Laufe des Winters vor. Indessen geben die Winde durch die mancherlei Ablenkungen, die sie durch die Vorsprünge und Schluchten des Gebirges erfahren, reizbaren Kranken anfangs öfters zu der Klage Veranlassung, dass sie sich gegen diese verschiedenen Windrichtungen nicht recht zu schützen wüssten.

Die Durchschnittsziffer für die Höhe des atmosphärischen Drucks ist für Funchal 762 Millimeter. Abweichend von sonstigen Beobachtungen fällt in Madeira der höchste Barometerstand auf den Sommer zur Zeit des vorherrschenden Nordostpassats. In dieser Jahreszeit ist der Luftdruck auch sehr constant, während er im Frühling und Herbst mässigen Schwankungen unterworfen ist, die im Winter am deutlichsten hervortreten. Die unregelmässigen Schwankungen des Barometers sind nämlich in der bewegten relativ dampfreichen Atmosphäre Funchals weit grösser als in Cairo, während hier wieder die täglichen Temperaturschwankungen die von Madeira um das Doppelte übertreffen. Ueber den Grad der relativen Feuchtigkeit auf Madeira ist längere Zeit lebhaft gestritten worden. Es hat sich herausgestellt, dass Mason, der hauptsächlichste Verfechter der hohen Ziffern, seine Beobachtungen an einem ausnahmsweise feuchten Platz machte, und spätere Controllversuche haben die in unserer Tabelle mitgetheilten Werthe ergeben. Danach beträgt der Procentsatz der relativen Feuchtigkeit im Mittel 70; die Feuchtigkeit ist also gewiss nicht excessiv, besonders nicht in den unteren Luftschichten, wo sie von der Tageswärme in die Höhe geführt wird. An höher gelegenen Plätzen erfährt sie eine erhebliche Steigerung. Im Laufe des Tages sinkt deshalb auch die relative Feuchtigkeit von Morgen bis Mittag, erreicht um 3 Uhr ihren niedrigsten Stand, und erhebt sich von da bis 6 Uhr Abends zu ihrer höchsten Höhe. Der Nordküste Madeiras wird durch die nördlichen Winde weit mehr Feuchtigkeit zugeführt, die dichte Belaubung durch Kastanien und Lorbeerbäume wirkt in gleicher Richtung, und so ist hier der Stand der Feuchtigkeit wie die Menge der Niederschläge bei weitem bedeutender. Madeira liegt im subtropischen Regengürtel und hat eine Winterregenzeit. Von Mitte Mai bis gegen die Mitte des September hin ist es fast regenfrei. Die wenigsten Regentage hat der August, die meisten der November und December. Der Winterregen vertheilt sich meist in zwei Perioden, deren eine in die 2. Hälfte des November bis gegen Ende December, die andere in die Zeit von Ende Januar bis Ende Februar oder Anfang März fällt, während der Januar sich durch einen gleichmässig heitern Himmel auszeichnet. In Funchal selbst herrscht weniger Regen als in der Umgegend. Dass es während eines ganzen Tages unaufhörlich regnete und dadurch ein ganzer Tag dem Luftgenuss verloren ginge, ist äusserst selten. Mittermaier rechnet im Jahre 167 Tage, an denen es vorherrschend hell ist, 110 an welchen der Himmel vorwiegend bedeckt ist und 88 Tage mit mehr oder weniger Regen. Der Regen spielt also immerhin in Madeira eine bedeutende Rolle. Die Bewohner Funchals schauen daher manchmal besorgt nach den Desertas hinüber. Sind diese in Nebel gehüllt, so kann man auf schönes Wetter rechnen, sind sie klar und von der Abendsonne hell beleuchtet, so giebt es Regen. Die Nächte zeichnen sich oft durch ihre ausserordentliche Helligkeit aus. Der eigentliche Wolkengürtel breitet sich durchschnittlich in einer Höhe von 500—1500 Meter aus (Dührssen). In der heissesten Jahreszeit erhebt sich seine untere Grenze bis zu 1000 Meter. Nebel kommen fast niemals bis zur Stadt, steigen aber häufig an den Bergen bis auf 300 Meter herab. In Funchal und seiner Umgebung schneit es niemals und selbst in leichten Flocken sieht man unter 500 Meter niemals den Schnee herabsteigen.

Der Basaltboden Madeiras bewirkt, im Gegensatz zu Aegypten und den meisten Mittelmeerstationen eine absolute Staubfreiheit des Kurorts. Zur Zeit als in Madeira der Weinbau noch im Grossen betrieben wurde, konnte man sagen, dass auf der Insel irgendwelche Quelle für Verunreinigung der Luft nicht existire. Seit der theilweisen Verdrängung der Rebe durch das Zuckerrohr muss dieses Lob eine Einschränkung erfahren. Die fortwährende und ausgiebige Bewässerung, welche die Zuckerrohrpflanzungen beanspruchen, wird häufig die Veranlassung von miasmatischen Bodenausdünstungen, die einen schädlichen Einfluss zumal auf Kranke ausüben müssen und die in Wirklichkeit öfters typhöse Erkrankungen erzeugen. Ausserdem werden die beiden in der Stadt befindlichen durch Dampfkräfte betriebenen Zuckerfabriken zur Zeit der Ernte im Frühjahr (Mitte Februar bis Anfang Mai) wegen des starken Rauches den Anwohnern sehr lästig. Der jetzt wieder aufgenommene Weinbau ist daher auch für das Klima und den Gesundheitszustand der Insel von günstiger Bedeutung. Die Berichte, welche wir über den Gesundheitszustand und die Sterblichkeitsverhältnisse der einheimischen Bevölkerung besitzen, lauten im Allgemeinen günstig. Die Bewohner Madeiras haben durchschnittlich einen kräftigen Körperbau, sie erreichen im Mittel ein Lebensalter von 35 Jahren, und auf 35 Köpfe rechnet man jährlich einen Todesfall (in Preussen 1 : 33, in Nizza 1 : 31). Bei geringer körperlicher Anstrengung, wie sie unter den wohlhabenden Klassen und bei den Frauen stattzufinden pflegt, stellt sich leicht unter dem Einfluss des feuchtwarmen Klimas Fettleibigkeit ein. Selbst bei Kindern, deren Kräfte geschont werden, ist eine auffallende Korpulenz nicht selten. Der Mangel an gehöriger Bewegung, eine allgemeine Unsitte der Insulaner, ist auch an der weitverbreiteten Chlorose schuld und an der Neigung zu Gehirnschlag, an dem unter den Einheimischen verhältnissmässig Viele zu Grunde gehen. Da die Bevölkerung grösstentheils arm ist, so bilden Mais, Kohl, Kartoffeln, Bataten, allerhand Früchte und Wurzeln, nebenbei auch gesalzenes Schweinefleisch und Fische (Thunfisch) ihre Hauptnahrung. Dabei sind die Wohnungen der Armen dunkel, dumpf und feucht. Eine Felswand stellt oft die eine Seite der Steinhütte dar, die nackte Erde oder das Strassenpflaster den Fussboden. Frühzeitige Heirathen sind etwas sehr gewöhnliches. Bei solchen Nahrungs-,

Wohnungs- und Lebensverhältnissen ist es kein Wunder, wenn unter dem Proletariat Skrophulöse, Rhachitische, selbst Verkrüppelte häufig bemerkt werden, und wenn alle Parasiten der Haut und Ausschlagsformen (Acarus, Favus, Lepra) endemisch sind. Unter den Frauen, welche den grössten Theil des Tages in diesen Spelunken leben, sind denn auch Ernährungskrankheiten und chronisches Siechthum viel gewöhnlicher als bei den im Freien ihrer Arbeit nachgehenden Männern, welche wie z. B. die Hammokträger oft die schwersten Lasten die steilen Wege bergan zu tragen vermögen. Was nun die Lungenschwindsucht betrifft, so kommt sie in Funchal unter 20 Todesfällen einmal vor. Dies Verhältniss ist günstig im Vergleich mit Deutschland, wo man für Berlin 1 : 15, für Wien 1 : 11, für München 1 : 10 zu rechnen pflegt. Natürlich stellt auch hier die unsäglich armselige Bevölkerung Madeiras das reichste Contingent. Als eine Folge der Ueberanstrengung des Herzens beim Bergantragen schwerer Lasten auf dem Kopfe sind bei Frauen wie Männern Herzkrankheiten häufig. In Verbindung mit Lungenkrankheiten und selbstständig sah Mittermaier die Bright'sche Nierenkrankheit auffallend häufig. Unter 28 Sectionen im Spital von Funchal fand er sie 10 mal. Goldschmidt's Erfahrungen sprechen indessen nicht für eine so starke Verbreitung dieser Krankeitsform. Auch an der schnellen Vernarbung äusserer Geschwüre und Verletzungen beweist Madeira öfters die Heilkraft seines Klimas. Die Seltenheit epidemischer Krankheiten auf der Insel schiebt Schultze auf den mässigen aber constanten Ozongehalt der Luft.

Wechselfieber und gelbes Fieber sind unbekannt, Ruhr und Typhus treten sporadisch auf; letzterer herrscht fast ausschliesslich unter der ärmsten Klasse der Bevölkerung und scheint, wie schon erwähnt, zur zunehmenden und jetzt wieder abnehmenden Kultur des Zuckerrohrs in geradem Verhältniss zu stehen. Seit 1523 auf der Insel die Pest grassirte, hatte man, mehr als drei Jahrhunderte lang, von verheerenden contagiösen Krankheiten nichts gewusst, als im Juli 1856 die Cholera eingeschleppt wurde und in kaum 3 Monaten die Einwohnerschaft decimirte. Orte, die sich isolirt zu halten wussten, wie Sta. Anna, Fayal etc. blieben verschont, aber 14 Procent der hauptstädtischen und 9 Procent der Gesammtbevölkerung fielen der Seuche zum Opfer. Die seit dieser Zeit bestehende strenge Handhabung der Quarantäne blieb auf den Fremdenbesuch, besonders von Seiten Englands, nicht ohne nachtheiligen Einfluss. Während der letzten 15 Jahre zeigte sich eine Blatternepidemie, der über 1000 Menschen erlagen. Sie war durch ein portugiesisches Schiff eingeschleppt. Scharlach und Diphtherie sind äusserst selten. In grossen Zeitintervallen treten Masern und Keuchhusten, alsdann aber sehr gutartig auf.

Wir haben uns nun mit der Frage zu beschäftigen: Welchen Einfluss dürfen wir von dem Klima der Insel auf den Gesundheitszustand unserer Kranken erwarten? und welche Kranke passen besonders für Madeira? Wir sahen in Madeira einen Luftkurort, der sich vor den sämmtlichen bisher beschriebenen dadurch auszeichnet, dass der Kranke mit sehr geringer Verlegung seines Domicils in ihm Jahr aus Jahr ein verweilen kann, ohne durch wiederholtes Hin- und Herreisen die kaum gewonnenen Resultate wieder riskiren zu müssen. Wir sahen ferner, dass die ungewöhnlich gleichmässige Temperatur Funchals den ausgedehntesten Luftgenuss gestattet. Die Stunden von Morgens um 8 oder 9 Uhr bis Abends um 6 Uhr kann der Kranke während des ganzen Winters fast ausnahmslos Tag für Tag im Freien zubringen und zwar in einer staubfreien, reinen, feuchtwarmen Atmosphäre. Vor Sonnenuntergang (wenn auch keine stärkere Thaubildung wie etwa in Nizza stattfindet) kühlt sich die Luft schnell um 1—1½° ab, und der Kranke soll dann seine Wohnung aufsuchen. Dührssen betrachtet es als einen Nachtheil Madeiras, dass die hohe Temperatur und Feuchtigkeit es dem Leichtkranken erschweren sich ausgiebige active Bewegung zu machen. Für Schwerkranke sei es dagegen eine Wohlthat behaglich ruhend einen grossen Theil des Tages in einer so milden und gleichmässigen Luft zuzubringen. Wer schlecht zu Fusse ist, findet zu passiver Bewegung im Freien, in der Hängematte, im Boot oder auf dem Pferde, die mannigfaltigste Gelegenheit. Die erste Folge also einer so consequenten und reichlich bemessenen Luftkur ist Steigerung des Appetits, Besserung des Kräftezustandes und Zunahme des Körpergewichts, die in wenigen Monaten 10—15 Pfund betragen kann. Alle Kranke, die unter einer verzögerten Reconvalescenz zu leiden und alle Schwächlinge, die sich vor einem raschen Wechsel der Witterung zu hüten haben, würden in diesem vorzüglichen Klima ein unersetzbares Heilmittel finden, wenn nicht die bedeutenden Opfer, welche eine so weite Reise und eine so lange Abwesenheit vom Vaterlande erfordert, so viele zurückschreckte, und sich desshalb meist nur solche Kranke zur Kur auf Madeira entschliessen, welche eines so mächtigen Eingriffes zur Wiedergewinnung ihrer Gesundheit oder zur Rettung des Lebens absolut zu bedürfen scheinen. Dies sind die Phthisiker oder die mit ausgesprochener Anlage zur Phthise Behafteten. Ist die Krankheit bereits so weit vorgeschritten, dass beide Lungen ergriffen und dass deutliche Zeichen umfangreicher Cavernenbildung vorhanden sind, so darf man von dem Aufenthalt in Madeira höchstens ein sanfteres Ende erwarten; denn auch in vorgerückten der Heilung unzugänglichen Fällen mässigen sich in dieser milden Atmosphäre die entzündlichen Reizzustände des Kehlkopfs und der Lungen. Je frischer der Fall ist, je mehr sich das Leiden auf einzelne Lungenpartien beschränkt, je langsamer es sich entwickelte, je weniger der Kräftezustand davon berührt wurde, je einsichtsvoller endlich der Kranke sich zeigt, desto besser die Aussichten für einen guten und sichern Erfolg der Kur auf Madeira. Die vollständige Genesung in den Anfangsstadien der Phthise nach einer $1^1/_2$—2jährigen Kur ist durch zuverlässige Beobachter (Bahr, Dührssen, Mittermaier) für eine Reihe von Fällen constatirt. Es ist sicher, dass Verdichtungen in den Lungenspitzen von geringerem Umfang bei fehlenden oder unbedeutenden Symptomen von Erweichung während zweier Winter und eines Sommers dort zur Heilung gebracht werden können. Neben einer genauen Untersuchung des respiratorischen Apparats verlangt die Verordnung von Madeira, dass der Zustand des Darmkanals und der Nieren in Betracht gezogen werde. Bei vielen Neuangekommenen bewirkt das sehr weiche Wasser, die veränderte Kost, der ungewohnte und häufig übertriebene Genuss der schmackhaften Früchte und das sommerliche Klima eine leichte Diarrhöe (mal de Madère), welche bei richtiger Diät in einigen Tagen verschwindet. Dass das Klima von Madeira im Allgemeinen eine erschlaffende Wirkung auf den Darmkanal ausübe und in Folge davon Neigung zu Durchfällen bedinge, ist erfahrungsmässig unrichtig, wenn auch einzelne seltene Fälle verzeichnet sind, wo eine chronische Diarrhöe den Wechsel des Klimas, also das Verlassen der Insel nothwendig machte. Eine ausgesprochene Prädisposition für Erkrankungen des Darmkanals, mehr noch eine bereits bestehende chronische Diarrhöe würde aber eine entschiedene Gegenanzeige gegen den Aufenthalt auf Madeira abgeben. Ebenso gebietet die Vorsicht, dass man bei dem immerhin nicht seltenen Vorkommen von Albuminurie unter der einheimischen Bevölkerung keinen Kranken die weite Reise machen lasse, bei welchem Spuren dieser Krankheit nachzuweisen sind. Neigung zu Rheumatismen und Gicht verdienen ebenfalls als Gegenanzeigen Beachtung. Für solche Fälle ist ceteris paribus Egypten klimatisch bevorzugt. Auch kann es vorkommen, dass im Laufe einer Kur auf Madeira ein Stillstand sich bemerkbar macht, und dass nun ein trockenes stimulirendes Klima angezeigt ist. Auch auf Madeira darf, wer dort zur Herstellung seiner Gesundheit verweilt, niemals vergessen, dass er ein Kranker und meistentheils ein Schwerkranker ist. Wer es irgend vermag, soll einen zuverlässigen Begleiter zur Seite haben, Niemand aber sich der ärztlichen Controle entziehen. Eine zweckmässige Diät, Waschungen des Körpers mit Seewasser, methodische Athemübungen können unter der Leitung des Arztes die Kur wesentlich unterstützen. Dabei kommt dem Kranken noch zu statten, dass an Vorzüglichkeit und Reichhaltigkeit der Kost (auch an Eiern, Milch, Butter etc.) Funchal ebenfalls an der Spitze der Kurorte steht. Nicht unerwähnt bleibe schliesslich die Bedeutung Madeiras als Uebergangsstation für die aus den Tropen nach dem Norden Zurückkehrenden oder als Sanatorium für tropische Krankheitsformen wie Dysenterie, akute und chronische Leberentzündungen, die schweren Formen der Malaria und ihre Folgezustände. Das Beriberi, jene bösartige epidemische Krankheit des indischen Küstenlandes und Archipels, geht unter dem Einfluss des Klimas und einer zweckmässigen Behandlung in Madeira einer sicheren und raschen Heilung entgegen.

Die Zahl der im Jahre 1880 vor Funchal geankerten Schiffe, deren Mehrzahl unter englischer Flagge fuhr, betrug gegen 700 (darunter 41 Kriegsschiffe und 515 Kauffarteidampfer). Die alljährliche Fremdenzahl schwankt zwischen 600 und 700 (1880: 645). Die überwiegende Anzahl derselben sind Engländer, welche früher noch weit zahlreichere Besucher der Insel waren. Aber die neuerdings gangbaren Theorien haben unter ihnen eine Vorliebe für das tonisirende Verfahren, für trockene Kurorte und für das Höhenklima hervorgerufen. Die übrigen Nationalitäten stellen ein geringes, wechselndes Contingent; Deutschland sendet jährlich etwa 30—60 Gäste, von denen jedoch kaum die Hälfte wirklich Kranke sind. Für solche Kranke, welche das ganze Jahr auf der Insel verbleiben wollen, kommt die Wahl eines Sommeraufenthalts in Frage. Sie erfordert die sorgfältigste Erwägung und Berathung mit dem Arzt. Oft verweilen Kranke nur zwei Monate in einer nahe gelegenen Sommerfrische während Andere von Mitte Juni bis Ende September in Sta. Anna, im Norden der Insel, zubringen.

Aegypten.

Reise und Aufenthalt. Die Reise von einem der europäischen Häfen des Mittelmeeres nach Alexandrien ist bequem in ca. 3—8 Tagen auszuführen. 1. Von Marseille (Adresse: Messageries maritimes à Marseille, 16 Rue Cannebière) jeden zweiten Donnerstag Mittag direct über Neapel in 6 Tagen u. 5 St. Preis in I. Caj. 375 in II. C. 250 Francs; ferner jeden 2. Freitag u. Sonnabend Mittag über Palermo oder Syra nach Smyrna und von hier nach Alexandrien für 725 resp. 500 Fr. 2. Von Genua (Adresse: Società Rubattino & Co., Genova) Montag Abend in 7—8 Tagen. Preise mässig aber nicht ganz fest. 3. Von Triest (Adresse: Dampfschifffahrt-Gesellsch. des Oesterreich-ungar. Lloyd, Triest) Freitags Mittag in 5 Tagen 18 St. Preise in I. Cl. 120 fl. Gold mit 75 Kilogr. Freigepäck, in II. Cl. 80 fl. mit 50 Kilogr. Freigepäck. Retourbillets 1 bis 4 Monate gültig mit Ermässigung. 4. Von Venedig resp. Brindisi (Adresse: Peninsular & Oriental Steam Navigation Company, Procurazie nuove No. 17, Venezia). Abfahrt von Venedig Freitag früh 10 U., Ankunft in Brindisi Sonntag Ab. Die schnellste und beliebteste Route ist folgende: per Eisenbahn Sonntag Mittags von Bologna im Expresszug (nur I. Cl.) nach Brindisi, wo man Montag früh 3 U. 48 Min. eintrifft, um nun mit dem von Venedig Abends zuvor eingetroffenen Dampfer sofort (4 U. früh) in 75 Stunden nach Alexandrien weiter zu gehen. Der Preis dieser Schiffe, gleichviel ob man von Venedig, Ancona oder Brindisi aus die Fahrt nach Alexandrien antritt ist in I. Caj. 12 Pfund Sterling (300 Francs), in II. C. 9 Pf. St. (225 Fr.) incl. der Speisen. — Kurzeit. Von Mitte October bis Ende April. In den ersten Tagen des März tritt bisweilen schon auf einen halben u. ganzen Tag der Chamsin auf und verleitet manchen Kranken zu einer voreiligen Flucht. Erst im Mai u. Juni wird die Hitze dieses Windes unerträglich. — Kleidung und Reisebedürfnisse. Man nehme Tuchkleider von heller oder grauer Farbe mit (wegen des Staubes), auch einen Staubmantel oder eine Blouse. Ferner: wollene Strümpfe, wollene bunte Hemden, einen Plaid, einen Ueberzieher, überhaupt warme Kleidung, denn die aussergewöhnliche Trockenheit der Luft erwecken dem Kranken selbst bei + 10° ein Kältegefühl. Reil empfiehlt sogar die Mitführung eines Fusssacks, eines Kopfkissens und eines Federbetts. Bettwäsche u. Handtücher bei sich zu führen, ist meist sehr dienlich. Ein Sonnenschirm ist auch für Herren eine Nothwendigkeit. Zum Schutze des Kopfes gegen die Sonne tragen die Fremden häufig den landesüblichen Terbusch (Fez). In Cairo ist Alles zu haben aber zu enormen Preisen. Gute leinene Wäsche wird durch die arabische Waschmethode schnell zerstört. — Geldverhältnisse und Kosten. Man rechnet in Aegypten nach Piastern (Guruscb), den Piaster zu 40 Para oder Medini (10 türk. = 11 ägypt. Piaster), 1 Pf. Sterling = 97 Piaster 20 Para, 1 Napoléon d'or = 77 Piaster 5 Para, 1 Reichsmark = 4 Piaster 36 Para, 1 Piaster Tarif = etwa 20 Pfennige. Es giebt Gold- u. Silbermünzen von 100 bis $^1/_4$ Piaster, Kupfermünzen zu 5 Paras. Am gerathensten ist sein ganzes Reisegeld in franz. od. engl. Golde mitzunehmen, sonst auch in Wechseln auf Livres Sterling lautend auf ein Bankhaus in Alexandrien. Bei Einkäufen zahlt man ein Drittel oder ein Viertel des Angebots. Von einem in der Mitte Deutschlands gelegenen Orte bis nach Cairo und wieder zurück in die Heimath kostet die Reise 700—800 Mark, der Aufenthalt dort erfordert täglich 25—30 Mark, bei sehr geringen Ansprüchen etwa 20 Mark, die Nilreise ist unter 600 bis 1000 Mark nicht zu bewerkstelligen. Hiernach sind die Gesammtkosten eines Aufenthalts in Aegypten leicht zu berechnen. — Sprache. Die Landessprache ist arabisch; nächstdem versteht man am leichtesten italienisch, sodann englisch u. französisch. — Landung. Das Ausschiffen von Person u. Gepäck überträgt man am besten sofort dem Commissionär des betr. Hotels. Die Quarantänebeamten untersuchen den Gesundheitszustand der Ankommenden. Passcontrole und Visitation des Gepäcks an der Douane, besonders bei Anwendung eines Trinkgeldes, nur oberflächlich. Tabak und neue noch nicht getragene Kleider unterliegen dem Zoll. Cigarren sind in Aegypten schlecht und sehr theuer.

In der grossen Wüste des nordöstlichen Afrikas bildet das Nilthal eine langgestreckte Oase, welche vom Meeresufer bei Alexandria bis zur nubischen Grenze bei Assuàn (oder vom 31° 36′ bis zum 24° 5′ nördl. Br.) sich ausdehnt. Bei etwa 1100 Kilometer Länge hat das culturfähige Land dieses Flussgebietes mit Ausnahme des Deltas nur eine Breite von 8 bis 30, bei Cairo von 11 Kilometer. Auf der alljährlich und regelmässig in Folge der tropischen Regen wiederkehrenden Ueberschwemmung, welche im obern Theil des Nilgebiets auf natürlichem, im untern auf künstlichem Wege mit Canälen und Schleusen zu Stande kommt, beruht die enorme Ertragfähigkeit dieses Thals. Um 8 Meter schwankt im Durchschnitt der Wasserspiegel dieses Flusses, der in Chartum schon Ende März, in Assuàn Ende Juni, in Cairo Anfang Juli zu steigen beginnt, und zwischen dem 15. und 20. Juli immer mächtiger anschwellend in der ersten Hälfte des October seinen höchsten Stand zu erreichen pflegt. Von der Mitte des October bis zum Mai tritt der Nil allmälig in sein früheres Bett zurück, indem er auf den überschwemmten Feldern einen grauröthlichen, glitzernden, fettig anzufühlenden Schlamm als vortrefflichen Dungstoff, zugleich als Mörtel für Bauten und Gefässe, zurücklässt. Im November ist die eigentliche Zeit der Saat, im März die Ernte. Aber mit Hülfe der künstlichen Bewässerung sät man im April zum 2. Male und hat dann im August eine zweite

Ernte. So cultivirt man mit vorzüglichem Nutzen unsere Getreidearten, Futterkräuter und Hülsenfrüchte, nicht minder aber die Baumwolle, den Reis, das Zuckerrohr und den Tabak. Neben der Banane, der Sykomore und der Akazie des Nils vertritt die Dattelpalme, welche hier und da in grösseren Gruppen vorkommt, den Baumwuchs des Landes. Auch die Obst- und Blumenzucht ist stellenweise in gutem Schwunge, so auf dem linken Nilufer, südlich von Cairo, in der Provinz Fajuhm, nicht weniger berühmt durch ihre Pfirsiche, Aprikosen, Quitten, Melonen und Orangen, wie durch die Pracht ihrer Rosen. Beide Ufer des 300 bis 600 Meter breiten Stromes werden von üppig grünenden Saatfeldern eingefasst. Hinter diesen erhebt sich zu jeder Seite am rechten Ufer eine höhere, am linken eine niederere 60 bis 250 Meter hohe Hügelkette, welche bis oberhalb Theben aus Kalkstein, weiter südlich aus Sandstein gebildet ist, und dammartig vom fruchtbaren Thale jenes grosse Sandmeer zurückhält, das im Westen als libysche, im Osten als arabische Wüste den Nil durch das ganze ägyptische Land in breiten Zügen begleitet. Von Assuàn bis Cairo beträgt das Gefälle des Nils 90, bis Alexandrien 110 Meter. Mehr als diese Höhen-Differenz ist die Distanz vom Meere landeinwärts und der Charakter der Winde für das Klima von Bedeutung, und hiernach theilt sich Aegypten in 3 klimatische Zonen. Die erste, von der Meeresküste bis zur Mitte des Delta, wird durch Alexandrien vertreten, die zweite von Cairo nnd dessen Umgegend südlich bis gegen Siut, die dritte endlich reicht von hier südlich bis Assuán und bis zu den ersten Cataracten des Nils.

1. Alexandrien.

Gasthöfe: Zimmer und Verpflegung excl. Getränken zu festem Tagespreis. I. Ranges: H. d'Europe am Mehmed Ali-Platz, 20 Fr. pro Tag; Abbat's Hôtel am Kirchenplatz 12 Shill. (15 Frcs.). — II. Ranges: Hot. des Messageries, Hot. Canal de Suez. — Deutsches Hospital: Preussisch-englisches Diaconissenhaus, vorzüglich eingerichtet; Aerzte: Dr. Varenhorst, Dr. Kulp. — Consulate. Deutsches Reich: Baron von Saurma-Jeltsch, Generalconsul; Müller, Viceconsul. — Telegraph. Es giebt einen Staatstelegraph und eine englische Gesellschaft. Jener geht über Syrien und Constantinopel nach Europa. Die Linie der Engländer geht per Kabel nach Malta. Auf ihr kostet eine einfache Depesche von Alexandrien nach Norddeutschland 1 Pf. St. 7 Sh. 6 P., ein Telegramm zwischen Cairo und Alexandrien 4 Sh. 2 P.

Die Stadt Alexandrien (unterm 31° 37′ n. Br.), ein lebhafter Handelsplatz mit 180000 Einw., würde die socialen Bedingungen eines Krankenaufenthalts wohl zu erfüllen im Stande sein. Der arabische Theil der Stadt ist zwar ärmlich, enggebaut und schmutzig, der europäische dagegen, der immer weiter um sich greift, bietet mit seinen stattlichen, theilweise prächtigen Gebäuden dem Fremden alle Vorzüge der modernen Grossstadt. Auch die Wärmeverhältnisse Alexandriens sind nicht ungünstig. Die Temperatur ist um 2.5° höher als in Cairo, aber wegen der Nähe des Meeres ist ihr Gang gleichmässiger und zu hohen Wärmegraden wirkt die Brise erfolgreich entgegen.

Meteorologische Tabelle.

Alexandrien.	Oct.	Nov.	Dec.	Jan.	Febr.	März
Mittl. Temp. [1]	23.9	21.4	17.5	15.6	15.1	17.0
Rel. Feuchtigk. [2]	60	57	58	60	61	58

[1]) Fünfjähr. Mittel nach Th. Fischer; [2]) nach Schnepp.

Dennoch ist der Ort durch seine Lage, durch Wind und Regen für eine Luftkur wenig geeignet. Das Deltaland des Nils, aus angeschwemmtem Flussschlamm, Sand und Kies bestehend, hat stagnirende Gewässer grösseren und kleineren Umfangs aufzuweisen. Dazu kommt, dass neben dem Nordwind der West und Südwest auftritt, und dass letzterer, besonders im December und Januar, von Regengüssen begleitet ist, so dass die Zahl der Regentage immerhin 55 im Jahre beträgt. In den übrigen Monaten, schon im Februar und März, ist zwar der Regen sparsamer, aber die Luft ist vom November von sehr schwankendem Dampfgehalt und oft so hochgradig feucht, dass Wäsche und Lederzeug unter Verschluss sogar stockig werden. Vor Beginn und nach Aufhören dieser Winterregen, also im Herbst bis Ende November und im Frühjahr, sind im ganzen Delta, Alexandria nicht ausgenommen, Fieber-Epidemien bemerkbar, am schlimmsten südwärts der Stadt am westlichen Ufer des Mareotis-Sees. Abendlicher Thaufall giebt zu Erkältungen Veranlassung, und so sind Katarrhe und Entzündnngen der Luftwege im Winter ebenso verbreitet wie die Ruhr und hartnäckige Diarrhöen während des Sommers. Die Mortalität ist nach Schnepp 1:26 (39 pro Mille). Wird der Ankömmling in Alexandrien von hartnäckigem Wechselfieber oder von einer schlimmen Ruhr befallen, so bleibt die baldige Rückkehr nach Europa für ihn das sicherste Heilmittel. Im Sommer bietet die Deltaküste einen kühleren Aufenthalt als das obere Nilthal und zugleich Gelegenheit zu Seebädern.

2. Cairo.

Reise und Aufenthalt. Von Alexandrien (211 Kil.) erreicht man Cairo auf der Eisenbahn mit den Schnellzügen in 4½ (I. Kl. 30½, II. Kl. 20¼ Fr.), mit den Personenzügen (I. Kl. 25½, II. Kl. 17 Fr.) in 6 Stunden. In I. Kl. 40, in II. Kl. 25 Kilogr. Freigepäck, Uebergewicht als Passagiergut sehr theuer. — Gasthöfe. Shepheard's Hot. (Besitzer Zech, gute Kost, Pension 20 Fr. tägl.), New Hotel (mit sehr guten Krankenzimmern und schattigem Garten, Bäder im Hause, Pension 15—20 Fr.). Diese beiden Gasthöfe liegen in der Neustadt (Ismailia); Hotel du Nil im arabischen Stadtviertel, in einer Seitengasse der Muskih, mit grossem windfreien Garten (Besitzerin Frau Friedmann, 60 Zimmer, Kost sehr gelobt, Pension 15—16 Fr., viele Deutsche, Russen und Amerikaner). Gasthöfe II. Ranges: Hotel Royal, Hot. d'Orient, Hot. d'Europe (früher Abbat); Pension Giorni in guter Lage. — Privatwohnungen sind in verschiedenen Stadttheilen zu haben, im Ganzen aber nicht sehr häufig zu finden. Es ist darauf zu achten, dass gerade die europäischen Verhältnissen angepasste Neustadt durch ihre geringe Erhebung über den Nil hygienisch weniger bevorzugt ist, wie der neuerdings durch den breiten Boulevard Mehemed-Ali durchbrochene und sanificirte arabische Stadttheil mit seinen nur 1—2 Stockwerke haltenden Häusern. In dem neuen Stadttheil sind die Souterrains selten frei von Grundwasserfeuchte, so dass nur sehr erhöhte Parterres und die oberen Stockwerke der dortigen eleganten Bauten als gesund gelten können. Ehe man miethet, ist jedenfalls der Rath des Arztes und eines ortskundigen Freundes zu hören. Ein möblirtes Zimmer 60—70 Fr. pro Monat. — Aerzte. Deutsche: Dr. Brugsch (Augenarzt), Dr. Mantei, San.-Rath Dr. Valentiner (im Sommer in Salzbrunn), Dr. H. Wildt, Dr. Tachau (Augenarzt); Oesterreicher: Dr. v. Buchmann, Dr. Ravitsch; Schweizer: Dr. Hess; Däne: Dr. Bull u. a. m. — Deutsche Apotheke gegenüber der ägyptischen Post. — Badeanstalten in den grossen Hotels, ausserdem viele öffentliche Bäder von sehr verschiedener Güte. — Gottesdienst. Es giebt in Cairo eine deutsch-protestantische, eine römisch-katholische, eine englische und eine schottische Kirche. — Deutsche Buchhandlung von Kaufmann in der Muskih. — Consulat. Viceconsul des deutschen Reichs: Herr v. Treskow.

Cairo, unterm 29° 59′ nördl. Breite, mit 440000 Einwohnern, einer der intensivesten Brennpunkte des modernen orientalischen Lebens, und dabei gleichzeitig von hervorragendstem Interesse theils durch die altsaracenische Pracht seiner Bauwerke, theils durch die unmittelbare Nähe altägyptischer Monumente und durch seine fast tropische Vegetation ist das nächste Ziel aller Aegypten besuchenden Kranken und für Viele die dauernde Winterstation. Am rechten Nilufer, in der Entfernung einer halben Stunde von demselben sich ausbreitend, steht die Stadt gegen Südosten unter dem Schutz des von Osten, von dem Plateau der arabischen Wüste her, bis dicht an den Fluss herantretenden 160 Meter hohen Mokkatam-Gebirges. Der Esbekieh, ein grosser viereckiger mit Anlagen geschmückter Platz mit seiner Umgebung und der Muskih-Strasse ist der Hauptsitz der Fremden-Colonie. Hier im Frankenquartier würde man sich auch am behaglichsten einwohnen, wenn nicht durch den regen Verkehr mit Kameelen, Pferden und Eseln, welche vom frühen Morgen an hin und her passiren, ziemlich viel Staub und Lärm erzeugt würde, so dass Kranke oft sehr darunter zu leiden haben. Auf nächtliche Störungen durch Hundegeheul und lärmende Aufzüge muss man ausserdem gefasst sein. Auch vor zu langem Sitzen in den schattigen aber dumpfig-feuchten Anlagen des Esbekieh ist zu warnen. Hier sind höchstens die Stunden von 11—4 Uhr zum Aufenthalt geeignet (Reil). Glücklicherweise kann der Patient diesen Uebelständen zum grössten Theil leicht entgehen, indem er einen Eselritt in die nahe Wüste zu den Khalifen- oder Mameluckengräbern oder nach dem rothen Berge unternimmt. Wer einigermaassen rüstig ist, wendet sich weiterhin nach dem Mosesbrunnen, nach Heliopolis und dem Baum der Maria, nach den Pyramiden von Gizeh etc. Noch besser thut, wer an der Hand des Arztes in Schubra oder in Alt-Cairo in unmittelbarer Nähe der Insel Rhoda und der Wüste sich eine Wohnung sucht. Ueberall in unmittelbarer Nähe der Stadt, welche an Schutt- und Trümmerhaufen sehr reich ist, wirbelt der Wind feinen Kalksand oder den aus Nilschlamm gebildeten Strassenstaub auf, während in der Wüste höchstens Stürme wie der Chamsin die Luft mit Staub erfüllen. Wer indessen nur der Luftkur wegen Aegypten aufsuchte und vor Allem danach strebt seinen Aufenthalt in der reinen Wüstenluft zu nehmen, wo die Heilkraft des Klimas ohne die gerügten Uebelstände zur vollen Geltung kommt, der kann sich mit leichter Mühe von Cairo nach Hélouan begeben. Dieses hat in Ismailia, einem mit dem Bau des Suezcanals schnell emporgewachsenen jetzt stillen Städtchen einen Concurrenten gefunden, während als luftfeuchterer Ort (Cairo und dem später zu erwähnenden Luksor gegenüber) Suez zum zeitweiligen Aufenthalt für Kranke sich eignen möchte.

Meteorologische Tabelle.

Cairo.	Oct.	Nov.	Dec.	Jan.	Febr.	März	April
Mittl. Temp.[1]	23.6	18.1	15.1	13.2	13.5	18.1	21.4
Rel. Feuchtigk.[2]	70.6	76.1	70.1	70.2	69.0	62.2	49.2
Regentage[3]	0.4	0.2	3.0	1.7	4.7	0.8	0.5

[1]) Tissot im Bulletin Internat. a. d. J. 1866—75. — [2]) u. [3]) Aus fünfjähr. Beobacht. revidirt u. mitgetheilt von Hann i. d. Zeitschr. f. Meteorol. Bd. VII Nr. 5.

Ganz Aegypten besitzt die Eigenthümlichkeit, dass die Witterung der einzelnen Jahrgänge eine weit grössere Gleichmässigkeit zeigt, als wie wir dies irgendwo in Europa finden, und dass sogar der Verlauf der einzelnen Monate, Wochen und Tage in seiner Wärmeschwankung höchst stereotyp ist. Ein paar Regentage mehr oder weniger, ein um ein paar Tage früheres oder späteres Eintreten des Südwindes, das sind die einzigen hervorstechenden Differenzen. Wenn dennoch von einigen Beobachtern abweichende Mittelwerthe über die Temperatur zu Cairo aus verschiedenen Jahrgängen mitgetheilt werden, so beruht dies höchst wahrscheinlich darauf, dass man sich noch nicht über die Beobachtungsstunden geeinigt hat, und dass das Hineinziehen der Temperaturen des frühen Morgens oder des späten Abends die Durchschnittstemperatur des Tages deshalb so erheblich modificirt, weil die Schwankung der Temperatur im Laufe eines Tages enorm hoch ist. Bestehen doch zwischen dem Maximum und Minimum eines Tages häufig Differenzen bis zu 10°, zwischen Monatsmitteln der Max. und Min. von 15—20° und zwischen Morgen und Mittag von 4—7 ja bis 9°. Steht das Thermometer vor Sonnenaufgang auf 4 oder 3°, so kann es bis Mittag auf 18—24° steigen (Hartmann). Man betrachte nur beispielsweise den Gang der Temperatur im Januar und Februar 1869, wo die Tages-Amplitude 9—9.5° C. beträgt.

So auffallend also bei Vergleich der Mittelwerthe der einzelnen Wintermonate deren fast übereinstimmende Gleichheit (von etwa 13.5—15° C.) ist, so charakteristisch andrerseits die enormen Wärmeschwankungen im Laufe eines

1869	6 U. M.	9 U.	12 U.	3 U. N.	6 U. A.	9 U. A.	Mittel
Jan.	8.08	11.86	16.31	17.04	13.89	11.37	13.09
Febr.	8.50	13.84	16.99	18.10	14.79	11.61	13.97

Tages. Eine Wärme-Abnahme bis auf den Gefrierpunkt findet nie statt, doch kann das Thermometer im Januar Nachts bis auf 5° und sogar bis auf 2.5 heruntergehen. Die Morgenzeiten sind recht kühl; bis um 10 Uhr ist aber auch zur kältesten Jahreszeit das Thermometer so weit gestiegen, dass zwischen 10 und 5 Uhr Nachmittags eine Temperatur unter 12° nicht mehr stattfindet. Um 2 Uhr hat die Wärme ihr Maximum erreicht. Der Sonnenuntergang, welcher im Winter wegen der südlichen Breite schon merklich später stattfindet (Tageslänge 10—14 St.), ist wieder von einer ziemlich starken Temperaturherabsetzung begleitet und disponirt noch mehr zu Erkältungen als der weniger kühle späte Abend. Von Einigen wird der Januar, von Anderen der Februar als der kälteste Monat bezeichnet, was nur dadurch möglich ist, dass die Wärmemittel dieser beiden Monate sich weit näher stehen, als dies bei uns der Fall zu sein pflegt. Die erste Hälfte des März ist noch relativ winterlich, die zweite führt unter Eintritt des Chamsin zum Frühling über. Im Zimmer pflegt bei einer Lage nach Süden die Temperatur 2.5 bis 3° wärmer zu sein als die Luft. Der Juli (mit 30.3°) und der August (mit 37.7°) sind entschieden die heissesten Monate. Die Temperatur der kältesten Monate ist also die unseres Mai, und die der 3 Wintermonate steht nur 4°

unter der unseres Sommers. In der Sonne ist selbst im Winter die Hitzeentwicklung auf dem meist baumlosen Terrain und bei der Trockenheit der Luft oft sehr bedeutend. Für gehörigen Schutz des Kopfes durch Bekleidung ist desshalb Sorge zu tragen.

Die im Winter vorherrschenden Winde sind die Nordwinde, welche häufig in Nordwest, seltener in Nordost, noch seltener in West umschlagen. An manchen Tagen erhebt sich der Nordwest schon früh um 8 Uhr, hält den Tag über an und legt sich bei Sonnenuntergang; oder er hält bis Mitternacht an und beruhigt sich dann, um sich gegen Morgen von neuem aufzumachen. Weit gewöhnlicher noch geschieht das Auftreten des Nordwindes folgendermassen: Bis 9 oder 10 Uhr früh herrscht in Cairo vollständige Windstille; nun erst beginnt der Wind in stetig zunehmender Stärke bis Sonnenuntergang zu wehen, wo er bisweilen erlischt, um gegen Mitternacht sich von neuem zu verstärken, ja bisweilen sogar sich orkanartig zu gestalten. Stürme sind sonst im Allgemeinen bis gegen das Ende des Winters selten und pflegen sich erst im Februar oder März bemerklich zu machen. Alle 10—14 Tage wird der Nordwind, oft zuvor in Ost übergehend, durch den 2—3 Tage währenden Südwest abgelöst, der im Winter ebenfalls kühl ist, von der 2. Hälfte des April an aber als sogenannter Chamsin (Samum, Scirocco) eine kolossale Hitze erzeugt und die Luft mit Staub erfüllt. Der Himmel und der Horizont haben dann ein graues Aussehen, die Sonne erscheint in Schleier gehüllt als gelbe Scheibe, das Thermometer steigt auf 35 bis 40° und das

Psychrometer zeigt ein Minimum von relativer Feuchtigkeit. Nachmittags pflegt dieser Wind sich vorübergehend heftig zu verstärken. Einzelne Chamsintage können schon im März ja selbst im Februar vorkommen. Was nun den Charakter dieser nördlichen Winde anbetrifft, so ist derselbe wesentlich verschieden von dem unseres Nordwindes. Die bis an das Nilufer reichende warme Wüstenluft mischt sich stets mehr oder weniger diesen Winden bei. So wirken sie reinigend, die Mittagshitze mässigend, erfrischend und belebend, und da alle diese Winde (mit Ausnahme des Chamsin) selten so heftig sind, dass sie den Staub der Wüste mit sich führten, so sind sie den Spaziergängen der Kranken keineswegs hinderlich.

Je mehr man von der Meeresküste aus das Nilthal hinauf geht, um so mehr ermässigt sich natürlicherweise der Luftdruck. Die 3 klimatischen Zonen Aegyptens markiren sich im Winter durch Differenzen in den barometrischen Monatsmitteln von 10 Millimetern. Für Cairo, welches nur 23 Meter ü. M. liegt, beträgt das barometrische Jahresmittel 761.6, das Maximum im December 762.2, das Minimum im Juli 755.0. Die unregelmässigen Schwankungen des Barometers, welche für gewöhnlich sehr gering sind, können zur Zeit des Chamsin im Laufe eines Tages 3—4 Mm. betragen. Kranke, bei welchen Lungenblutungen zu fürchten sind, haben dann entschieden gefährliche Zeiten.

Aegypten ist durch seine sehr geringe Feuchtigkeit ausgezeichnet. Der Einfluss der allen Winden beigemischten Wüstenluft verleiht dem Klima von Cairo seine ungewöhnliche Trockenheit. Nach Destouches ist die Durchschnittsziffer der relativen Feuchtigkeit aus einer Zeitdauer von 5 Jahren nur 54, nach neueren Beobachtungen erreicht sie 67%. Mit dem Resultate der psychrometrischen Beobachtung stimmen die Wahrnehmungen aus den bürgerlichen Haushaltungen und der Eindruck auf den menschlichen Organismus vollständig überein. Der Mai ist in Kairo der trockenste Monat; er hat nur 45% relativer Feuchtigkeit, das Wintermittel dagegen ist 70%. Diese Ziffer könnte überraschen; denn sie scheint der landläufigen Ansicht von der Trockenheit des Klimas zu widersprechen. Es beruht aber dieser Mittelwerth darauf, dass die Luft während der Wintermonate in den Morgenstunden recht feucht sein kann (es werden dann sogar über dem Nil Nebel bemerkt), aber schon nach einigen Stunden macht sich der sehr niedere Feuchtigkeitsgrad der Luft wieder bemerkbar. In der Libyschen Wüste ist der tägliche Gang der Feuchtigkeit im Wintermittel nach Jordan folgender: 6 Uhr früh 66, 10 Uhr Vormittags 51, 2 Uhr Nachmittags 34, 6 Uhr Abends 39%.

Ausserdem ist aber auch nach dem Mass seiner Niederschläge Aegypten ein überaus trockenes Land. Während Alexandrien noch öfters Regengüsse aufzuweisen hat, liegt Cairo schon in der fast regenlosen Zone. Es mag im Laufe des Winters etwa 12mal Regen niederfallen, aber auch dieser meist nur minutenlang, und nur etwa 3mal im Jahre werden Regengüsse von 2—4stündiger Dauer beobachtet. Ist der Winter in Cairo auch die trübeste Zeit des Jahres (denn der Sommer ist ganz regenfrei), für den Europäer zeigt er immer noch ein ungewöhnlich heiteres Antlitz. Selten ist während des Winters der Himmel in Cairo bewölkt, und dann nur vorübergehend, zumeist erscheint er in ungetrübter Bläue. Im November und December kommen, wie erwähnt, Frühnebel vor, die erst gegen 10 Uhr verschwinden, anhaltende Nebel gehören zu den entschiedenen Ausnahmen. Bisweilen bilden in den Wintermonaten, besonders im December, die Nebel sich schon Abends zwischen 7 und 8 Uhr, halten Nachts hindurch an und weichen erst früh um 9 oder 10 Uhr den Sonnenstrahlen.

Neben der Heiterkeit des Himmels, welche einen so wohlthätigen Einfluss auf die Gemüthsstimmung des Leidenden ausübt, kommt ein anderer Factor hier zur vollen Geltung, das ist die chemische Reinheit der Luft, welche bis in die Strassen Cairos hinein, am meisten aber in der Nähe der Wüste als die grösste Wohlthat des Kranken empfunden wird. Dies gilt trotz des feinen Staubes, der in die Zimmer dringt und auf den Möbeln lagert, der aber, weil aus leicht löslichem Material bestehend, auf die Athmungsorgane keinen nachtheiligen Einfluss ausübt.

3. Hélouan.

Reise und Aufenthalt. Von Cairo führt auf dem rechten Nilufer eine Eisenbahn (23 Kil.) in einer Stunde zu den Bädern von Hélouan (I. Kl. 12, II. Kl. 9 Piaster). — Unterkunft. Das Grand Hotel befindet sich unter der Leitung eines Deutsch-Oesterreichers und steht unter ärztlicher Aufsicht (Pension 10—15 Francs). Ausserdem 2 kleinere Hotels und zahlreiche grössere und kleinere Villen. — Deutscher Arzt Dr. Engel.

Am rechten Nilufer 20 Kilometer südlich von Cairo befindet sich das Dorf Hélouan. Von diesem 4 Kilometer östlich liegt am Fusse des die Fortsetzung des Mokkatam bildenden Thouragebirges, 35 Meter über dem mittleren Niveau des Nils, das Bad Hélouan. Es entspringen hier 11 Schwefelkochsalzquellen von 30.5° C., welche, schon von Alters her gekannt, durch Reil wieder nutzbar gemacht wurden. Man hat 14 Badezimmer und ein grosses Schwimmbassin eingerichtet und benutzt das Wasser gegen Rheuma, Kehlkopfkatarrh, Syphilis und Hautkrankheiten und zwar sowohl in Bädern und Douchen als auch zu Inhalationen und zur Trinkkur. Durch die ständige Gegenwart eines deutschen Arztes ist aber jetzt auch die Möglichkeit gegeben eine Luftkur ausserhalb des Strassenstaubes und Strassenlärms von Cairo in reinster Wüstenluft zu unternehmen, und es steht zu erwarten, dass Hélouan als Sanatorium für Brustkranke noch eine Rolle spielen werde.

---

4. Oberägypten und die Nilreise.

Reise und Aufenthalt. Reisezeit: Der November wird wegen der um jene Zeit herrschenden Nordwinde und der deshalb schnelleren Fahrt stromaufwärts besonders für Solche empfohlen, die 3 bis 4 Monate in Oberägypten verweilen wollen. Da aber November und December in Cairo sehr angenehme Monate sind, so rathen Andere (Reyer, Rullmann) erst im December oder Januar die Reise anzutreten, und Reil giebt nach seiner reichen Erfahrung folgenden Reiseplan als den besten an: Ende December ohne Aufenthalt nach Assuán, dort Januar und halben Februar bleiben, und nun wieder stromabwärts nach Theben. Hier macht man einen 14tägigen Aufenthalt, und kommt in der 2. Hälfte des März wieder nach Cairo zurück. Auf diese Weise kann der Kranke bequem beim Herunterfahren alle Alterthümer besichtigen. — Die Nilfahrt kann mit den Regierungsdampfern, mit dem von dem Reiseunternehmer Cook gepachteten Dampfern oder mit der Nilbarke gemacht werden. Die Regierungsdampfer gehen zweimal wöchentlich von Siut (bis hierher von Cairo 11½ stündige Eisenbahnfahrt) nach Assuan. Sie brauchen hin und zurück 14 Tage und sind Kranken schon des schnellen Temperaturwechsels wegen durchaus nicht zu empfehlen. Die Cook'schen Dampfer machen in der Zeit von December bis März die Tour von Cairo bis Assuan 9 mal und fahren in 20—30 Tagen hin und zurück (Fahrpreis incl. Verpflegung und Besichtigung der Alterthümer bei 20tägiger Fahrt 50, bei 30tägiger 64 Pf. Sterling, also 1000 resp. 1280 Mark). Ueber mangelhafte Verpflegung und Bedienung auf diesen Cook'schen Dampfern wurde mehrfach geklagt. Die Dampfer beider Linien können von Patienten, welche längere Zeit in Luksor bleiben wollen, bis dorthin benutzt werden. Die Nilbarke (Dahabiéh) ist ein 3—4 Meter breites und 10—12 M. langes Segelboot, in dessen hinterem Raum sich einige Cabinette, eine grössere Mittelkajüte und ein grösserer Schlafraum befindet. Sie ist heute noch die gewöhnliche und entsprechende Beförderungsart für Patienten, welche Oberägypten der klimatischen Kur wegen besuchen wollen. Gewöhnlich vereinigen sich zu einer derartigen Reise von Cairo bis Assuán 4—6 Personen, welche sich durch einen Dragoman oder direct vom Capitain (Raïs) und zwar mit allen Vorsichtsmassregeln und durch Vermittlung des Consulats (wobei der Rath zuverlässiger und ortskundiger Personen zu hören ist) eine reinliche, bequeme, gut schliessende und gut segelnde Barke miethen, die man, falls man dies nicht ebenfalls mit dem Dragoman veraccordirt, mit den nöthigen Lebensmitteln, mit Wein, Tabak etc. versehen muss. Frische Milch, Eier, Hammelfleisch, Geflügel und getrocknete Datteln kann man unterwegs erhalten. Eine solche Barkenreise ist keineswegs besonders bequem und auch auf ihr ist der Patient gegen den Witterungswechsel nicht genügend gesichert. Abgesehen davon, dass sie einen guten Kräftezustand voraussetzt und leicht zu Erkältungen Veranlassung giebt, sind die Kosten erheblich; sie betragen etwa 25—50 Francs pro Tag für den Einzelnen. Für eine Dahabieh zu 8 Personen zahlt man z. B. pro Monat ohne Beköstigung 70—100 Pf. St. Stromaufwärts segelt man mit dem Nordwind, abwärts wird gerudert oder man lässt sich treiben. Von Cairo bis Theben braucht man je nach dem Winde 15 bis 30, von Theben bis Assuán 5 Tage. Die Rückfahrt von Assuán nach Cairo dauert 2—3 Wochen. — Wohnungen.

In Luksor (26° nördl. Br.), einem Dorfe am rechten Nilufer, Hauptort der auf der Trümmerstätte des alten Theben gelegenen Ansiedlungen und Sitz von Consularagenten der europäischen Grossmächte (deutscher Consularagent Herr Todrous, ein koptischer Christ) hat i. J. 1878 die Compagnie Cook and Sons ein comfortables Hotel von 45 Zimmern (Luxor Hotel, Pension bis 25 Fr. pro Tag) begründet. Ein tüchtiger englischer Arzt Dr. Maclean practicirt dort während der Wintermonate. Die Temperatur der Zimmer sinkt nie unter 15° C. Nach Valentiner ist Luxor Hotel während der Monate Januar und Februar eine erwünschte Ergänzung des Aufenthaltes in Cairo.

Oberägypten mit seinen grossartigen Ruinen und mit seiner stattlichen Hauptstadt Siut (27500 Einw.) liegt zwischen dem 29 und 23° n. Br. und reicht stromaufwärts bis zum ersten Katarakt des Nils. Die Gebirge zu beiden Seiten des Stroms von Cairo an bis Siut bestehen aus Nummulitenkalk, aus welchem die Pyramiden hauptsächlich erbaut sind, und dessen gelbliche oder lichtbraune Farbe dem Thale seinen besondern Charakter verleiht. Wo an den Abhängen die Bergmassen zerklüftet oder in Trümmern zu Tage treten, da erscheinen sie theils als reine Kalkmassen in grösseren oder kleineren Bruchstücken, theils als Konglomerate von Kalk- und Kieselsäuretheilchen, durch schlammige Bindemittel vereinigt (Hartmann). Zwischen Siut und Esneh verliert sich der Kalkstein und macht dem Sandstein Platz, dessen noch grellere Reflexe nun das Auge blenden nnd zum Gebrauch dunkelgefärbter Gläser nöthigen, und der weiter aufwärts durch seine eigenthümlichen Bildungen von bald abgestumpften Kegeln, bald sargdeckelartigen Formen dem Beschauer in auffallender Weise entgegentritt. Bei Assuàn kommt als quere Erhebung der Granit in einer Breite von 7—15 Kilometer vor.

Dieser Ort, an den Trümmern des alten Syène, ist durch den Reiz seiner Lage der Sammelplatz der Barken. Hier macht Halt, wer nicht etwa vorzieht nach Nubien bis Abu Simbol oder Wadi Halfa (22° n. Br.) vorzudringen oder wer nicht bereits in Luksor ein dauerndes Asyl gefunden hat.

Das Klima Oberägyptens zeigt nach jeder Richtung die für Cairo geltenden Eigenthümlichkeiten in höherem Grade. Es ist noch wärmer, noch trockener, noch ärmer an Niederschlägen. Was zunächst die Wärme anbetrifft, so kann man annehmen, dass die Temperatur der Wintermonate (Dec.—März) in Oberägypten um fast 2° wärmer ist als in Cairo. In Theben ist es während der kältesten Zeit öfters noch etwas frisch, in Assuàn hat der Januar eine Mittagstemperatur von 22° C., die Abende sind sternenhell und bis zu später Stunde warm genug, um auch zarteren Constitutionen den Genuss der frischen Luft zu gestatten. Eine zu grosse Schwüle wird durch das fast anhaltende Wehen der Nordwinde verhindert. Unter dem Einfluss dieser Winde, welche fortwährend die Luft des Nilthals mit trockener Wüstenluft imprägniren, bewegt sich selbst die Barke, wie Uhle's genaue Beobachtungen constatirt haben, in einer ungewöhnlich trockenen Atmosphäre, die nur beim temporären Nachlass dieser Winde der Einwirkung der Wasserfläche ausgesetzt ist. Die relative Feuchtigkeit auf dem Nil ist Morgens am grössten, nämlich 67%, sie fällt Mittags auf 36%, und steigt Abends wieder auf 54%. Das allgemeine Mittel der relativen Feuchtigkeit ist für Oberägypten um 22% niedriger als das von Madeira. Thaubildung und Nebel, die noch im untern Theile von Oberägypten (also in der Nähe von Cairo) vorkommen, finden weiter aufwärts am Nil nicht mehr statt. Gewitter und Regen gehören nur zu den grössten Seltenheiten. Uhle hatte auf seiner Nilfahrt während 4 Monate nur dreimal Regen.

Das in thönernen Gefässen filtrirte Nilwasser, das gewöhnliche Getränk des Kranken, ist sehr angenehm erfrischend und nur zur Zeit des tiefsten Nilstandes 10 bis 20 Tage lang durch Algen, Conferven und Infusorien ungesund. Nächst dem guten Kräftezustand, welchen, wie bereits erwähnt, die Barkenfahrt voraussetzt, gehört noch ein besonderes Temperament dazu an dem süssen Nichtsthun der Orientalen, vorzüglich beim Mangel einer guten Reisegesellschaft, Gefallen zu finden. Endlich erfordert die Besichtigung der Alterthümer wie z. B. der Königsgräber in Theben durch den dabei unvermeidlichen Temperaturwechsel einige Vorsicht und zwar um so mehr als man im Fall einer schwereren Erkrankung keinen Arzt bei der Hand hat.

Was nun die Gesundheits- und Sterblichkeitsverhältnisse der Eingeborenen Aegyptens und der dort lebenden Fremden betrifft, so sind dieselben durch genügende Untersuchungen und durch das übereinstimmende Urtheil deutscher Aerzte so weit sicher gestellt, dass dadurch ein werthvoller Beitrag zur Lösung der Frage über die Heilkraft des ägyptischen Klimas gewonnen ist. Dabei muss man zunächst den socialen Zuständen und den Gewohnheiten der Eingeborenen Rechnung tragen. Der ägyptische Landmann (Fellàh), ein reiner Abkömmling der alten Aegypter und ausgezeichnet durch seine dunkelgelbe fast bronzefarbene Haut und seine weitgeschlitzten Augen, lebt unter den dürftigsten Verhältnissen in seiner oft grossentheils aus Mist gebauten Hütte. Die hierdurch begünstigten Hautkrankheiten (Lepra, Elephantiasis) hat der unter günstigeren Verhältnissen lebende Fremde nicht zu fürchten. Eine andere Krankheitsursache sind die oft halbverfaulten Fische, welche die Hauptnahrung des Armen sind und deren Genuss die Entwicklung von Eingeweidewürmern zur Folge hat. Unter diesen disponirt das Distomum haematobium zu Blasenkrankheiten, während das blutsaugende Anchylostomum duodenale nach Griesinger's von Brasilien her bestätigten Untersuchungen den Grund legt zu der auch unter dem männlichen Geschlecht verbreiteten Blutarmuth. In etwas besserer Lage befinden sich die Kopten, ebenfalls altägyptischen Ursprungs, aber katholische Christen und als Kaufleute durch ihre Schlauheit berüchtigt. Sie und die ägyptischen Städtebewohner (Mischlinge von Altägyptern mit arabischen Einwanderern, Türken und Negern) führen aber grossentheils ein liederliches und hochgradig ausschweifendes Leben und verkürzen damit ihre Lebensdauer. Andrerseits muss die nicht sitzende aber doch faule wenig anstrengende Lebensweise und der ausgedehnte Aufenthalt in frischer trockener Luft bei allen Eingeborenen als ein günstiges Moment im Allgemeinen und als mitwirkende

Ursache für die geringe Zahl der Lungenkrankheiten Berücksichtigung finden. Die eigentlich landläufigen Krankheiten, eine wahre Plage der Bewohner, sind Ruhr und Augenentzündungen. Beide sind vorzugsweise Sommerkrankheiten, und der Europäer, der in Aegypten überwintert, kann jene durch eine verständige Diät, diese durch Schutz der Augen vor zu starkem Lichtreiz vermeiden. Leichte Entzündungen der Bindehaut des Auges verlaufen bei richtiger Behandlung in 5—6 Tagen günstig. Afrika ist zwar das Fieberland par excellence, aber in der Umgegend von Cairo kommen Wechselfieber nicht vor, und der Fremde kann die sumpfigen Plätze, welche als Fieberheerde gelten, sehr leicht umgehen, und ebenso wird Niemand, der es nicht absolut nöthig hat, zu einer Zeit, wo die Cholera und die Pest in den Nilländern sich zeigen, seinen Wohnsitz dort aufschlagen. Es ist eine Thatsache, dass Lungenschwindsucht und Lungentuberkulose unter den niederen Schichten der ägyptischen Bevölkerung um sehr Vieles seltener sind als in Mitteleuropa. Griesinger fand unter den im Hospital Casr-el-Ain secirten Leichen 13.5 %, bei denen in einem oder mehreren Organen eine Tuberkelentwicklung von einiger Bedeutung vorkam. Unter denselben Verhältnissen fand Cless in Stuttgart und Dittrich in Prag 36.5 %. Dabei war in den Griesinger'schen Fällen die Zerstörung der Lunge durch Tuberkelablagerung entschieden geringer als sie bei uns zu sein pflegt, und, was sehr bemerkenswerth ist, eine überwiegende Prozentzahl der phthisisch Gestorbenen waren Neger und sogenannte Abyssinier, also Angehörige der heissen Zone. Ganz dasselbe berichtet Reyer, der unter den Einheimischen, unter Türken, Arabern, Kopten und Juden höchst selten Lungenschwindsucht antraf, während er häufig die Europäer von ihren Lungenleiden sich erholen sah. Wo aber bei stark ausgesprochener Anlage bei den Eingeborenen oder bei den aus den Tropen Eingewanderten die Krankheit sich entwickelte, da verlief sie in der Regel ungewöhnlich schnell und unter Hinzutritt ruhrartiger Erscheinungen. Noch seltener ist nach einer langen Erfahrung das Auftreten der Phthise bei den in Aegypten lebenden Nord- und Mitteleuropäern; bei ihnen wie bei allen Einwohnern scheint die grössere Neigung zu Darm- und Leberaffectionen einen gewissen Schutz gegen Erkrankung des Athmungsapparats zu gewähren. An diese Beobachtungen über das Auftreten von Krankheiten reihen sich diejenigen, welche über den Einfluss des Klimas auf eingewanderte kranke Europäer gemacht wurden. Trotz der bedeutenden Schwankungen in der Temperatur eines Tages, trotz des lästigen Staubes in den Strassen von Cairo und der zeitweiligen Stürme, ist Mittel- und Oberägypten zum Gebrauch einer Luftkur in hohem Grade geeignet, und bietet in der mittelwarmen und trockenen Wüstenluft des ägyptischen Winters für viele Fälle und selbst für zarte Constitutionen ein vorzügliches Heilmittel[1]).

---

[1]) Ganz abweichend von dem Urtheil der meisten medicinischen Schriftsteller äussert sich Wernich (Geographisch-medicinische Studien 1878 S. 384—387) über das Klima von Aegypten. W. spricht von einer „ungeheuren Sterblichkeit an chronischen Lungenaffectionen“ und beruft sich dabei auf

Was der Ankömmling meist als den ersten Einfluss des neuen Klimas empfindet, ist, dass er selbst bei recht hoher Temperatur weniger schwitzt als zu Hause. Als eine weitere Wirkung der Trockenheit der Luft springt ihm die Schleimhaut der Nase und der Lippen auf, das Haar wird trocken, die Nägel spröde. Die Urinabsonderung wird verringert, Eiweissgehalt des Harns und leichte Erscheinungen von Wassersucht mindern sich oder verschwinden, der Appetit wird stärker, die Darmfunctionen gehen leichter von statten, der Schlaf wird anfangs leicht unruhig; später macht sich eine gewisse Trägheit, eine Neigung zu körperlicher und geistiger Unthätigkeit bemerkbar (Reil). Jeder empfindet die Wüstenluft als eine wahre Erquickung, und athmet sie mit stets erneutem Behagen in vollen Zügen ein. Zunächst sind es die Blutarmen, die Dyskrasischen, die Schwächlinge, die Leute jüngeren Alters, also solche Individuen, welchen die Stuben-

Pruner, Schnepp und auf einen vereinzelten ihm zu Ohren gekommenen Fall, wo eine strapaziöse Nilreise den Tod nach sich gezogen hatte. Pruner sagt aber wörtlich nichts weiter, als dass die Behauptung der Immunität Aegyptens bezüglich der Tuberkulose einer Einschränkung bedürfe, und dass diese Annahme ihre Gültigkeit mehr für die aus nördlichen Gegenden eingewanderten Fremden als für die Eingeborenen behaupte. Pruner constatirt auch die grosse Seltenheit der Krankheiten der Respirationsorgane mit Ausnahme der Bronchiten. Am meisten Gewicht legt aber W. auf die Berichte von Schnepp, welchen er in vollständiger Ueberschätzung für den „aufrichtigen medicinischen Kenner Aegyptens“ hält. Wenn Reil nach W.'s Ansicht der Herold Aegyptens ist, so ist Schnepp nichts weiter wie der Marktschreier für Algier, ein ganz oberflächlicher Beobachter, der wo er kann den Deutschen etwas anhängt, und dessen Behauptungen, z. B. denen Griesinger's gegenüber, ganz bedeutungslos sind.

luft Gift ist, denen das stärkende anregende Klima zu gute kommt, und welche sich auffallend schnell erholen und ein blühendes Ansehen gewinnen. Nächstdem haben die Rheumatiker zur Heilung ihres Leidens die besten Aussichten. Dass unter den Eingeborenen, welche so häufig halb im Wasser stehend arbeiten, Rheumatismus weit verbreitet ist, kann dabei nicht in Betracht kommen. Ferner enthält das ägyptische Klima die wesentlichsten Bedingungen, welche die Entstehung des Morbus Brightii verhindern und die schon begonnene Krankheit zum Stillstand zu bringen vermögen. Als die wichtigste Klasse der Leidenden, welche Aegypten aufsuchen, treten indessen die Brustkranken in den Vordergrund. Bei chronischer Entzündung der Lunge mit Uebergang zur Phthise fallen 2 Punkte hauptsächlich in's Gewicht: 1. In welchem Stadium der Krankheit und in welchem Kräftezustand befindet sich der Kranke? und 2. Wie lange gestatten ihm seine äussern Verhältnisse den Aufenthalt in Aegypten? Im Beginn der Phthise hat man von 2 hintereinander in Aegypten verlebten Wintern die überraschendsten Resultate gesehen; vorgeschrittene Fälle haben nach 4—5jährigem Aufenthalt noch eine an Heilung grenzende Besserung erfahren. Bei Spitzenkatarrh und Verdichtung mässigen Grades ohne stärkeres Fieber und ohne Abmagerung lässt Hustenreiz, Heiserkeit und Auswurf nach und bei zunehmender Ernährung verschwinden die Infiltrationen in erfreulicher Weise. Ist die eine Lunge in grösserem Umfange verdichtet, oder sind schon beide ergriffen, so ist nur von einer vollständigen Uebersiedlung nach Aegypten für eine Reihe von Jahren noch ein Erfolg zu erwarten. Kranke mit grossen Cavernen oder sehr ausgedehnter Infiltration, und Solche, die anhaltend fiebern und an Diarrhoen leiden, sollten durchaus nicht mehr nach Aegypten geschickt werden. So lautet der übereinstimmende Ausspruch der in Aegypten heimischen deutschen und englischen Aerzte. Dass mit einem Winter nicht viel geschehen sei, sollte der Schwerkranke endlich stets vorher bedenken. Einfache verschleppte Entzündungen der Lungen und des Brustfells und chronische Katarrhe mit reichlichem Auswurf, überhaupt alle Krankheitsformen, welche von profuser Absonderung der Schleimhäute begleitet sind, haben oft schon mit einer Saison einen glänzenden Erfolg. Für Solche, die an Unterleibsvollblütigkeit, an Durchfällen, an organischen Herzfehlern, an Congestionen zum Kopf und an stark ausgesprochener Reizbarkeit des Nervensystems leiden, ist das Klima Aegyptens nicht geeignet. Obgleich der Kranke in Aegypten weniger dem Zufall preisgegeben ist, als in den nördlicher gelegenen Winterstationen, vielmehr Jahr für Jahr auf eine gute Saison rechnen kann, so hat er doch eine passende Diät und ärztlichen Rath sehr nöthig und die Gegenwart bewährter Aerzte in Cairo und Alexandrien ist für ihn von grossem Werth. Unter dem Beistand seines Arztes wird Derjenige, der mehrere Jahre in Aegypten zu verweilen gedenkt, auch die Frage wegen eines geeigneten Sommeraufenthalts in Betracht zu ziehen haben. Dem geweckten Geiste bietet Aegypten fast mehr des Anziehenden als Manchem zuträglich ist. Dennoch giebt es Patienten, welche sich von der orientalischen Welt gelangweilt fühlen, afrikamüde sind und über Heimweh klagen. Diese werden sich schwerlich dazu entschliessen, nach Syrien zu gehen und die Höhen des Libanon zu besteigen, wo sie in der Umgegend von Beyrut (z. B. in dem Dorfe Brumana) einen einfachen Ansprüchen genügenden heilsamen Sommeraufenthalt fänden (Rullmann). Von Reil wurden zu demselben Zweck der Bosporus, die Insel Rhodus und die Prinzeninseln warm befürwortet. Wer dem Leben einer grossen Stadt nahe bleiben will, und wer nicht gerade gegen den Chamsin besonders empfindlich ist, der wende sich an die Deltaküste, wo er in Ramleh (Pension Bon Séjour), nordöstlich von Alexandria und in halbstündiger Eisenbahnfahrt von dort zu erreichen, eine am Wüstensaum gelegene angenehme Sommerfrische findet. Auch Port Said (Hotel der Neederlanden) an der Mittelmeermündung des Suezkanals wird zu gleichem Zwecke empfohlen. Wessen Sehnsucht endlich nach Europa steht, der wird sich nach Sorrent, Castellamare oder Ischia zurückziehen müssen.

Vergleichende

Entfernung vom Aequator in Graden nördl. Breite.	Höhe überm Meeresspiegel in Metern.	Mittl. Temp. des Winters (Dec., Jan., Febr.)
Berlin 52° 30′	Nizza 20	Wiesbaden 0.7
Görbersdorf 50° 40′	Cairo 23	Meran 1.8
Wiesbaden 50° 04′	Catania 31	Montreux 2.4
Baden-B. 48° 46′	Neapel (Osservat.) 57	Lugano 2.6
Meran 46° 41′	Rom 63	Pallanza 3.6
Montreux 46° 26′	Palermo 72	Arco 3.7
Lugano 46° 00′	Florenz 73	Görz 3.7
Görz 45° 56′	Arco 93	Venedig 3.8
Arco 45° 52′	Görz 94	Pau 5.8
Venedig 45° 27′	Wiesbaden 117	Pisa 7.0
Nervi 44" 22′	Neapel (Capodim.) 149	Rom 8.1
San Remo 43° 48′	Pallanza 193	Nervi 9.2
Mentone 43° 47′	Gries 263	Nizza 9.4
Pau 43° 20′	Lugano 275	Neapel 9.6
Ajaccio 41° 55′	Meran 319	Cannes 9.7
Rom 41° 53′	Obermais 365	Mentone (Ostbucht) 9.9
Neapel 40° 51′	Montreux 385	S. Remo 10.5
Madrid 40° 24′	Falkenstein 435	Corfu 10.7
Corfu 39° 37′	Bex 435	Ajaccio 11.2
Palermo 38° 6′	Görbersdorf 550	Catania 11.5
Catania 37° 30′	Madrid 655	Palermo 11.5
Algier 36° 47′	Reiboldsgrün 692	Malaga 12.3
Malaga 36° 42′	Davos 1562	Cairo 13.9
Funchal 32° 28′	Samaden 1723	Algier 14.3
Cairo 29° 59′	St. Moritz 1856	Funchal 16.1

Tabelle.

Relat. Feuchtigk. der Saison (1. Oct. bis 30. Apr.)	Regentage vom 1. Dec. bis ult. Febr.	Von 1000 Lebenden starben jährlich
Nizza 62 %	Cairo 9	Gries 16
Cannes 65	Meran 11	Alassio 18
S. Remo 66	Malaga 12	Montreux 19
Cairo 67	Catania 13	Bordighera 19
Meran 68	Ajaccio 14	Pegli 19
Pallanza 68	Lugano 14	Wiesbaden 19
Lesina 69	San Remo 15	Oberengadin 20
Mentone 71	Arco 16	Acireale 20
Rom 71	Mentone 16	Pau 22
Görz 72	Venedig 16	Mentone 22
Madeira 72	Pallanza 17	Rom 23
Arco 72	Nizza 17	Genf 23
Catania 72	Cannes 18	Meran 23
Lugano 72	Algier 21	San Remo 24
Neapel 73	Nervi 25	Venedig 25
Florenz 73	Florenz 27	Ajaccio 26
Palermo 75	Wiesbaden 28	Görz 27
Ajaccio 76	Neapel 29	Madeira 29
Corfu 77	Baden-B. 30	Palermo 29
Montreux 79	Pisa 31	Catania 30
Pau 79	Funchal 31	Florenz 30
Pisa 79	Rom 32	Neapel 31
Venedig 79	Pau 33	Pisa 34
Baden-B. 79	Corfu 38	Nizza 35
Wiesbaden 80	Palermo 40	Genua 37

Alphabetisches Register.

MERAN.

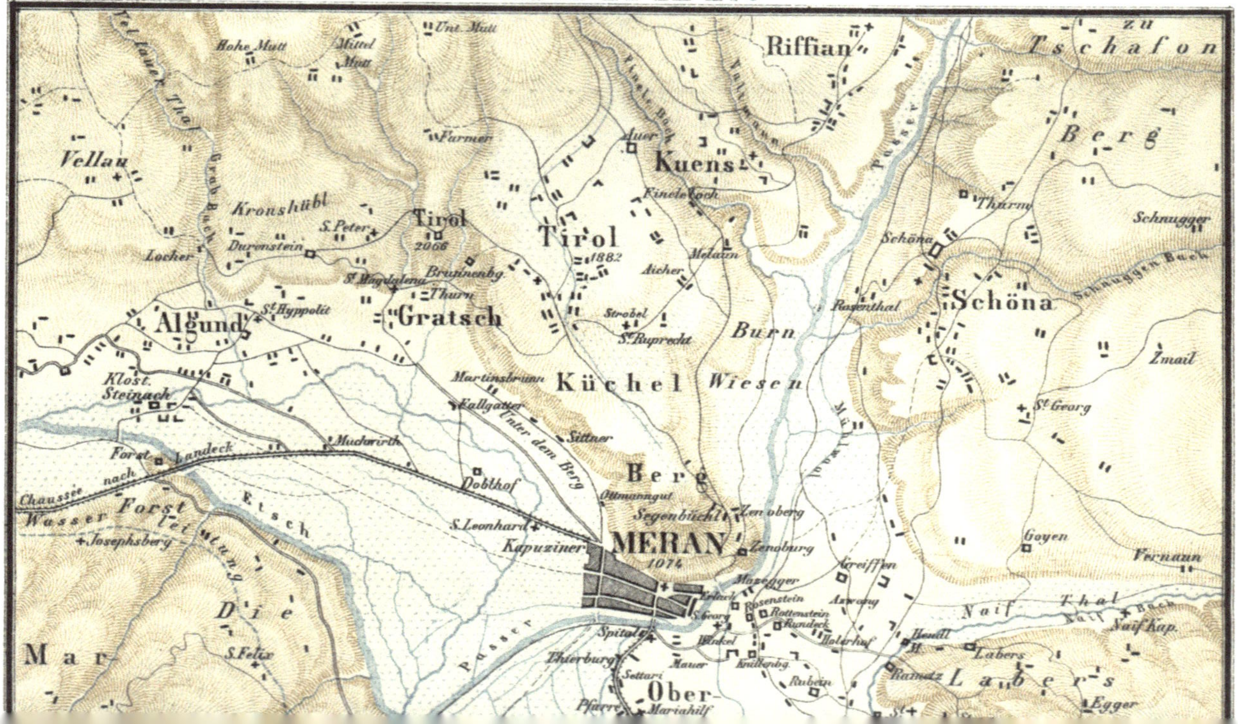
Riffian
Tschafon
Berg
Vellau
Kuens
Kronshübl
Tirol
2066
Tirol
1882
Algund
Gratsch
Schöna
Küchel
Wiesen
Burn
Berg
MERAN
1074
Ober-
Mariahilf
Etsch
Passer
Naif
Thal
Labers
Die
Mar
Forst
Wasser
leitung
Chaussée
nach
Landeck
Klost.
Steinach
Unter dem Berg
Vellauer Thal
Grab Bach
Finele Bach
Schnuggen Bach
Naif Bach
Mühlwaal
Hohe Mutt
Mittel Mutt
Unt. Mutt
Farmer
Locher
Durnstein
S. Peter
St. Magdalena
Brunnenbg.
Thurn
St. Hyppolit
Auer
Finele Bach
Melaun
Aicher
Strobel
St. Ruprecht
Martinsbrunn
Kallgatter
Sittner
Muchwirth
Dobthof
Ottmanngut
Segenbüchl
Zenoberg
Zenoburg
S. Leonhard
Kapuziner
Josephsberg
S. Felix
Thurm
Schöna
Schnugger
Rosenthal
St. Georg
Zmail
Goyen
Vernaun
Greiffen
Azwang
Mazegger
Erlach
Rosenstein
Rottenstein
Rundeck
S. Georg
Spital
Winkel
Holerhof
Hendl
Labers
Naif Kap.
Thierburg
Sottari
Mauer
Knillenbg.
Rubein
Ramatz
Egger
Pfarre

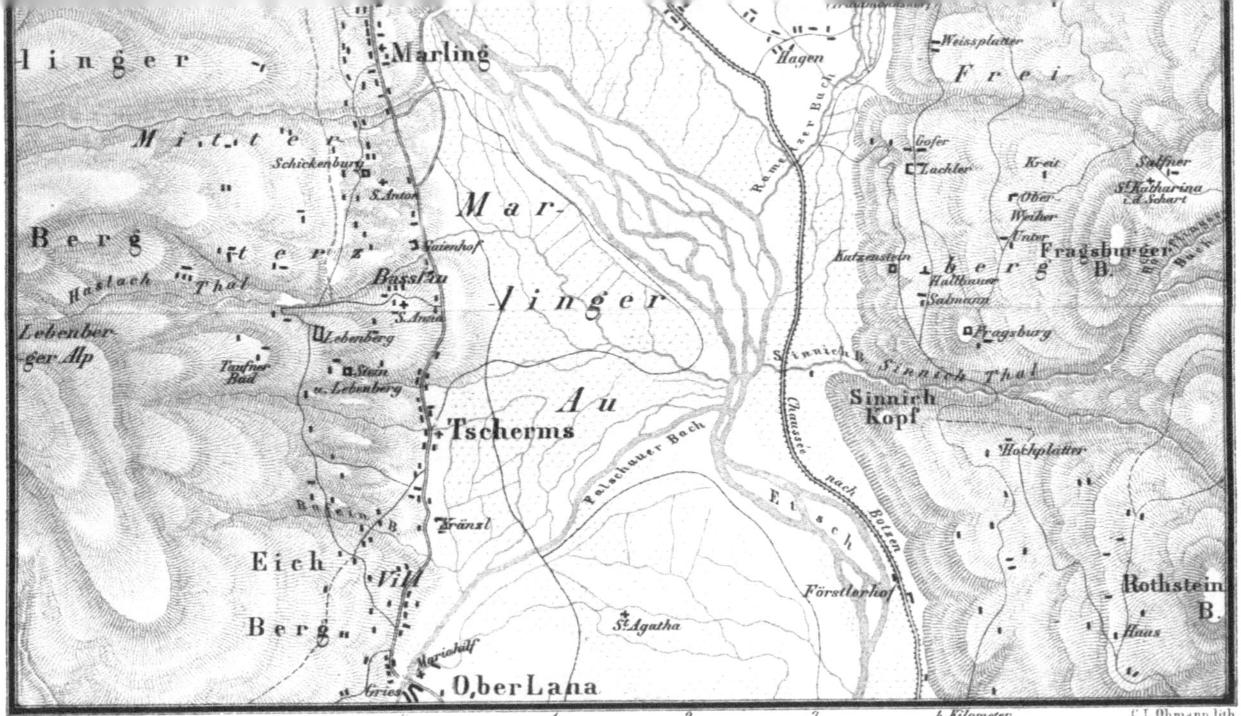

Berlin bei Georg Reimer. C. L. Ohmann lith.

Maßstab 1 : 60,000

1 2 3 4 Kilometer.

1/4 1/2 Deut. geogr. Meile

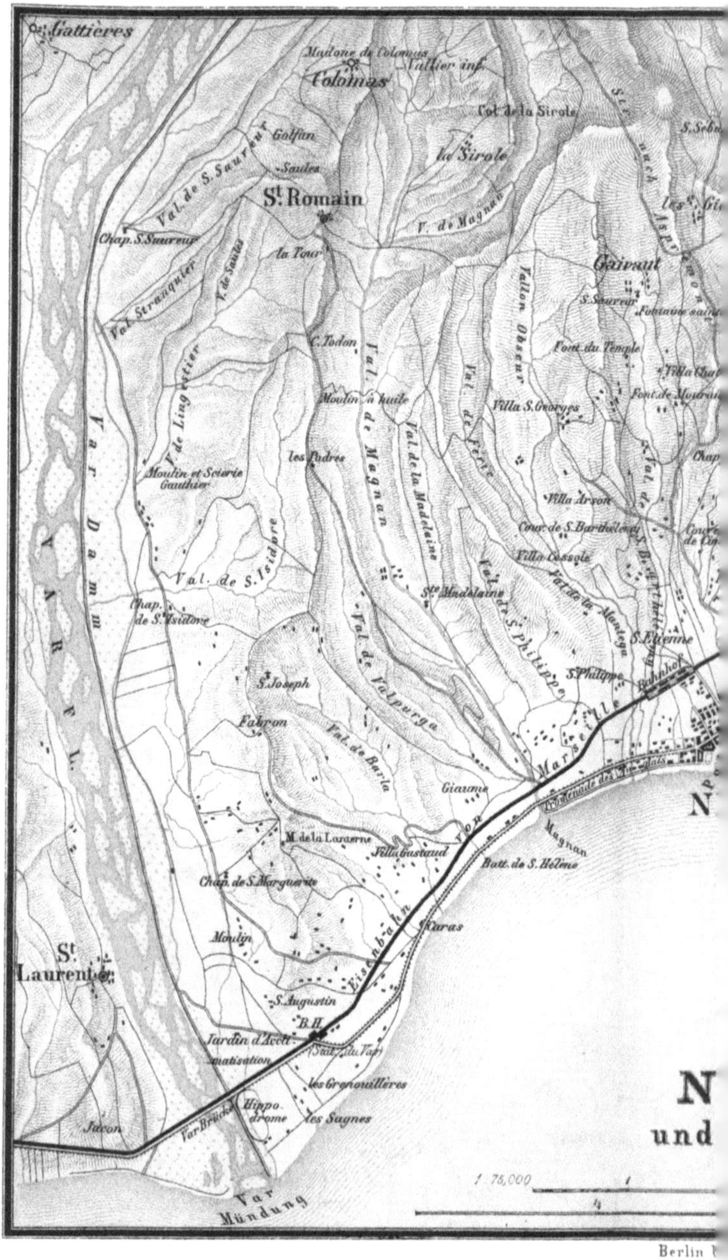
Gattières
Colomas
Col de la Sirole
la Sirole
Golfan
Val. de S. Saureur
St. Romain
V. de Magnan
Chap. S. Saureur
la Tour
Gairaut
Val. Stranquier
V. de Saules
S. Saureur
Vallon Obscur
Font. du Temple
C. Todon
V. de Lingostier
Val. de Magnan
Moulin à huile
Villa S. Georges
les Padres
Val. de la Madelaine
Moulin et Scierie Gauthier
Villa Arson
Var Damm
VAR FL.
Val. de S. Isidore
Villa Cessole
Chap. de S. Isidore
St. Madelaine
Val. de S. Philippe
Val. de la Mantega
S. Etienne
S. Joseph
Val. de Valpurga
S. Philippe
Bahnhof
Fabron
Val. de Barla
Giaume
Marseille
Promenade des Anglais
M. de la Lazaerne
Villa Bastaud
Magnan
Batt. de S. Hélène
Chap. de S. Marguerite
Eisenbahn von
Caras
Moulin
St. Laurent
S. Augustin
B.H.
Jardin d'Acclimatisation
(Stat. du Var)
les Grenouillères
Hippodrome
les Sagnes
Var Brücke
Jucon
Var Mündung
1: 75,000
N
und

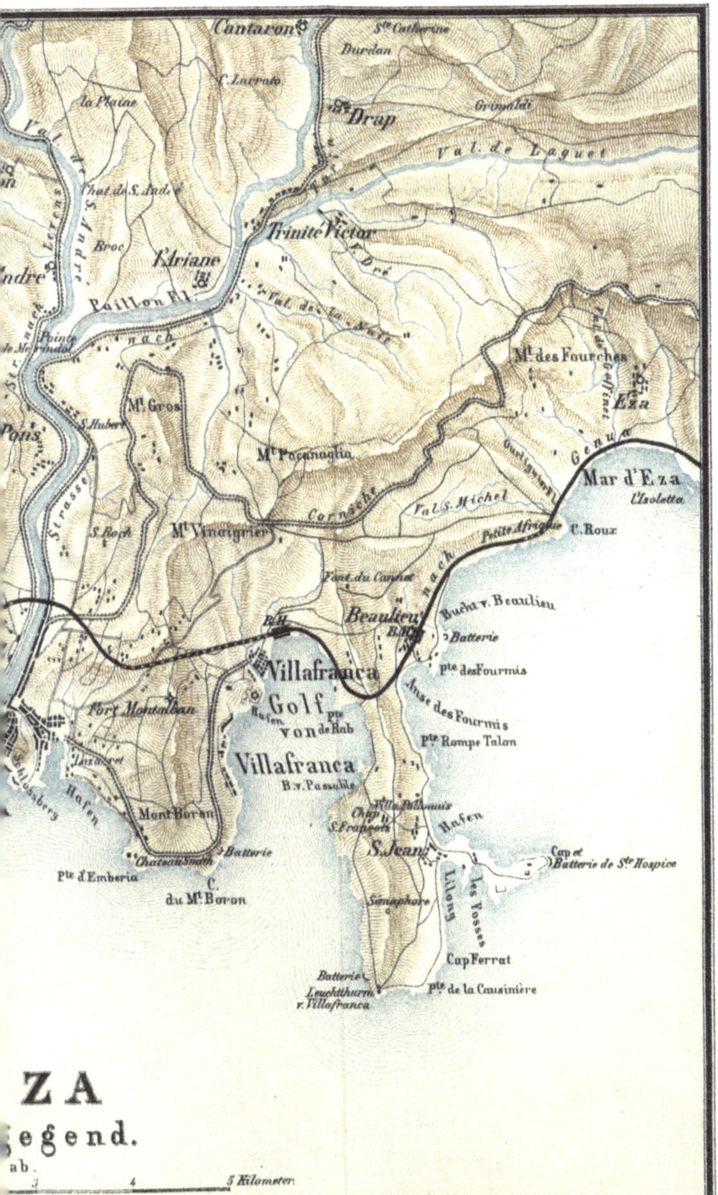

Reimer.

C. L. Ohmann lith.

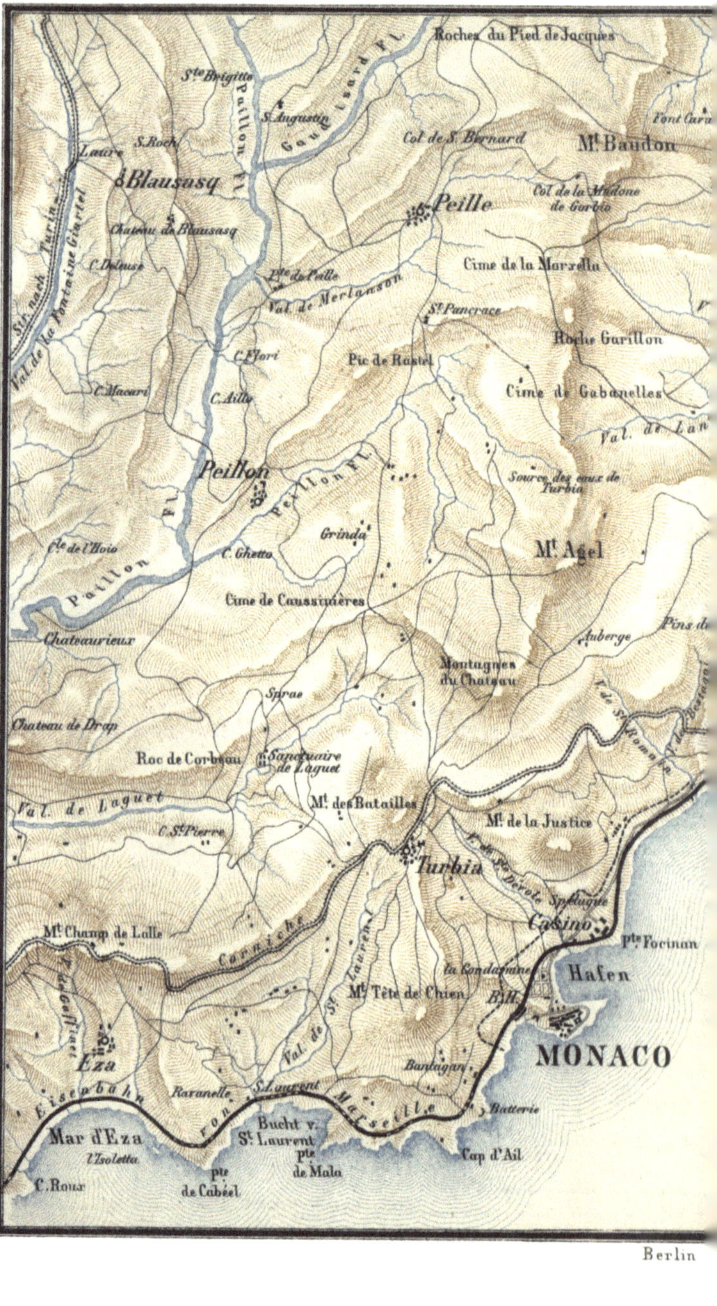
Roches du Pied de Jacques
Ste Brigitte
Paillon Fl.
Gaudissard Fl.
S. Augustin
S. Roch
Laure
Blausasq
Chateau de Blausasq
C. Deleuse
Val. de la Fontaine Giartel
Str. nach Turin
Col de S. Bernard
Mt Baudon
Font Cara
Col de la Madone de Gorbio
Peille
Pte de Peille
Val. de Merlanson
Cime de la Morxelle
St Pancrace
Roche Garillon
C. Flori
Pic de Rastel
Cime de Gabanelles
C. Macari
C. Aille
Val. de Lan
Peillon
Peillon Fl.
Source des eaux de Turbia
Grinda
Mt Agel
Cte de l'Hoio
C. Ghetto
Paillon
Cime de Caussinières
Chateaurieux
Auberge
Pins d
Montagnes du Chateau
Sprae
Chateau de Drap
Roc de Corbeau
Sanctuaire de Laguet
Val. de Laguet
Mt des Batailles
Mt de la Justice
C. St Pierre
Turbia
Spelugue
Casino
Pte Focinan
Mt Champ de Lolle
Corniche
Val. de St Laurent
la Condamine
Hafen
Mt Tête de Chien
B.H.
MONACO
Eza
Bantagan
Raranelle
S. Laurent
Eisenbahn von Marseille
Batterie
Mar d'Eza
l'Isoletta
Bucht v. St Laurent
Pte de Mala
Cap d'Ail
C. Roux
Pte de Cabéel

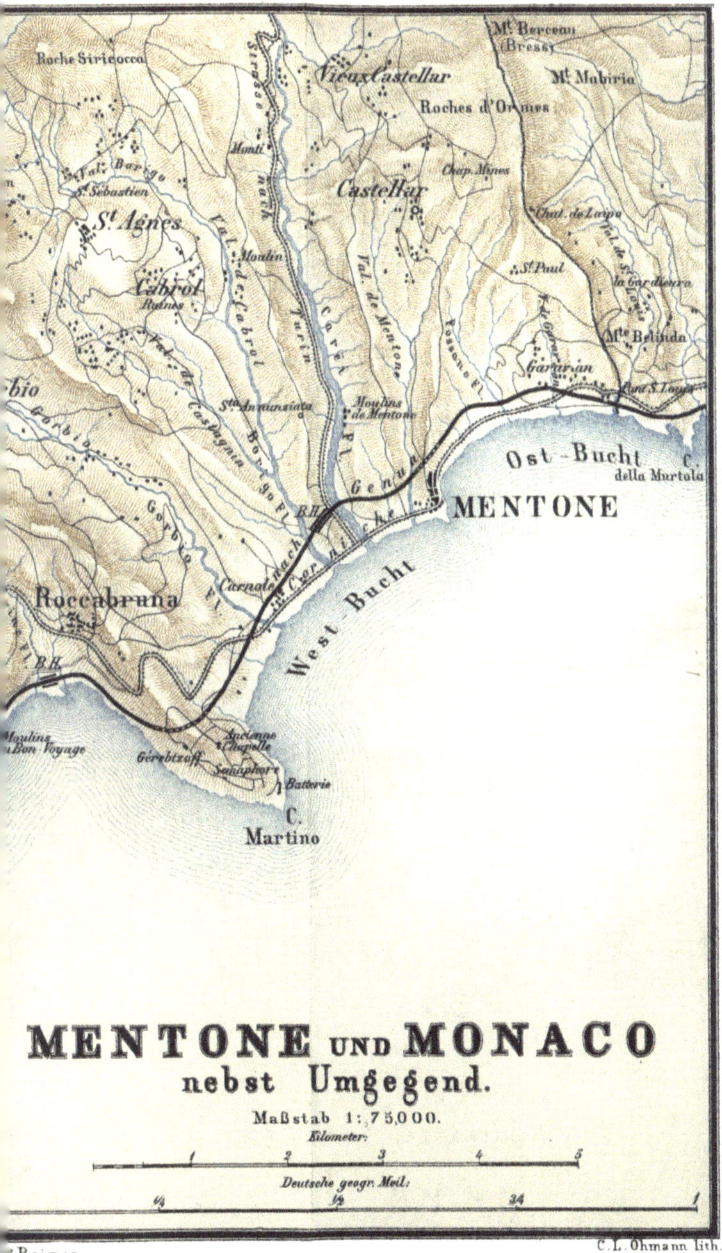

Reimer.

C. L. Ohmann lith.

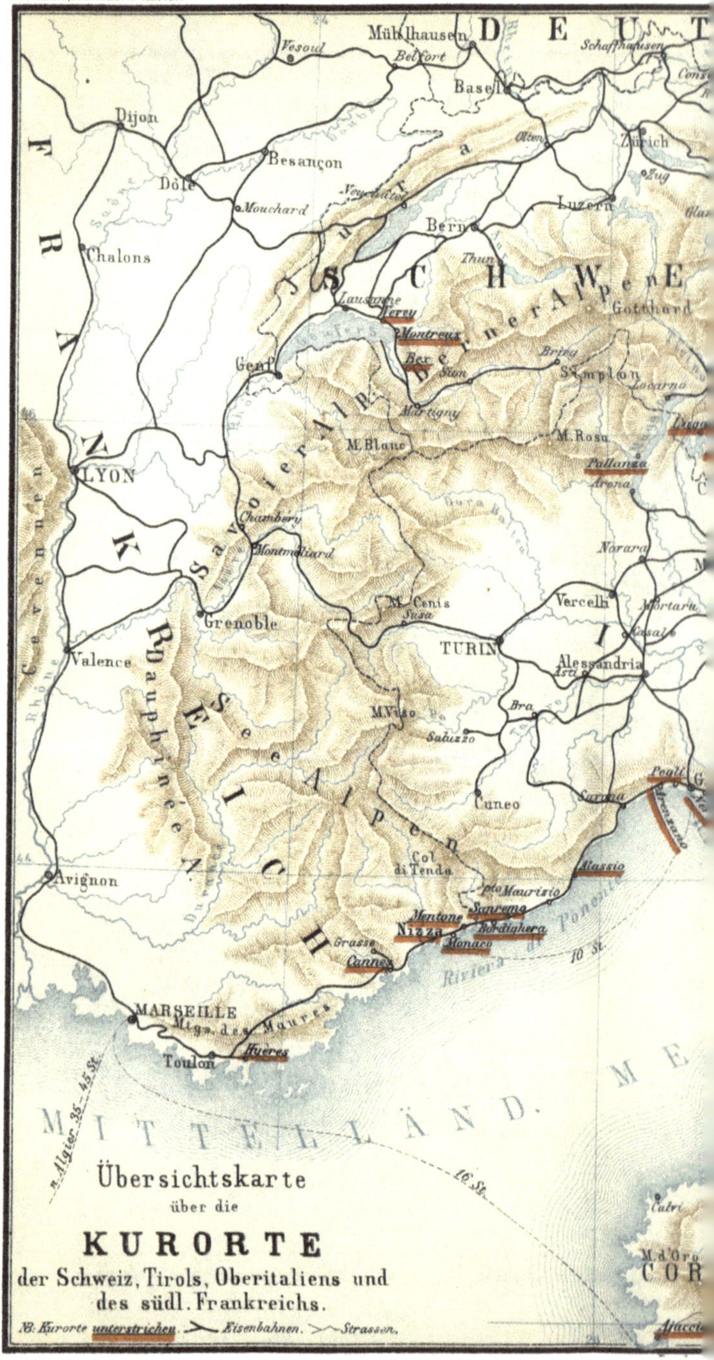
Übersichtskarte
über die
KURORTE
der Schweiz, Tirols, Oberitaliens und
des südl. Frankreichs.
NB: Kurorte unterstrichen. Eisenbahnen. Strassen.
FRANKREICH
Mühlhausen
Vesoul
Belfort
Basel
Schaffhausen
Dijon
Besançon
Dôle
Mouchard
Chalons
Neuchâtel
Olten
Zürich
Zug
Luzern
Bern
Thun
Lausanne
Vevey
Montreux
Bex
Sion
Brieg
Simplon
Locarno
Gotthard
Genf
Martigny
M. Blanc
M. Rosa
Pallanza
Arona
LYON
Chambéry
Montmélian
Novara
Vercelli
Mortara
M. Cenis
Susa
Grenoble
TURIN
Casale
Valence
Alessandria
Asti
Bra
M. Viso
Saluzzo
Cuneo
Savona
Pegli
Arenzano
Alassio
Col di Tenda
Pto Maurizio
Sanremo
Mentone
Nizza
Bordighera
Monaco
Grasse
Cannes
Riviera di Ponente
10 St.
Avignon
MARSEILLE
Mtgs. des Maures
Hyères
Toulon
n. Algier 35–45 St.
16 St.
MITTELLÄND. ME
Calvi
M. d'Oro
COR
Ajaccio
Cevennen
Dauphinéen
Savoyer Alpen
Jura
Berner Alpen
Rhône
Durance
SCHWEIZ
DEUT
I

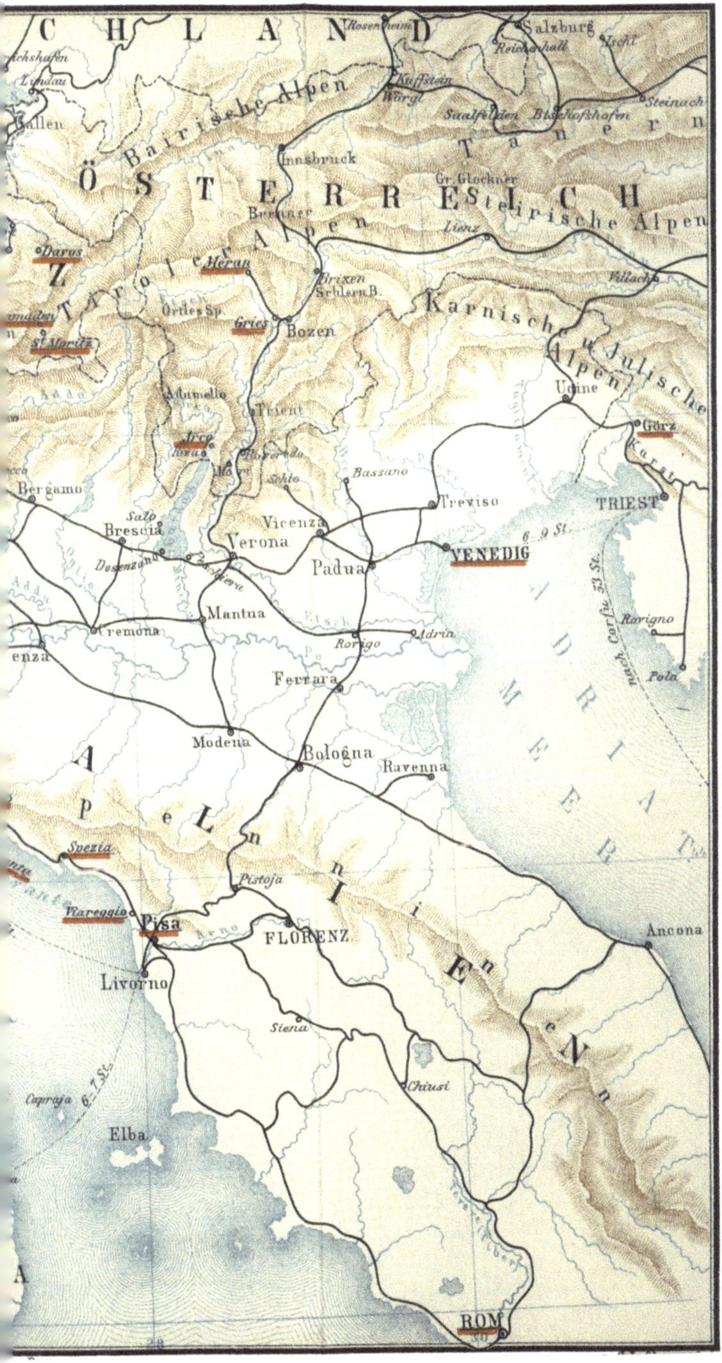

CHLAND
Rosenheim
Salzburg
Reichenhall
Ischl
Lindau
Kufstein
Wörgl
Bairische Alpen
Saalfelden
Bischofshofen
Steinach
Tauern
Innsbruck
Gr. Glockner
ÖSTERREICH
Brenner
Steirische Alpen
Lienz
Davos
Meran
Tiroler Alpen
Brixen
Schlern B.
Villach
Ortles Sp.
Gries
Bozen
Karnische u. Julische Alpen
St. Moritz
Adamello
Trient
Udine
Görz
Arco
Riva
Rovereto
Bassano
Schio
Bergamo
Treviso
TRIEST
Salo
Brescia
Vicenza
Verona
VENEDIG
Desenzano
Peschiera
Padua
Mantua
Rovigo
Adria
Rorigno
Cremona
Ferrara
Pola
ADRIATISCHES MEER
Modena
Bologna
Ravenna
Apenninen
Spezia
Pistoja
Viareggio
Pisa
FLORENZ
Ancona
Livorno
Siena
Chiusi
Capraja
Elba
ROM

FSC
www.fsc.org
MIX
Papier | Fördert gute Waldnutzung
FSC® C083411

Kolibri 360 GmbH
Ferdinand-Jühlke-Straße 7
99095 Erfurt, Deutschland
produktsicherheit@kolibri360.de